W0035268

A. VOGEL

KREBS – SCHICKSAL ODER ZIVILISATIONSKRANKHEIT?

A. VOGEL

KREBS
Schicksal oder Zivilisations- krankheit?

Verlag A. Vogel · Teufen

ISBN 3 909106 03 X

Copyright by Verlag A. Vogel, CH-9053 Teufen / AR

Nachdruck, auch auszugsweise, sowie Verbreitung durch Film, Funk
und Fernsehen, fotomechanische Wiedergabe und Tonträger jeder Art
nur mit Genehmigung des Verlags.

1. Auflage 1987

Text-Redaktion: Hermann Degen, Konstanz

Gesamtherstellung: Druckerei und Verlagsanstalt Konstanz GmbH

Auslieferung in der Schweiz:
Verlag A. Vogel GmbH, Postfach, CH-9053 Teufen / AR

Auslieferung in Deutschland:
Verlagsauslieferung A. Vogel
Postfach 5003, 7750 Konstanz

Zum Geleit

Obwohl die Krebsforschung bereits Milliarden verschlungen hat und die Literatur über Krebs ganze Bibliotheken füllt, ist es bisher nicht gelungen, das Krebsproblem grundlegend zu lösen und ein sicher wirkendes Heilmittel gegen die fortgeschrittenen Stadien zu finden. In der Zahl der Todesopfer rangieren Krebs und verwandte Erkrankungen im Bereich unserer Zivilisation an zweiter Stelle, übertroffen allein von den Erkrankungen des Herzens und der Blutgefäße.

In der Behandlung der Geschwulstkrankheiten ist die traditionelle Medizin immer noch weitgehend an einem Paradigma orientiert. Man setzt voraus, Krebs sei ein lokalisierter, autonomer Wachstumsexzeß, der operativ, mit ionisierenden Strahlen und mit chemischen Wirkstoffen zu behandeln sei mit dem Ziel, die entarteten Zellen zu beseitigen. Bei dieser etablierten und aggressiven Krebsstrategie werden die immunologischen Abwehrkräfte nicht nur vernachlässigt, sondern zusätzlich geschädigt. Man nimmt die Nebenwirkungen auf das Immunsystem in Kauf, obwohl inzwischen die immunsuppressiven Behandlungen bei Organtransplantationen und bei der virusbedingten Immunschwäche AIDS offenkundig gezeigt haben, wie entscheidend wichtig das Immunsystem in der Abwehr gegen Krebs ist.

Wie zudem eine kritische Analyse der Weltliteratur durch Gerhard Kienle am Beispiel des Brustkrebses ergeben hat, lassen sich in der Behandlung weder für die Operation noch für die Bestrahlung noch für Zytostatika, auch nicht für eine Kombination dieser Methoden, Erfolge statistisch signifikant belegen: die nicht oder nicht aggressiv behandelten Patientinnen hatten nach fünf Jahren eine gleich große Überlebensrate von 68 Prozent.

Es erscheint deshalb berechtigt, alternative und weniger aggressive Methoden zu berücksichtigen, die das Immunsystem nicht schädigen, und mit Heilmitteln zu behandeln, die das Immunsystem stimulieren.

Der Naturarzt A. Vogel geht in seinem Werk über die Krebskrankheit von der Erkenntnis aus, daß primär die körpereigene

Abwehr erlahmt, sich deshalb sekundär Krebszellen schrankenlos vermehren und daß diese dann tertiär Tochtergeschwülste setzen. Ausführlich schildert er, welche Wege uns in der Vorbeugung und in der Behandlung zur Verfügung stehen mit dem Ziel, die körpereigene Abwehr gegen Krebs zu erhalten oder wiederherzustellen. Krebsheilungen sind meist nur in einem frühen Stadium der Geschwulst möglich, weshalb eine echte, einwandfreie Frühdiagnose eine unbedingt notwendige Voraussetzung sein sollte. Das erste Stadium einer reduzierten Abwehr ist aber nur mit einer subtilen Diagnostik zu erkennen, weil es exakt mit Meßwerten zu definieren gilt. Das zweite Stadium beginnt im mikroskopischen Bereich zunächst unbekannter Lokalisation und entzieht sich anfangs vollständig einer direkten Erkennung, bis sich im Verlaufe von Jahren mehr als eine Million Krebszellen entwickelt haben und dann von einer Früherkennung trotz der Kleinheit des Tumors nicht mehr die Rede sein kann.

Es ist die Aufgabe des vorliegenden Buches zu erläutern, wie es trotzdem angestrebt werden muß und möglich ist, den Kampf gegen das Übel zu gewinnen, und zwar mit einer umfassenden Behandlung, bei der eine gesunde Ernährung, eine gesunde Lebensführung, die Ausschaltung aller Schädlichkeiten, die zur Verfügung stehenden Krebsmittel und die Stimulierung der körpereigenen Abwehr zusammenwirken.

Eine weite Verbreitung ist dem vorliegenden Krebsbuch zu wünschen. A. Vogel versteht es, in einem flüssigen, erzählenden Stil die Problematik und zahlreiche Ratschläge zu vermitteln. Das Buch ist so geschrieben, daß es nicht ermüdet. Es wendet sich in erster Linie an der Gesundheit Interessierte und vermeidet unverständliche Fachausdrücke, gibt aber auch denen, die medizinisch vorgebildet sind, eine Fülle interessanter Hinweise und Anregungen. Damit kann ich das Werk jedem empfehlen, der bei sich und für andere vorbeugen will und jedem, der im Kampf gegen die Krebskrankheiten sein Bestes geben möchte.

Windhoek/Heidenheim, September 1987

Dr. med. Helmut Elmau MD
Facharzt für innere Medizin

Inhaltsverzeichnis

Einführung

In all den Hunderten von Vorträgen, die ich in den letzten 60 Jahren in vielen Ländern rund um die Erde gehalten habe, war es mein Bestreben, den Zuhörern nicht zu erklären, wie man Krankheiten begegnet und wie man durch natürliche Anwendungen eine Heilung erzielen kann, sondern vor allem im Sinne einer Präventivaufklärung zu zeigen, wie man Krankheiten verhindern kann. Vorbeugen ist wirklich einfacher als heilen! Wenn ich über Krebs gesprochen habe, dann habe ich zugleich immer wieder darauf hingewiesen, daß vor 60 Jahren – wenn die Statistiken gestimmt haben – jeder 30. an Krebs gestorben ist. Im Gegensatz dazu ist es heute jeder vierte Erdbewohner, der an Krebs stirbt. Dies gilt jedoch nur für Länder, die durch die Zivilisation immer mehr und mehr von der natürlichen Ernährung und Lebensweise weggeführt wurden.

Die entscheidende Frage

Wie war das möglich, da doch viele ernsthafte Wissenschaftler und eine sehr kostspielige Forschung, die Millionen verschlungen hat, immer wieder versucht haben, dieser schlimmen Krankheit Herr zu werden. Fortschrittlich eingestellte Wissenschaftler und namhafte Forscher haben schon vor Jahrzehnten immer wieder behauptet, daß Krebs eine Zivilisationskrankheit sei. Zwischendurch hat es unter Ärzten und Wissenschaftlern wieder Stimmen gegeben, die behaupteten, daß eine Virusinfektion bei der Krebsentstehung eine Rolle spiele. Um diesbezüglich nicht nur auf die Meinungen und Forschungsergebnisse von Wissenschaftlern angewiesen zu sein, habe ich verschiedene Reisen zu Naturvölkern unternommen, zu Menschen, die von der Zivilisation noch wenig oder gar nicht berührt waren. Ich wollte sehen, ob bei diesen Menschen, die noch ganz mit der Natur verbunden sind, die sich völlig natürlich ernähren, die einer naturbedingten Betätigung nachgehen, die noch unter keinen verwöhnten und verweichlichten Lebensverhältnissen »leiden«, ebenfalls Krebs anzutreffen ist oder ob es wirklich stimmt, daß Krebs in erster Linie eine Zivilisationskrankheit darstellt? Bei dieser Nachforschung kam ich zu folgendem Ergebnis: Krebs ist eine Seltenheit bei Naturvölkern. Ich habe Naturvölker im Urwald des Amazonas besucht, und zwar bis hinauf zu seinen Quellen. In der Region des Marañon-Flusses habe ich die Jivaros angetroffen, von denen man sagt, sie seien noch Kannibalen, also noch gar nicht von der Zivilisation berührt. Es sind Menschen, die in sehr ungesunden Verhältnissen leben. Tagsüber ist es so feucht und heiß, daß man am Tage nur einmal schwitzt, dies aber ohne Unterlaß, d. h., daß man beständig Schweißabsonderungen ausgesetzt ist und nur des Nachts eine gewisse Abkühlung empfindet. Unter diesen extremen klimatischen Verhältnissen leben Menschen, die sich vorwiegend von Wurzeln, z. B. von Maniok, ernähren und nur ganz wenig Fleisch essen. Oft steht ihnen keines zur Verfügung. Weil die Flüsse fischreich sind, decken sie ihren Eiweißbedarf meistens mit Fischen. Was sie in ihren einfachen Tontöpfen kochen, ist jeden Tag das gleiche: Fisch, Kochbananen und Wurzeln. Nebenbei haben sie die guten Tropenfrüchte: Papaya, Mangos, Avocados und viele andere. Darin besteht ihre ganze Ernährung. Diese Indios kennen weder Brot noch Reis, Mais oder sonst eine Getreideart. Ihre Stärkenahrung beziehen sie nur aus Wurzeln. In diesen feucht-heißen Tropen wird der Mensch schnell verbraucht. Man sagt, er lebt doppelt so schnell. Und wenn einer dieser Indios 40–45 Jahre alt ist, dann sieht er schon aus wie ein Greis. Selten wird jemand über 50 Jahre alt. Aber was für mich interessant war, sie kannten weder Herzinfarkt noch Krebs. Ich habe in der ganzen Zeit, in der ich mich unter ihnen aufgehalten habe, einen einzigen Jungen mit einem Sarkom am rechten Arm gesehen, einer Geschwulstart, die eine andere Grundursache hat als die üblichen Karzinome. Aber Krebs im eigentlichen Sinne habe ich bei keinem dieser Indianer beobachtet. Trotz der ungesunden klimatischen Verhältnisse, trotz Moskitos, Malaria und allem, worunter diese Indios leiden, sieht man keinen Krebskranken. Und das hat mir zu denken gegeben. Später habe ich die Nachfahren der Inkas und der Mayas besucht, in hohen Berglagen, im Alto Plano, in Peru und in Bolivien, und dort habe ich ebenfalls Indios getroffen, die von der Zivilisation kaum berührt waren. Sie nahmen ihre altbewährte Naturnahrung zu sich, aßen wohl etwas mehr Fleisch, weil sie eben Lamas, Alpacas und andere Haustiere züchten. Sie hatten Kiwicha, auch als Amaranth bekannt, ihre eigene Getreideart, pflanzten Gemüse bis in 4000 m oder mehr an. Diese Leute sind sehr alt geworden. Ich habe Indios getroffen, die weit über 100 Jahre alt waren und sich trotz ihres Alters erstaunlicher geistiger und körperlicher Frische erfreuten. Arteriosklerose und Krebs konnte ich unter ihnen nicht finden. Wenn ich mich bei Eingeborenen erkundigte, erzählte man mir, daß man mit Geschwulsterkrankungen wenig oder gar nichts zu tun habe.

Interessant war für mich eine Beobachtung, die ich nebenbei machte. Wenn diese Menschen ihre Dörfer verließen, was hie und da vorkam, und ins Tiefland, in größere Städte auswanderten und so von ihrer angestammten vitalstoffreichen Ernährung abwichen, dann sind sie sehr leicht der Tuberkulose verfallen, jedoch nicht dem Krebs. Sie besaßen gegen viele Bakterien, die in der großen Höhe, in der sie lebten, nicht vorkamen, keine Abwehrkräfte. Sogar einem ganz gewöhnlichen Katarrh fielen sie zum Opfer.

Ich habe in anderen Gebieten in Afrika, in der Atlasregion, bei den Berbern, ähnliche Widerstandsfähigkeiten gefunden. Die Leute, die noch von ihren natürlichen Produkten lebten, viel Bewegung in guter Luft hatten, eine gesunde Tätigkeit ausübten, die über Wohnverhältnisse verfügten, die eine gewisse Abhärtung bedingten, kannten keine Geschwulstkrankheiten. Die französischen Ärzte, die in dieser Gegend tätig waren, konnten dies auch bestätigen. Am Fuße des Himalaja fand ich ähnliche Verhältnisse. Auch jene Völker, die noch ganz natürlich, zum Teil vorwiegend von Pflanzennahrung, in gesunder Luft bei entsprechender Tätigkeit lebten, blieben von Geschwulsterkrankungen verschont. Zu ähnlichen Ergebnissen kamen Forscher, die die Zusammenhänge zwischen natürlicher Lebensweise bei Naturvölkern und Krebsentstehung untersuchten.

In vielen zivilisierten Ländern hingegen, wo eine denaturierte, mit Chemikalien durchsetzte Nahrung weitgehend Eingang gefunden hat, breitet sich der Krebs immer mehr aus. In all den Jahrzehnten sind so viele gute Gewohnheiten in bezug auf Ernährung und gesunde Lebensweise langsam verschwunden.

In meiner Jugendzeit, vor dem Ersten Weltkrieg, aß man noch wenig Fleisch. Da wurde vielleicht einmal in der Woche und am

Sonntag Fleisch auf den Tisch gebracht. Wir Kinder haben selten oder eher nichts davon bekommen. Man ernährte sich von Kartoffeln, Bauernbrot, gartenfrischem und Trockengemüse, Trockenfrüchten und ausgezeichneten Milchprodukten. Damals wurden noch keine Insektizide und keine chemische Düngung verwendet. Auch die Wohnverhältnisse waren nicht so komfortabel. Man war noch nicht mit Zentralheizung und all den modernen, sicher angenehmen Einrichtungen verwöhnt. Das naturverbundene Leben wurde später immer mehr zurückgedrängt.

Krebs ist eine Zivilisationskrankheit

So bin ich völlig davon überzeugt, daß Krebs als Zivilisationskrankheit einesteils als Folge von Mangelerscheinungen, andernteils auf Grund des Überflusses und der Überfütterung auftritt. Dieses Mißverhältnis hat dazu beigetragen, daß die Zellen des Körpers immer häufiger degenerieren und aus dem biologischen Gleichgewicht geraten. Die säureüberschüssige Nahrung, durch zu hohen Eiweißkonsum bedingt, kann als eine wichtige Ursache bei der Krebsentstehung angesehen werden. Hinzu kommen noch die vielen chemischen Medikamente mit ihren zusätzlichen Nebenwirkungen. All das belastet die Leber, die als das größte Entgiftungsorgan ihren Aufgaben nur noch unzulänglich nachkommen kann. Diese ständige Vergiftung infolge einer insuffizienten Leber bringt die Zellen aus dem Gleichgewicht. Somit können sie mit der Zeit ihren natürlichen Regenerationsmechanismus nicht mehr voll zur Geltung bringen; sie degenerieren. Diese Zelldegenerationen führen zur Bildung von atypischen, pathologischen Zellen, die man als Krebszellen bezeichnet. Krebs ist also nach meinen Beobachtungen, die ich auf meinen vielen Reisen gemacht habe, und nach allen Diskussionen mit Forschern und Wissenschaftlern, tatsächlich eine Zivilisationskrankheit.

Der Zweck des Buches

Diese begründete Schlußfolgerung hat mich veranlaßt, ein Buch zu schreiben, um das Krebsproblem in einer einfachen und leichtverständlichen Form jedem Leser nahezubringen, nicht in erster Linie mit dem Hinweis, was man tun soll, wenn man bereits Krebs hat, sondern vor allem, was unternommen werden kann, um nicht von dieser Zelldegenerationskrankheit befallen zu werden.

Alle in diesem Buch geschilderten Beobachtungen und Erfahrungen mögen dazu beitragen, bei jedem denkenden Menschen – sei er nun Patient, Therapeut oder Arzt – ein Verständnis dafür zu vermitteln, was man tun kann und soll, um dieser Krankheit möglichst auszuweichen. In diesem Buch ist auch nachzulesen, wie diese degenerativen Erscheinungsformen zu stoppen sind und unter Umständen sogar eine Heilung herbeigeführt werden kann. Es wird nicht auf irgendwelche speziellen Therapien und Behandlungsmethoden verwiesen, die spezifisch in das Krebsgeschehen eingreifen, denn diese müssen jedem Patienten individuell angepaßt werden. Was der Mensch tun kann, das ist Fehler zu korrigieren, um der Natur die Möglichkeit zu geben, ihre eigenen regenerierenden Kräfte wieder aktiv werden zu lassen. Der Mensch kann diesbezüglich helfen, aber nur die Natur allein kann heilen. Und von diesem Gesichtspunkt aus sollte man alles betrachten, was in diesem Buch als Ratschläge zusammengetragen worden ist.

Dr. h. c. A. Vogel

Die Körperzellen

Gestörter Zellstoffwechsel – Krebs

Wenn es stimmt, was die Wissenschaftler behaupten, dann ist jede der hundert Milliarden Zellen des menschlichen Körpers ein Wunderwerk göttlicher Technik! In einem gewissen Sinne hat jede menschliche Zelle selbständige, man kann sagen autonome Funktionen. Sie nimmt nicht nur Stoffe auf und gibt wieder Stoffe ab, im Sinne des sogenannten Zellstoffwechsels, sondern sie stellt auch solche selbst her. Sie synthetisiert also gewisse Stoffe. All dies ist vorprogrammiert wie in einem kleinen Computer.

Die Zelle kann man sich wie ein kleines Ei vorstellen. Außen ist eine Schale, eine Zellmembrane, und sie kontrolliert, was in die Zelle hineingeht und was aus der Zelle herauskommt. Sie kontrolliert also in einem gewissen Sinne den Zellstoffwechsel. Unter der Schale befindet sich eine weiche Masse, die, wenn die Forscher recht haben, die Aminosäuren zu Eiweißkörpern, zu Proteinen umarbeitet. Der Zellkern ist wie eine Nuß von einer Schale umgeben. Hier ist das Steuerungssystem, das den ganzen Zellstoffwechsel dirigiert. Im Zellkern sind die Chromosomen, die den genetischen Bauplan enthalten, also die Erbanlagen, von denen so viel für das gute Gelingen allen Geschehens im gesamten Zellstaat abhängig ist.

Wie all die Körperzellen ernährt und funktionstüchtig erhalten werden können, darüber ist man sich noch nicht im klaren. Früher hat man geglaubt, die Nährstoffe würden nach dem Gesetz des Ausgleichs, der Osmose, den Zellen zugeführt. Dies kann jedoch nicht stimmen. Eine Gehirn-, Leber-, Nieren- oder Muskelzelle benötigt verschiedenartige Stoffe. Wie nun die verschiedenen Zellen ihre Auswahl treffen und genau das herausholen, was sie benötigen, wäre noch zu klären. Obschon die Zelle in einem gewissen Sinne autonom ist, sogar synthetisieren, das heißt, etwas künstlich aufbauen kann, ist sie doch nur in der Lage, das zu tun, wofür sie die erforderlichen Rohstoffe zur Verfügung hat. Fehlen also gewisse notwendige Rohstoffe, seien es nun Vitamine oder Mineralstoffe, gibt es Störungen im Zellstaat, die sich als Mangelkrankheiten auswirken und mit keinem Medikament, nur mit der Zufuhr der mangelnden Rohstoffe kuriert werden können.

Die Leber als Regulator

Empfindlich reagieren sämtliche Körperzellen auf Giftstoffe. Deshalb ist es so wichtig, daß die entgiftenden Organe im Körper gut arbeiten. Dafür ist in erster Linie eine gut funktionierende Leber verantwortlich. Denn alle Giftstoffe, die vom Verdauungstrakt durch die Pfortader in die Leber gelangen, müssen die komplizierten Laboratorien der Leberzellen passieren. Welcher Belastung wird die Leber ausgesetzt, wenn man bedenkt, wie viele Giftstoffe, die durch schlechte Darmtätigkeit, Fäulnisprozesse, vergiftete Nahrung, Spritzmittel, Konservierungsmittel und chemische Zusätze der Leber zugeführt werden. Dazu kommen noch Medikamente, seien es Beruhigungs-, Schlaf- oder Schmerzmittel, chemische Produkte, die zusätzlich die Leber belasten. Und wenn nun dieses sonst so gut funktionierende Organ mit der entgiftenden Tätigkeit nicht mehr nachkommt, wenn also gewisse Gifte durchgelassen werden, dann kommt das Blut mit Giften belastet in die Zellen. Die Körperzellen halten noch einiges zurück. Auch sie besitzen die Funktion der Selektion, um Stoffe anzunehmen und andere abzulehnen. Somit nimmt die Zelle praktisch immer das Beste, was noch mit dem Blut zugeführt wird. Wenn sie das Beste nicht bekommt, begnügt sie sich mit dem Zweitbesten und so fort. So kämpft die Zelle mit ihren wunderbaren Einrichtungen, um das biologische Gleichgewicht zu erhalten.

Krebs – der Konkurs der Zelle

Und nur wenn nach jahrelangem Kampf ein gewisses gesundheitliches Niveau unterschritten wird, beginnen die Funktionen des gesamten Zellstoffwechsels zu leiden; die Zelle kann ihre Aufgaben nicht mehr richtig erfüllen, und sie wird krank. Wird dieser Zustand nicht behoben, dann geht es der Zelle nach erfolglosem Kampf wie einem Geschäftsmann, wenn er in die roten Zahlen kommt. Vermag er diese schlimme Situation nicht zu beheben, geht er in Konkurs. Der Konkurs der Zelle zeigt sich in einer krankhaften, degenerativen Erscheinung, in einem Versagen, mit anderen Worten, es zeichnet sich der Übergang von der Normalzelle zu einer pathologischen Zelle ab, die man als Krebszelle bezeichnet. Krebs ist also, man möchte fast sagen ein Verzweiflungsakt im Zellstaat, indem die Krebszellen asoziale, also lebensfeindliche Funktionen ausüben. Sie sind gegen die ganze soziale Einrichtung des Körpers gerichtet. Es ist zugleich auch ein gewisser Zusammenbruch all der Regenerationskräfte, die den Körper unter normalen Voraussetzungen immer funktionstüchtig erhalten. Krebs ist nicht eine örtliche, sondern eine allgemeine Erkrankung. Obwohl eine Geschwulst da auftritt, wo gewisse Zellpartien am meisten belastet sind, ist die Krebskrankheit als eine allgemeine Erkrankung zu bezeichnen. Eine Geschwulst entsteht zum Beispiel im Darm, wenn jahrelang Verstopfung, Fäulnisprozesse, vorliegen. So kann sich Darmkrebs einnisten. Beim Raucher, bei dem Teerstoffe die Atmungsorgane ständig belasten, kann Lungen-, Kehlkopf- oder Zungenkrebs auftreten. Jahrelange Magenleiden durch zu heißes oder zu scharfes Essen, Sekretionsschwäche, können Magenkrebs auslösen. Chronisch entzündliche Prozesse in der Brust, eine Verletzung, ein Trauma, können zu Brustkrebs führen.

Krebs ist kein lokales Leiden

Aber wichtig ist, daß die Erkenntnis, die uns bei der ganzen Therapie grundlegend sein soll, ernst genommen wird: Die Krebserkrankung umfaßt den ganzen Körper!

Wenn man also die Geschwulst chirurgisch entfernt, so beseitigt man nur die Frucht. Der Körper hat es zwar leichter, seine Abwehrkräfte einzusetzen, aber die Erkrankung selbst kann wieder in einem Rezidiv oder in einer Metastasierung auftreten. Aus diesem Grunde ist eine ganzheitliche Behandlung, die auf die Mobilisierung der körpereigenen Abwehrkräfte abzielt, so wichtig. Wenn, wie bereits ausgeführt, die cancerogenen Stoffe und Einflüsse einmal ein Maximum von 100 Punkten erreicht haben, dann kann gesagt werden, daß der Körper krebskrank ist. Die Geschwulst, wenn sie chirurgisch entfernt ist, stellt wohl einen Erfolg dar, aber sie ist noch keine Heilung von der Krankheit. Deshalb ist die Nachsorgebehandlung nach einer Operation dringend notwendig. Der Therapeut, der Arzt, Naturarzt oder sonstige Behandler sollte eben da helfend ansetzen, um den Krebs zu bekämpfen. Eine Menge von cancerogen wirkenden Stoffen und Einflüssen hat zu diesen unglücklichen Degenerationserscheinungen im Zellmaterial geführt. Deshalb müssen diese erkannt und gemieden werden. Dafür sollten anticancerogene Behandlungsmethoden und Stoffe angewandt werden, um nicht nur die Geschwulst, sondern die Krebskrankheit als solche zu bekämpfen.

Hierüber werden noch genaue Anweisungen gegeben, was man als Nachsorge, nach einer Operation, unternehmen kann. Es lohnt sich bestimmt, die gemachten Erfahrungen zu befolgen.

Aufgaben der Körperzelle

Die heutige Forschung ist in der Lage, uns viel Wichtiges über die Aufgaben der Körperzelle mitzuteilen. Was früher ein Geheimnis war, tritt somit heute klar zutage. Das ist bestimmt vorteilhaft für uns, weil wir dadurch unsere Aufmerksamkeit auf etwas lenken, das größerer Beachtung wert ist als ein Bankkonto, hängt doch das Wohl und Wehe unseres Lebens nicht von einem solchen, sondern von unseren vielen kleinen Körperzellen ab, da sie es sind, die über Gesundheit oder Siechtum unseres Daseins entscheiden. Aus über hundert Billionen solcher Zellen ist unser Körper aufgebaut. Eine jede von ihnen arbeitet in einem gewissen Sinne autonom, was besagt, daß sie nach einer eigenen, für uns zum Teil sehr geheimnisvollen Gesetzmäßigkeit arbeitet. Die Zelle nimmt Stoffe auf, verarbeitet sie und gibt Stoffe ab. Dies bezeichnet man als den Zellstoffwechsel.

Es gibt Forscher, die sogar behaupten, die Zelle könne Stoffe umwandeln und dadurch eigene Verbindungen aufbauen. Als Beispiel hierzu führen sie die Aminosäuren an, da die Zelle aus diesen ein eigenes, für sie passendes Eiweiß aufzubauen vermöge. Andere Forscher berichten von geheimnisvollen chemischen Vorgängen, wodurch die Zelle in die Lage versetzt werde, bestimmte Gene einzuschalten, während sie wieder andere je nach der augenblicklichen Notwendigkeit ausschalten könne. Auch enzymatisch wirkende Funktionen können in den Zellen aktiv werden. Infolge all dieser vielen Wunder, die in der Zelle vor sich gehen können, äußerte sich ein berühmter Nobelpreisträger folgendermaßen:

»Was uns heute vorliegt, ist eine Beschreibung dessen, was in der Zelle vor sich geht, aber nicht ein Verständnis darüber, wie es vor sich geht!«

Warum dennoch Krankheiten?

Wenn die Zelle doch so wunderbar zu arbeiten vermag, wie uns dies die Forscher beschreiben, wieso ist es dann überhaupt möglich, daß eine Krankheit entstehen kann? Liegt es vielleicht am Transportsystem, daß dennoch Unstimmigkeiten auftreten können? Bestimmt spielt die Zufuhr und Abfuhr der Stoffe eine gewisse Rolle. Diesbezügliche Störungen und Stauungen lassen sich jedoch durch physikalische Anwendungen leicht beheben. Man denke dabei in erster Linie an Wasseranwendungen, Massagen und ähnliche Möglichkeiten funktionsfördernder Therapien. Es ist keineswegs verfehlt, das Hauptproblem der Schwierigkeiten bei der Zufuhr der Rohstoffe zu suchen. Wie soll eine Knochenzelle die erforderliche stabile Struktur aufbauen können, wenn ihr Kalk und Phosphor nur in ungenügender Menge zugeführt werden? Wie können die Zellen für die Zähne über die notwendige Härte verfügen, wenn es ihnen von jeher an Kalk, Fluor und anderen Mineralien fehlte? Wie sollen die Blutzellen ihr Hämoglobin aufbauen können, wenn ihnen ständig gewisse Aminosäuren, Eisen, Kupfer und andere Stoffe fehlen? Die Zellen der Schilddrüse würden eine wunderbare Arbeit leisten, wenn ihnen nicht immer wieder zuwenig Jod zugeführt würde! Was geschieht aber, wenn sie auf einmal zuviel Jod erhalten und dieses womöglich nicht einmal in der organischen, sondern in anorganischer Form? Das sind alles Fragen, die ihre volle Berechtigung haben.

Mängel in der Rohstoffzufuhr

Programmiert ist zwar alles wunderbar, so die Nerven- und Gehirnzellen, die Zellen der Drüsen, der Nieren, des Herzens und der Leber. Daran fehlt es nicht, denn alles ist computermäßig so genau programmiert, daß eine erfolgreiche Arbeit geleistet werden könnte, wenn die notwendigen Rohstoffe in der richtigen

24

Menge und Qualität jeweils zur richtigen Zeit zur Verfügung stünden. Aber leider ist es so, daß es einmal an Aminosäuren fehlt, dann wieder an Mineralstoffen. Während von einem Stoff zuviel vorhanden sein mag, kann es an einem anderen fehlen. Wie aber soll auf diese Weise jede Art von Zellen im Körper normale Aufbau- und Betriebsarbeit leisten können? Vor allem werden die Nieren-, Leber- und teilweise auch die Lungenzellen stets überfordert. Wenn zu viele Giftstoffe absorbiert werden, besteht für diese Zellen die Gefahr, daß sie ihre reinigende Arbeit nicht mehr genau ausführen können. Am schlimmsten geht es in der Hinsicht den Leberzellen. An dem, was für diese Zellen dringend notwendig wäre, fehlt es oft tagelang oder die Zufuhr ist allzu spärlich, während statt dessen ein Ansturm unnötiger Stoffe erfolgen kann. Was nützt das beste Rezept nebst einer wunderbaren Gebrauchsanweisung, wenn von den einzelnen Stoffen entweder zuviel oder zuwenig vorhanden ist? Könnten die Leberzellen sprechen, dann würden sie beim modernen Menschen Lärm schlagen müssen, wäre es doch notwendig, sich energisch zu wehren gegen all das, was die Pfortader an Stoffen durchlassen muß. In der Regel ist es nur die Hälfte von dem, was benötigt wird, aber zwei- bis dreimal zuviel von schlechten Stoffen, oft auch von verdorbener Ware und zum Überfluß sogar von Giftstoffen, die nur schwer oder überhaupt nicht umgearbeitet und neutralisiert werden können.

Überforderung der Leberzellen

Die Leberzellen haben im Zellstaat des Körpers entschieden die schwerste Aufgabe zu erfüllen. Zwar mögen viele Millionen fleißiger, aktionsfähiger Zellen zur Verfügung stehen, dennoch ist es heute doppelt schwer, in der Empfangsabteilung dem ankommenden Ansturm gewachsen zu sein. Die Leberzellen mit ihren wunderbar eingerichteten Laboratorien könnten all dies sortieren, neutralisieren, reinigen und in einwandfreiem Zustand durch die Hohlvene in den Körper gelangen lassen, wenn sie nicht überfordert wären. Das hat zur Folge, daß sie mit ihrer Arbeit nicht mehr nachkommen, und die Billionen von Zellen im ganzen Körper werden dadurch benachteiligt, weshalb sie nicht mehr in der Lage sein werden, eine befriedigende Arbeit zu leisten. Das verändert den Zustand der zuvor gesunden, hilfreichen Zellen ins Gegenteil, denn nun werden sie eine Gefahr für den Körper, verlieren sie doch durch ungünstige Umstände ihre vorteilhaften Fähigkeiten. Zwar ist jede Zelle so organisiert, daß sie niemals degenerieren könnte, aber sie müßte alle notwendigen Stoffe stets zur Verfügung haben, um programmgemäß arbeiten zu können.

Wie eine Krebszelle entsteht

Die autonome Zelle verschafft sich immer das Beste von dem Rohstoffangebot, das durch die Verarbeitung und Sortierung der Leber zur Verfügung steht. Fehlt es jedoch an diesen besten Stoffen, dann nimmt sie eben das Zweit- oder Drittbeste. Auf diese Weise bemüht sich die Zelle immer noch selbst, das Beste zu leisten, wenn auch die Rohstofflieferung an Güte immer mehr zu wünschen übrigläßt. Es bedeutet einen schweren Kampf für die Leber, gute Rohstoffe erhalten zu können, und er dauert oft jahre-, wenn nicht gar jahrzehntelang. Sie gibt nicht schnell nach, sondern sie versucht, den Schaden so gut wie möglich zu überbrücken, wobei sie sogar zu improvisieren versteht. Aber nach langem, ermüdendem Kampf muß sie schließlich doch kapitulieren. Erst wenn sie alle Möglichkeiten ausgeschöpft hat, wird sie in ihrer aussichtslosen Verzweiflung schließlich gewissermaßen schizophren, indem sie sich aus einer normalen Zelle in eine Krebszelle umwandelt. Dadurch gibt sie all ihre guten Eigenschaften und wunderbaren Vorteile auf, wird asozial und als Krebszelle bezeichnet. Genauso wie sie früher zum Aufbau des Zellstaates gearbeitet hat, so wirkt sie jetzt als anarchistische Zelle zu dessen Zerstörung. Und ihr gelingt dies, wenn sie nicht isoliert oder abgestoßen werden kann. Im Grunde genommen wäre es jedoch sehr einfach, unsere Zellen gesund erhalten zu können, wenn dies unter den heutigen Umständen auch erschwert sein mag, wir müßten uns eben unbedingt auf eine vollwertige Naturnahrung und auch sonst auf eine naturgemäße Lebensweise umstellen.

Da die Stoffwechselprodukte kranker Zellen als gefährlich bezeichnet werden können, ist es wohl angebracht, diesem Thema unsere Aufmerksamkeit zu schenken. Schon während meiner Jugendzeit hatte ich mich oft um Tuberkulosekranke zu kümmern. Ich besuchte auch oft Sanatorien, um mich mit den Spezialärzten zu unterhalten, da mich diese Krankheit besonders interessierte. Ich selbst lebte sehr gesund und natürlich, weshalb ich auch nicht rauchte und somit über ein ausgezeichnetes und ausgeprägtes Geruchsorgan verfügte. Aus diesem Grunde konnte mir auch jeweils jene typische sauersüße Ausdünstung der Tuberkulosekranken nicht entgehen. Als ich meine diesbezügliche Beobachtung einem Spezialarzt mitteilte, zuckte dieser nur die Achseln und machte ein etwas ungläubiges Gesicht, denn so etwas war ihm noch nie aufgefallen. Ich aber ließ mich durch diese Teilnahmslosigkeit nicht beirren, denn sie täuschte mich nicht.

Als ich einmal Besuch von einem »gesunden« Bekannten erhielt, stellte ich bei ihm ebenfalls diese typische Ausdünstung fest, weshalb ich ihn einem Spezialarzt zur Untersuchung zusandte. Wie überrascht war dieser, als er eine klassische Tuberkulose feststellen konnte, hatte sich diese doch ohne die sonst üblichen, bekannten Symptome entfalten können.

Auch bei der Multiplen Sklerose scheinen die Zerstörungen der Nervenzellen nicht vom vermeintlichen Erreger, sondern von den giftigen Stoffwechselprodukten auszugehen. Je mehr sie sich konzentrieren, um so mehr zerstören sie die Zellen im Nervenkabel des Rückgrates. In solchem Falle ist es sehr vorteilhaft, mit einer Therapie, die solche Gifte fortwährend zur Ausscheidung bringt, zu beginnen. Es wirkt sich schon günstig aus, wenn dies nur durch eine intensive Schwitzkur geschieht, weil dadurch in der Regel die Lähmungen gemildert oder sogar verhindert werden können.

Auch beim Krebs konnte man in der Hinsicht typische Forschungsergebnisse feststellen, denn etliche Forscher fanden sehr giftige Stoffwechselprodukte, die gesunde Nachbarzellen schädigten und zerstörten. Dadurch erfolgte ein weiterer Zellzerfall, der neue Zellabbaugifte zur Folge hatte. Aus dieser Feststellung geht hervor, daß der Patient nicht an den Zellwucherungen, sondern an den Folgen der im ganzen Krankheitsgeschehen entstehenden

Gifte zugrunde geht. Es scheint, daß der Nobelpreisträger Prof. Jakob diese Gifte in ihrer Wirksamkeit nicht ganz richtig erkannt hat, denn diese Toxine lähmen nicht nur Phagozyten in ihrem Abwehrkampf, sondern alle Abwehrfaktoren, die im ganzen Zellstaate gegen die lebensfeindlichen Krebszellen mobilisiert werden. Dies ist der Grund, warum wir nie ein Serum finden werden, das uns den Kampf gegen den Krebs im Sinne der Ganzheitsbehandlung ersparen würde. Im Gegenteil, wir müssen den Kampf entschieden aufnehmen, um erfolgreich vorgehen zu können. Wie schon oft darauf hingewiesen, gehören unter anderem dazu Diät, Naturheilmittel, entsprechende Lebensführung sowie Psychotherapie. Das Krebsgeschehen ist so vielseitig, daß seine Therapie niemals nur mit einem Serum erfolgreich durchgeführt werden könnte.

Das Wunder der Körperzelle

Es ist immer noch ein unerklärliches Wunder, wieso eine Gehirnzelle andere Stoffe aus dem Blutstrom aufnimmt als eine Muskelzelle. Der Blutstrom enthält unter günstigen Verhältnissen alles, was die verschiedenen Zellen des Körpers benötigen. Es ist indes rätselhaft, wieso die einzelnen Zellarten nun gerade die für sie notwendigen Stoffe aufzunehmen vermögen. Gehirn- und Nervenzellen benötigen beispielsweise mehr Phosphor, während sich eine Knochenzelle mehr Kalk beschafft und eine Herzzelle mehr Kalium und Magnesium aufnimmt. Niemand hat bis heute dieses Geheimnis lüften und erklären können. Man nimmt an, die Aufnahme von Nährstoffen, vor allem von Nährsalzen sei eine Folge der Osmose, richte sich also nach dem physikalischen Gesetz des Austausches. Mit Erstaunen können wir indes feststellen, daß jede Zelle nur jene Stoffe aufnimmt, die ihrer Lebensnotwendigkeit entspricht. Dies unterstellt sie gewissermaßen einem eigenen, geheimnisvollen Rezept, das wir noch nicht zu erklären vermögen. Wir sollten dem Zellstaat unseres Körpers daher mehr Achtung zollen und nicht willkürlich in das ganze automatische Geschehen eingreifen.

In einem gewissen Sinne ist jede Zelle autonom, was bedeutet, daß sie eine gewisse Selbständigkeit besitzt, und zwar genau wie ein freier Bürger eines demokratischen Staates, denn dessen Freiheit ist insofern eingeschränkt, daß er sich trotz allem gewissen Gesetzen und Gegebenheiten des Staates fügen und einordnen muß.

Das Wertvollste jeder Zelle ist der Zellkern. Ihn können wir am besten mit dem Eigelb eines Eies vergleichen, während das Eiklar um den gelben Kern herum der Nährflüssigkeit, dem sogenannten Zellplasma, entsprechen würde; die Eierschale dagegen wäre gleich der Zellhaut oder der äußeren Membrane. Die wesentliche Rolle zur Ernährung und Gesunderhaltung der Körperzellen spielen nun der Blut- und der Lymphstrom. Der ganze Zellstoffwechsel beginnt zu entgleisen, wenn irgendwelche ungünstigen Einflüsse wirksam werden. Es können sich diese durch grobe Fehler einstellen. Auch Giftstoffe können direkt oder durch Mikroorganismen eine Gleichgewichtsstörung im roten Blutstrom und der Lymphe verursachen. Letztere könnten wir vielleicht auch als weißen Blutstrom bezeichnen, was ihre Aufgabe womöglich etwas anschaulicher darstellt. Durch solche störende Einflüsse kann es vorkommen, daß die Zelle nicht mehr alles, was sie zur völligen Aufrechterhaltung ihrer Funktionen benötigt, vorfindet. Dieser Umstand schadet der Zelle empfindlich, denn nun muß sie nach besten Möglichkeiten zu improvisieren beginnen. Sofern die Störung lange bestehen bleibt, dann fällt die Zelle immer mehr aus ihrem normalen Arbeitsrhythmus und ist gezwungen, sich mit Notmaßnahmen zu behelfen. Erfolgt auch dann noch keine Abhilfe, dann beginnen einige Zellen oder Zellgruppen zu versagen, und wir erliegen einer Organkrankheit. Wir sollten nun die Zelle nicht mit allen möglichen Mitteln und Einflüssen belasten, denn dies gestaltet die Angelegenheit oft nur noch schlimmer, was sich besonders beim Krebs ungünstig auswirkt. Wenn nun die Zelle derart degeneriert, daß sie von einer Normalzelle zu einer asozialen Krebszelle wird, dann kann man nicht ihr die Schuld an diesem Umstand anlasten. Es ist anzunehmen, daß sie sich vielleicht schon Jahre hindurch oder gar jahrzehntelang wacker gewehrt und versucht hat, das Beste zu erreichen, was ihr in ihrer mißlichen Lage möglich war. Der Zelle kann es durch die erwähnten Umstände womöglich genauso ergehen, wie jenem Menschen, der sich vielen ungünstigen Einflüssen ausgesetzt sieht, so daß er durch Veranlagung und schlechte Gesellschaft langsam zum Verbrecher wird. Ebenso verhängnisvoll können schädliche Einwirkungen an der menschlichen Zelle arbeiten, bis sie durch mehrere Unterbilanzen schließlich zum Konkurs gezwungen wird. Diesen bedenklichen Vorgang können wir bildlich mit der Mutation der gesunden Zelle zur Krebszelle vergleichen. Trotz Entfernung der Krebsgeschwulst ist indes das Problem genausowenig gelöst, wie durch die Beseitigung einiger überlauter Revolutionäre einem gefährdeten Land Frieden verschafft wird, weil der aufrührerische Geist weiterhin in den Gehirnen und Herzen von Tausenden seiner unzufriedenen Bürger weiterlebt. Da die Krankheit nicht nur in den Zellen der Krebsgeschwulst liegt, kann auch deren operative Beseitigung nur einen Teil der Behandlung abschließen. Die wirkliche Heilung indes läßt sich nur durch eine entsprechende Beeinflussung der Säfte erreichen. Es handelt sich dabei um eine Reinigung und Umstellung des Blutes und der Lymphe. Wollen wir dies erreichen, dann müssen wir uns einer gesamten Änderung unserer verkehrten Lebensweise unterziehen. An erster Stelle müssen wir dabei der Leber bessere Bedingungen einräumen. Auch bei Gicht, Rheuma und vielen anderen Leiden können wir uns nur auf diese Weise Erleichterung, wenn nicht gar Heilung verschaffen. Ärzte, die die erwähnte Umstellung einer falschen Lebensweise befürworten, weil sie solche als dringliche Grundlage zur Wiedererlangung der Gesundheit erachten, könnten weit eher mit Heilungsaussichten rechnen als jene, die einer solchen Gedankenrichtung abhold sind. Solche Krankenbetreuer werden ihren Patienten höchstens eine bescheidene Hilfe, nie aber eine Heilung verschaffen können. Es mag sein, daß ein Arzt nur ungern den allfälligen Widerstand eines Kranken in Kauf nimmt und daher von vornherein eine Umstellung nicht einmal zur Sprache zu bringen wagt. Aber vielleicht hätte sich ein Versuch dennoch gelohnt.

Ursachen, Erbanlagen

Die Krebserkrankung und Wege zur Heilung

Obwohl die degenerativen Erscheinungen der menschlichen Zelle bei Krebs nicht ohne weiteres mit denjenigen der Pflanze verglichen werden können, kann man trotzdem zur Veranschaulichung diese Beobachtung bei Pflanzen heranziehen. Vor vielen Jahren habe ich bei einem Apfelbaum, von der Sorte der Bernerrosen, immer wieder krebsige Degenerationserscheinungen festgestellt. An den Ästen haben sich krebsige Wucherungen gebildet. Die Ernährung des Baumes war gut. Biologische Dünger, Kompost und Algenkalk bekamen die Obstbäume in unserem Garten. Und doch sind bei diesem Apfelbaum immer wieder krebsige »Knorren« entstanden, und in diesen Auswüchsen haben sich in der Regel noch Blutläuse eingenistet. Ich habe mich immer gewundert, warum besonders an zwei Obstbäumen, die in einer Linie am Hang gestanden haben, solche Krebsgebilde zu beobachten waren. An der Düngung konnte es nicht fehlen, denn sie wurden genau gleich behandelt wie alle anderen auch, die doch sehr gut gediehen und gesunde Triebe entwickelten. Eines Tages ließ ich einen Spezialisten kommen, um den Boden untersuchen zu lassen. Er brachte verschiedene Meßinstrumente mit, um die Spannungen zu messen. Von ihm habe ich dann erfahren, daß Wasserläufe, und demnach sogenannte zurückgestaute Erdstrahlen, unter diesen zwei Bäumen liefen. Keine andere Düngung und gar nichts mehr hat geholfen, nur ein Versetzen dieser Bäume in einen anderen Gartenteil brachte endlich den gewünschten Erfolg. Nach etwa zwei Jahren gestaltete sich das Wachstum dieser Apfelbäume wieder normal. Woran lag das wohl?

Genaue Untersuchungen haben gezeigt, daß der Boden sehr sauer war, durch eine von meinem Vorgänger vorgenommene, einseitige Jauchedüngung. Der pH-Wert war stark abgesunken, und zudem haben die elektromagnetischen Ströme das Ihre dazu beigetragen, so daß die Säfte in den Bäumen verändert wurden und diese degenerativen Erscheinungen hervorriefen. Vorher habe ich schon diese Krebsgebilde immer wieder weggeschnitten und eingenistete Blutläuse vernichtet. Aber es haben sich erneut Geschwülste gebildet, was ein Zeichen dafür war, daß die Säfte durch den sauren Boden und durch die elektromagnetischen Einflüsse des unterirdischen Wasserlaufes geschädigt waren. Nur ein

Der Autor erklärt einem Kind die Heilkraft des Roten Sonnenhuts
(Echinacea purpurea) ▷

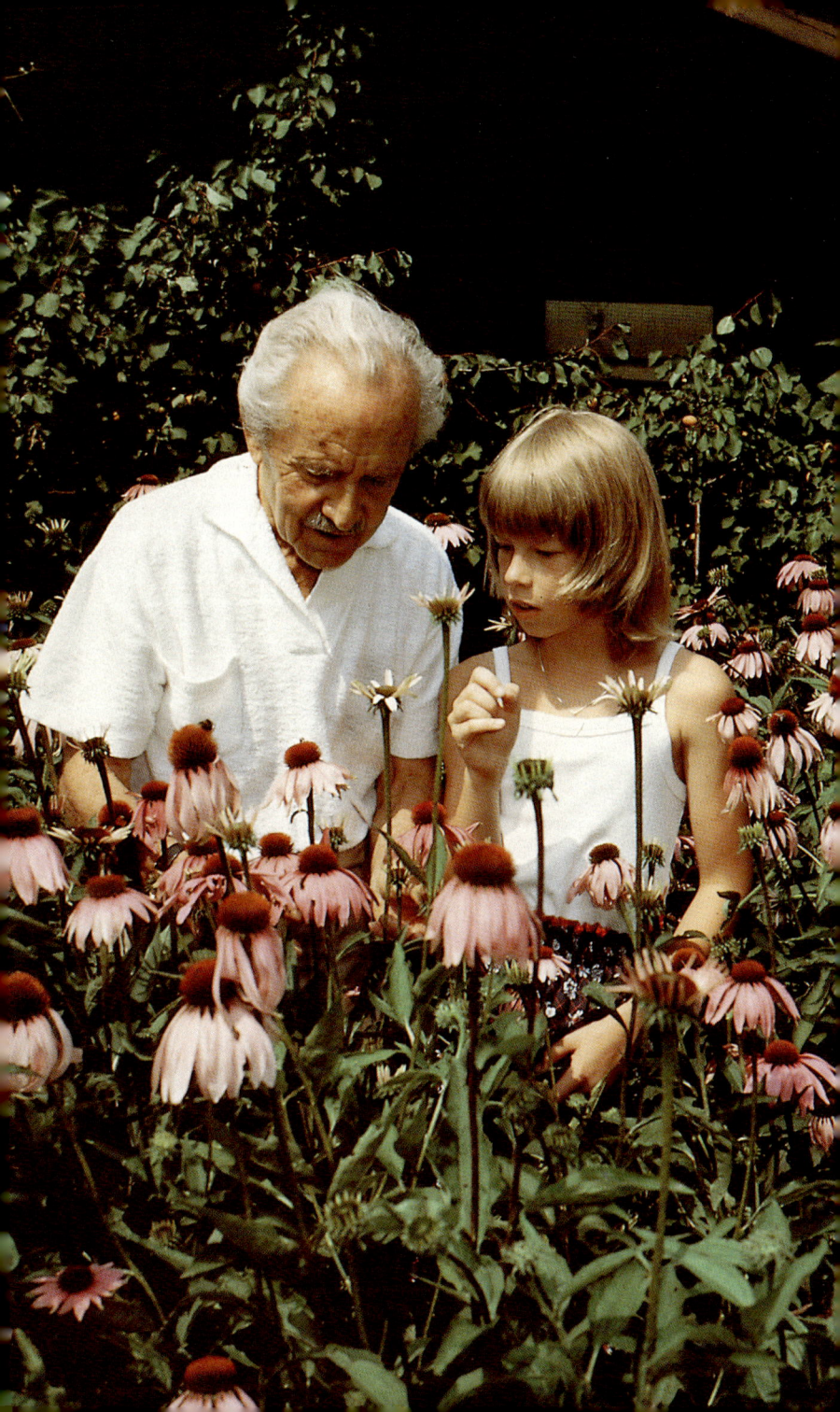

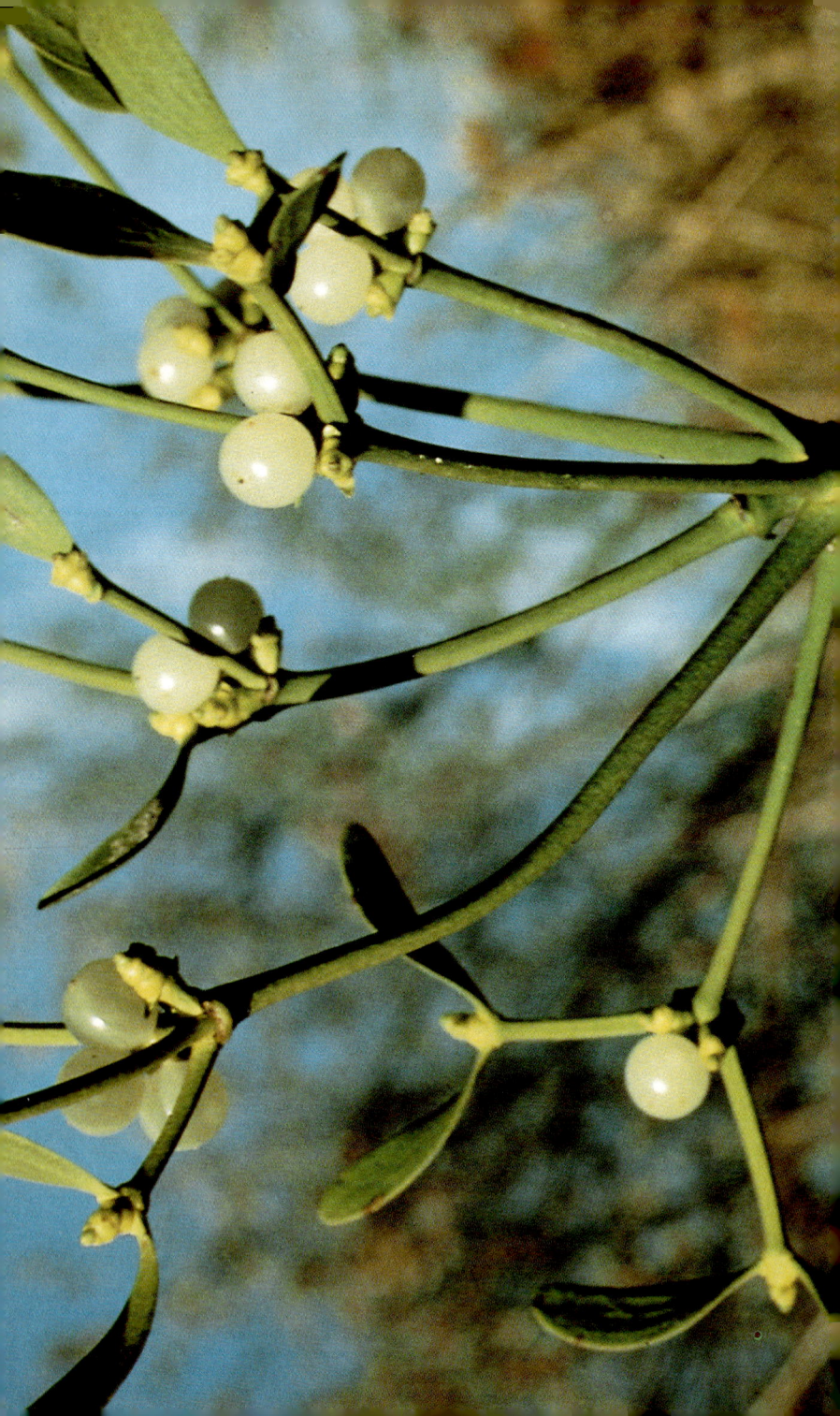

Versetzen des Baumes, also ein Ersetzen des Nährstoffes mit einem höheren pH-Wert, konnte eine Änderung bewirken, aber erst nach Jahren.

Entstehung eines Tumors

Aus dieser Beobachtung habe ich etwas, vielleicht in einem gewissen Sinne bildhaft auf den Menschen übertragen, gelernt. Ähnlich wie bei den beiden Apfelbäumen können Vergiftungen der menschlichen Zelle über die Lymphe und das Blut zu einer Degeneration des ganzen Zellstaates führen. Die Zellen beginnen zu wuchern, und bald entwickelt sich in einem Organ eine Krebsgeschwulst. Natürlich sind die Vorgänge im menschlichen Körper viel komplizierter, aber ich habe, um es einfach zu veranschaulichen, dieses Beispiel gewählt. Es ist, wie viele gute Beobachter festgestellt haben, ein sehr komplexes Geschehen, um aus der gesunden Zelle durch vielseitige Einflüsse eine kranke Zelle entstehen zu lassen. Der gesunde Zellstoffwechsel, der Säftestrom wird krankhaft verändert, so daß sich aus einer gesunden Zelle eine asoziale und somit krankhafte Zelle entwickelt. Die Geschwulst ist dann nicht der Anfang einer Krebserkrankung, sondern schon ein fortgeschrittenes Stadium. Sie tritt immer dort auf, wo eine gewisse Gruppe von Zellen am meisten belastet wird, sei es durch Gifte wie Teerstoffe beim Raucher, durch jahrelang vorhandene Reizwirkungen chronischer Entzündungen oder auch durch Reize chemischer Stoffe, wozu der Mißbrauch von Medikamenten gehört. Beseitigt man nun die Geschwulst durch einen operativen Eingriff, was sicherlich in vielen Fällen notwendig sein mag und eine Teillösung darstellt, dann ist das Problem noch lange nicht gelöst.

Krebs – eine chronische Erkrankung des ganzen Körpers

Die Geschwulst ist mit einer Frucht an einem Baume zu vergleichen. Der Baum ist immer noch da, auch wenn die Frucht beseitigt ist, und wird weiter denselben Einflüssen ausgesetzt. Es wäre die Pflicht jedes Chirurgen, den Patienten offen und ehrlich aufzuklären, indem man ihm sagt, daß die Geschwulst nun beseitigt sei, aber jetzt müsse man den Krebs im Blut und in der Lymphe bekämpfen. Wir haben zwar vorerst eine Schlacht gewonnen, aber noch nicht den Krieg. Jetzt heißt es alles zu tun, um die Körpersäfte, das Blut und die Lymphe zu reinigen und so weit zu bringen, daß wieder ein normaler Zellstoffwechsel entstehen kann. Es hat Jahre, vielleicht Jahrzehnte gedauert, bis der Körper heruntergewirtschaftet und vergiftet, mit seinen entarteten Zellen nicht mehr fertig wurde. Die körpereigene Abwehr war nicht mehr in der Lage, die räuberischen Krebszellen zu vernichten. Aus diesem Chaos und in Verbindung mit den geschwächten Widerstandskräften ist Krebs entstanden.

Genau wie es cancerogen wirkende, also krebserzeugende Stoffe gibt, so existieren auch anticancerogen wirkende Einflüsse. Die ersteren müssen wir konsequent meiden und die anticancerogenen Stoffe sollten wir voll zur Entfaltung bringen. Der Kurs muß also rigoros geändert werden. Dies kann nur geschehen, indem wir in der Ernährung, in der gesamten Lebensweise, in der Sauerstoffzufuhr, in einer positiven Beeinflussung der Psyche, des seelischen Empfindens, einen neuen Weg einschlagen. Nur dann sind wir auf dem Wege, den Krebs aus dem Körper zu verbannen und eine wirkliche Heilung zu erzielen. Mit der Beseitigung der Geschwulst ist nur eine Etappe abgeschlossen, und ich möchte nochmals betonen, daß eine erfolgreiche Schlacht noch lange keinen gewonnenen Krieg bedeutet. Wir müssen dafür sorgen, daß die Millionen Körperzellen nicht mehr von Giften geschädigt werden, sondern gesunden Einflüssen ausgesetzt sind. Nur regenerierende Einflüsse können zu einem gesunden Zellstoffwechsel und somit zu einer Heilung beitragen. Auf diese Weise tritt wieder Harmonie in den schönen Dreiklang zwischen Körper, Seele und Geist ein. Um dies erreichen zu können, muß der Patient gut informiert sein, und es ist ein Vorrecht und eine Pflicht des Therapeuten, den Patienten liebevoll bei der Hand zu nehmen, um ihm mit Rat und Tat beizustehen, damit dieser den Weg aus den zivilisatorischen Irrtümern und Torheiten zu einer natürlichen Lebens- und Heilweise findet.

Das kann der Patient nicht allein tun. Er ist wie ein Kind, das erst laufen lernen muß. Das erfordert Geduld und Zeit, vor allem aber einen Arzt, der ihm nach der Operation beisteht und den Patienten auch von seinen Ängsten befreit. Beide – Patient und Arzt – müssen sich darüber einig sein. Der Arzt ist der Bergführer, der Patient muß seinen Anweisungen folgen und sich auch selbst anstrengen und nicht nur ziehen lassen, bis unter der geschickten Führung seines Begleiters der erstrebte Gipfel erreicht wird: die Gesundheit.

Nun muß der Patient, der gesund wurde, auf der Höhenwanderung bleiben und darf nicht wieder in den trüben Nebel der Zivilisationstorheiten hinuntersteigen. Wenn er über diese schlimme Degenerationskrankheit gesiegt hat, dann hat er die Möglichkeit, seine Freunde und Mitmenschen zu stärken und ihnen als Beispiel zu dienen, daß der Mensch mit all seinem Wissen, seiner Technik, seinen Heilmethoden wohl helfen, daß aber die Natur allein heilen kann! Und das auch nur, wenn man ihr die Möglichkeit bietet und die Voraussetzungen schafft, die eigene Heiltendenz zu aktivieren, damit die wunderbare, in uns wohnende, vom Schöpfer gegebene Regenerationskraft zur Wiedererlangung der Gesundheit und zum Sieg über dieses schwere Leiden zum Zuge kommt.

Warum bekam gerade ich Krebs?

Welch schlimmer Seufzer liegt in dieser Frage, und mit welch verzweifelter Herzensnot stellt sie der Patient seinem Arzt, wenn er an Lungen-, Lippen- oder Kehlkopfkrebs erkrankt ist! So mancher kann nicht begreifen, daß ihn diese Krankheit erfassen mußte, ist er doch der Meinung, ein mäßiger Raucher gewesen zu sein, wenn er sich mit seinem Kollegen vergleicht. Dreimal soviel Zigaretten rauchte dieser täglich, und zudem war er noch ein Lungenraucher. Aber jenem blieb dieses Unheil erspart. Wieso mußte es gerade ihn treffen und nicht seinen Kollegen, der es doch eher verdient hätte? All diese Klagen muß der Arzt mit anhören, wiewohl er nur die Achseln dazu zucken kann. Er murmelt etwas von Schicksal, aber der Patient zweifelt an Gott und der Gerechtigkeit. Er sucht die Schuld seines Zustandes irgendwo, nur nicht bei sich selbst. Warum sollte er sich anklagen, wenn er doch nach seiner Ansicht anständig gelebt hat? Sicher hat er nicht mehr Fehler als andere auf dem Kerbholz, im Gegenteil, er arbeitete streng und frönte den Vergnügungen weit weniger als viele seiner Kollegen, die immer noch gesund und munter herumlaufen können.

Diese verhängnisvolle Frage, die Hunderttausende aus gequälter Seele ihrem Arzt stellen mögen, konnte bis jetzt noch keiner von ihnen befriedigend beantworten, selbst wenn ein solcher als Professor zum Gremium weltberühmter Krebsspezialisten gehören mag. Warum trifft es den einen, den andern aber nicht? Manchmal sind es sogenannte gesunde Naturen, während schwächliche und kränkliche, die dem gleichen Laster des Rauchens frönen mögen, verschont bleiben. Die Wissenschaft ist bestrebt, den Menschen nach dem Grade seiner Krebsveranlagung einzustufen. Gleichwohl hat sie noch keine zuverlässige Methode gefunden, nach der man jedem Menschen sagen könnte, er müsse sofort mit dem Rauchen aufhören, sonst stelle sich innert kurzem ein Lungen- oder Kehlkopfkrebs ein, während man einem andern mit Sicherheit sagen könnte, er habe keine Krebsveranlagung und könne demnach rauchen und trinken, soviel ihm beliebe, weil er mit dieser schlimmen Krankheit nie rechnen müsse.

Sind wir einmal mit unseren Testmethoden so weit, dann muß sich der Gefährdete schleunigst umstellen, während der andere ohne Bedenken seinen Lastern weiter frönen kann. Aber zu dieser Feststellung wird es meines Erachtens wohl nicht so rasch kommen, weshalb ich allen anrate, nachfolgende Überlegungen genau zu prüfen.

100 Punkte

Nehmen wir an, es brauche 100 belastende Punkte, um im Zellstaat jene tragische Katastrophe auszulösen, die man Krebs nennt. Wenn wir uns nun bewußt sind, wodurch diese Punkte zusammenkommen können, dann liegt es eher in unserer Möglichkeit, durch besondere Aufmerksamkeit verschiedene Schädigungen zu meiden. Was zuerst in Betracht kommt, ist unsere Erbmasse. Vielleicht sind wir durch sie nicht besonders krebsanfällig, weil keiner unserer Vorfahren krebskrank war. Es kann sich indes auch umgekehrt verhalten, wenn väterlicher- oder mütterlicherseits in jeder Generation solche Fälle vorkamen, bei den Eltern, Groß- oder Urgroßeltern. Das mag sich für unsere Erbmasse natürlich als sehr belastend erweisen, so daß wir mit 10, 20, 30, vielleicht auch mit mehr Punkten zur Krebsveranlagung neigen.

Die Umweltverschmutzung

Ein weiterer, belastender Umstand bildet für uns alle die Umweltverschmutzung. Je nachdem wir uns mehr oder weniger stark dem Benzpyren und all den anderen Abgasen, die Autos und Industrie verursachen, auszusetzen haben, weil wir vielleicht mitten in einer verkehrsreichen Industriestadt wohnen oder uns in abgelegener Gegend aufhalten können, fügen wir den zuvor erwähnten Punkten noch 10 bis 20 weitere hinzu. Dem ist so, weil all diese Gase, zusammen mit der stets zunehmenden Radioaktivität durch Atomkraftwerke und anderem mehr, als krebsfördernde Einflüsse wirken.

Gifte in der Nahrung

Leider läßt auch unsere Nahrung immer mehr zu wünschen übrig, da sie durch bedenkliche Umstände immer mehr Gifte enthält. Wir kennen heute mehr oder weniger die Gefahren, die sich vor allem durch das Spritzen mit Herbiziden und Insektiziden ergeben. Auch Stoffe, die als Verschönerungs- und Konservierungsmittel in die Nahrung gelangen, tragen mit dazu bei, daß wir durch sie nochmals mit der Zunahme von 10 oder 20 Punkten rechnen müssen.

Die Medikamente

Da harmlose Naturmittel immer mehr durch die Chemotherapie verdrängt werden, weil sich diese in der Hast unserer Tage als zeitersparend erweisen, tritt auch infolge dieses Umstandes eine weitere Zunahme von 10 bis 20 Punkten ein, wobei es noch zusätzlich darauf ankommt, ob wir uns solcher Stoffe reichlich und in größeren Mengen bedienen, sie vielleicht aber auch nur im Notfall und äußerst sparsam verwenden. Je nachdem fallen nochmals 10 bis 20 Punkte an.

Die Wohnverhältnisse

Von Bedeutung ist auch das Wohnen. Wer sich keine sonnige, trockene Wohnung leisten kann, muß mit einer neuen Belastung rechnen, besonders, wenn er womöglich noch in einem Eisenbetonbau untergebracht ist. Je nachdem unser Zustand ohnedies schon angegriffen ist, sind auch diese Umstände mit 5 bis 10 Punkten zu veranschlagen.

Streß, Sorgen und Kummer

Auf gleiche Weise erhöht sich unsere Punktzahl auch durch den heutigen Streß ganz besonders, wenn wir unsere Arbeit ohnedies freudlos verrichten, weil wir keine Befriedigung darin finden können. Damit reichlich verknüpft sind auch Kummer und Sorgen des Alltags, die unsere Punktzahl leider auch um etliches zu erhöhen vermögen.

Ernährungsgewohnheiten

Von großer Bedeutung ist auch unsere Ernährung. Wer im Essen und Trinken übertreibt und sich ohne Bedenken eine Eiweißüberfütterung zumutet, wer allzu großer Zufuhr von Süßigkeiten aus raffiniertem Zucker huldigt und die Leber mit zu fetter Nahrung belastet, muß nicht erstaunt sein, wenn er seine Punktzahl durch all dies wesentlich erhöht. Es wäre daher viel ratsamer, gesunde Eßgewohnheiten zu pflegen, den Körper nicht unnötig zu belasten und vor allem auch nicht übermäßigem Alkoholgenuß zu frönen. Wer sich in dieser Hinsicht frühzeitig richtig einstellt, wird gesundheitlich bestimmt guten Nutzen daraus ziehen, gibt es doch noch viele cancerogene Einflüsse in der unnatürlichen Lebensweise unserer modernen Zeit. Ehe wir es richtig gewahr werden, haben wir auch schon 90 oder 95 Punkte erreicht.

Das Rauchen

Es ist bestimmt nicht erstaunlich, wenn wir schließlich durch all die erwähnten Belastungen nun schon bald bei 100 Punkten angelangt sind. Diese letzten, fehlenden Punkte mögen gerade noch durch regelmäßiges Rauchen erreicht werden. Es braucht sich dabei nicht einmal um starkes Rauchen zu handeln, denn einige Zigaretten pro Tag genügen schon, um die Schwelle des Gefahrenmomentes zu überschreiten. Jetzt brauchen wir nicht erstaunt zu sein, wenn sich ein Lungen- oder Kehlkopfkrebs meldet.

Ist es nach dieser Veranschaulichung nicht eigentlich verständlich, wenn sich bei uns der Krebs meldet, obwohl wir glauben mögen, die 100 Punkte seien noch nicht erreicht? Läßt uns diese bildliche Darstellung nicht verhindern, daß es so weit kommen kann?

Entstehen und Auslösen einer Krankheit

Dieses Thema weist sicher auf einen wichtigen Unterschied hin, den man jedoch heute mit Vorliebe zugunsten falscher Schlußfolgerungen zu übersehen sucht. Mag dies nun rätselhaft erscheinen, so nur, weil man allgemein gar nicht gewohnt ist, auf solche Unterschiede zu achten. Fragt man mich, ob man mit irgendeiner Pflanze, vormerklich mit einer Giftpflanze, Krebs auslösen könne, würde ich diese Frage mit voller Überzeugung auf Grund meiner reichen Erfahrung verneinen, und zwar mit gerechtfertigter Entschiedenheit. Nicht einmal einer Tabakpflanze mute ich solch eine Fähigkeit zu, weil sonst alle Raucher früher oder später an Krebs erkranken würden. Man kann mich jedoch auch fragen, ob durch eine Giftpflanze Krebs entstehe? Genauso entschieden würde ich diese Frage bejahen, woraus hervorgeht, daß zwischen dem Entstehen und dem Auslösen einer Krankheit ein klarer Unterschied besteht, was besonders bei Krebs zutrifft. Erfahrungsgemäß kann ich versichern, daß es keinen Stoff zu geben scheint, weder einen chemischen noch einen pflanzlichen, der für sich allein, ohne andere notwendige Begleitumstände, Krebs erzeugen könnte. Wenn nun aber Forscher gleichwohl solcherlei Behauptungen veröffentlichen, und zwar hauptsächlich, um dadurch Giftpflanzen belasten zu können, dann mag der Beweggrund eher darin liegen, seinem eigenen Namen Geltung zu verschaffen, als darin, die Menschheit vor einer neuen Krebsgefahr zu warnen.

Ein großer Nachteil, den diese sogenannten Forschungsergebnisse zur Folge haben können, liegt in bedenkenloser Ablehnung vieler Pflanzen. Vor allem Giftpflanzen wird dies treffen, auch wenn sie uns seit jeher als bewährte Heilmittel gedient haben, insofern wir sie in der richtigen Dosis verabfolgten. Besonders verhängnisvoll wirkt sich nun aber bei solchen Forschungsarbeiten auch der Umstand aus, daß sie in der Regel auf der Grundlage von Tierversuchen beruhen, obwohl diese nachweisbar für uns Menschen nicht verläßlich sind, da wir auf gewisse Stoffe meist anders ansprechen als Tiere. Kann ein Forscher nun aber nachweisen, daß durch einen bestimmten Stoff beim Versuchstier Krebs ausgelöst werden konnte, dann wird eine solche Feststellung in der Regel dazu benützt, den weiteren Gebrauch der diesbezüglichen Pflanze als Heilmittel zu verbieten. Ein solches Vorgehen ist nun aber sehr durchsichtig, weiß doch jeder ehrliche Fachmann, daß das Ergebnis von Tierversuchen nicht unfehlbar als Beweismittel auf uns Menschen übertragbar ist. Es beruht indes auf der Tatsache, daß man weder bei einem gesunden Menschen noch bei einem gesunden Tier durch irgendeine Pflanze Krebs erzeugen oder auslösen kann, es sei denn, es liegt eine starke Krebsdisposition vor, was aber bei gesunder Grundlage weniger in Betracht gezogen werden muß, weil man dann in der Regel mit einer vorteilhaften Erbmasse rechnen kann. Krebs ist eine Degenerationserscheinung der Zellen, bei der viele Ursachen zusammenwirken können, während ein einzelner Stoff niemals in der Lage ist, Krebs auszulösen.

Es verhält sich bei den erwähnten 100 Punkten ebenso wie bei einer Waage, ist es doch logisch, daß eine Waage, deren eine Waagschale mit einem Gewicht von 100 kg belastet wird, erst wieder ins Gleichgewicht gebracht werden kann, wenn auch die zweite Waagschale das gleiche Gewicht von 100 kg zu tragen hat, denn nur dadurch wird sie sich emporheben lassen. Jedes belastende Gewicht von 5 oder 10 kg trägt langsam zur Hebung bei. Liegen indes einmal 99,9 kg auf der zweiten Schale, dann fehlen nur noch 100 g, um das Gegengewicht völlig heben zu können. Eine Belastung von 100×1 kg bringt das zustande, was einem einzelnen, schweren Gewicht von 50 kg nicht gelingt. Als ich zur Veranschaulichung dieser Illustration 100 Punkte gebrauchte, geschah dies, um auf die Vollzahl aller belastenden, cancerogenen Stoffe und Einflüsse gesamthaft hinzuweisen. Ist diese Vollzahl durch die notwendigen Reizstoffe oder Gifte noch nicht erreicht, dann werden auch aus gesunden Zellen durch eine schwer erklärliche Mutation noch keine Krebszellen entstehen. Als weitere Illustration mag uns ein Geschäftsmann dienen, der infolge vieler Fehler, die er unachtsam beging, in der Regel langsam in die gefährlichen roten Zahlen hinübergleitet. Wenn sich in solchem Falle keine aktive Hilfe meldet, um sich tatkräftig einzusetzen, läßt sich der Konkurs nicht vermeiden. Auch die einzelne Zelle kann durch zu viele Belastungen dem Konkurs ausgeliefert sein, und das Ergebnis hiervon ist die Krebszelle. Greifen wir noch einmal zurück auf die Illustration der 100 belastenden Punkte, dann erweist sich die Erbmasse als erste Belastung. Je nachdem verfügt diese über mehr oder weniger Punkte. Weitere Punkte schließen sich durch fehlerhafte Ernährungsweise an, dann durch Genußgifte, chemische Medikamente, giftige Gase und Streß. Sehr belastend wirkt sich vor allem auch die Luftverschmutzung aus, die starke Radioaktivität, der Rückstand von Insektiziden und Fungiziden nebst Konservierungsmitteln, Farben und Aromen. Auch ungesunde Wohnverhältnisse erweisen sich als ungünstig, ferner Ärger, Kummer, Sorgen, Unfrieden wie noch viele andere Schwierigkeiten, die alle zusammen zu den 100 Punkten beitragen, indem sie körperlich, seelisch und geistig das Maß der Belastung überschreiten. Dies alles dient zur Voraussetzung, die nötig ist, um eine Krebskrankheit entstehen zu lassen. Irgendeiner der Belastungspunkte kann der auslösende Schlußfaktor sein, doch fällt dies nicht ins Gewicht, wohl aber das Erreichen der 100 Punkte. Niemals aber könnte der noch fehlende, krebsauslösende Stoff oder Einfluß alleine von sich aus Krebs erzeugen. Beim Zigarettenrauchen spielt der Teer in Form eines krebsauslösenden Stoffes eine wichtige Rolle. Aber zuerst müssen die 100 Punkte nahezu beisammen sein und ungefähr 90% ausmachen, bevor der Krebs in Erscheinung treten kann. Es fehlen demnach noch 10%, die vielleicht gerade durch den Teer des Tabaks erreicht werden können.

Die Rolle der einzelnen Pflanze

Erfaßt man diese Umstände genau, dann leuchtet es auch ohne weiteres ein, daß aus dem erwähnten Grunde niemals eine einzelne Pflanze allein Krebs erzeugen könnte, weder beim Menschen noch beim Tier, es sei denn, die Voraussetzung dazu ist bereits durch eine genügende Anzahl cancerogen wirkender Stoffe oder Einflüsse geschaffen worden, so daß sich die typische Krebsdisposition auswirken kann. Durch hohe Mengen krebsfördernder Stoffe und Einflüsse wird unfehlbar die Leber vergiftet, was die stärkste Abwehrkraft des Körpers außer Funktion setzt. Besonders Pflanzen mit einer gewissen toxischen Wirksamkeit werden nun immer häufiger durch die verschiedensten Tierversuche als krebserregend in Mißkredit gebracht. In der Regel werden bei Tierversuchen die bereits vorliegenden Belastungen nicht im geringsten in Betracht gezogen, obwohl diese schon 70–90 Punkte erreichen können. Es ist in solchem Falle leicht, durch eine immer noch toxisch wirkende Überdosierung Krebs zu erzeugen. Dies kann man mit all unseren Giftpflanzen erreichen. Nicht einmal nur mit diesen, sondern sogar auch mit solchen, die man als ungiftig bezeichnet, wiewohl sie stark wirkende Stoffe enthalten. Erst kürzlich wurde Aristolochia, unter der Landbevölkerung bekannt als Osterluzei, aufgrund falscher Schlußfolgerungen durch mißglückte Tierversuche abgelehnt und als Heilmittel ausgeschieden. Heute kommt vielleicht Belladonna dran, morgen Aconitum, übermorgen Rhus toxicodendron und dann am laufenden Band irgendeine andere, stark wirkende Heilpflanze, die durch die richtige Dosierung stets gute Hilfe leistete, so daß es mit der

42

Auswahl an guten, von jeher bewährten Heilpflanzen immer schlechter bestellt sein wird.

Der Forschergeist des Paracelsus

Einst stellte Paracelsus, der heute mehr oder weniger anerkannt wird, durch gründliche Forschungsarbeit fest, daß alles Gift sei, es komme nur auf die Menge an, ob es sich als solches auswirken kann. Ein reiches Erfahrungsgut beweist, daß er mit dieser Schlußfolgerung nicht unrecht hatte. Dies bestätigt folgende Erfahrung, die ich während meiner Jugendzeit machte, denn eine Italienerin würzte ihren Salat mit zuviel Muskatnuß, so daß sie infolge der Giftwirkung ins Krankenhaus verbracht werden mußte, wo allerdings keiner der Ärzte mehr imstande war, sie am Leben zu erhalten, denn die Menge, die sie sich von Muskatnuß bedenkenlos zugemutet hatte, überstieg die Bekömmlichkeit des Würzstoffes bei weitem, so daß sie ihre Unvorsichtigkeit teuer zu bezahlen hatte. Aber trotz dieser Erfahrung würde es dem Gesetzgeber nicht einfallen, den Gebrauch von Muskatnuß zu verbieten. Wollte man alles verbieten, was sich bei zu hoher Dosis irgendwie gefährlich auszuwirken vermag, dann müßten sich besonders verwöhnte Gaumen womöglich recht dürftig durchs Leben schlängeln. Statt dessen heißt es aber einfach, mit offenen Augen beobachten, um verkehrte Schlußfolgerungen vermeiden zu können.

Zeitmangel rächt sich

Vor Jahren hielt ich in Holland einen Vortrag, wobei ich Petasites als gute Hilfe in der Krebstherapie empfahl. Anderntags erkundigte sich ein Professor, der in der Krebsforschung tätig war, telefonisch bei mir nach diesem guten Krebsmittel. Unmittelbar berichtete ich den falschen Eindruck, hatte ich doch kein solches Mittel empfohlen, da es überhaupt kein typisches Krebsmittel gibt, weshalb ich nur auf eine Pflanze hinweisen konnte, die in der Krebstherapie eine vorzügliche Hilfe sein kann. Nach meiner Erfahrung und Überzeugung wird es auch in Zukunft kein spezifisches Krebsmittel geben, sondern, wie bereits erwähnt, nur anti-cancerogene Stoffe und Einflüsse, die den Körper auf eine Weise zu unterstützen vermögen, daß er dadurch besser befähigt wird, mit der eigenen, innewohnenden Abwehr- und Regenerationskraft den Krebs überwinden zu können. Auf diese Weise können wir durch richtige Schlußfolgerungen etwas behilflich sein. Das eigentliche Heilen aber fällt der erstaunlichen Fähigkeit des Körpers zu, aber es heißt dabei, die notwendigen Voraussetzungen zu schaffen, indem man dem Körper die entsprechenden Stoffe dafür bereitstellt. Zu diesen Pflanzen gehört eben auch die Pestwurz, also die Petasites. Da ich besagtem Professor in dieser Hinsicht meine Erfahrungen übermitteln wollte, war ich bestrebt, ihm eingehenden Aufschluß über meine Beobachtungen in der Krebstherapie zu geben und ihm zu Versuchszwecken Petasitesextrakt für sein Forschungsinstitut zur Verfügung zu stellen. Aber er lehnte infolge Zeitmangels ab, weil ihn sein Forschungsprogramm voll in Anspruch nahm. Die vorliegenden Umstände ermöglichen es demnach nicht, das Forschungsprogramm zu erweitern, besonders dann nicht, wenn es sich ohnedies nur um pflanzliche Präparate handelt. In den meisten Ländern werden wohl auch die Mittel dazu fehlen. Ebenso fehlen bis heute staatliche Krebsforschungsinstitute, die nicht auf der Grundlage von Stahl und Strahl und Chemotherapie forschen, sondern auf der naturgemäßen Ganzheitstherapie, die der vollwertigen Ernährungsweise mit zusätzlichem Gemüse- und Fruchtsaftfasten gerecht wird, und ebenso auch der Phytotherapie, wobei sich zudem physikalische Anwendungen heilsam auszuwirken vermögen. Ebenso wird die Psychotherapie in Betracht gezogen werden müssen nebst anderen Methoden bewährter Naturheilweise. Innert 60 Jahren opferte man viel Mühe und unzählbare Millionen für die Krebsforschung, und es ist betrüblich, daß die Krebssterblichkeit dennoch seit damals um das Zehnfache angestiegen ist. Man sollte daher viel eher im erwähnten Sinne die Krebsforschung erweitern, statt im Bereich der Pflanzen nutzlos nach den Sündenböcken zu suchen. Jährlich sterben Zehntausende an Raucherkrebs, aber man verbietet den Tabak deshalb nicht. Es schadet nicht, wenn man auf dem Heilmittelsektor grundlegende Ordnung schafft, aber nicht so, daß man vor lauter Technik und Chemie den pflanzlichen Heilmitteln den Weg versperrt, damit sich ja niemand mehr die naturgemäßen

Hilfeleistungen zukommen lassen kann. Wie sehr man sich mit seinen heutigen Schlußfolgerungen eigentlich auf falscher Fährte befindet, beweist schon die Tatsache, daß es sogar möglich ist, durch Massivdosen, wie sie heute an der Tagesordnung sind, harmlose Pflanzenmittel, die in kleinen, besonders in homöopathischen Mengen anticancerogen wirken, ins Gegenteil umzuschlagen vermögen, und zwar nach dem bewährten Grundsatz, daß kleine Reize anregen, während große zerstören. Es heißt also gründlich umzulernen, um die Naturgesetzmäßigkeit richtig einzuschätzen und zum Wohle der kranken Menschheit auswerten zu können.

Strukturveränderung der Zellen

Ich habe seinerzeit einen Kurs, geleitet von Dr. Gähwiler, besucht. Er wurde bei Professor Dr. Brehmers geschult. Dort haben wir das Venenblut untersucht, nach den sogenannten Brehmerschen Bazillen, wie man sie nannte, obschon es ja keine eigentlichen Bazillen waren. Dr. Gähwiler hat uns damals folgendes praktisch vordemonstriert: Er zeigte uns, daß nach Professor Dr. Brehmers gewisse Strukturveränderungen in den Zellen beobachtet werden können. Er hat dies in sieben verschiedene Stadien eingeteilt. Er zeigte uns, daß zum Beispiel bei Rheumatikern immer die sogenannten Sechser-Stadien gefunden wurden und bei der Präkanzerose die Siebner-Stadien. Wir hatten als Kursteilnehmerin eine junge Naturärztin aus Heiden. Selbstverständlich haben alle Kursteilnehmer ihr Blut nach dieser Methode untersuchen lassen. Dr. Gähwiler hat mit einem gewissen Erstaunen dieser jungen Naturärztin gesagt, daß sie typische Siebner-Stadien hätte. Sie merkte nichts, war nicht krank, sondern voll aktiv im Dienst. Später, nach zirka einem Jahr, habe ich von ihr vernommen, daß sie an Brustkrebs erkrankt sei.

Die Rolle des pH-Wertes

Neben der Suche nach diesen Zellstrukturen, wenn man sie so bezeichnen will, haben wir auch den pH-Wert des Blutes kontrol-

liert. Wir stellten fest, daß bei Krebsdispositionen oder bei Krebspatienten der pH-Wert immer höher lag als bei gesunden Menschen. Die Beobachtung ist deshalb interessant, weil das Blut bei
all denen, die das Stadium der Präkanzerose erreicht hatten, in ein
alkalisches Stadium übergegangen war.

Der präkanzerose Zustand

Was gehört nun dazu, um eine Krebsgeschwulst auszulösen, wenn
der Patient praktisch seine 100 Punkte aufweist und all die verschiedenen Tests, pH des Blutes und die Brehmerschen Bazillen –
wie man sie damals bezeichnete –, im Siebner-Stadium gefunden
wurden? Vielleicht könnte man sagen, ein sogenanntes Trauma,
irgendeine Verletzung, ein Unfall oder eine übermäßige Belastung
von einer gewissen Zellgruppe. Dort, wo diese Überbelastung
vorkommt, kann sich die Geschwulst bilden. Zum Beispiel kann
chronische Verstopfung oder chronischer Durchfall zum Darmkrebs führen. Weißfluß und Unterleibsentzündungen, die seit
Jahren unbehandelt blieben, können einen Unterleibskrebs auslösen. Chronischer Bronchialkatarrh, der sogenannte Raucherhu-
sten, kann als Ursache eines Kehlkopf- oder Bronchialkrebses
angesehen werden. Nicht jeder Raucher wird krebskrank, sondern
nur derjenige, der den Präkanzerosegrenzbereich erreicht hat. Da
man dies aber nur sehr schwer feststellen kann, ist jeder Raucher
in Gefahr. Er darf sich nicht darauf verlassen, er sei eine der
glücklichen Ausnahmen, die trotz des Rauchens keinen Raucherkrebs bekommen. Handwerker, die mit Staub zu tun haben, sind
ebenfalls gefährdet. Speziell solche, die asbesthaltiges Material
bearbeiten müssen und dabei den Staub einatmen, denn Asbest ist
einer der schlimmsten krebsauslösenden Stoffe. Ein hoher Prozentsatz der Arbeiter ist bei der Gewinnung von Asbest an Lungenkrebs erkrankt. Diese alarmierenden Zahlen machten deutlich, wie gefährlich sich Asbest bei der Zellentartung auswirken
kann. Es kann ja folgendes vorkommen: Eine Frau, die nur in der
Küche arbeitet, hat ihre 100 Punkte, also ihre Präkanzerose. Sie
rutscht auf dem Boden aus, schlägt vielleicht die Brust an und
bekommt eine blaurote Quetschstelle. Lehmumschläge mit Johannisöl können die Quetschung zum Verschwinden bringen. Wenn

sie dann später zu ihrem Arzt zur Vorsorgekontrolle kommt, wird er vielleicht einen Knoten, der nicht einmal druckempfindlich ist, feststellen. Er wird untersuchen, ob dieser Knoten mit dem Untergewebe verwachsen ist. Wenn die Patientin an dieser Stelle keinen Schmerz verspürt, dann wird jeder erfahrene Arzt stutzig. Der Verdacht, daß es sich um eine bösartige Geschwulst handeln könnte, wird zu weiteren Untersuchungen führen. Um sich volle Gewißheit zu verschaffen, wird eine Gewebeprobe histologisch untersucht.

Die Therapie – ein entscheidender Weg

Der Bericht wird möglicherweise so ausfallen, daß der Arzt seiner Patientin kein so frohes Gesicht zeigen kann. Er muß ihr dann verständnisvoll mitteilen, daß die gefundenen Zellen pathologische, also veränderte Zellen seien und es an der Zeit sei, etwas dagegen zu unternehmen, um zu verhindern, daß daraus eine schwierige Situation entsteht. Und dann wird er entsprechend behandeln. Vielleicht nimmt man diese Geschwulst vorsichtig heraus, denn heute wird ja nicht mehr sofort die ganze Brust entfernt. Das Problem besteht darin, daß Krebstumore keine feste Masse bilden, sondern ihre Ausläufer – wie ein Polyp – in das gesunde Gewebe treiben. Deshalb werden Patientinnen vor der Operation mit Enzymen behandelt. Das Erstaunliche dabei ist, daß sich die Tumorausläufer zurückziehen. Der Chirurg kann dann problemlos die vom gesunden Gewebe abgegrenzte Geschwulst herausnehmen. Dadurch wird eine weitergehende Metastasierung vermieden. Diese Operationsmethode und Vorbehandlung mit Enzymen verdanken wir dem Wiener Chirurgen Dr. von Rokitansky.

Wie bei jeder Krebsoperation wird auch hier ein verantwortungsbewußter Arzt anschließend eine effektive Krebstherapie einschalten. Er wird der Patientin keinen Schock einflößen, er wird ihr Mut machen und erklären, daß sie sich nun in ihrer Lebensweise umstellen und von der säureüberschüssigen zur basenüberschüssigen Ernährung wechseln muß. Viel Bewegung und mäßige sportliche Betätigung werden empfohlen, damit der Körper viel Sauerstoff aufnehmen kann. Das Anhören von Musik in der Freizeit, sei es nun Mozart oder Schubert oder sonst eine harmonische Musikart, wird auf den Patienten entspannend wirken. Die ganzen Vorteile der Psychotherapie werden eingeschaltet, um der Frau Lebensmut zu geben. Es können sogar Heilkräfte geweckt werden, die zu einer wesentlichen Besserung beitragen. Der Arzt wird physikalische Therapien empfehlen, die die Haut- und Lymphtätigkeit anregen, und er wird eine mäßige, aber geschickte Krebstherapie mit pflanzlichen Bitterstoffen verordnen. In besonderen Fällen, wenn es sich um eine rheumatisch-arthritische Konstitution des Patienten handelt, wird der Arzt unter Umständen sogar eine Gemüse- oder Rohkostkur verschreiben. Solche und ähnliche Therapien auf biologischer Basis werden auch in Kurbetrieben unter ärztlicher Kontrolle oder kundiger Leitung durchgeführt. So könnte man noch Hunderten von Menschen das Leben nicht nur verlängern, sondern sie sogar von dieser schlimmen, degenerativen Erscheinung im Zellstaat befreien.

Krebs – eine Viruskrankheit?

In letzter Zeit ist in der Presse und in einigen wissenschaftlichen Zeitschriften wieder die Meinung vertreten worden, Krebs sei eine Viruskrankheit. Andere Forscher behaupten und scheinen nachzuweisen, daß Krebs eine Degenerationserscheinung ist, indem der ganze Zellstaat des Körpers durch Fehler in der Lebensweise, vor allem in der Ernährung, und durch viele andere schädigende Einflüsse, langsam immer mehr und mehr vergiftet wird. Somit wird nach Jahren und Jahrzehnten das ganze biologische Gleichgewicht in den Zellen gestört. Als Folge dieser Störung treten krankhafte Veränderungen auf. Eine asoziale Zelle, wenn man so sagen darf, bildet sich aus, die auch größer ist als die Normalzelle und als Krebszelle ihr zerstörendes Werk fortsetzt.

Viren als Begleiterscheinung

Was ist nun richtig? Ist ein Virus die eigentliche Grundursache, oder ist Krebs eine degenerative Erscheinung im Zellstaat? Diese

48

Anschauung, daß Krebs durch Viren verursacht werden könnte, ist nicht neu. Ich habe vor zirka 50 Jahren mit Dr. Nebel aus Lausanne, einem Krebsspezialisten, schon über die Idee, daß Viren bei der Entstehung von Krebs eine Rolle spielen, gesprochen.

Nehmen wir an, Krebs sei wirklich, wie viele Forscher beobachtet haben, eine degenerative Erscheinung im Zellstaat, dann ist doch die Möglichkeit naheliegend, daß geschwächte Körperzellen einen Nährboden für Viren darstellen. Eine gesunde Zelle wird sich gegen die Eindringlinge erfolgreich zur Wehr setzen, so daß die Viren nicht als Grundursache, sondern nur als Begleiterscheinung im bereits geschwächten Zellmaterial des Körpers eine Entwicklungsmöglichkeit vorfinden. Die degenerativen Erscheinungen würden also den Nährboden schaffen, und die Viren könnten sich auf dieser Grundlage schnell entwickeln. Eine weitere Schädigung der Zelle durch Viren verschlimmert den Verlauf des Krankheitsgeschehens. Die eigentliche Grundursache wären nicht die Viren, sondern der degenerative Zustand in der völlig aus dem biologischen Gleichgewicht geratenen Zelle.

Ähnliche Erscheinungen können wir in der Natur beobachten, zum Beispiel den Vorgang der Milchsäuregärung, sei es nun in einem Milchprodukt oder im Sauerkraut. Solange die Milchsäure aktiv ist, können sich keine Fäulnisbakterien und auch keine Mikroorganismen festsetzen, weil die Milchsäure stark genug ist, um jeden anderen Abbau zu verhindern. Ein gesunder Körper mit gesunden Zellen hat also mit seinen regenerierenden Funktionen eine ähnliche Möglichkeit, alles Negative und Degenerierende rechtzeitig zu bekämpfen. Sobald aber das gesunde Gleichgewicht gestört ist, haben andere Mikroorganismen die Möglichkeit, in die Zelle einzudringen und ihr zerstörendes Werk zu beginnen.

Das biologische Gleichgewicht schaffen

Bei guter Beobachtung scheint es doch den Tatsachen zu entsprechen, daß Krebs eine Degeneration im Zellstaat darstellt, die durch verschiedene, bereits erwähnte Ursachen eintreten kann, und daß die Viren nur sekundär, als weitere Störfeinde im ganzen Krebsgeschehen, in Erscheinung treten. Somit ist es sicher weise und angebracht, wenn wir im Kampf gegen den Krebs, sowohl im vorbeugenden wie auch im therapeutischen Sinne, das Ziel verfolgen, das gestörte biologische Gleichgewicht im Zellstaat in Ordnung zu bringen. Wir müssen dem Körper die notwendigen anticancerogenen, pflanzlichen Heil- und Vitalstoffe zuführen, ihn mit genügend Sauerstoff versorgen und mit allem, was zur Regeneration noch beitragen kann. Somit schaffen wir die Voraussetzungen, daß er selbst regenerierende und heilende Kräfte entwickelt. Der Mensch kann beim Krebsgeschehen auch nur helfen und unterstützen. Heilen im eigentlichen Sinne kann nur die Natur selbst. Aber wir müssen die notwendigen Voraussetzungen dazu schaffen.

Krebs ist nicht übertragbar

Sollte die eigentliche Ursache bei Krebs ein Virus sein, dann bestünde ja die Möglichkeit, daß Krebs übertragbar wäre. Wir wissen aber aus Erfahrung und vielen Beobachtungen, daß bei Krebs wohl eine Veranlagung, eine Disposition, niemals aber eine direkte Übertragung möglich ist. Deshalb ist es, aufgrund vielseitiger Erfahrungen, unmöglich, daß die Grundursache bei Krebs ein Mikroorganismus sein könnte. Diese können höchstens als Begleiterscheinungen im kranken Gewebe gefunden werden.

Die Angst vor Ansteckung ist völlig unbegründet und gehört zu den größten Irrtümern, die den an Krebs Erkrankten in die Isolation treiben. Gerade deshalb sollten wir dem Krebspatienten Verständnis entgegenbringen und ihm in seiner seelischen Not helfen, die Furcht vor dem Krebs zu überwinden. Das seelische Befinden kann die Heilaussichten wesentlich beeinflussen.

Krebs – eine Krankheit der Seele?

Über dieses interessante Thema wurde im Dezember 1984 im großen Sitzungssaal des allgemeinen Krankenhauses an der Universität in Wien ein vielbeachteter Vortrag gehalten. Der Referent stellte fest, daß Krebs unmöglich sei, ohne daß zuvor das seelische Gleichgewicht des Menschen gestört wurde. Er geht davon aus –

was man heute in der sogenannten Ganzheitstherapie immer wieder in den Vordergrund stellt –, daß Geist, Seele und Körper eine Einheit darstellen und daß es kein körperliches Leiden gibt, ohne daß das Seelische wie das Geistige mit im Spiele ist. Er zeigte in diesem Vortrag, daß die Krebserkrankung eine besonders dramatische, schwere Erkrankung sowohl der Psyche als auch des Körpers sei.

Er sagte, daß Krebs nicht entstehen könne ohne ein vorhergegangenes schweres Konflikterlebnis, das hoch akut, schockartig auf den gesamten Menschen eingewirkt habe, also zum Beispiel Ärger mit Familienangehörigen, Verlust eines lieben Menschen, mit dem man jahre-, ja jahrzehntelang eng verbunden war, Untreue eines Ehepartners, Unglück in der Liebe, Enttäuschungen in der Ehe oder ähnliche Erlebnisse. Es geht einfach um alles, was den Menschen in der Tiefe seiner Seele erschüttern kann. Dies sei durch Veränderungen im Gehirn nachzuweisen. Ohne diese Voraussetzungen sei die Bildung von Krebsgeschwülsten unmöglich. Er bewies seine Behauptung, indem er durch neuroradiologische Aufnahmen im Gehirn Veränderungen zeigte, die, wie er sagte, immer gefunden werden können, bevor eine Krebsgeschwulst entsteht. Für ihn ist das Gehirn der Computer unseres Organismus, und immer seien die Folgen von großen seelischen Konflikten hirn-computertomographisch nachweisbar, wie er sich ausdrückte. Er untermauerte diese Aussagen auch mit entsprechenden Röntgenbildern. Die schulmedizinische Behandlung mit Stahl, Strahl und Chemotherapie sei nur ein Ersatz, mit bescheidenen Scheinerfolgen für das, was getan werden könnte und getan werden müßte, wenn man nach seinen Erfahrungen und Beobachtungen Krebs als eine Krankheit der Seele betrachten würde.

Zuerst heilt die Seele – dann der Körper

Demnach würde man nicht primär die Geschwulst, sondern den ganzen Menschen, sein Empfinden, seine Seele ins Auge fassen. Dies muß an erster Stelle in der Therapie berücksichtigt werden. Er ermuntert seine Arztkollegen: »Versuchen Sie, Ihre Patienten als Ihre eigenen Freunde, Ihre Brüder oder Ihre eigenen Kinder anzusehen. Ich weiß, wie schwer das ist, was ich von Ihnen verlange, wenn ich Sie bitte, diese Ärmsten unserer Armen, nämlich unsere Krebspatienten, in warme Hände zu nehmen und mit ihnen für ihren Konflikt um eine Lösung zu ringen und die Folgen dieses Konfliktes an Gehirn und Organen ärztlich zu meistern.«

Als erfahrener Arzt sagte er weiterhin: »Ich weiß, daß es viel leichter ist, Pillen, Röntgenstrahlen und Zytostatika zu verabreichen, denn dabei braucht man sich nicht zu engagieren. Auch wenn es, wie dies fast immer der Fall ist, danebengeht, kann man die Schultern zucken und sagen, man hätte alles getan, was noch möglich gewesen sei. In Wirklichkeit werden Sie aber von heute ab spätestens wissen, daß Sie bei solchen Entschuldigungen sich selbst und unsere Patienten belügen.«

Wissenschaftlich begründete Ergebnisse

Ein jugoslawischer Arzt aus Belgrad, der ebenfalls diese Forschungsergebnisse begutachtet und bewundert, schreibt, daß er seine Behauptungen mit einer ganzen Reihe hochinteressanter Fall-Besprechungen, in einer Menge bewundernswerter Hirn-Computertomogramme unterbaue. Es sind also nicht nur leere Behauptungen, sondern erwiesene wissenschaftliche Begründungen und Beweisführungen. Ein weiterer Arztkollege aus Klagenfurt schreibt, daß diese Darlegungen weitreichende Konsequenzen für die Tumorbehandlung der Zukunft nach sich ziehen werden. Wenn man diese Aussagen genau studiert und überlegt, dann wäre es ein großes Vorrecht für die Ärzte, sich frühzeitig über die seelischen Probleme ihrer Patienten Gedanken zu machen, um ihnen zu helfen, ihre Konflikte zu lösen, bevor sich Tumore gebildet haben. Wenn dies vernachlässigt wird und eine Krebsgeschwulst entsteht, dann muß der Arzt diese Schockwirkung, die den Patienten nochmals aus dem seelischen Gleichgewicht noch tiefer in den Abgrund psychischer Leiden hinunterwirft, zu vermeiden suchen. Einem Menschen auf den Kopf zuzusagen, er habe Krebs, muß wohl überlegt sein, sonst verliert er vollständig den Boden unter den Füßen. Es wird ihn viel Mühe kosten, sich mit dieser Tatsache abzufinden, eine neue und nur schwer korrigierbare Wunde wird in das seelische Gleichgewicht geschlagen.

52

Darf der Arzt nun einem Menschen brutal sagen: »Sie haben Krebs«, um sich dann, ich möchte fast sagen leichtfertig, darüber hinwegzusetzen? Man stellt sich immer auf den Standpunkt, der Arzt müsse dem Patienten unter allen Umständen die Wahrheit sagen. Die Wahrheit kann aber wie ein tödlicher Pfeil wirken. Es gibt Möglichkeiten für jeden Arzt, die Wahrheit zu sagen, ohne einen tödlichen Pfeil abzuschießen. Ich habe in meiner jahrzehntelangen Praxis immer schonende Erklärungen abgegeben – wenn durch einen Röntgenologen, Arztkollegen eine Geschwulst als Krebs erkannt wurde –, daß es sich um eine degenerative Zellwucherung handle, die nun eine ganz konsequente Umstellung der Lebensweise erfordere. Die Ernährung müsse geändert werden, und auch die seelische Einstellung zu der Erkrankung. Jetzt müsse man den Körper unterstützen, damit er selbst mit dieser krankhaften Zellentartung fertig wird. Zuerst müßten die krebsverursachenden Einflüsse gemieden werden.

Voraussetzungen einer erfolgversprechenden Therapie

Ich habe den Patienten den Ernst der Situation erklärt, daß es zum Beispiel mit dem Rauchen leider vorbei sein müsse, auch mit chemischen Mitteln, mit übermäßigem Alkoholgenuß, mit der Eiweißüberfütterung und mit verschiedenen anderen Dingen, die nötig sind, um therapeutisch einen Erfolg zu erzielen. Wenn der Chirurg dringend zur Entfernung einer Geschwulst riet, dann habe ich das auch empfohlen. Nachher, nach der Operation, kam eine intensive, anticancerogene Therapie zur Anwendung, und so war es möglich, mit Hilfe der Patienten, vielen Menschen das Leben noch zu erhalten. Dann mußte man Freund und Bruder des Patienten sein, ihn stützen, damit er die Kraft bekam, die notwendige Therapie einzuhalten. Vielleicht spielt das Seelische, nach meiner Erfahrung, im Krebsgeschehen die wesentliche Rolle, aber es gibt immer noch gewisse Dinge, die mit beachtet werden müssen. Krebs ist ein sehr komplexes Geschehen.

Auch wenn diese Forschungen und Schlußfolgerungen völlig gerechtfertigt sind, dürfen wir doch nicht aus dem Auge verlieren, daß außer den seelischen Ursachen auch noch Ernährungsfehler, Zellgifte, bioklimatische Einflüsse, Umweltgifte, elektromagnetische Strahlen – sogenannte Erdstrahlen – Erbbelastungen und viele andere Faktoren als Mitursachen beteiligt sind. Dies sind bei Krebs und bei Herzinfarkt ursächliche Voraussetzungen, und sie müssen in der Therapie berücksichtigt werden.

Aber die Krankheit der Seele bleibt also eine überwiegende Grundursache von Krebs und Herzinfarkt.

Was kann außer Kummer und Sorgen noch Krebs auslösen?

Viele Menschen haben heute entweder durch die Erbanlage, durch Belastungen der Umweltverschmutzung, durch Gifte, die mit Nahrungsmitteln und Getränken unbewußt eingenommen werden, oder auch durch andere umweltbedingte Umstände eine gewisse Neigung oder Disposition für die Krebserkrankung bekommen. Eine solche Neigung kann Jahre oder Jahrzehnte bestehen, ohne daß es zu einem direkten Ausbruch der Krankheit kommt. Bei vielen anderen Krankheiten oder sogar Infektionen verhält es sich ähnlich. Der Mensch kann eine gewisse Bereitschaft in sich tragen, aber bis zum Ausbruch, sogar einer Tuberkulose, bedarf es eines Anstoßes. Dieser kann sich als Kalk- oder Vitamin-D-Mangel und sogar als Eiweißmangel erweisen, wie ich dies in Südafrika bei der farbigen Bevölkerung gesehen habe. Auch Unter- und einseitige Ernährung und ausschweifendes Nachtleben können zum Ausbruch der Tuberkulose führen. Hunderte und Aberhunderte in der Nähe eines Kranken infizieren sich mit Tuberkelbazillen, bekommen aber keine typische Tuberkulose, weil der Körper, wenn günstige Voraussetzungen vorhanden sind, eine Abwehr gegen die Bakterien bildet. Dieser liquidiert, vernichtet und verkalkt die Krankheitserreger einfach, während dort, wo eben gewisse Mangelerscheinungen vorhanden sind, die Krankheit ausbricht. Ich habe im sonnigen Südafrika beobachtet, und es wurde mir von den Ärzten bestätigt, daß oft Patienten an solchen Mangelerscheinungen leiden, weil sie sich falsch ernähren. Sie mußten nur wieder richtig, mit einer ausgeglichenen, vitalstoffreichen und eiweißreichen Kost, ernährt werden, und der Körper hatte in diesem sonnigen Klima die Krankheit sehr schnell überwunden und ausgeheilt.

Bei einer Krebsdisposition bedarf es oft eines Traumas, das heißt irgendeiner Überbelastung einer gewissen Gruppe von Zellen, zum Beispiel durch Giftstoffe wie Teerstoffe vom Rauchen, so daß sich ein Kehlkopf- oder Lungenkrebs entwickeln kann. Es kann auch eine Schädigung durch Staubpartikelchen, zum Beispiel durch Aluminium-, Steinstaub und Asbest, eintreten. Daraus kann sich ebenfalls Lungenkrebs bilden. Wir wissen auch, daß bei einer Disposition, verbunden mit einem Darmleiden, einer Verstopfung oder einer Neigung zu ständigen Durchfällen, die Zellen gereizt werden und die Entstehung von Darmkrebs begünstigt wird. Drogen und Medikamente sowie übermäßiger Alkoholkonsum können zu Leberkrebs führen. Chronische Unterleibsleiden können bei Frauen den Unterleibskrebs auslösen.

All diese Auswirkungen im Zusammenhang mit bestehenden Grundursachen und Voraussetzungen sind bekannt. Weniger bekannt ist, daß nun Sorgen und Kummer Krebs hervorrufen können, sogar bei Menschen, die nicht einmal übermäßig starke Krebsdispositionen besitzen. Sorgen und großer Kummer können Spasmen auslösen, und diese Spasmen wirken auf Leber und Bauchspeicheldrüse. Die ganze Sekretion der Bauchspeicheldrüse und der Leber kann dadurch gestört werden. Wenn es dann zu einem unglücklichen Zusammentreffen der belastenden Faktoren kommt, vielleicht zusätzlich noch eine Dysbakterie oder eine Virusinfektion, dann haben wir schon die auslösenden Momente einer Krebserkrankung, die eine Geschwulst im Darm, in der Bauchspeicheldrüse oder in der Leber zur Folge haben kann.

Ein mir gut bekannter Arzt berichtete mir von einigen solchen Fällen und erzählte mir dann seine eigene Erfahrung. Er war nach seiner Auffassung bestimmt kein zum Krebs disponierter Mensch. Aber durch den Verlust eines Familienmitgliedes war er gesundheitlich so geschwächt, daß durch dieses seelische Leiden, verbunden mit seinen Depressionen, eine Krebskrankheit entstehen konnte. Obschon sich dieser Arzt mit biologischen Methoden wieder aus der tödlichen Gefahrenzone herausarbeiten konnte, ist er heute völlig davon überzeugt, daß wir Sorgen und Kummer bei der Entwicklung eines Krebsleidens viel höher bewerten müssen. Seelische Belastung und täglicher Streß sind ebenso schädlich wie

Gifte, die unsere einst so saubere Umwelt verschmutzen und unsere Gesundheit auf eine harte Probe stellen.

Krebs und die Pille

Ein bekannter Zürcher Arzt sprach bei einem Treffen über seine Beobachtungen, die er hinsichtlich der Pille gemacht hatte. Andere Ärzte, die sich an der Diskussion beteiligten, hatten ähnliche Auffassungen. Nach jahrelanger Praxiserfahrung waren sie der Ansicht, daß die Pille – die heute von Hunderttausenden von Frauen genommen wird, um eine Schwangerschaft zu verhüten – als auslösende Ursache für Unterleibskrebs in Frage kommen könnte. Da Krebs ja ein vielseitiges Problem ist und nicht nur eine Ursache allein diese degenerativen Zellerscheinungen auszulösen vermag, wo also einige Ursachen zusammenspielen, ist es immerhin für Ärzte interessant, ihre Vermutungen über Krebsursachen in freien Diskussionen zu besprechen. Diese Ärzte waren allgemein der Ansicht, daß die Pille Wesentliches zur Auslösung einer Krebskrankheit beitragen könne. Jeder Eingriff in das hormonale Geschehen im Körper sei diesbezüglich ein Risiko. Ich fragte dann die Ärzte, ob sie über ihre Beobachtungen nicht in der Fachliteratur Veröffentlichungen publizieren würden, denn es wäre doch für andere Ärzte, die ganze Kollegenschaft, von Bedeutung, in dieser Hinsicht wachsam zu sein. Sie könnten unter Umständen viele Frauen davor warnen, besonders solche, die Krebs in der Vorfahrenlinie haben, sich der Pille zu bedienen.

Der Zürcher Arzt, der das Gespräch in Gang brachte, sagte, es sei eben nicht leicht, solche Beobachtungen in der Presse oder in der Fachliteratur zu veröffentlichen, weil man sich damit mit der Industrie, die diese Pillen herstelle, schwer, wie man so sagt, anlegen würde. Er hätte keine Lust, sich da Schwierigkeiten einzubrocken oder sich sogar in einen Gerichtsprozeß verwickeln zu lassen. Ich erzählte dann die interessante Geschichte von Dr. Gerson, mit dem ich persönlich in New York Fühlung hatte. Dieser deutsche Arzt, der noch zusammen mit Dr. Hermannsdorfer Mitarbeiter von Prof. Sauerbruch war, hatte sich nach den USA abgesetzt und sich dort als Krebsspezialist niedergelassen. Er erzielte viele Erfolge. Dies hat nicht in erster Linie die chemische Industrie, sondern die Ärztevereinigung als Gegnerschaft ins Feld rücken lassen. Als er einmal eine Reise nach Europa unternahm, benützte man die Gelegenheit, um gegen ihn Argumente zu sammeln. Er wurde vor Gericht zitiert und, obschon er 50 Krebspatienten präsentieren konnte, die er geheilt hatte, verurteilt. Dr. Gerson ist an dieser Erfahrung, die er nicht verstehen konnte, zerbrochen, er konnte sich nicht mehr auffangen. Wer seine Veröffentlichungen liest – sie sind auch in deutscher Sprache erhältlich –, bekommt einen Begriff, wie gefährlich es ist, als Krebsarzt oder Krebsforscher an die Öffentlichkeit zu treten. Wir wissen ja von Dr. Issels aus Deutschland, wie schwer er kämpfen mußte. Und wenn nicht einer seiner Freunde, mit bekanntem Namen, sich für ihn eingesetzt hätte, wäre die Situation ganz trübselig verlaufen.

Es ist oft so, daß die Wahrheit Spießruten laufen muß. Wir wissen aus der Medizingeschichte von Prof. Koch – Entdecker des Erregers der Tuberkulose – von Dr. Semmelweiß – Entdecker der Ursache des Kindbettfiebers –, wie schwer es diese Männer hatten, sich durchzukämpfen, sogar unter ihrer Kollegenschaft. Auch Semmelweiß ist zerbrochen an diesem brutalen Kampf, den man gegen ihn führte.

Krebsgefahr durch Wurmkrankheiten

Neben den vielen bekannten Giften, denen wir heute ausgesetzt sind, mehren auch die Wurmkrankheiten die Krebsgefahr. Wir wissen, daß Eingeweidewürmer im Blutbild eine Änderung verursachen können. Daraus ergibt sich die sogenannte Eosinophilie, die von weit größerer Bedeutung ist, als allgemein angenommen wird. Während in unseren zivilisierten Ländern die Überernährung, vor allem die Eiweißüberfütterung, zur vermehrten Krebsgefahr beiträgt, ist dies in Afrika, Asien und Südamerika nicht der Fall. In den dortigen unterentwickelten Ländern kann aber der Krebs gleichwohl, sogar bei unterernährten Volksstämmen auftreten, und zwar hauptsächlich der Leberkrebs, verursacht durch die verschiedenen Wurmkrankheiten, die in jenen Gebieten zur Katastrophe werden können. Durch die Parasiten und Eingeweidewürmer entstehen nämlich Gifte, die sich jahre- und jahrzehntelang schädigend auf die Körperzellen auszuwirken vermögen, indem sie diese dermaßen vergiften, daß sie schließlich vom Optimum der Toxizität aussichtslos betroffen werden, wodurch die Entwicklung zur Krebszelle unvermeidbar wird.

Prof. Dr. Hubert Moser wies kürzlich in einem Televisions-Interview des Steyrischen Rundfunks auf die Gefahr der Verwurmung hin. Diese brachte er zusammen mit anderen cancerogen wirkenden Ursachen entsprechend seinen Beobachtungen als erfahrener Chirurg auch mit Darmkrebs sowie mit der Entwicklung des Leberkrebses in Verbindung, was zu vermehrtem Aufschluß diente.

In Asien konnte ich immer wieder beobachten, wie man der bedenklichen Gewohnheit frönte, die Gemüsekulturen mit menschlichen Exkrementen zu düngen. Dadurch konnte eine derart starke Verwurmung entstehen, daß nach meiner Schätzung mehr als 50% der Ansässigen unter diesem Übel zu leiden haben, ist dadurch doch eine entsprechende Vergiftung der Körperzellen nicht zu vermeiden. Solch unhygienischen Gebräuchen war es demnach zuzuschreiben, daß der Krebs durch die Gifte der Verwurmung auch dort auftreten konnte.

In diesem Zusammenhang erinnere ich mich unwillkürlich an meine Jugendzeit vor dem Ersten Weltkrieg, weil man damals die Wurmplage auch bei uns nicht so ernst nahm. Man war einfach der Ansicht, es sei nicht so schlimm, wenn man dann und wann auch Würmer habe, denn das könne schließlich bei jedem Menschen vorkommen. Nicht einmal den Ärzten erschien dies anstößig, sonst wären sie entschiedener dagegen vorgegangen. Noch waren die übrigen Giftquellen nicht so zahlreich wie heute, weshalb der Wurmplage eben weniger Bedeutung beigemessen wurde, was die Kreise der westlichen Welt anbetrifft. Aber weil man heute mit vermehrten, vergiftenden Schwierigkeiten zu rechnen hat, bemüht man sich allgemein doch, auch auf diesem Gebiet vorzubeugen und eine Plage durch Verwurmung überhaupt nicht erst aufkommen zu lassen. Auch vernünftig eingestellte Ärzte erkennen die Gefahr der Verwurmung heute und ziehen sie in Betracht, indem sie Eingeweidewürmern und Parasiten vermehrte Beachtung schenken, um diese krebserzeugende Giftquelle möglichst ausmerzen zu können. Es ist kein Luxus, besonders Kinder stetig zu kontrollieren oder durch den Hausarzt kontrollieren zu lassen, damit man sofort dafür sorgen kann, durch eine entsprechende Kur die Würmer rasch wieder loszuwerden. Auch wenn sich nur Oxyuren oder Ascariden eingefunden haben, sollte man entsprechende Maßnahmen gegen sie ergreifen, denn auch sie sind bereits eine Plage, die vor allem schwächlichen Kindern sehr zusetzen kann, so daß sie nervös und unausgeglichen werden. Man sollte also mit der Bekämpfung der Wurmplage nicht erst beginnen, wenn es sich um gefährliche Wurmkrankheiten handelt, die durch Hakenwürmer, Geißelwürmer, den Hundebandwurm und andere mehr verursacht worden sind. Allgemein gesehen, sind die Wurmkrankheiten eine Quelle von Giften, die krebserregend, also cancerogen wirken und deshalb entschieden bekämpft werden sollten, um dadurch in vorbeugendem Sinne gegen diese Geißel der Menschheit erfolgreich vorgehen zu können.

Die Verwendung pflanzlicher Wurmmittel ist vorteilhaft. Besonders bewährt haben sich Papayasan-Dragées, um der Wurmplage entgegenzusteuern. Auf der Suche nach krebsfördernden oder krebserregenden Stoffen ist daher unbedingt auch die Wurmplage infolge ihrer ständigen Vergiftungsmöglichkeit in Betracht zu ziehen. Man darf sie keineswegs als zu gering bewerten, denn noch heute gilt der Spruch aus dem Altertum, daß es kleine Füchse sind, die den Weinberg verderben, denn kleine Ursachen haben oft bedenkliche Auswirkungen, die man nicht übersehen sollte. Es heißt also, die Augen offen halten, um den Dieb nicht vergeblich am falschen Ort suchen zu müssen.

Auslösung von Krebsgeschwülsten

Meine Beobachtungen bei Krebskranken erstrecken sich auf Jahrzehnte. In bezug auf die Entstehung von Krebsgeschwülsten haben sie mir folgendes gezeigt. Schon oft erklärte ich, wie die Krebsbereitschaft zustande kommt. Ist das Stadium dieser Bereitschaft beim Menschen erst einmal erreicht, dann entsteht die Geschwulst, und zwar da, wo die Zellen am stärksten gereizt werden. Dies kann ein Unfall veranlassen, also ein Trauma, eine

Quetschung oder eine sogenannte chronische Zellreizung, die bereits besteht. Der letztere Hinweis erinnert mich an eine Patientin, die jahrelang eine druckempfindliche Bauchspeicheldrüse anstehen ließ, ohne die Reizung durch eine entsprechende Behandlung beseitigen zu suchen. Es wäre ihr dies durch Heißwasseranwendungen möglich gewesen. So konnte denn die Reizung ungehindert voranschreiten und sich scheinbar überraschend schnell zum Bauchspeicheldrüsenkrebs entwickeln. Leider konnte dieser, wie so oft in solchem Fall, nicht mehr zum Stillstand gebracht und ausgeheilt werden. Verhältnismäßig rasch erlag die Patientin ihrem Leiden. Man sollte demnach keine Reizungen anstehen lassen, sondern rasch um Abhilfe besorgt sein.

Dies gilt auch für Störungen im Darm, besonders wenn sie beginnen, chronisch zu werden. Alles Chronische ist ja ohnedies schwieriger zu beheben als der akute Krankheitsfall, weshalb man nicht zuwarten sollte, bis dieser Zustand erreicht ist. Läßt man jedoch Durchfall oder Verstopfung anstehen, dann muß man sich auch nicht wundern, wenn sich im Darm eine Geschwulst bildet. Dabei äußert sich der Durchfall, besonders wenn es sich dabei um eine langandauernde Dysbakterie handelt, noch viel gefährlicher als die Verstopfung.

Würden sich Raucher völlig bewußt sein, welcher Gefahr sie sich durch den steten Reiz, der durch die Teerstoffe der Rauchwaren ausgelöst wird, aussetzen, könnten sie vielleicht eher die Willenskraft aufbringen, davon Abstand zu nehmen. Besonders bei vorliegender Krebsbereitschaft kann eine solche Leidenschaft unweigerlich zum Lippen-, Kehlkopf- oder Lungenkrebs führen. Wohl dem, der sich früh genug zur Enthaltsamkeit durchringen kann, um sich ein trauriges, leidvolles Ende zu ersparen. Die eigentliche Ursache der Erkrankung ist nicht das Rauchen an sich, sondern die Krebsbereitschaft, denn es gibt starke Raucher, die nie an Krebs erkranken, wohingegen weniger starke Raucher am Krebs zugrunde gehen können.

Sehr gefährlich ist es auch, wenn Frauen chronische Entzündungen in den Eierstöcken anstehen lassen. Selbst ein Weißfluß, der jahrelang unbehandelt bleibt, kann als auslösendes Moment in Frage kommen und zur Geschwulstbildung führen. Ebensowenig sollten wir chronisch leicht entzündete Zellen in den Nieren anstehen lassen, denn auch ein solcher Zustand kann einer Geschwulst

Vorschub leisten. Krebszellen sind degenerierte Zellen, die ihren normalen Charakter der Solidarität im Zellstaate aufgegeben haben und dieserhalb selbstsüchtig auf Kosten ihrer Umgebung zu leben beginnen. Diese krankhafte Veränderung im Benehmen dieser Zellen entsteht um so leichter, je mehr sie bereits vom Normalzustand abgewichen sind. Eine völlig gesunde Zelle erkrankt nicht so leicht wie eine schon geschwächte Zelle. Auch Narben von Unfällen oder schlecht geheilte Operationswunden sind nicht selten Ausgangspunkte einer Geschwulstbildung. Man sollte deshalb schon in jüngeren Jahren immer darauf bedacht sein, irgendwelche Störungen nicht anstehen, sondern sorgfältig ausheilen zu lassen, mag es sich dabei um Schädigungen am Körper oder Funktionsstörungen der Organe handeln. Auf diese Weise verhindert man, daß ein Zustand, der zu beanstanden ist, chronisch werden kann. Läßt man ihn jedoch unbesorgt anstehen, dann können dadurch später schwerere Krankheiten ausgelöst werden, und man muß sich über das Auftreten von Arthritis oder Krebs nicht wundern.

Eine Krebsgeschwulst kommt nie von heute auf morgen, denn sie hat eine längere Vorgeschichte, und zwar selbst dann, wenn sie plötzlich oder zufällig vom Arzt bei einer Routineuntersuchung entdeckt wird. Nicht nur oft, sondern sogar meist entwickeln sich die Krebsgeschwülste völlig symptom- und schmerzlos. Aus diesem Grunde versetzen sie den Patienten auch in jenen unheimlichen Schrecken, der gewöhnlich als Begleiter dieser gefürchteten Erkrankung die Lage noch um vieles erschwert. Äußert sich die Krebsgeschwulst mit Schmerzen, dann ist der Zustand in der Regel schon entsprechend fortgeschritten. Es mag vorkommen, daß sich die Schmerzen überhaupt erst melden, wenn schon Ableger oder sogenannte Metastasen vorhanden sind.

Hauptursachen von Krebs

Oftmals erhalte ich Anfragen und Berichte von Bekümmerten, die irgendeinen ihrer Angehörigen infolge Krebserkrankung verloren haben. Dabei können sie nicht begreifen, wieso dies überhaupt hatte möglich sein können. Tatsächlich ist es erstaunlich, wie jemand, der zuvor immer gesund und nie krank war, plötzlich vom Krebstod überrascht werden kann, ohne daß die Ärzte das herannahende Unheil früh genug bemerkten, bis es dann eben zum erfolgreichen Eingriff zu spät war. In der Regel lautet der Inhalt der erwähnten Schreiben jeweils auf diese Weise. Nachfolgende Hinweise mögen die ungelösten Fragen etwas klären helfen. In großen Zügen umrissen, stößt man stets auf drei Hauptursachen, die immer zusammenspielen, wenn gesunde Zellen oder Zellgruppen in Krebszellen übergehen.

Als erster Punkt treten die Zellgifte hervor. An zweiter Stelle kommen die Kreislaufstörungen in Frage. Die dritte Ursache mag im Sauerstoffmangel liegen.

Gifteinwirkung

An Giften, die die Zelle schädigen können, besteht heute kein Mangel, da solche sowohl aus der Luft, dem Wasser und auch durch die Nahrung auf uns losstürmen. Weise Selbstbeherrschung läßt uns eine Menge Gift von uns fernhalten, indem wir möglichst naturreine Nahrung einnehmen, Genußgifte reichlich einschränken, noch besser ganz auf sie verzichten, was vor allem für eines der schlimmsten Zellgifte gilt, nämlich jenem, das durch das Rauchen in den Körper gelangt.

Kreislaufstörungen

Beachten wir nun einmal den Kreislauf, um festzustellen, ob er nicht so beschaffen ist, daß er zur Zelldegeneration führen könnte. Vielleicht ist er so schlecht, daß dadurch die Zufuhr der notwendigen Nähr-, Aufbau- und Betriebsstoffe verlangsamt wird, während die Abfuhr von Abfallstoffen nicht programmgemäß vor sich geht. Durch diese Umstände können sich Stockungen und Stauungen einstellen, so daß die Zelle ermüdet, bevor sie etwas Wesentliches gearbeitet hat. Dieser Zustand ist sehr unerfreulich, da durch ihn auch die Ruhepause im Schlaf nicht mehr ausreichen wird, um die notwendige Erholung zu bringen. Verhängnisvoll wirkt sich ein solcher Zustand aus, wenn er monate-, ja sogar jahrelang andauert. Das nun kann die Degeneration der Zelle unweigerlich zur Folge haben. Die häufigsten Formen solcher Zelldegenerationen sind heute Rheuma, Arthritis, Gicht und Krebs. Jeder vernünftige Mensch sollte daher erkennen, daß das Kreislaufgeschehen für uns von großer Bedeutung ist, weshalb wir ihm unsere volle Aufmerksamkeit schenken sollten. Verschiedenes läßt sich unternehmen, um den Kreislauf in Ordnung halten zu können. Also, merken wir uns, daß wir ihm durch physikalische Anregungen die besten Dienste leisten. Unsere täglichen Wasseranwendungen richten sich ganz nach unserem Alter, unserem Naturell und dem, was wir als erträglich erachten. Je nachdem werden wir ansteigend heiße, kalte oder Wechselduschen vornehmen. Auch die als Schlenzbäder bekannten Überwärmungsbäder sind günstig wie auch die Sauna, Anwendungen, die wir je nach unserem Zustand einmal wöchentlich oder in weiteren Abständen durchführen können. Auf diese Weise werden wir Stauungen beseitigen und den Kreislauf in Ordnung halten. Dies ist ein Vorteil, der schon Tausenden das Leben erleichtert hat. Leider begreifen dies jedoch nur wenige, was sehr zu bedauern ist.

Sauerstoffmangel in der Atemluft

Es ist gut, wenn wir uns auch stets vor Augen halten, daß wir keinen Sauerstoffmangel aufkommen lassen dürfen, weil auch dieser bei der Krebsentstehung eine wesentliche Rolle spielt. Vielleicht ist darin die Erklärung zu finden, warum Bergbauern, Bergführer, Förster, Gärtner und alle anderen Vertreter von Berufen, die viel Bewegung im Freien ermöglichen, ganz selten an Krebs erkranken. Wer jeden Tag eine Stunde in noch möglichst guter Luft marschiert und an freien Tagen zudem noch Wanderungen durch Feld und Wald ausführt, wird persönlich weit weniger mit dem Krebs Bekanntschaft machen als jene, die ihr Leben meist in verbrauchter Luft zubringen.

Eigenartig mag es daher vielen anmuten, daß in letzter Zeit der Krebs auch im Bauernstand häufiger auftritt als früher. Bei einiger Überlegung wird jedoch auch dieser Umstand begreiflich sein, denn der Beruf des modernen Bauern ist heute nicht mehr als gesund zu bezeichnen. Das war früher der Fall, als der Bauer noch in der Morgenfrühe mit Hacke oder Sense auszog. Da konnte er sich noch in unverdorbener Luft reichlich bewegen und schwitzen, weil er sich genügend anstrengen mußte. Heute erleichtern die Maschinen sein Tagewerk um vieles, aber er muß sich auch mit ratterndem Lärm, mit Rohöl- und Benzindämpfen abfinden. Um das Einatmen reiner Luft ist es deshalb getan. Des weitern hat er sich angewöhnt, seine Kulturen soundso oft mit Gift zu spritzen. Wenn er sich dabei nicht gebührend schützt, weil es ihm an chemischen und biologischen Kenntnissen mangelt, vielleicht auch, weil er meint, dazu keine Zeit aufbringen zu können, oder womöglich sogar aus Nachlässigkeit, dann muß er die feinen, zerstäubten Gifte einatmen und auf einfachstem Weg durch die Haut und die Lunge in den Körper eindringen lassen. Kein Wunder, wenn die Zellen dadurch dermaßen vergiftet werden, daß sie selbst einen starken Menschen mit besten Erbanlagen überaus zu schädigen vermögen. All diese schlimmen Einflüsse tragen dazu bei, daß schließlich auch ein Bauer dem Krebs zum Opfer fallen kann. Führt man einem Landwirt diese Übelstände vor Augen, indem man ihm zeigt, daß sein Stand noch vor 50 Jahren zu den gesündesten gehörte, dann erklärt er uns mit Recht, daß er infolge der technischen Erfordernisse der Zeit gezwungenermaßen hatte umstellen müssen, um überhaupt noch existieren zu können. Es bedeutet auf die Dauer keine befriedigende Lösung, sich durch Landverkauf seine Existenz zu sichern, auch sind die wenigsten dazu bereit, wieder auf biologische Landwirtschaft umzustellen, wiewohl sich dadurch ein Teil der Schädigungen ausmerzen ließe. Das würde für viele, denen die bequemen Neuerungen gelegen kamen, ein zu großes Opfer bedeuten, denn dann müßte man doch wieder anfangen, sich mehr aufzuraffen und mehr anzustrengen, und dazu bringen eben doch die meisten den nötigen Impuls nicht mehr auf, wiewohl sich die körperliche Arbeit befriedigender auswirken würde.

Folgen bedenklicher Verschmutzung

Auch in der Schweiz ist es heute gar nicht so leicht, dem Sauerstoffmangel Herr zu werden, wiewohl uns Ausländer aus Industriegebieten immer auf den Vorteil hinweisen, im gesunden

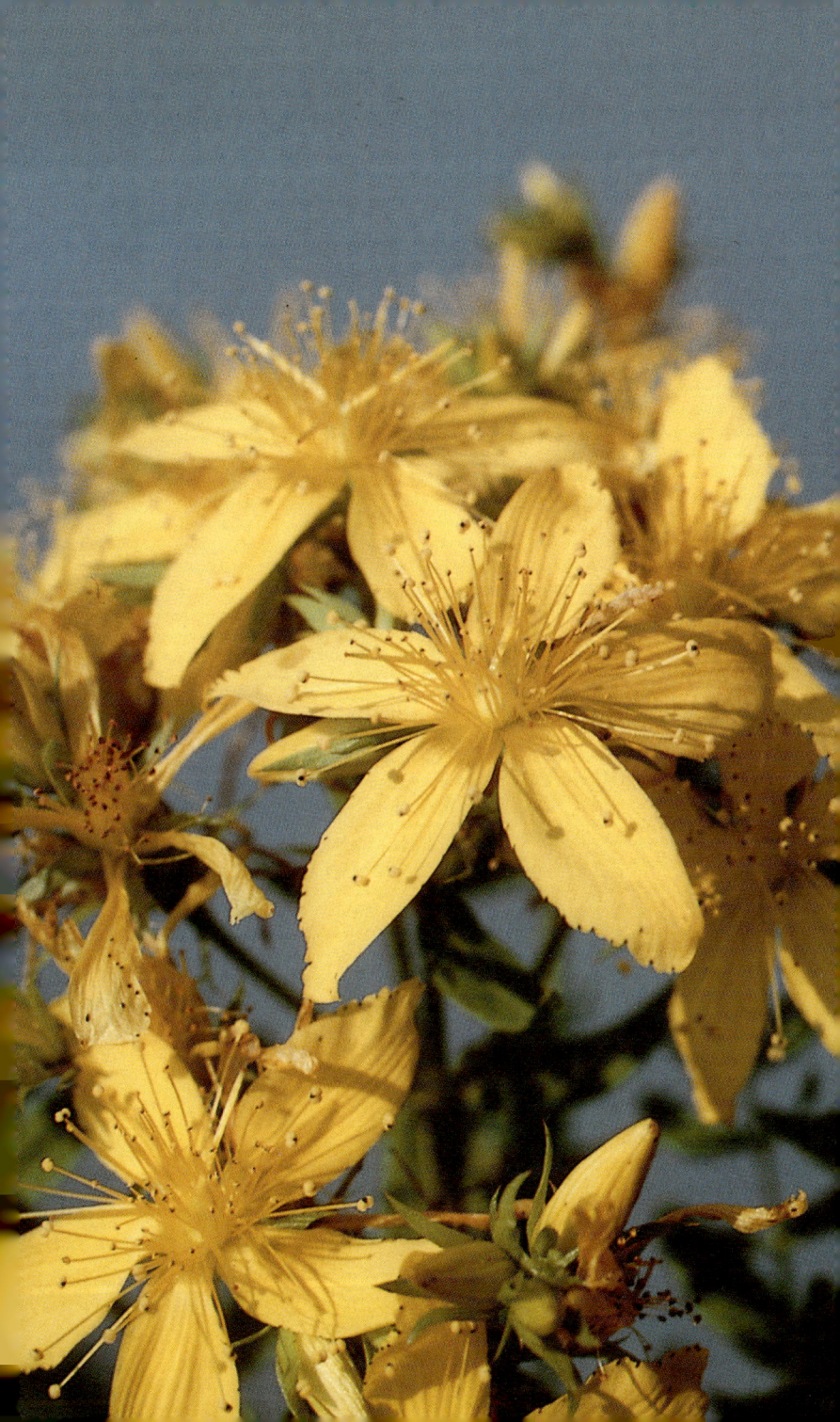

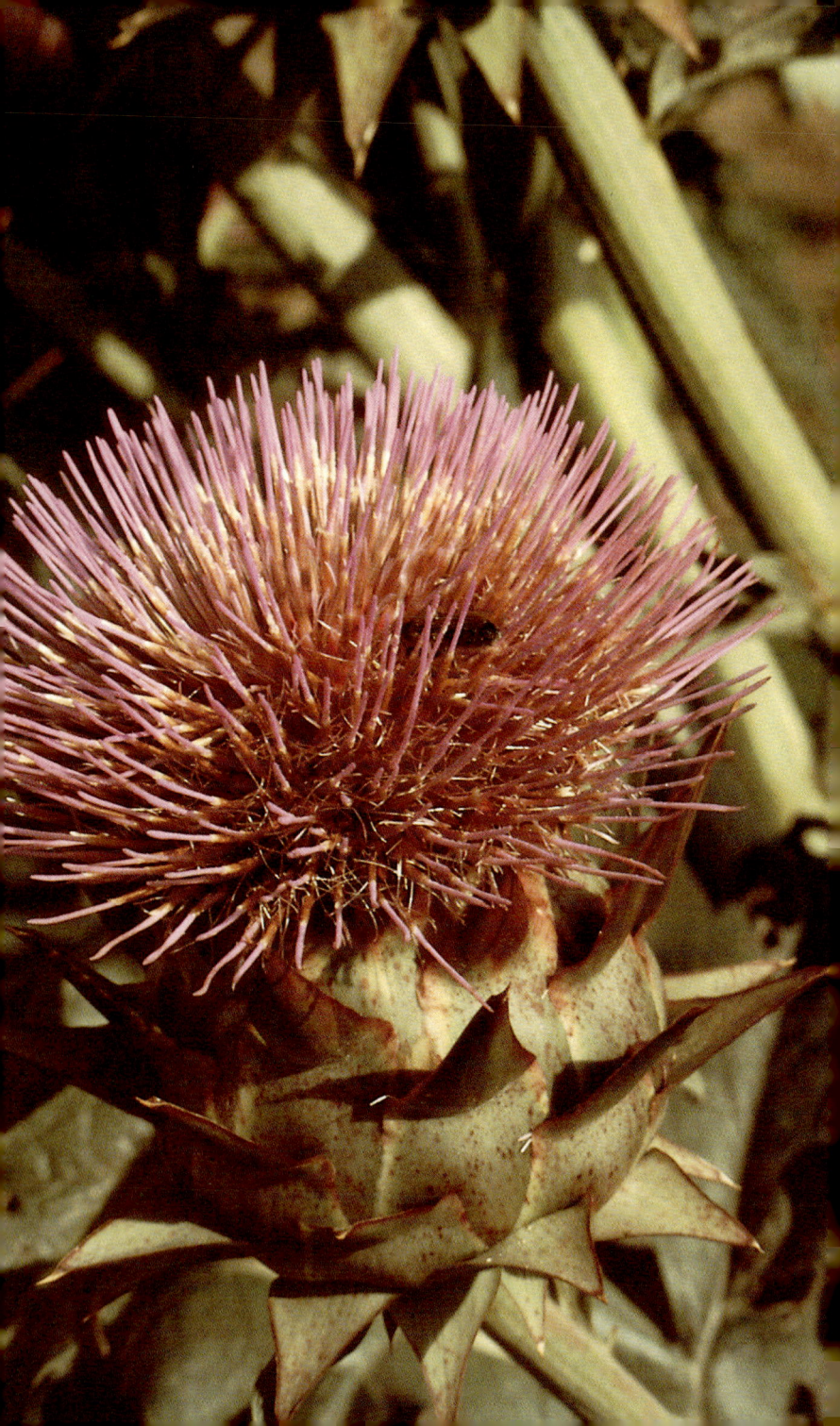

Schweizerland wohnen zu können. Außer in den höheren Lagen unserer Berggegenden ist es um unsere Luft sowie um den Sauerstoffgehalt nicht viel besser bestellt als im Flachland unserer Nachbarländer. Die Zahl der Autos nimmt auch bei uns ständig zu, ebenso ist die Industrie noch immer im Wachstum begriffen, und all dies vergiftet die Luft immer mehr. Noch schlimmer wirkt sich der Umstand aus, daß beide, Autos und die Industrie, den Sauerstoff immer reichlicher verbrauchen. Keine Verbrennung geschieht bekanntlich ohne Sauerstoff, ob sie in einem Motor, der Ölheizung oder in Verbrennungsaggregaten der Industrie stattfindet. Es handelt sich dabei um eben diesen bedenklichen Verlust lebenswichtiger Kostbarkeit. Immer geringer wird demzufolge der Gehalt an Sauerstoff unserer Atemluft. Für unseren eigenen Verbrennungsmotor, den Körper, noch genügend Sauerstoff zu erhalten, erfordert immer größere Anstrengungen.

Es gehört daher nicht mehr zum Luxus, auf Ferien im Gebirge oder am Meer Anspruch zu erheben, so daß man durch ausgiebiges Wandern, durch Schwimmen oder winterlichen Skisport den Sauerstoffmangel wieder einigermaßen ausgleichen kann. Auch den Kreislauf kann man dadurch berücksichtigen, insofern man die Bergbahnen möglichst meidet, um die Höhe durch eigene Bemühung zu erreichen, denn dadurch leisten wir unserer Gesundheit und somit also auch dem Kreislauf die besten Dienste. Sehr vorteilhaft ist es, daß im Wintersport der Skilanglauf wieder populär geworden ist, denn das reizt manchen Tieflandmenschen, sich einer der gesündesten Sportarten zu widmen und daran zu gesunden und zu erstarken.

Die übrige Zeit des Jahres kann man sich mit ausgiebigen Wanderungen behelfen. Auch die Gartenarbeit verschafft Bewegung. Ebenso sollte man die Freizeit in frischer Luft verbringen und sich dabei einer körperlichen Betätigung hingeben, denn all diese Möglichkeiten sind ein Erfordernis der Natur, um heute eher gesund bleiben und sich besonders vor dem Krebs schützen zu können.

Verhängnis oder eigene Schuld?

Krebs hat nichts mit Schicksal zu tun, wird er doch nicht ohne jegliche Schuld unsererseits über uns verhängt. Leider sehen die meisten von uns diese Tatsache zu spät ein. Weist man darauf hin, solange sie noch einigermaßen gesund sind, dann belächeln sie uns meist nur mitleidig, weil sie glauben, das treffe nur die anderen, nicht aber sie selbst. Das gilt besonders auch für Raucher. Wenn sie später, mit einem Lungen-, Kehlkopf- oder Lippenkrebs behaftet, bei mir Hilfe suchten, bedauerten sie, nicht jeweils frühzeitig auf meine Warnungen geachtet zu haben. Nur der Glaube, man sei vor Erkrankung gefeit, bewahrt nicht. Trifft es auch nicht alle, hat doch keiner die Gewähr, zu jenen Glücklichen zu gehören, die trotz der gewagten Herausforderung gesund bleiben. Eingestanden, es fällt schwer, von einer Leidenschaft, der man versklavt ist, zu lassen, aber es wäre die einzige vernünftige Anstrengung, die wir auf uns nehmen können, um ein selbstverschuldetes Unheil zu verhüten, trifft ein solches doch gleichzeitig nicht nur den Betroffenen, sondern auch die eigenen Angehörigen schwer. Familienväter und Mütter sollten sich daher ihrer Verantwortung voll bewußt sein und sich umstellen. Noch besser wäre es, mit solch schwerwiegenden Belastungen überhaupt nicht zu beginnen. Wieviel leichter kann man dadurch seine Kinder davor bewahren, wenn man selbst auf solch schädliche Genüsse verzichtet.

Das Leben bietet genug wertvolle Freuden, die uns für die Mühen des Alltags entschädigen können und keine Nachteile mit sich bringen. Es ist daher verfehlt, sich Gefahren auszusetzen, obwohl man sie völlig vermeiden könnte. Besonders in unserer heutigen Zeit, in der wir unverschuldet ungünstigen Verhältnissen ausgeliefert sind, sollten wir so viel Willen und Entschlossenheit aufbringen, um wenigstens mit jenen Nachteilen zu brechen, die in unserer Macht stehen. Welch eine Erleichterung bringt eine Anstrengung in der Hinsicht mit sich, wenn sie mit Erfolg gekrönt wird.

Ist es möglich, Krebs zu verhüten?

Hier die verkürzte Form eines Vortrages, gehalten im Bieler Kongreßhaus während des zweiten Weltkongresses der Naturheilkunde über Krebs. Aus einer Tabelle, die Prof. Dr. Meinrad Schär vom Institut für Sozial- und Präventivmedizin der Universität Zürich veröffentlichte, ist ersichtlich, daß in der Schweiz im Jahre 1973 23,2 Prozent aller Todesfälle wegen Erkrankung an Krebs erfolgten. Heute mag es sich bereits um 25 Prozent handeln, so daß jeder vierte Bewohner unseres Landes erwarten kann, an Krebs sterben zu müssen. Auf diese Weise wären von den sechs Millionen Einwohnern der Schweiz 1½ Millionen dem Krebstod ausgeliefert. Kein Wunder, wenn man sich da die Frage stellt, ob diese schlimme Krankheit nicht zu verhüten wäre, denn bekanntlich ist Vorbeugen ja besser und leichter als das Heilen.

Was ist nun eigentlich die Ursache beim Entstehen von Krebs? Einige vertreten die Ansicht, es handle sich dabei um das Ergebnis der Tätigkeit eines Virus. Nach anderer Meinung aber ist er eine degenerative Erscheinung infolge widernatürlicher Lebensweise, was ihn zu einer Zivilisations- und Wohlstandskrankheit stempeln würde. Schon vor 40 Jahren beobachtete Dr. Nebel in Lausanne, daß Viren, also Mikroorganismen, als Begleiterscheinung beim Krebs eine Rolle spielen können. Gleichwohl sprechen alle Erfahrungen und Beobachtungen dafür, daß Krebs eine Zelldegenerationserscheinung ist und vorwiegend nur bei Überernährung vorkommt.

Aufschlußreiche Statistiken

In diesem Zusammenhang ist es interessant, die Statistiken der Krebssterblichkeit zu verfolgen. Vom Jahre 1900 an ist eine gesteigerte Zunahme festzustellen. Eine Ausnahme bildet allerdings die Zeit nach dem Ersten Weltkrieg. Beim Ausbruch dieses Krieges hatte die Schweiz die höchste Krebssterblichkeit der Welt zu verzeichnen. Es ist dies allerdings ein unrühmlicher Rekord. Was damals die Krebssterblichkeit im Fernen Osten betraf, vor allem unter den Chinesen, bestand ein merklicher Unterschied zu Europa, denn sie war zehnmal geringer als bei uns. Als aufschlußreich erwies sich für mich der Umstand, daß ich mit dem Krebsspezialisten Dr. Gerson in New York in Verbindung treten konnte. Er bestätigte mir, daß er bei keinem seiner Krebskranken eine wirklich gut arbeitende Leber vorgefunden habe. Diese Bestätigung wiederholte auch einer der besten Krebsspezialisten Englands, Dr. Kaspar Blond, in seinem Buch, das er 1960 herausgab und dessen Titel »Die Leber und der Krebs« lautet. Alles, was die Leber aufnimmt, muß von ihr entgiftet werden, handele es sich dabei um Stoffwechselgifte, um Chemikalien oder um Stoffe, die direkt cancerogen wirken. Solange die Leber dieser Entgiftung gewachsen ist, wird kein Krebs entstehen können. Wird die Leber jedoch überlastet, dann kann sie insuffizient, also durchlässig, werden. Dies hat zur Folge, daß dem Lymphsystem eine vermehrte Belastung aufgebürdet wird. Wenn nun diese Belastung zu groß wird, so daß das erwähnte System nicht standhalten kann, dann wird dadurch die Zelle so stark belastet, daß auch sie versagt, wodurch sie zur pathologischen Struktur übergeht und ein dementsprechendes Benehmen annimmt, kurz ausgedrückt, zur Krebszelle entartet.

Daß die Ernährung bei der Entstehung von Krebs eine wesentliche Rolle spielt, zeigt eine Statistik, die seit 1838 in England durchgeführt wird. Bis 1918 konnte man dadurch in der Krebssterblichkeit stets eine fast gleichmäßig steigende Tendenz wahrnehmen. Dieser Umstand änderte sich 1919 und 1920, da diese Neigung wesentlich zurückging, was sicherlich der Nahrungsmittelknappheit der Kriegsjahre zuzuschreiben ist, denn ab 1921 konnte wieder ein erneuter Anstieg beobachtet werden.

Das Verhüten des Krebses kann auf einfache, allgemein verständliche Art erklärt werden. Alle Einflüsse, die dazu beitragen, den Krebs entstehen zu lassen, bezeichnen wir als cancerogen oder karzinogen. Versuchen wir nun, diesen Einflüssen zu entgehen, indem wir vor allem das, was an uns liegt, vermeiden, wenn es cancerogen wirkt, dann werden wir den Krebs bestimmt verhüten können. Die Umweltverhältnisse sind in der Regel allein nicht stark genug zur Auslösung der Krebskrankheit. So ist denn unser Verhalten ausschlaggebend, was sehr tröstlich für uns ist.

Wir könnten krebserregende, also cancerogene oder karzinogene Stoffe auch als Zellgifte bezeichnen. Diese lassen sich in folgende Kategorien einteilen.

Gasförmige Zellgifte atmen wir durch die Luft ein. Sie werden verursacht durch Flugzeuge, Autos, Ölheizungen und Fabrikschlote sowie durch andere Gase, die meistens durch die Industrie erzeugt werden.

Wir sind auch Strahlen mit cancerogenem Einfluß auf mancherlei Weise ausgesetzt. Zu betonen ist dabei der Nachteil, daß diese ohnedies schon einer zu hoch angesetzten Toleranzgrenze an Radioaktivität unterliegen. Sie werden ausgestrahlt durch Atombomben-Versuche, durch Atomkraftwerke sowie durch alle technischen Apparaturen, die Radioaktivität entwickeln.

Zu beachten sind ferner bioklimatische oder elektromagnetische Abnormalitäten, die den normalen Zellstoffwechsel unseres Körpers stören. Damit eingeschlossen sind die sogenannten Erdstrahlen. Diesbezüglich gibt es allerdings auch Strahlen, die günstig sind, und zwar solche, die anticancerogen wirken. Dies erfuhr ich seinerzeit auf einer Reise durch Mexiko, denn zwischen Mexico City und Veracruz liegt die Kleinstadt Cholula, von der die Ärzte erklärten, daß es in ihr überhaupt keinen Krebs gebe und nie gegeben habe. Die Erdstrahlen, demnach die elektromagnetischen Strahlen, seien dort so stark anticancerogen, daß sie keine Bildung einer Mutation aufkommen ließen. Dies bedeutet, daß kein Übergang der gesunden Zelle zur kranken Riesen- oder Krebszelle stattfinden wird. Solch eine Feststellung sollte man wissenschaftlich prüfen, und es wäre angebracht, an einem solchen Ort ein Krebsheilzentrum aufzubauen.

Alle Medikamente, die den Zellstoffwechsel störend beeinflussen können, sind in Betracht zu ziehen und zu meiden, ferner die Chemotherapie, vor allem Teerderivate und chlorierte Kohlenwasserstoffe.

Wichtig ist es auch, Gifte in der Nahrung und den Getränken zu meiden. Ebenso spielt in der Ernährungsfrage die Denaturierung eine wesentliche Rolle, um die Erkrankung zu fördern, und zwar infolge Mangelerscheinungen. Fungizide und Insektizide sowie alle Rückstände chemischer Massivdüngung in den Pflanzen wirken krebsfördernd.

Alle Ernährungstorheiten, die die Leber schädigen, können indirekt zur Entwicklung des Krebses beitragen.

Auch Zellgifte, die den Gefäßen Schaden zufügen, indem sie diese verengen, müssen gemieden werden. Dazu gehört das Niko-

69

tin, ferner die meisten Drogen aus der reichen Auswahl der Psychopharmaka. Zusätzlich sind auch noch die Rauschgifte zu erwähnen, da diese vor allem die Zellen des Zentralnervensystems zu schädigen vermögen.

Die Aufzeichnung dieser sieben Punkte ermöglicht es jedem einzelnen, genau nachzuprüfen, welchen nachteiligen Umständen er persönlich gestattet, seine Gesundheit zu untergraben. Mit gebührender Entschlossenheit wird er, wenn er vernünftig ist, all dies in Zukunft zu meiden bestrebt sein. Bei der heutigen Krebssterblichkeit von Kindern trugen die Eltern, vor allem die Mütter, schon sehr viel zu einer hohen Krankheitsrate bei Neugeborenen bei. Im Mittleren Westen der USA, in Denver, konnte ich einen interessanten Krebsfall bei einem vierjährigen Kind mit beobachten. Es war an Leberkrebs erkrankt. Zufällig verunglückte in dieser Gegend ein gleichaltriges Kind. Dessen gesunde Leber übertrugen nun die Chirurgen durch Transplantation in das kranke Kind, das dadurch für ein ganzes Jahr wieder völlig gesunden konnte. Niemand hätte ahnen können, daß es vorher todkrank gewesen war. Trotzdem erkrankte es nach einem Jahr wieder, und die erstaunten Ärzte konnten feststellen, daß die übertragene, gesunde Leber nun ebenfalls vom Krebs befallen worden war. Das Kind hatte demnach die erwähnten 100 Punkte schon erreicht, was beweist, daß der Krebs weder im kranken Organ noch in der Geschwulst liegt, sondern im ganzen Körper. Somit kann man schlußfolgern, daß Krebs eine Allgemeinerkrankung ist und daß es sich dabei nicht um eine örtliche Angelegenheit handelt. Dies wurde indes endlich durch die Ärzte in Texas an dem großen Krebskongreß in Houston zugegeben.

Weitere Hinweise

Fahren wir nun mit der Erklärung unseres Bildes fort. Der eine kann durch die Erbmasse 10, der andere 20 oder 30 Punkte erhalten, so daß die Punktzahl für den Lebensweg höher oder tiefer liegen mag. Dieser Zahl gesellen sich nun jene cancerogenen Einflüsse bei, die wir bereits erwähnt haben. Den gasförmigen Stoffen können wir nur teilweise ausweichen, was also die Punktzahl zu erhöhen vermag. Beim Einfluß der Strahlen gilt dasselbe, wenn wir es nicht vorziehen, einen Wechsel des Wohnortes vorzunehmen. Den bioklimatischen und elektromagnetischen Einflüssen können wir teilweise ausweichen, besonders was die Erdstrahlen anbetrifft. Wir können da bauen, da wohnen und schlafen, wo die Lage günstig ist. Ein alter Holzbau mag unserer Gesundheit bekömmlicher sein als ein Betonbau, warum also nicht umziehen? Ein großes Plus erhalten wir, wenn unsere Medikamentenwahl von chemotherapeutischen Mitteln abweicht, um nur pflanzliche Naturmittel, also phytotherapeutische Produkte, einzunehmen. Ebenso verhält es sich mit der Ernährungsfrage. Durch die Wahl naturreiner, biologischer Nahrungsmittel erwächst uns der Vorteil, unsere Punktzahl auf diesem Gebiet niedrig halten zu können. Wir können auch Ernährungstorheiten meiden, so die Eiweißüberfütterung, ebenso übermäßige Mengen im Essen und Trinken. Beachten wir dies aber nicht, dann trifft uns die Schuld, zur Erhöhung der Punktzahl beigetragen zu haben. Auch seelische Belastungen werden diese steigern, so daß wir plötzlich bei 90 Punkten angelangt sind. Nun fehlt nur noch das Nikotin der Zigarette, und wir haben unsere 100 Punkte erreicht.

Sind wir so weit, dann gehören wir zu den Krebskranken, auch wenn sich noch keine Geschwulst gemeldet hat. In diesem Zustand kann ein Trauma eine Verhärtung verursachen. Nach und nach bildet sich dort die Krebsgeschwulst. Eine Frau kann sich durch einen chronischen Weißfluß einem stetigen Reiz aussetzen und dadurch an Unterleibskrebs erkranken. Wer eine chronische Verstopfung anstehen läßt, schafft sich die Voraussetzung für den Darmkrebs. Wenn der Krebs durch das Erreichen der 100 Punkte praktisch vorbereitet ist, bedarf es zu seiner Auslösung nur noch eines Traumas, einer Verletzung, Reizung oder Schädigung der Zellen, sei diese physikalischer oder chemischer Art, denn dies genügt zum Entstehen der Geschwulst. Wenn daher der Raucher seine 100 Punkte erreicht hat, dann kann er den Lippen-, Zungen-, Kehlkopf-, Bronchial- oder Lungenkrebs erwarten, aber nicht ohne weiteres eine andere Krebsart. Wer durch übermäßigen Alkoholgenuß seine Leber ruiniert, wird mit dem Leberkrebs rechnen müssen, wiewohl dieser normalerweise nur sekundär als Metastase in Erscheinung tritt, weil sich die Leber bis zuletzt wehrt.

Wir können viel dazu beitragen, um Krebs zu verhindern. Auf

keinen Fall sollten wir uns mit jemand anderem vergleichen, der rauchte und dennoch ohne Krebs 85 Jahre alt werden konnte. Jedenfalls erreichte dieser durch seine günstige Erbmasse nie 90 Punkte. Kein Mensch weiß, ob er durch Überlastung nicht seine 100 Punkte auffüllt, denn noch besteht keine Möglichkeit, die Erbfaktoren in dem Sinne zu testen, daß man wüßte, wie weit man mit der Gefahr spielen darf. Jeder ist daher bei der Erkrankung mitschuldig, nicht nur die äußeren Umstände oder die Vorfahren, die kein besseres Erbe übermitteln konnten. Selbst wenn man nur fünf Punkte bewußt dazu beigetragen hat, daß der Krebs in seinem Entstehen gefördert werden konnte, können diese wenigen Punkte zur Erkrankung genügen.

Noch ist zu erwähnen, daß anticancerogene Pflanzenmittel die erhöhte Punktzahl zu senken vermögen. In meinem Buch »Der kleine Doktor« berichte ich manches hierüber. Auch »Die Leber als Regulator der Gesundheit« ist dabei eine große Hilfe, da wir ja nun erfahren haben, welch wichtige Rolle eine gut arbeitende Leber bei der Verhütung von Krebs spielt. Wer gewillt ist, seine Lebensweise umzustellen und alles zu meiden, was sich schädigend auswirken kann, wird dazu beitragen, vom Krebs verschont zu bleiben. Die lähmende Angst vor dieser gefürchteten Krankheit nützt uns nichts, denn Angst wirkt niederdrückend und krankheitsfördernd, statt sie zu hemmen. Wenn wir aber aus den dargebotenen Hinweisen und Ratschlägen Mut fassen, dann stärkt dieser unsere Entschlußfähigkeit, unsere Lebensweise umzustellen, indem wir die anticancerogenen Einflüsse die Oberhand gewinnen lassen. Auf diese Weise wird man in den allermeisten Fällen den Krebs verhüten können. Diese Aussicht stärkt unseren Frohmut, und mit ihm können wir unseren Gesundheitszustand um vieles verbessern.

Lassen sich Metastasen verhindern?

Metastasen bilden sich meistens, wenn bei einer Operation Krebszellen entweichen und sogenannte Tochtergeschwulste bilden. Es ist dies doppelt tragisch, da der Patient in der Regel glaubt, durch die Operation werde die Krankheit behoben. Die gestellte Frage ist daher ohne weiteres angebracht, doch sind sich die Chirurgen keineswegs über die Verhinderungsmöglichkeiten von Metastasen einig. Um die Aussaat von Krebszellen auf ein Minimum beschränken zu können, glauben einige, dies zu erreichen, indem sie bei der Operation der Geschwulst nicht diese allein, sondern möglichst auch naheliegende Lymphgefäße herausschneiden. Wenn sie gleichwohl noch nicht hundertprozentig sicher sind, daß ihre Bemühungen zum Ziele führen werden, greifen sie auch noch zur Bestrahlung.

Nicht alle werden so vorgehen, da einige die Ansicht vertreten, man könne die Gefahr der Metastasenbildung nicht völlig ausschalten. Aus diesem Grunde sind sie der Meinung, daß es ratsamer sei, nur das kranke Gewebe herauszuschneiden, weil der Patient im Kampfe gegen die Krebskrankheit die vorhandenen Lymphgefäße sehr nötig habe. Eine solche Überlegung entspringt wohl der Vermutung, daß mit der Entfernung der Geschwulst die Krankheit noch nicht völlig behoben sei, weil sie noch im Körper stecke.

Einfacher ist es allerdings, zur Bekämpfung der gefürchteten Krankheit sich auf biologische Grundsätze zu stützen, denn nach diesen verringert sich die Gefahr mit dem Fortschreiten der Behandlung von Monat zu Monat. Als ich mich kürzlich mit einem prominenten Chirurgen über die gleiche Frage aussprechen konnte, gab er offen zu, er sei gänzlich davon überzeugt, daß durch eine Probegewebsentnahme, bekannt als Probeexzision, Krebszellen ins Blut übergehen können, was der späteren Metastasenbildung den Weg bereiten kann. Die Ansichten der Chirurgen gehen demnach wesentlich auseinander.

Auch was die Bestrahlungen anbetrifft, sind sie verschiedener Meinung. Wollte man gegen die Gefahr der Metastasenbildung durch Bestrahlungen erfolgreich vorgehen, müßte man zu große Körperpartien damit behandeln. Aus Erfahrung kennt man die Gefahr der Strahlenschäden, die oft schwer ertragbar sind, weshalb es nicht ratsam wäre, sich dieser Gefahr auch noch auszusetzen. Ich kenne den Jammer mancher Patienten, die mir sagten, sie hätten sich nie bestrahlen lassen, wenn sie gewußt hätten, wie elend man sich als Folge davon fühlen würde. Vor vielen Jahren war die Buchhalterin eines großen Warenhauses in Bern nach einer Brustoperation wegen der Bestrahlungsfrage an mich gelangt. Der Chirurg wollte unbedingt bestrahlen und setzte die Patientin deshalb unter Druck. Da ihr mein Rat maßgebend war, ließ ich sie wissen, daß ich mich in ihrer Lage keiner Bestrahlung aussetzen würde, doch habe sie in dieser Angelegenheit selbst zu entscheiden. Sie entschied sich dann dazu, meinen Rat zu beachten. Als ihr nach Jahren eine Aussprache mit ihrem Chirurgen möglich war, gestand ihr dieser, er sei froh, daß sie sich damals geweigert habe, sich bestrahlen zu lassen, denn auch er sei auf Grund gemachter Erfahrungen nicht mehr vom Bestrahlen begeistert.

Eine weitere Begebenheit, die mir ein Chirurg aus Süddeutschland mitteilen konnte, war nicht nur für diesen, sondern auch für mich sehr erfreulich. Er war als guter Chirurg für Krebsoperationen bekannt. Auf meine Empfehlung hin setzte er jedoch jeweils nach einer solchen Operation beim Patienten noch Petasites-Tropfen oder -kapseln ein. Seither hatte er bei seinen Patienten, die er wegen Krebs operiert hatte, fast keine Metastasen mehr wahrnehmen müssen. Er war darüber natürlich sehr erfreut, und auch mich ermunterten seine Erfahrungen. Ich wurde dadurch wesentlich bestärkt, zur Nachbehandlung einer Krebsoperation unmittelbar mit entsprechender Diät und Naturmitteln zu beginnen. Erkrankte der Körper infolge ungünstiger Umstände, sollte es doch angebracht sein, ihm weitere Schädigungen zu ersparen sowie ihn zugleich im Kampf gegen degenerative Einflüsse zu unterstützen, indem man den Zellstaat durch anticancerogene Bedingungen wieder erstarken läßt. Was ich schon immer betont habe, betone ich auch noch fernerhin, bin ich doch immer noch davon überzeugt, daß es bis jetzt kein spezifisches Krebsheilmittel gibt. Maßgebend ist dagegen, wenn man wirklich eine Heilung anstrebt, die innewohnende Regenerationskraft des Körpers auf naturgemäßer Grundlage anzufachen, indem alles vermieden wird, was zu Krebs führen kann, und indem man ihn mit allem zu unterstützen sucht, was ihm wieder zum gesunden Zustand verhelfen kann. Weil sich dieses Vorgehen als vorteilhaft auswirkt, ist es auch möglich, dadurch ehemalige Patienten bis zu ihrem Lebensende 10, 20 oder mehr Jahre vor weiteren Rückfällen zu bewahren, was diese dem strikten Einhalten der empfohlenen Gesundheitsregeln zu verdanken haben. Seien wir also weise und bewahren wir uns durch naturgemäßes Verhalten, soviel an uns liegt, vor einer Krebserkrankung. Wenn uns dann gleichwohl von außen her ungünstige Umstände im Wege stehen, haben wir es durch unser gesundheitliches Verständnis um so leichter, den Weg zur risikolosen Behandlung zu finden und beharrlich einzuschlagen, um, wenn irgend möglich, erstarken und wieder gesunden zu können. Je mehr wir darauf bedacht sind, ungünstige Einflüsse zu vermeiden, um so weniger erliegen wir der gefürchteten Krankheit und um so eher entgehen wir der Gefahr von Metastasenbildungen.

Krebs – eine Erbkrankheit?

Es war für mich eine Genugtuung, als ich in Houston auf einem Krebsforscher-Kongreß einen Bericht las, daß man endlich zugeben mußte, Krebs sei nicht eine örtliche, sondern eine Allgemeinerkrankung. Das war ein großer Schritt vorwärts. Interessant ist die Tatsache, daß anläßlich des internationalen Krebskongresses in Buenos Aires erklärt wurde, daß die Hälfte aller Krebskrankheiten auf übermäßigen Alkohol- und Nikotingenuß zurückgingen. Also heißt es auf Alkohol zu verzichten, das Rauchen aufzugeben. Das wäre einmal ein kleiner Fortschritt. Aber das ist nicht alles. Es wird meist nur ein Teil der Ursachen erwähnt. In Amerika habe ich wieder gehört, auch von einem nationalen Krebsforschungsinstitut, daß die Hälfte der Krebserkrankungen auf eine falsche Ernährung und Lebensweise zurückzuführen sei. Die Engländer behaupten wieder, daß sogar in 70% der Fälle die Ernährung schuld an der Entstehung des Krebses sei.

Also heißt es aufzuhören mit der falschen Ernährung und zurück zur Naturkost zu finden, mehr Sauerstoff und mehr Bewegung. So kommt man den eigentlichen Ursachen immer näher. Aber was nützen all diese Erkenntnisse, wenn die meisten wohl davon Notiz nehmen, aber im großen und ganzen alles beim alten bleibt? Nur der Kranke will sich umstellen, oft wenn es zu spät ist. Im vorbeugenden Sinne, als Präventivmedizin, wie es jeweils so schön heißt, wird bestimmt manches geredet, aber praktisch wenig verwirklicht.

Andere Forscher zeigen wieder, daß wir zu viele Gifte einnehmen. Die stete Vergiftung, die die Leber und der Darm auf die

Dauer nicht mehr verkraften, zerstört immer mehr die Zellen und legt die Regenerations- und Abwehrkräfte des Körpers lahm. So entsteht aus der gesunden eine pathologische, also kranke Zelle, die Krebszelle. Andere Forscher behaupten wieder, der Krebs sei schon in der Erbanlage, und man könne dagegen nichts tun, man sei ab einem gewissen Alter der Erbanlage schicksalhaft und damit dem Krebs ausgesetzt. Deprimierend ist es, wenn das deutsche Krebsforschungszentrum einfach erklärt, wirksame Antikrebsdiäten gebe es nicht, weil eine wissenschaftliche Basis für diese Behauptung fehle. Es ist traurig, wenn man dieses ganze Inventar betrachtet, das heute präsentiert wird. Mit Verantwortung hat es nichts zu tun. Sicherlich entspricht es der Wahrheit, daß die Erbanlage eine große Rolle spielt. Andererseits ist die Anlage auch einmal erworben worden. Man könnte sagen, Adam und Eva hatten sicher keine krebsartige Erbanlage, denn sie waren vollkommen. Wenn man vom biblischen Standpunkt aus argumentieren will, so entstehen Erbanlagen langsam, über Generationen.

Erbanlagen wieder zurückbilden

Genauso wie sich eine Erbanlage in Generationen bilden kann, genauso kann man, wenn spätere Generationen einen anderen Kurs einschlagen, die Erbanlagen wieder zurückbilden. Man kann also degenerieren, aber auch wieder regenerieren. Es ist deprimierend, wenn jemand sagen muß, mein Großvater und der Vater sind an Magenkrebs gestorben, ich werde auch an Magenkrebs sterben. Er versäumt aber zu beobachten, daß Vater und Großvater zu schnell, zu heiß und zu scharf gegessen und diese Erbanlage provoziert haben. Wenn der Sohn seine Eßgewohnheiten ändert und vernünftig lebt, so kann er unter Umständen der Krebskrankheit ausweichen, wenn er ganz vorsichtig Gegenmaßnahmen ergreift. So ist es beim Rauchen der gefährliche Teer. Denn nicht das Nikotin wirkt krebserregend, sondern die Teerstoffe. Nikotin wirkt auf die Gefäße nachteilig, es verengt sie. Sicherlich hat der, der eine gute Erbanlage hat, mehr Möglichkeiten, den Körper stark zu belasten, er wird nicht so leicht in diese Krankheit hineinrutschen, es sei denn, er belastet seinen Körper übermäßig mit cancerogenen Stoffen.

Um in dieser Frage einigermaßen Klarheit zu bekommen, habe ich fremde Völker besucht, um zu sehen, in welcher Gegend und unter welchen Umständen man Krebserkrankungen vorfindet. Dabei habe ich erfahren, daß Völker, die Naturnahrung zu sich nehmen, nicht über 30 bis 40 Gramm Eiweiß pro Tag essen, also nur etwa 0,5 Gramm pro Kilo Körpergewicht. Es ist auch von großer Wichtigkeit, das Fettproblem zur Schonung der Leber zu lösen. Man esse nur wenig Fett und in Fett gebackene Speisen. Nur so ist es der Leber möglich, ihrer Arbeit als Entgiftungsorgan nachzukommen.

Die Naturvölker kennen keine raffinierten Produkte, sondern genießen die Nahrung, so wie Gott sie geschaffen hat. Den Krebs kennen sie gar nicht oder er tritt nur ganz selten bei ihnen auf, wenn sie mit der Zivilisationskost in Berührung kommen. Das gab mir die Gewißheit, daß Lebensweise und Ernährung eine wesentliche, sogar eine Hauptrolle spielen. Der Körper, auch die so wunderbar geschaffene Zelle, kommt nicht aus dem Gleichgewicht, wenn die Zelle nicht durch ungünstige Umstände gezwungen wird, von ihrem natürlichen Kurs abzuweichen. Es hat also einen Sinn, über diese Dinge nachzudenken, seine Lebensweise zu revidieren und sich ehrlich einzugestehen: Krebs, Arthritis und alle Zivilisationskrankheiten sind einfach nicht nur Schicksal, das man eben ertragen muß, sondern sie entstehen teils durch Selbstverschulden und teils auch durch Verschulden unserer Vorfahren. Diese Tatsachen und Wahrheiten müssen wir einfach einmal ehrlich zugeben und überdenken.

Krebs ist ein sehr komplexes Problem, es müssen viele Punkte in Betracht gezogen werden. Einseitige Forschungen mit entsprechenden Schlußfolgerungen müssen vorsichtig zur Kenntnis genommen werden. Darüber können uns alle noch so schönen, wohlformulierten Worte, wissenschaftlichen Argumentationen und Theorien nicht hinweghelfen. Der Schöpfer, dieser große Künstler, hat uns wunderbare Voraussetzungen geschaffen. Wenn es in der heutigen Welt auf dem gesundheitlichen, politischen, ökologischen, religiösen Gebiet nicht mehr funktioniert, dann ist nicht der Schöpfer schuld, sondern der Mensch, der von den natürlichen und gottgegebenen Grundsätzen abgekommen ist. Darum muß der Mensch viele schwerwiegende Folgen tragen und sie in sein Leben einbeziehen.

Ist Krebs übertragbar?

Bestimmt stellen sich viele infolge vermehrter Ausbreitung der gefürchteten Krebserkrankung diese gewichtige Frage. Wenn in einer Familie Krebsfälle vorgekommen sind, dann ist es gewiß angebracht, sich über solche Fragen Aufschluß zu verschaffen. Die Krebskrankheit ist an und für sich bestimmt nicht auf die Kinder übertragbar, denn sie wird nicht zwangsläufig auf die Nachkommen vererbt. Dennoch ist höchste Vorsicht und größte Aufmerksamkeit geboten, da eine Veranlagung, also eine gewisse Bereitschaft zur Erlangung dieser Krankheit vorherrschen kann. Eine solche Disposition ist übertragbar und kann oft sehr stark sein. Erkrankten die Eltern und womöglich sogar schon die Großeltern an Magenkrebs, dann ist nicht ausgeschlossen, daß auch der Sohn dieser Erkrankung erliegt. Wurde ihm die Bereitschaft dieser Krankheit übertragen, dann ist entsprechende Vorsicht unbedingt angebracht.

Aber nicht nur die Bereitschaft ist maßgebend, sondern auch die Lebens- und vor allem die Eßgewohnheiten, die der Familie zu eigen sind und die auch der Sohn getreulich übernommen haben mag. Ferner spielt auch die übertragene Neigung zu Verkrampfungen eine entscheidende Rolle. Wenn Kleinkinder solch belasteter Eltern von einer anderen Familie mit unterschiedlichen Essens- und Lebensgewohnheiten großgezogen werden, dann verringert sich für diese der Prozentsatz, an Magenkrebs zu erkranken, auf ein Normalmaß. Er ist also in solchem Falle nicht größer als im Durchschnitt bei anderen Menschen. Bei der Tuberkulose verhält es sich ja ganz ähnlich, denn nebst der Veranlagung spielen auch dort in der Regel verkehrte Eßgewohnheiten und eine falsche Lebensweise eine Rolle, wozu sich oft auch noch die ungesunden Wohnverhältnisse gesellen. Es lohnt sich daher bestimmt bei allen schwerwiegenden Krankheiten, somit vor allem auch bei Krebs, eine gründliche Umstellung auf naturgemäße Ernährungs- und Lebensweise vorzunehmen, aber gleichzeitig auch die Forderung nach gesunden Wohnverhältnissen zu beachten. Dadurch kann selbst eine Krebsdisposition durch beharrliche Vorsichtsmaßnahmen ausgemerzt werden, so daß es nicht zur Krebserkrankung kommen kann.

Diese Verhältnisse sind auch bei Mensch und Tier diesbezüglich sehr ähnlich. Die Regel lautet bekanntlich: gesunder Boden, gesunde Pflanzen, dadurch gesunde Tiere und gesunde Menschen. Genauso, wie durch benachteiligende Umstände ungünstige Erbanlagen manifest werden können, ebenso kann man diese durch geschickte Einsicht und entsprechende Einstellung auch wieder ausgleichen. Das bedeutet, daß man sie durch umsichtiges Beharren auf gesundheitlichen Forderungen auch wieder ausmerzen und demnach beseitigen kann. Die Vorbedingungen sind bereits in der Natur verankert. Wir müssen sie nur gewissenhaft beachten, damit wir den notwendigen Voraussetzungen entsprechen können.

Die Vererbung von Krebs auf die Kinder ist nicht möglich, ebensowenig dessen Übertragung von einem kranken Menschen auf einen gesunden. Ein Krebskranker kann auf seine Kinder nur die Veranlagung zu Krebs übertragen und mit dieser in Verbindung auch sämtliche fehlerhaften Gewohnheiten, die zur Erkrankung geführt haben. Eine verkehrte Lebensweise mit unrichtiger Ernährung kann den Nachkommen ebenso anhaften wie die erwähnte Disposition. Würden wir nun aber ein kleines Kind mit all den ungünstigen Voraussetzungen bei einem Naturvolk aufwachsen lassen in unmittelbarer Beziehung mit richtiger Ernährung und gesunden Lebensgewohnheiten, dann würden die vorhandenen Anlagen überbrückt werden können, so daß die Veranlagung nicht zur Krankheit führen würde. Wenn wir uns im Falle einer Disposition also richtig verhalten betreffs Ernährung und Lebensgewohnheiten, dann wird die scheinbare Prädestination nicht zutreffen. Je nach unserem Verhalten haben wir also demnach nicht zu befürchten, ebenfalls krebskrank zu werden, weil es die Vorfahren waren. Wenn der Vater oder vielleicht gar schon der Großvater an einem Raucherkrebs gestorben ist, erscheint es uns gewiß das Naheliegendste zu sein, daß alsdann die Kinder vom Rauchen gänzlich Abstand nehmen, indem sie Tabakwaren in jeder Form zu meiden suchen. Ebenso werden sie geräucherte Lebensmittel stets meiden, weil dies gesundheitlich für sie entschieden ungünstig wäre. Sie werden sich auch davor hüten, sich in rauchgeschwängerter Luft aufzuhalten. Bei solchen Vorsichtsmaßnahmen wird ein solcher Mensch auch niemals an Raucherkrebs erkranken. Vorbeugen ist im Kampf gegen den Krebs wie auch gegen andere Zivilisationskrankheiten bestimmt der sicherste und einfachste Weg, um es mit schwerwiegendem Leiden nicht aufneh-

men zu müssen und trotz verschiedenster Heilmethoden enttäuscht zu werden. Seien wir also vernünftig, indem wir auf eine
gesunde Lebensweise achten, um nicht zu erkranken.

Verhängnisvolle Vererbungsgesetze

Da die Erbmasse in unserem Leben eine bedeutsame Rolle spielt,
müssen wir mit ihr als einer Wirklichkeit unbedingt rechnen. Aber
dennoch kann sie sich als geheimnisvolle Willkür auswirken. Am
einfachsten erweist sich die Übertragung einer gesundheitlich starken Erbmasse durch beide Elternteile. Wer sich eines solchen
Vorteils erfreuen kann, besitzt eine fast unverwüstliche Gesundheit. Dies ist besonders dann der Fall, wenn dieses kostbare
Erbgut mit der vollen Wertschätzung, die es verdient, bedacht
wird. Das geschieht dadurch, daß man seine günstigen Veranlagungen durch die vernünftige Beachtung gesundheitlicher Forderungen unterstützt, indem man dem Lebensrhythmus in völlig
natürlicher Gesetzmäßigkeit gerecht wird. Das heißt, sich auf allen
Gebieten nach den naturgegebenen Regeln zu richten. Während
gesunde Anstrengung nicht schadet, ist es verkehrt, das Schlafbe-
dürfnis trotz erschöpftem Zustand unbeachtet übergehen zu wollen, um mehr fordern zu können, als die Kraft hergeben kann.
Essen und trinken, um Hunger und Durst zu stillen, ist genuß-
reich. Wer aber über die natürliche Sättigung hinaus noch weiteren Genuß erlangen möchte, wird durch den gesteigerten Reiz
gleichwohl keine größere Genugtuung gewinnen können. Es ist
bekannt, daß ein Hungernder durch ein trockenes Stück Brot die
gewünschte Labung finden kann, während ein Schlemmer auf
immer größere Reize ansprechen muß, ohne seinen unstillbaren
Begierden im erwarteten Sinne gerecht werden zu können. Jedenfalls galt früher daher der Rat als angebracht, mit dem Essen
aufzuhören, wenn es am besten schmeckt. Auch heute verfügt
jener noch über ein gutes Urteilsvermögen, wenn ihm die zuvor
gut mundende Speise nicht mehr schmeckt, sobald er gesättigt ist.
Wenn er vernünftig ist, wird er auf diesen Umstand achten und
seine Mahlzeit unmittelbar beenden.
So kann man auch auf anderen Gebieten eine entsprechende

Grenze ziehen, wodurch das gesamte Gleichgewicht unserer Lebensgewohnheiten gewahrt werden kann. Das ist weise und angebracht, damit auch die Nachkommenschaft wiederum ein gesundes Erbe antreten kann.

Wem jedoch diese Einsicht fehlt, weil er den Sinn des Lebens im Übermaß des Genießens zu finden sucht, wird dadurch zwar gegen die Forderungen einer vernünftigen Lebensweise verstoßen, wenn er aber über eine starke Erbmasse verfügt, kann er in der Regel gleichwohl ein hohes, womöglich beschwerdefreies Alter erlangen.

Anders verhält es sich nun allerdings mit jemandem, der ein gesundheitlich geschwächtes Erbe antreten mußte, denn es wird ihm zum Verhängnis werden, wenn er diesen Umstand nicht berücksichtigt. Er darf keineswegs erwarten, daß er das, was ein anderer mit günstiger Erbmasse von sich fordern kann, ebenfalls zu erlangen vermag, denn für ihn bedeutet in solchem Falle Höchsteinsatz unfehlbare Überanstrengung, die er nicht schadlos verkraften kann. Es wird ihm auch keineswegs etwas nützen, über diese Ungleichheit erzürnt zu werden oder womöglich gar zu verbittern. Viel nützlicher wird sich einsichtsvolle Schonung für ihn auswirken, sollte er sich doch unbedingt nach seinem Zustand richten. Er muß sich einfach mit dem zufriedengeben, was ihm möglich ist, statt mit seinem Los zu hadern.

Verständlich wird eine solche Forderung durch einfache Beispiele. Ein Sohn, dessen Vater sich mit einer Glatze abfinden mußte, sollte nicht erstaunt sein, wenn sein Haarwuchs durch lichte Stellen gekennzeichnet wird. Wenn jemandes Vater und Großvater schon an Magenkrebs gestorben sind, dann müssen deren Nachkommen mit einer gewissen Veranlagung rechnen und vorbeugend alle Vorsichtsmaßnahmen ergreifen, so gesunde Naturkost, richtige Eßtechnik, notwendige Entspannung vor dem Essen und dergleichen mehr, weil dadurch die Krebsgefahr eingedämmt werden kann. Hofft ein junges Mädchen mit gesunden Beinen, der mütterlichen Veranlagung zu Krampfadern nicht ausgesetzt zu sein, so mag es sich täuschen, denn als junge Frau können sich diese schon nach der Geburt des ersten Kindes bei ihr einstellen. Die vererbte Veranlagung dazu ist in der Regel der vermehrten Belastung des Kreislaufsystems durch die Geburt eines Kindes nicht immer gewachsen.

Auch mit Veranlagungen anderer Art ist stets zu rechnen. Veranlagung zu Zuckerkrankheit, Rheuma und Arthritis, wie auch zu gewissen Blutkrankheiten und psychischen Leiden sollten stets berücksichtigt werden. Auflehnung gegen diese Übertragungsmöglichkeiten erschweren die Umstände nur, während vorbeugendes Verhalten am Platze wäre. Je früher damit begonnen wird, um so erfolgreicher kann sich die Einsicht auswirken. Leider möchte aber gerade die heutige Jugend den gewohnten Lebensrhythmus nicht ändern, um genießen zu können, was noch zu genießen ist, wiewohl es sich segensvoller auswirken kann, wenn man sich mit kleinen Reizen begnügt, weil ein Übermaß davon seine Reize einbüßt und daher nicht mehr zu befriedigen vermag. Gerade das beweist ja unsere Jugend heute vielfach. Wo liegt also die Tragik der Erbmasse, wenn nicht in unvernünftigen Forderungen. Wir müssen uns mit gewissen Gesetzmäßigkeiten abfinden, auch wenn sie uns als Willkür erscheinen mögen. Oder ist es nicht äußerst tragisch, wenn nur eines der Kinder durch die tuberkulöse Mutter die Veranlagung zu dieser Erkrankung erbt, während die anderen durch den gesunden Einschlag des Vaters kerngesund und stark durchs Leben gehen können? Ja, die Vererbung ist eine geheimnisvolle Wirksamkeit, der wir ausgeliefert sind, wenn wir uns besonders bei ungünstiger Veranlagung nicht streng an gesundheitliche Forderungen halten.

Folgen aus den Erbanlagen

Es ist für einen betagten Vater bestimmt verhängnisvoll, wenn er den Verlust seines Sohnes beklagen muß, weil er ihm frühzeitig durch den Krebs entrissen worden ist, obwohl dieser, sein Sohn, ebenso solid, verantwortungsbewußt und gewissenhaft gelebt hat wie der Vater selbst! Traf den Sohn dennoch ein solch unverdientes, unerwartetes, tragisches Los, dann sehen sich die Verwandten und auch der Arzt gewissermaßen vor ein Rätsel gestellt. Es ist bestimmt nicht leicht zu begreifen, daß trotz guter Voraussetzungen ein solch frühzeitiges Unheil eintreten kann. Genügen eine vermeintlich gute Erbanlage sowie eine tadellose Lebensweise denn nicht zur Gesunderhaltung des Körpers? Sollten allfällige Schwächen dadurch nicht überwunden werden können?

Dieser Ansicht glaubte man lange Zeit gewiß sein zu können. Aber man darf nicht vergessen, wie sehr sich seither die Umweltverhältnisse zuungunsten der Gesundheit verändert haben! Im Hinblick auf die Erbanlage lassen Beobachtungen und Erfahrungen heute vermuten, daß die väterliche Linie auf die Töchter übergeht, während die Erbfaktoren mütterlicherseits auf die Söhne übertragen werden. Dies soll sich hauptsächlich beim Krebs so verhalten. Wenn sich diese Annahme als gewisse Regel erweist, dann können sich Söhne nicht nur auf die starke Grundlage des Vaters stützen, sondern müssen auch mit dem Erbgut der Mutter rechnen. Vielleicht liegt in der väterlichen Linie überhaupt kein Krebsfall vor. Der Großvater wurde 90, der Vater über 80 Jahre alt, ohne daß wesentliche Altersbeschwerden ihren Gesundheitszustand getrübt hätten. Beide konnten sie, ohne an ein Risiko denken zu müssen, sogar noch ihre Pfeife und Zigarren rauchen, und ihre Eßgewohnheiten mit mäßigem Alkoholgenuß belastete sie keineswegs. Wenn nun die Söhne deshalb glauben, daß auch ihnen eine solch starke Grundlage vererbt worden sei, so daß sie über eine unverwüstliche Gesundheit verfügen könnten, so mögen sie sich täuschen, es sei denn, sie können auch mütterlicherseits mit der gleich günstigen Veranlagung rechnen. Dies ist nun allerdings nicht der Fall, wenn sowohl die Mutter als auch die Großmutter schon früh an Krebs gestorben sind. Infolgedessen müssen für die Söhne sämtliche Maßnahmen ergriffen werden, um sie vor dem gleich schlimmen Los bewahren zu können. Sich nur auf des Vaters gute Erbfaktoren verlassen zu wollen, könnte sich verhängnisvoll für sie auswirken, weshalb auch die mütterlichen Anlagen berücksichtigt werden müssen, sind doch diese Söhne nicht aus dem gleichen Holz geschnitzt wie der Vater, da sich auch der Einschlag der Mutter geltend machen kann. Es ist daher ratsam und vernünftig, wenn die Söhne alle krebserregenden Einflüsse sorgfältig zu meiden lernen. Auf keinen Fall sollten sie sich einbilden, daß das, was dem Vater keinen Schaden zufügen konnte, auch sie nicht benachteiligen würde. Sie haben sich im Gegenteil sehr zu befleißigen, einsichtsvoll und vorbeugend vorzugehen.

Widersprüchliche Ansichten

Es gibt heute allerdings Ärzte, ja selbst Professoren, die behaupten, man könne in vorbeugendem Sinne nichts gegen Krebs unternehmen. Nach ihrer Methode muß man bei einer gewissen Veranlagung zu Krebs einfach untätig zuwarten, bis die erste Geschwulst in Erscheinung tritt, worauf sofort mit Stahl und Strahl gegen sie vorgegangen wird. Dadurch kann freilich die bestehende Veranlagung nicht gebessert werden, und die Patienten müssen sich schließlich ihrem leidvollen Geschick unterziehen, ohne Aussicht darauf, daß durch die ärztliche Betreuung geholfen werden kann. Wer jedoch die Ansicht vertritt, daß ungünstige Erbanlagen erfolgreich behandelt werden können, wird bei Pflanzen, Tieren und Menschen ganz anders vorgehen, um die Lage zu verbessern. Er wird so früh als möglich damit beginnen, Gegenmaßnahmen zu ergreifen, um dem tragischen Los entfliehen zu können, indem man die Ursache des geschwächten Zustandes auszumerzen versucht. Warum sollte dies nicht auf allen Krankheitsgebieten möglich sein? Es handelt sich dabei doch um ein Befolgen natürlicher Forderungen, um wieder erstarken zu können, weshalb damit ja auch früh begonnen werden muß. Dies betrifft nicht nur das Krebsleiden, sondern alle sogenannten Zivilisationskrankheiten, handle es sich dabei nun um Rheuma, Arthritis, Zuckerkrankheit oder Gefäßleiden. Sie alle wären durch günstige Erbanlagen nicht in Erscheinung getreten. Wir müssen demnach das Steuer unseres Lebensschiffes auf einen gesundheitlich erfolgreichen Kurs umstellen, und zwar je früher, um so besser, denn dadurch wird man um so sicherer das erstrebte Ziel, das man sich vorgenommen hat, erreichen. Man sollte diesen neuen Kurs jedoch nicht erst ändern, wenn das Schiff schon auf Sand aufgelaufen ist oder man schon das Kratzen der Felsenriffe am Kiel zu hören bekommt. Lassen wir uns also nicht durch Theorien einschüchtern, die uns die Verbesserung unserer Lage im voraus in Abrede stellen. Zugegeben, es braucht einen starken Willen nebst notwendiger Anstrengung und ausdauernder Geduld.

Vorbeugung, Behandlung

Können wir Krebs verhindern?

Beobachtet man eingehend die schlimmen Auswirkungen, die durch die verschiedenen Arten der Krebserkrankung auf unsere heutige Menschheit einstürmen, dann kann man dieses unheimliche Leiden bestimmt mit Recht als Würgengel bezeichnen. Es ist daher mein Anliegen, auf dieses Thema einzugehen, um durch entsprechende Hinweise auf die notwendigen Warnsignale jeglicher Art von sorgloser Unbekümmertheit hinzuweisen.

Statt sich auf den Zufall zu verlassen, ist es besser, zu wissen, daß wir zwischen krebsfördernden und krebshemmenden Stoffen und Einflüssen wählen können. Es handelt sich dabei um cancerogene oder anticancerogene Stoffe, und wir sollten diese gründlich kennenlernen, liegt es doch in unserer Hand, möglichst zu vermeiden, krebsfördernde Umstände zu begünstigen. Nur auf diese Weise werden wir die Möglichkeit besitzen, dem Gespenst der Krebserkrankung entgehen zu können. Wenn es uns aber nichts ausmacht, es auf ein Risiko ankommen zu lassen, dann können wir immerhin all die schädigenden Einflüsse, mit denen wir zu brechen nicht willens sind, um unsere Genußsucht nicht aufgeben zu müssen, beibehalten. Auf alle Fälle sind wir dann aber an allfälligem Mißgeschick selbst schuld und tragen dafür die volle Verantwortung.

Es ist kein ratsamer Weg, sich um seine Gesundheit nicht zu kümmern oder erst dann, wenn sie bereits geschädigt oder gar verloren ist. Auch in gesundem Zustand sollten wir uns über das seuchenartige Auftreten einer Krankheit im klaren sein, denn wie anders könnten wir uns sonst schützend dagegen einstellen? Oft kommt es uns zugute, wenn wir bei Freunden den unseligen Verlauf eines schlimmen Leidens beobachten können, weil sich solch eine Erfahrung aufrüttelnd und abschreckend auf uns auswirken kann. Was könnte uns das Sprichwort, daß Vorbeugen besser als Heilen ist, deutlicher vor Augen führen, als ein solch betrübliches Erleben? Gleichgültige Unbesorgtheit gegenüber drohenden Gefahren veranlaßt uns nicht, diesen auf den Grund zu gehen. Wir müssen uns unbedingt mit dem Thema krebsfördernder Einflüsse und Stoffe auseinandersetzen, wenn wir sie ernstlich meiden wollen. Zu diesem Zweck sollte die Krebsliga eines jeden Landes ein Verzeichnis herausgeben mit genauen Angaben aller krebserzeugenden Stoffe und Einflüsse. Damit allein wäre uns indes noch nicht völlig gedient, denn gleichzeitig sollte auch ein Verzeichnis all dessen, was den Krebs zu hemmen oder zu verhindern vermag, vorliegen.

Krebsfördernde (cancerogene) Stoffe und Einflüsse

Es ist notwendig zur Erhaltung unserer Gesundheit, folgende Erkenntnisse zu beachten. Zu meiden wären also:

1. Alle Teerprodukte und alle daraus gewonnenen Präparate. Hierzu gehört eine gewisse Anzahl von chemischen Medikamenten, die gegen Kopfweh wirken, als Schlaf- und Schmerzstillmittel dienen, und weitere, die andere Leiden zu beheben suchen.

2. Von Belang sind auch alle geräucherten Nahrungsmittel. In diesem Zusammenhang steht auch das Rauchen, was heute ja allgemein bekannt ist, wobei es sich sowohl um Pfeifentabak als auch um Zigarren oder Zigaretten handelt. Es gibt nun allerdings heute Raucher, die sich in Sicherheit wiegen, weil sie erfahren haben, es gebe bereits nikotinfreie Tabakwaren. Solcherlei Einwände und Bemühungen zeigen nun aber einen Mangel an richtigem Verständnis, denn es ist nicht das Nikotin, sondern es sind die Teerprodukte in den Rauchwaren, die cancerogen wirken. Noch andere Ausreden versuchen, das Gefahrenmoment in Abrede zu stellen. So mögen Raucher der Behauptung Glauben schenken, nur das für Zigaretten verwendete Papier sei für die Teerwirkung verantwortlich. Es bilden sich indes bei allen Verbrennungsvorgängen Teerprodukte, also nicht nur beim Verbrennen des Papiers, sondern auch beim Verbrennen des Tabaks sowie anderer brennbarer Gegenstände. Dies wäre also vor allem zu beachten, weil man diese Gefahr nur als Nichtraucher umgehen kann.

3. Des weitern sind alle chemischen Zusätze in Nahrungsmitteln und Getränken so weit als möglich zu vermeiden. Es mag sich dabei um Farben, Aromen oder Konservierungsmittel handeln.

4. Keine chemischen Spritzmittel sollten in Anwendung kommen, denn sowohl Insektizide wie auch Fungizide wirken sich cancerogen aus, somit auch deren Rückstände im Wasser und in der Nahrung.

5. Alle Gase, die den Verbrennungsmotoren entweichen, sind

ebenfalls als gefahrbringend zu beachten, seien es solche aus den Autos, den Baumaschinen, den Maschinen landwirtschaftlicher Art oder den Flugzeugen. Die Arbeitserleichterung durch technische Errungenschaften erweist sich demnach ebenfalls als gefahrbringender Schatten für unsere Gesundheit.

6. Eine weitere Gefahr sind die Abfallprodukte der Atomkraftwerke. Solche können in fester Form auftreten, sich als gasförmig erweisen oder aber als zellschädigende Strahlen in Erscheinung treten.

7. Schwerwiegend sind auch die krebsfördernden seelischen Einflüsse, denn Sorgen, Kummer, Hetze, Angst und Depressionen sind unserem Gesundheitszustand nicht dienlich. Wer dagegen ankämpfen kann, obwohl dies nicht immer leicht sein wird, findet dadurch wesentliche Hilfe, und wer zudem noch den Mangel an Bewegung und Sauerstoff behebt, unterstützt damit gesundheitliche Forderungen.

Was wirkt anticancerogen?

Heute sind Stoffe und Einflüsse, die anticancerogen wirken, nicht mehr unbekannt. Es lassen sich zudem immer neue dieser Art entdecken, so daß uns zur erfolgreichen Vorbeugung, ja sogar als Hilfe in der Therapie stets mehr Möglichkeiten zur Verfügung stehen. Um uns zweckmäßig zu dienen, greifen wir also in Zukunft zu folgenden Nahrungsmitteln:

1. Alle biologisch gezogenen, naturreinen Nahrungsmittel kommen uns zugute. Vor allem wählen wir Vollkornprodukte, naturbelassenen Zucker und Zuckerwaren wie auch Öle und Fette dieser Art.

2. Vorteilhaft wirken sich alle milchsauren Erzeugnisse aus. Wir greifen zur Molke, zu Produkten, die durch Milchsäuregärung gewonnen wurden, so zu Sauermilch, zu Joghurt, zu saurer Buttermilch, zu Sauerkraut, Sauerrüben und zu milchsauren Gemüsen, wie sich diese im koreanischen Kimchi als vorteilhaft erweisen.

3. Wir vergessen auch die milchsauren Säfte, vor allem den bekannten Randinasaft, nicht.

4. Wirksam sind auch alle Pflanzen und Kräuter, die das Blut verbessern, die Leber reinigen und anregen und auf das Lymph-

system gut einwirken. Dazu gehören die Brennesseln, das Alfalfa, die Haferpflanze, drei Bestandteile von Alfavena. Des weitern sind noch Petasites off., Mistel, Kreosotbuschtee, Lapachorinde und Teufelskrallentee zu erwähnen.

5. Interessant ist es auch, daß Kerne und Samen, die Blausäure enthalten, anticancerogen wirken. Dies ist der Fall bei Apfel- und Aprikosenkernen, bei Bittermandeln und den daraus gewonnenen Präparaten, wie Laetrile, das besonders in Amerika mit Erfolg angewendet wird.

6. Anschließend sind noch alle Pflanzen zu nennen, die stark eisen- und germaniumhaltig sind, so Wallwurz, Petasites, Meerrettich und alle Kressearten, worunter vor allem die Kapuzinerkresse erwähnt zu werden verdient, ferner Ginseng und Knoblauch. Auch Reis- und Gerstenkleie gehören zu den anticancerogenen Stoffen.

7. Bereits erwähnt wurden anticancerogen wirkende Einflüsse wie reichliche Bewegung in frischer Luft, Wanderungen, vernünftiger Sport zur körperlichen Anregung. Zum inneren Gleichgewicht verhelfen Friede und Freude nebst Harmonie mit der Natur und vor allem mit dem Schöpfer.

Da die Krebserkrankung auf einem Versagen der menschlichen Ganzheit beruht, können wir nicht erwarten, ein spezifisches Krebsheilmittel zu finden. Mag ein Arzt ein noch so großer Wissenschaftler sein, es wird ihm schwerlich gelingen, durch irgendeine Methode den Krebs zu heilen. Aber die gesamte Anregung natürlicher Vorgänge in unserem Körper kann im Kampf gegen diese schwerwiegende Leiden erfolgreich sein, so daß sich die Zellen allmählich zu regenerieren vermögen, was der Degeneration Einhalt gebieten wird. Wir können ferner das natürliche Geschehen in unserem Körper mit allen notwendigen Mitteln unterstützen und ihm Einflüsse zur Verfügung stellen, die aufbauend und regenerierend wirken. Auf diese Weise können wir den Heilprozeß anregen, die Krankheit, wenn immer möglich, zum Stillstand und schließlich zum Verschwinden bringen. Wir müssen tastend vorgehen, um das natürliche Geschehen in unserem Körper richtig und in vollem Maße zu berücksichtigen. Göttliche Weisheit hat der Natur heilende Kräfte zugedacht, durch deren Wirksamkeit die Gesundheit erneuernde Anregung finden kann. Es ist somit nicht der Mensch mit all seiner Wissenschaft, sondern nur die Natur mit ihrer innewohnenden Regenerationskraft, die Krebs heilen kann. Der Mensch kann nur die Stoffe und notwendigen Voraussetzungen dazu beschaffen und zur Verfügung stellen.

Eine Heilung zu erlangen ist indes nicht so einfach, wie es die Vorbeugung einer Krankheit wäre. Die erwähnten Ratschläge, die zur Heilung führen können, lassen bestimmt erkennen, daß auch die gleiche Methode zum erfolgreichen Vorbeugen verhelfen wird. Wir brauchen also nicht erst krebskrank zu werden und müssen nicht erst versuchen, die Gesundheit mit Mühe und Anstrengung wieder zurückzugewinnen, sondern die entsprechende Einsicht und Einstellung wird uns ermöglichen, überhaupt nicht erkranken zu müssen.

Frühdiagnose bei Krebs

Immer wieder wird zur Feststellung einer Krebsbereitschaft die entsprechende Frühdiagnose als vorteilhaft empfohlen. Zwar steht der Forschung auf diesem Gebiet noch ein ernsthaftes Arbeitsfeld offen, um zum Wohle von Millionen Menschen Erfolg zu haben. Tatsächlich würden sich genaue, zuverlässige Testmethoden zur Erkennung einer sogenannten Präcancerose als sehr nützlich erweisen, handelt es sich hierbei doch um die zuvor erwähnte Feststellung einer allfälligen Krebsbereitschaft. Da mir an der Lösung dieser Frage sehr gelegen ist, suchte ich mir die Erfahrung von Krebsspezialisten und erfolgreichen Chirurgen einzuholen. Durch sie erfuhr ich, daß viele der angebotenen Reagenzien zur Erlangung einer solch zuverlässigen Krebsfrühdiagnose erfahrungsgemäß noch nicht völlig dem entsprechen, was gefordert werden müßte, um gesicherte Ergebnisse erlangen zu können.

Es ist sicher der Wunsch jedes Patienten, und vor allem auch jedes Therapeuten, daß man sich mit zuverlässigen Methoden einer Krebs-Frühdiagnose befaßt. Je früher man erkennt, daß in einem Körper sich eine Krebskrankheit entwickeln könnte – lange bevor sich Geschwülste bilden –, um so eher kann er dem Patienten helfen und ihm zeigen, was er tun kann, um dem entgegenzuarbeiten. Prof. Dr. Wilhelm von Brehmer hat sich diesbezüglich sehr bemüht und sich verdient gemacht durch das von ihm herausgegebene Büchlein, es erschien schon im Jahre 1947 (vergriffen, vielleicht noch antiquarisch erhältlich) unter dem Titel: Siphonospora polymorpha v. Br. in ihrer Bedeutung für Blut- und Geschwulstkrankheiten, unter besonderer Berücksichtigung des Krebses.

Wesen der Krebserkrankung

In der sogenannten Schulmedizin wird eine Geschwulst erst dann erkannt, wenn sie z. B. auf dem Röntgenbild erscheint. Was die Mediziner als Früherkennung bezeichnen, ist im Grunde eine Spätdiagnose, denn der sichtbare Tumor ist nicht der Anfang einer Krebserkrankung, sondern ihre offenkundige Manifestation. Es geht letzten Endes darum, nicht nur die Erkrankung frühzeitig zu erkennen, vielmehr müßte eine Methode gefunden werden, die bereits schon lange vorher die Tendenz zur Krebskrankheit signalisiert. Die Untersuchung der Blutbeschaffenheit nach Dr. v. Brehmer erlaubt eine solche Aussage. Diese verblüffende und zugleich einfache Erkenntnis des Dr. v. Brehmer aus den zwanziger Jahren ist leider im Sog der dominierenden universitären Medizin in Vergessenheit geraten.

Wie wir inzwischen wissen, ist Krebs kein lokales, nur auf die Geschwulst beschränktes Leiden, vielmehr wird der ganze Organismus davon erfaßt. Somit zählt Krebs zu den chronischen Krankheiten, die sich im Laufe der Jahre oder gar Jahrzehnte langsam – und das ist das Fatale –, fast unbemerkt entwickeln. Darin liegt die ganze Tragik und zugleich das Problem der Frühdiagnose. Solange die Leber, die Bauchspeicheldrüse, das Lymphsystem einwandfrei arbeiten und somit der Stoffwechsel in Ordnung ist, kann kein Krebs entstehen.

Hippokrates, der Arzt der Antike, erkannte schon diese Tatsache und sprach von »Körpersäften«, die beim kranken Menschen in Unordnung geraten.

Wann stimmen die »Körpersäfte«?

Die Beschaffenheit des Blutes bestimmte Dr. v. Brehmer aus der Messung des pH-Wertes. Der pH ist ein Maß für die Wasserstoff-ionen-Konzentration im Blut. Bei Krebskranken ist der Anstieg des pH-Wertes, also des alkalischen Blutes, zu beobachten.

Der entscheidende Test

Dr. v. Brehmer lebte in den zwanziger Jahren als Apotheker und Bakteriologe in Bad Kreuznach. Sein Spezialgebiet war die Erforschung der Blutparasiten. Im Laufe seiner Forschungsarbeiten entdeckte er eine Mikrobenart, die er »Siphonospora polymorpha« nannte. Seine geniale Entdeckung beruhte darauf, daß diese Mikrobe bei einem gesunden Menschen in einer anderen Form erscheint als bei einem bereits an Krebs erkrankten.

Die Erscheinungsform einer Mikrobe

Zum besseren Verständnis müssen wir eine kurze Vorbemerkung über die Entwicklung der Mikroben einflechten. Eine Mikrobe verharrt nicht in einer starren Form, sondern durchläuft verschiedene Entwicklungsstadien. Diese Entwicklungsschübe können nur dann vor sich gehen, wenn ein geeignetes Milieu vorhanden ist. Wenn also die »Siphonospora polymorpha«-Mikrobe auf einen sauren Boden trifft, dann kann sie sich kaum entwickeln, während sie bei alkalischer Blutbeschaffenheit zu wachsen beginnt. Deshalb findet man bei Krebskranken schon im frühesten Stadium bestimmte Formen dieser Mikrobe.

Ein Blick durch das Mikroskop

Die Siphonospora befällt die Blutkörperchen und das Blutplasma. In einem Dunkelfeld-Mikroskop kann die Stärke des Mikrobenbefalls genau beobachtet werden. In den kreisrunden Blutkörperchen sehen die Mikroben wie kleine Einschlüsse aus. Am Anfang der Entwicklung sind es kleine Pünktchen, die sich bei stark verseuchtem Blut als unzählige Bläschen darstellen. Ein gesundes Blut weist keine Einschlüsse auf. Hier besteht keine Tendenz zur Krebserkrankung. Nun konnte Dr. v. Brehmer aus dem Zustand des Mikrobenbefalls und ihrer Form das früheste Stadium der Krankheit erkennen. Er stufte die präcancerose Entwicklung in sieben Kategorien – oder in Stadien, wie er es nannte – ein. 5er Stadien fand er bei Rheumakranken, 6er Stadien bei arthritisch degenerativen Formen der Erkrankung, und die 7er Stadien hat er als Präcancerose bezeichnet, auch dann, wenn im ganzen Körper noch keine Geschwulstbildung beobachtet werden konnte. Gerade in diesem Stadium sollte man eine konsequente Änderung der Lebensweise einschalten und dem Patienten vor Augen führen, daß es jetzt höchste Zeit ist, alle cancerogenen Einflüsse strengstens zu meiden und entsprechende Gegenmaßnahmen zu ergreifen.

Was bedeutet dies für den Patienten?

Er muß sich vor allem auf eine eiweißarme Ernährung umstellen. Das Eiweißoptimum darf nicht über 0,5 Gramm pro Kilo Körpergewicht hinausgehen. Eine Eiweiß-Speicherkrankheit, wie Prof. Wendt sie erklärt, sollte rigoros ausgeschaltet werden. Giftstoffe wie Phenol und Teer, durch das Rauchen verursacht, müsse man unbedingt weglassen. Chemische Medikamente sind, wenn es möglich ist, zu meiden. Störungen und Unpäßlichkeiten im Allgemeinbefinden, wie z. B. Kopfweh, können mit Pflanzenmitteln bekämpft werden. Man muß für genügend Sauerstoff sorgen, gesunde Sportarten ausüben oder wandern, soweit solches physisch durchführbar ist. Der Kreislauf muß durch physikalische Anwendungen wie kühle Abwaschungen, Duschen und Bürstenmassagen in Ordnung gebracht werden. Eine geregelte Darmtätigkeit gehört zur Selbstverständlichkeit. Dies ist durch viel Rohkost, also zellulosereiche Ernährung, zu erreichen.

Verdächtiger pH-Wert

Wenn im Blut diese 7er Stadien gefunden werden, dann muß der Therapeut unbedingt sofort den pH-Wert im venösen Blut feststellen. Und es ist möglich, daß bei der Beobachtung von 7er Stadien das Blut den pH-Wert 7,6 oder 7,7 aufweist. Schon bei einer Krebsdisposition ist der pH-Wert erhöht. Wird die erwähnte Umstellung konsequent durchgeführt, wird das Blut schon nach wenigen Monaten wieder normale Werte aufweisen, und zwar 7,1 bis 7,3. Der ideale pH-Wert ist 7,1.

Es ist eigenartig, daß der Körper durch falsche Ernährung übersäuert sein kann und gleichzeitig der pH-Wert des Blutes ins alkalische Milieu steigt.

Es ist interesssant, daß bei ansteigendem pH des Blutes die Zellen immer weniger Sauerstoff erhalten (sog. Bohr-Effekt). Diese eigenartige Erscheinung hat Dr. Helmut Elmau das erste Mal in der medizinischen Literatur niedergelegt in seinem Buche: »Bioelektronik nach Vincent und Säure-Basen-Haushalt in Theorie und Praxis«, erschienen im Haug Verlag, Heidelberg.

Krebsdisposition

Wenn Ärzte bei ihren Patienten, die von der Erbmasse her eine starke Krebsdisposition haben könnten, die Blutuntersuchung, sei es nun die nach Dr. v. Brehmer oder eine ähnliche andere, durchführen würden, um den pH-Wert im venösen Blut zu bestimmen, dann könnte bei stark erhöhten Werten, die zum Alkalischen neigen, dem Patienten die dringende Notwendigkeit eröffnet werden, daß er sich in seiner Lebensweise gründlich umstellen muß.

Auf diese Art und Weise könnte man Millionen Menschen vor dem Schrecken bewahren, eines Tages bei der Arztvisite – bei irgendeiner Geschwulstbildung – die meist doch niederschmetternde Diagnose gestellt zu bekommen, daß man sich nicht nur mit einer Krebsdisposition, sondern mit einer Krebserkrankung auseinandersetzen muß.

Die entgegengesetzten Lehrsätze

Nach diesen Ausführungen wird der Leser sogleich fragen, warum eine derart einleuchtende Methode der Früherkennung so wenig oder überhaupt nicht beachtet wurde. Der hauptsächliche Grund dafür liegt in der gegensätzlichen Lehrmeinung über die Entstehung der Krankheiten. Während die universitäre Medizin noch immer den Lehrsatz vertritt, daß Krankheitserreger für Störungen an einer gesunden Zelle verantwortlich sind, stehen die Verfechter der Ganzheitsmedizin auf einem entgegengesetzten Standpunkt. Nicht die Erreger – so die Meinung der Ganzheitsmediziner – sind an der Erkrankung schuld, denn diese können sich nur dann entwickeln, wenn sie einen geschwächten und damit prädisponierten Körper vorfinden. Nicht umsonst wird heute so viel über Immunitätsschwäche gesprochen und geschrieben.

Forschung in der Zukunft

Es wäre also eine schöne Aufgabe für Forscher, auf diese Arbeit aufzubauen, also eine Krebs-Früherkennungsdiagnose zu entwikkeln, die den Therapeuten eine zuverlässige Handhabe geben könnte. Den noch nicht Krebskranken würde sie helfen, ihre Energien und Willenskräfte zu aktivieren, um diesem schlimmen Schicksal zu entgehen.

Wie viele Sorgen und Unheil könnte man den Patienten, deren Angehörigen, aber auch den beratenden Ärzten und Therapeuten ersparen.

Würde man in dem Moment nun eine eiweißfreie Diät einschalten, Rohkost, Gemüse- und/oder Fruchtsäfte während 3–4 Wochen, also basenüberschüssige Nahrung, dann könnte man unter Umständen sogar die Bildung einer Krebsgeschwulst auch dann verhüten, wenn eine Überbelastung von einer bestimmten Zellgruppe oder ein Trauma bereits bestehen sollte.

Es wird noch eine Aufgabe der Forschung sein, auf dem Gebiete Fortschritte zu machen und ganz klare Methoden herauszuarbeiten. Damit könnte man Tausenden und Abertausenden von krebsgefährdeten Menschen noch beizeiten behilflich sein. Wir wissen, daß cancerogene Stoffe und Einflüsse mit der Zeit, wenn im Bilde unserer Abhandlung im Buch die 100 Punkte erreicht sind, zu einer Krebsgeschwulst führen können, und zwar immer da, wo gewisse Zellgruppen am meisten geschädigt werden. Seien es nun Verletzungen, Giftstoffe, Strahlungen oder sonstige starke cancerogene Einflüsse.

Es wäre also eine schöne Aufgabe, vielleicht aufbauend auf die Forschungsarbeit von Prof. Dr. Brehmer, eine Krebs-Frühdiagnose zu entwickeln, die zuverlässig den Therapeuten eine Handhabe geben könnte.

Wir haben jetzt schon verschiedene Krebs-Frühdiagnosen. Es scheint aber, daß alle noch nicht 100%ig aussagekräftig sind. Sie können nur als Anhaltspunkt, aber nicht als völlig zuverlässig gelten.

In der Regel erweist sich auch die Blutsenkung als nicht unbedingt verläßlich, wobei das elektrische Spannungsfeld, wie es etliche bezeichnen, nachgelassen hat. Allerdings kann der erwähnte Umstand auch auf einem Eiterherd beruhen, wenn sich ein solcher irgendwo im Körper befinden sollte. Bei Feststellung solcher Zustände wäre es keineswegs weise, abzuwarten, bis der Krebs ausbricht und klinisch festgestellt werden kann. Es ist doch bestimmt nicht allzu schwer, schon vorher cancerogene Stoffe und Einflüsse entschieden zu meiden.

Noch schwieriger ist es, bei Krebsgefahr abzuwarten, bis sich eine krasse Gewichtsabnahme einstellt. Auch unstillbare Darmblutungen und andere typische Symptome lassen vermuten, daß sich eine Krebserkrankung bereits eingenistet hat. Die Entwicklung einer Krebskrankheit ist nicht so leicht feststellbar, weil sie ohne Schmerzen und ohne leicht erkennbare Symptome verläuft. Melden sich erst einmal Schmerzen, dann ist die Krankheit bereits fortgeschritten, und es kann schwer sein, sie noch günstig zu beeinflussen. Statt abzuwarten, bis es soweit ist, sollte man viel eher jene Ratschläge, die den Krebs vermeiden helfen, gewissenhaft zu beachten suchen. Wer vernünftig ist, hört nicht erst mit Rauchen auf, wenn sich ein Lippen-, Kehlkopf- oder Lungenkrebs sichtbar meldet. Man darf nicht erst dann zur Einsicht gelangen, fahrlässig gegenüber seiner Gesundheit gehandelt zu haben, wenn es zu spät ist, um noch eine Besserung zu erlangen. Vorbeugen ist auf jeden Fall stets einfacher, besser und schmerzloser als Heilen.

Teufelskralle *(Harpagophytum procumbens)*

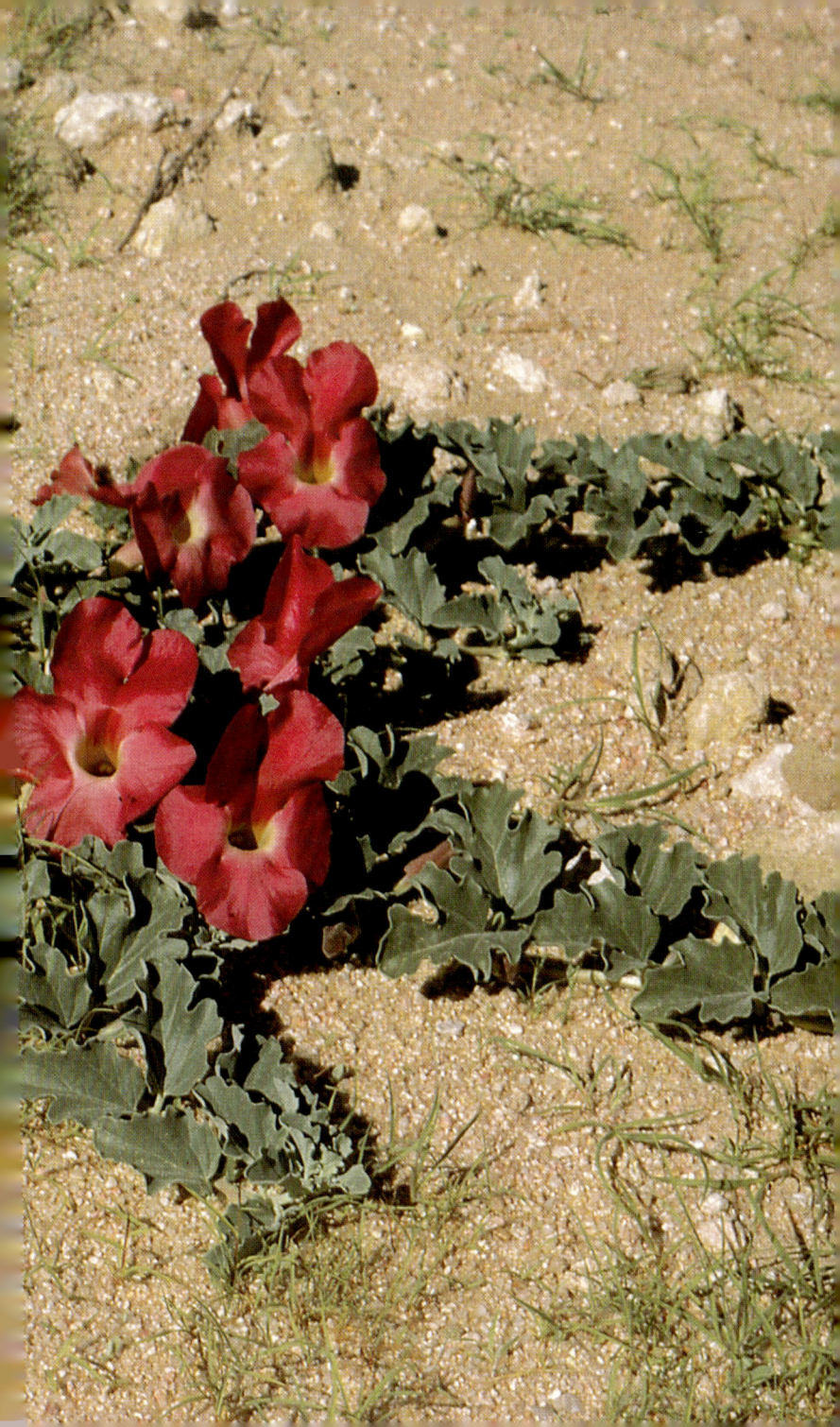

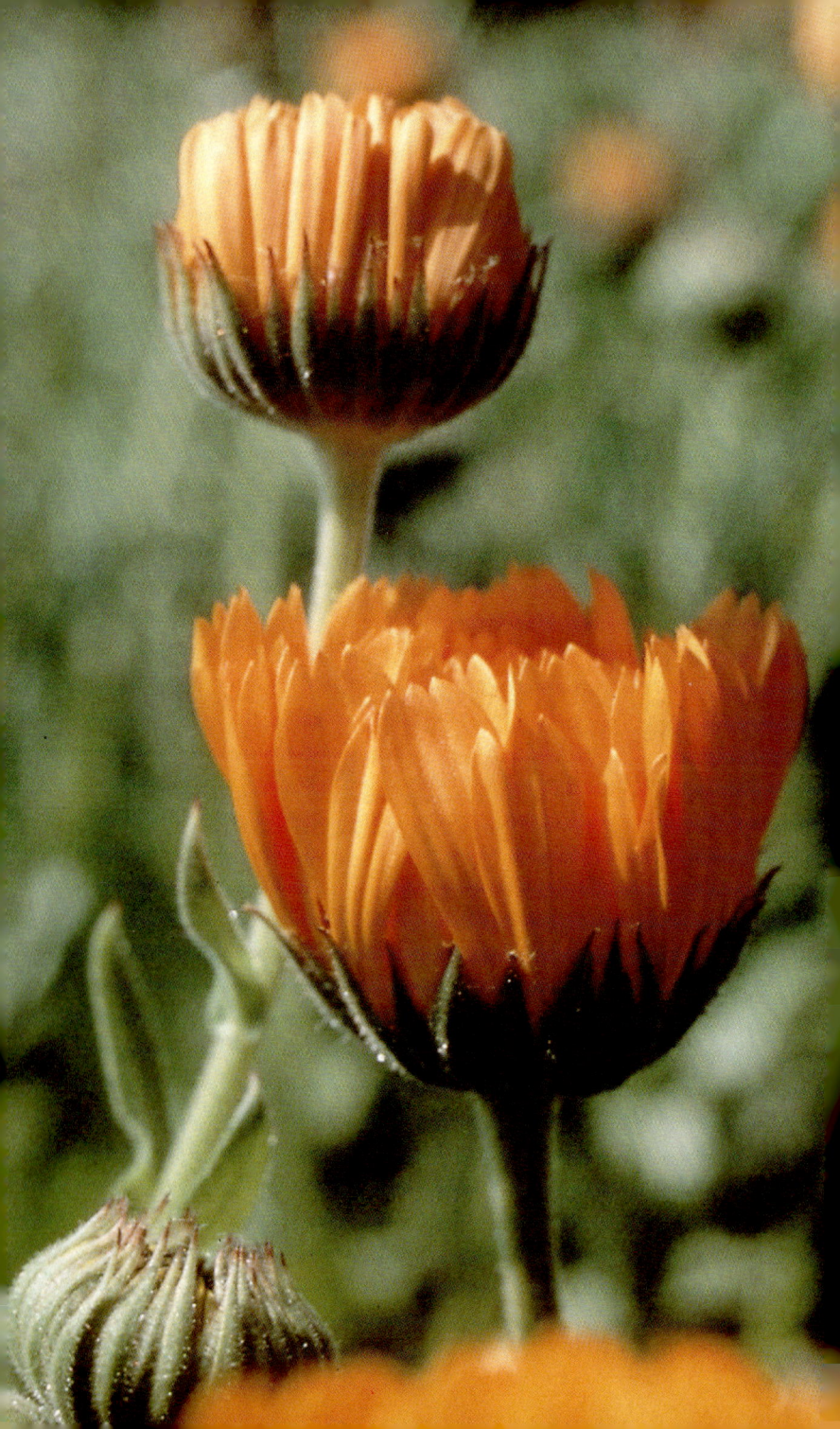

Körpereigene Abwehr

Die Art, wie man heute gegen Krankheitserreger vorgeht, beweist, daß man diesen größere Bedeutung zugesteht als der körpereigenen Abwehrkraft. Es hat sich nun aber besonders im Kampf gegen Epidemien erfahrungsgemäß als viel wichtiger erwiesen, den Körperzustand zu verbessern, als ausschließlich nur die Erreger einer Krankheit zu bekämpfen. Durch meine Fühlungnahme mit Forschern in den USA gelangte ich zu entsprechenden Untersuchungsergebnissen, die mich auf die soeben erwähnte Fährte führten. Sie bewiesen mir klar, daß Immunität und körpereigene Abwehrkraft von größerem Nutzen sind als der ängstliche Kampf gegen Krankheitserreger. Trotz Beachtung peinlichster Hygiene und mannigfacher Anwendung von Antibiotika kann man diese ja ohnehin nicht völlig von sich fernhalten.

Der Beweis dieser Ansicht entspringt folgender Erfahrung. Bei genauer Untersuchung von 100 Kindern erwiesen sich mindestens fünf von ihnen als immun, da sie der Kinderlähmung nicht zum Opfer fielen, obwohl sich in ihren Schleimhäuten die Erreger dieser Krankheit finden ließen. Ja, etliche waren Träger von Pneumokokken, wennschon bei ihnen keine Lungenentzündung vorhanden war oder Monate danach ausgebrochen wäre. Ein Arzt, der in den Tropen lebt, konnte mir bestätigen, daß ein großer Prozentsatz seiner Patienten bei Laboruntersuchungen von Stuhl, Urin und Blut sowie bei Abstrichen der Schleimhäute Krankheitserreger aufwiesen, und zwar oft sogar von gefährlichen Tropenkrankheiten, ohne daß diese Menschen jemals unter solchen Krankheiten selbst akut gelitten hätten. Sogar Amöben können im Stuhl oft vorhanden sein, obwohl sie im Darm jahrelang nur vegetieren und daher nie eine akute Amöbendysenterie auslösen und ebensowenig in die Leber eindringen können. Ein solcher Umstand ist richtiger Ernährung und gesunder Lebensweise zu verdanken und ebenso Darmschleimhäuten, die völlig intakt sind. Der gesunde Körper kann mit seinem eigenen Abwehrsystem überaus viel in Schach halten, ohne daß der Patient etwas davon merkt, er weiß in der Regel nicht, in welcher Gefahr er schwebt.

Es kann nun aber vorkommen, daß sich jemand durch gewisse Umstände eine bedeutende Schwäche zuzieht, dann ist es möglich, daß sich die verborgenen, aber dennoch vorhandenen Krankheitserreger diesen Umstand, der für sie äußerst günstig ist, zunutze machen, indem sie plötzlich eine angeregte Aktivität zu entwikkeln beginnen. Dadurch kann sich dann eine akute Erkrankung ergeben, was für den Patienten ungewohnte Schwierigkeiten mit sich bringen wird. Er muß sich demnach vor einer solchen Schwächung hüten, kann diese doch durch Übermüdung und starke Erkältungen auftreten. Auch kann man sich durch Sorgen und Ärger herunterwirtschaften und dadurch schlaflose Nächte haben. Zudem erweisen sich ausschweifende Festgelage mit unmäßigem Alkoholgenuß als gefährlich, da sie die gesundheitliche Festigkeit gefährden und der Erkrankung Vorschub leisten. Nach starker Erkältung kann sich deshalb ganz unerwartet eine Lungenentzündung einstellen. Oftmals geschieht dies im Krankenhaus nach einer Operation. Durch die Operation mochte der Patient geschwächt und daher empfindlicher sein als sonst, weshalb ihm kalte Zugluft, der er zu lange ausgesetzt war, zum Verhängnis wird. Die Pneumokokken, die die Lungenentzündung verursachen, waren zwar schon vorhanden, konnten sich jedoch nur durch die Erkältung entfalten, was nach Operationen eine zusätzliche Schwächung bedeutet.

Im erwähnten Sinne äußerte sich auch der Nobelpreisträger Linus Pauling als berühmter Fachmann in Lindau, denn die betrübenden Ergebnisse im Kampf gegen den Krebs veranlaßten ihn, seine Enttäuschung auszusprechen. Ihn bedrängte die Feststellung sehr, daß trotz des Einsatzes von Milliarden Dollars kein Erfolg zu verzeichnen war, der bestätigen konnte, daß die durchschnittliche Überlebenszeit eines Krebskranken wesentlich verlängert worden wäre. Trotz des Kampfes mit Stahl und Strahl und all den teuren Zytostatika sowie den anderen chemotherapeutischen Mitteln ist es der Schulmedizin nicht gelungen, die Krebssterblichkeit, die stets im Ansteigen begriffen ist, aufzuhalten noch sie einzuschränken.

Der zuvor erwähnte berühmte Forscher und weltbekannte Gelehrte sah sich dieses Umstandes wegen veranlaßt, sich nach einem anderen Ausweg umzusehen, wobei er zugeben mußte, daß uns nichts anderes übrigbleibe, als uns auf die natürlichen Abwehrmechanismen des Körpers zu stützen. Dies verlangt allerdings von uns, daß wir das Bemühen der körperlichen Abwehrkräfte im Kampf gegen die Tumorzellen auch unsererseits unterstützen. Wie diese Unterstützung der körpereigenen Abwehr jedoch wirksam erfolgen könnte, war dem erwähnten Forscher nicht klar. Er konnte nur massive Dosen von Vitamin C empfehlen.

Es schien dem berühmten Mann jedoch völlig unbekannt zu sein, was eine Vollwerternährung zustande bringen kann, wenn man alle entwerteten Nahrungsmittel ausschaltet und alle Produkte und Einflüsse krebserzeugender Art strengstens meidet. Es mag zwar sein, daß er im stillen doch etwas darüber wußte, daß er sich aber infolge seiner Stellung nicht offen dazu bekennen wollte. Es ist bestimmt für sämtliche Krebsforscher sowie für die vielen Schüler von Professor Bauer nebst den maßgebenden Vertretern alter Schule nicht leicht, zugeben zu müssen, daß das Naturheilverfahren weit eher auf heilungsfördernder Grundlage beruht. Ärzte, die sich auf natürliche Behandlungsweise verlegt haben, sowie Naturärzte vertraten schon seit Jahren ihr erprobtes Erfahrungsgut zum Wohle ihrer Patienten. Sie würden es daher begrüßen, wenn sich auch ihr Wirken voll entfalten könnte, ohne beanstandet und bekämpft zu werden. Es wäre bestimmt im Interesse der vielen Krebskranken, wenn nicht nur einzelne prominente Persönlichkeiten, sondern die Schulmedizin als solche offen zugeben würde, daß der Kampf gegen den Krebs mit veralteten Mitteln einen längst verlorenen Krieg darstellt. Weder die Chemie noch das Messer, auch nicht die vielen Strahlen wie Kobalt, Röntgen, Radium oder eine andere Strahlentherapie sind in irgendeiner Form befähigt, den Krebs wirklich zu heilen. Im Gegenteil schwächen diese Anwendungen nur die eigene Abwehrkraft des Körpers. Bedenkt man diesen Umstand, dann hebt dies die bescheidenen medizinischen Erfolge, die in keinem Verhältnis zu den teuren Aufwendungen stehen, ohnedies wieder auf.

Je nach unserer Einstellung können wir unseren Körper, der alleine befähigt ist, Krebs zu verhüten oder zu heilen, tatkräftig unterstützen. Schöpferische Weisheit stattete die Natur unseres Körpers so günstig aus, daß es zu unserem Vorteil gereichen würde, darüber genügend Kenntnisse zu besitzen. Wir würden dann die in uns wirkenden Abwehrkräfte nicht töricht unterdrükken, sondern zu fördern suchen. Wie bereits erwähnt, spielt dabei die natürliche Ernährungstherapie eine wichtige Rolle. Bedeutungsvoll sind auch die Bewegungs- und Atmungslehre sowie die seelische Behandlung, da es unerläßlich ist, dem Patienten Mut einzuflößen, um ihn zur aktiven Mitarbeit begeistern zu können.

Das Erfahrungsgut namhafter Ärzte auf dem Gebiet natürlicher Behandlungsweise bewies uns, wie notwendig es in erster Linie ist, die Leber zu gesunder Tätigkeit anzuregen. Sie kann als die stärkste Mithelferin einer erfolgreichen Therapie bezeichnet werden, muß sie doch das Blut von allen Toxinen, also von allen Giften, befreien, denn krebserzeugende Stoffe können die Zelle beständig schädigen. Wir sollten daher die Leber zur maximalen Mitarbeit heranziehen können, weil wir dadurch nicht nur eine Schlacht im Kampf gegen den Krebs, sondern bereits alle Voraussetzungen für den Sieg gewonnen haben. Das Buch »Die Leber als Regulator der Gesundheit« dient uns als erfolgreicher Ratgeber, denn es enthält viele Anhaltspunkte, die wir zur Erlangung einer gesunden Lebertätigkeit benötigen.

Wenn wir auf die vorgeschlagene Weise die eigene Abwehrtätigkeit unseres Körpers voll und ganz unterstützen, dient uns dies nicht nur im Kampf gegen den Krebs und weitere Geschwulstbildungen, sondern auch gegen Arthritis, Gicht und andere Degenerationserscheinungen, die im Haushalt der Körperzellen auftreten können. Auch bei Infektionskrankheiten können wir mit Erfolg rechnen, wenn wir die körpereigenen Abwehrkräfte unterstützen. Selbst gegen Feinde aus dem Bereich der Parasiten sollten wir, um Erfolg erlangen zu können, auf die vorgeschlagene Weise vorgehen, ist dies doch allen Erkrankungen gegenüber von erstrangiger Wichtigkeit und demnach das A und das O einer erfolgreichen Behandlung.

Krebsheilung durch den eigenen Körper

Als der Krebs anfing, sich immer mehr auszubreiten, um zur Geißel der Menschheit zu werden, glaubte man noch nicht, eine Heilung gegen ihn finden zu können. Heute nun, nach Jahren gesammelter Erfahrung ist man so weit, daß man behaupten kann, nur der eigene Körper könne den Krebs heilen. In dieser Behauptung bestärkte mich ein interessanter Bericht, der in meinen Besitz kam, stammte er doch von einem amerikanischen Arzt, der selbst unter Krebs gelitten hatte. Die eigene Erfahrung dieses Arztes bestätigte viele meiner Beobachtungen an geheilten Patienten. Ich war darüber nicht nur erfreut, sondern auch erstaunt.

Wer erfolgreich gegen den Krebs vorgehen will, muß zuerst eine grundlegende Einsicht erlangen, um zu erkennen, wie es um die Entwicklung dieser Krankheit bestellt ist. In erster Linie sollte er Verständnis darüber erhalten, was eigentlich zur Bildung von Krebszellen beiträgt. Der erwähnte ärztliche Bericht besagt, daß weder Ärzte noch Heilmethoden, weder Heilmittel noch Diätvorschriften, auch nicht irgendeine besondere Therapie ihm geholfen hätten, der Erkrankung erfolgreich begegnen zu können. Der Arzt, der dies bei sich feststellte, war sich dieser Einsicht immer klarer bewußt geworden, und je mehr er davon überzeugt war, desto rascher erkannte er, daß nur er selbst, also sein eigener Körper, ihn von dieser Krankheit befreien könne, weil er allein eine Heilung zu bewirken vermag. Diese Erwartung nun scheint allerdings kühn zu sein, doch entsprang sie seiner Ansicht, daß er selbst, ja er allein zum Versagen beigetragen hatte. Er wollte daher verbessern, was verkehrt war, um den Körper aus seiner hilflosen Lage herauszubringen. Diese Einsicht bezeichnete der Arzt als ein Heilmittel, das bei ihm fast spezifisch zu wirken vermochte. Er erwartete denn auch von ihm alleinige Hilfe.

Wie ging nun dieser Arzt vor, um trotz der schlimmen Lage sein Leben wieder auf gesunde Bahnen lenken zu können? Zuerst durchleuchtete er sein ganzes Leben, indem er sich bemühte, alle Fehler zu erkennen. Von Jugend an hatte er deren nicht wenige gehabt. Fehler bestanden bei ihm in der Ernährung, in der Bewegung, der Atmung, der Einnahme von Genußmitteln und Medikamenten, im Streß, in der Hetze, im Mangel an Schlaf, in Aufregung und Ärger. Er war sich voll bewußt, dies alles ändern zu müssen. Auch ging er allen Einflüssen und Stoffen nach, die krebsfördernd auf seinen Zustand eingewirkt hatten. Er war rücksichtslos ehrlich in der Beurteilung seiner Gelüste und Lebensgewohnheiten. Trotz der erbärmlichen Inventur, die sich daraus ergab, brachte er den Mut auf, alles zu ändern, wegzulassen und zu meiden, was zur Entartung seiner Körperzellen beigetragen hatte. Obwohl es nicht leicht war, seinen Entschluß durchzuführen, ging er doch mit eiserner Konsequenz ans Werk. Die dringliche Lage ließ ihn keine andere Wahl treffen, denn entweder folgte er der Stimme der Vernunft und gehorchte oder er hatte sich mit einem schmerzerfüllten Leidensweg abzufinden, ohne der Vernichtung ausweichen zu können. Diese Einsicht half ihm, jeder betrügerischen Ausrede aus dem Wege zu gehen, um einfach ehrlich und schlicht zu gehorchen, und es war nicht vergebens, denn dieser Arzt wurde tatsächlich wieder gesund. Der Erfolg versetzte natürlich seine vielen Arztfreunde wie auch die Bekannten in höchstes Erstaunen. Daß sein Körper, und allein dieser, den Erfolg zu erringen vermochte, war der in ihm wohnenden Abwehr- und Regenerationskraft zu verdanken. Da diese Kräfte voll eingesetzt wurden, erfolgte die notwendige Unterstützung und Stärkung, so daß der Krebs überwunden werden konnte. Die Therapie war allerdings schwer, aber sie lohnte sich. Körperlich, seelisch und geistig ließ sich der Zustand bessern, und die Heilung gelang.

Dieser Arzt ist heute wie ich selbst davon überzeugt, daß ärztlicher Beistand, daß physikalische Anwendungen, Diätkuren, natürliche Heilmittel, kurz alle Hilfeleistungen, nicht zur Heilung führen könnten, wenn nicht der Körper selbst mit einer wunderbaren Abwehr- und Regenerationskraft ausgerüstet wäre. Wer dies zu begreifen beginnt, sollte diese Kräfte anregen und auswerten und gleichzeitig alles meiden, was irgendwie schwächend wirkt. Die innewohnenden natürlichen Hilfskräfte sind die einzigen, die als erfolgreiche Heiler bezeichnet werden können. Im Zusammenhang damit steht auch die unerschütterliche Entschlossenheit, nicht nachzugeben, um den Erfolg erreichen zu können. Dies alles bildet die beste, womöglich die einzige Voraussetzung, um Krebs und nebst ihm auch noch viele andere schwere und unheilbar erscheinende Krankheiten besiegen und heilen zu können.

Sieg über den Krebs?

Wie glücklich wären wir alle, wenn wir wirklich den Krebs besiegen würden, so daß sämtliche Zeitungen dies als feststehende Tatsache bekanntmachen könnten. Aber noch stirbt heute jeder 5. Europäer an Krebs, und die Fachleute müssen zugeben, daß alle

Anstrengungen der Krebsforschung nicht genügen, um die Lage zu verbessern. Im Gegenteil, wenn es so wie bis anhin weitergeht, dann wird es bald jeder 4. oder gar 3. sein, der der Krebskrankheit durch Tod erliegen wird. Wenn es also zu solch einem bedauernswerten Ergebnis kommen sollte, dann sehen Millionen Menschen einem traurigen Los entgegen, denn der Krebs kann bekanntlich furchtbare Leiden auslösen, bis der Tod in solchem Falle als Befreier eintritt. Wer den Gesundheitsfragen nicht gleichgültig gegenübersteht, fühlt sich bei solch tragischen, gewissermaßen willkürlichen Aussichten beunruhigt und sucht ernstlich nach einem Ausweg.

Gibt es Gegenmaßnahmen?

Wie sollten wir uns verhalten, um den verschiedenen krebserregenden Einflüssen am erfolgreichsten entgegenzusteuern? Gibt es eine solche Möglichkeit überhaupt? Als Städtebewohner können wir der schlechten Luft mit ihren cancerogenen Gasen nicht entgehen. Wir sind gezwungen, sie einzuatmen. Bange ist uns besonders dann, wenn wir den Menschenstrom, der zur Arbeit oder heimwärts strebt, aufmerksam beobachten. Die Straßen sind besonders zu dieser Zeit mit Autoabgasen schwer belastet, und man fragt sich unwillkürlich, ob es durch stille Wege und Hintergäßchen nicht einen Ausweg aus allzu schlechter Luft geben würde? Freilich müßte man dann womöglich mit einem großen Umweg rechnen, wozu die Zeit in der Regel ja ohnedies fehlt. Vorteilhafter haben es zum Teil immer noch jene, die in den Bergen oder auf dem Lande wohnen, obwohl auch dort die Luft nicht mehr überall einwandfrei ist. Denken wir nur an die vielen Flugzeuge, die unser Land und leider auch die Bergwelt überfliegen. Sie alle sorgen dafür, daß sich giftige Gase wie ein Schleier herniedersenken.

Wie ist es ferner um unsere Ernährung bestellt? Leider läßt sich feststellen, daß in fast allem, was wir essen und trinken, cancerogene Stoffe zu finden sind. Daher mögen wir einen eigenen, biologischen Landbau als vorteilhaft erachten oder uns doch mindestens nach einem Lieferanten umsehen, dem biologisch gezogene Produkte zur Verfügung stehen. Aber auch dann mögen noch immer Spuren von cancerogenen Stoffen in unserer Nahrung enthalten sein, wenn uns auch die geringe Menge in der Regel nicht allzuviel schaden wird. Als Erdenbewohner sind wir nun eben einmal den krebserregenden Einflüssen durch die Luft, das Wasser und den Erdboden ausgesetzt. Die sorglose Auswertung neuzeitlicher Errungenschaften hat uns dem preisgegeben, was wir nun als Schädigung in Kauf nehmen müssen. Alles, was an Nährstoffen erzeugt wird, ist mehr oder weniger mit cancerogenen Stoffen durchsetzt, auch wenn es nur solche sind, die von gespritzten Pestiziden und Fungiziden herrühren. Die Erfahrung hat bewiesen, daß es sich dabei um Stoffe handelt, die sich als Zellgifte auswirken, wiewohl sie trotzdem immer noch weltweit im Gebrauch sind. Einen Vorteil bilden daher eigene Obstbaum- und Beerenbestände, die wir uns ohne schädigende Spritzmittel gesund erhalten können. Oft haben wir Gelegenheit, uns zu wundern, daß es immer noch Menschen gibt, die mit größter Sorglosigkeit das handelsübliche Obst ungeschält genießen, obwohl dieses offensichtlich gespritzt worden ist. Allerdings hat die Forschung festgestellt, daß die erwähnten kleinen Mengen nicht genügen würden, einen Krebs auszulösen, und zwar auch nicht bei jenen, die mit schwacher oder mittelmäßiger Erbmasse belastet sind. Dessenungeachtet sollten wir wenigstens all das meiden, was uns möglich ist, um den Fangarmen des Krebsgespenstes entgehen zu können.

Das Rauchen und andere Süchte

In erster Linie gehört zu diesen Möglichkeiten das Rauchen. Viele Menschen sind sich noch immer nicht klar darüber, daß oft nur eine kleine Mehrbelastung durch cancerogene Stoffe ausschlaggebend ist, um den gefürchteten Krebs auszulösen. In solchem Falle genügen oft die Teerstoffe des Tabaks. Bekanntlich unterscheidet man 70 verschiedene Krebsarten. Einige von diesen können als typische Raucherkrebse bezeichnet werden. Dazu zählen u. a. der Lungen-, Kehlkopf-, Bronchial-, Zungen- und Lippenkrebs. Im Laufe der Zeit lernte ich viele Raucher kennen, die erst mit der Frönung diese gefährlichen Lasters aufzuhören begannen, als das Röntgenbild eindeutig auf Lungenkrebs hinwies. Es ist dies allerdings ein Zeitpunkt, der für die Erlangung einer Heilung fraglich, also oft zu spät ist.

Nicht nur durch das Rauchen können wir süchtig werden, denn jede schädigende Leidenschaft, die uns beherrscht, führt zur Sucht, wodurch wir uns der Gefahr der Krebsentstehung aussetzen, handle es sich dabei nun um Alkohol-, Drogen- oder Tablettensucht. Alles, was in unserer Lebensweise zur Genußsucht ausartet, selbst das Essen und Trinken, kann die Krebsbereitschaft des Körpers fördern.

Physikalische Einflüsse

Je nach unserer beruflichen Betätigung können wir uns ebenfalls der Gefahr der Krebserkrankung aussetzen. In diesem Zusammenhang erinnern wir uns unwillkürlich der vielen Fälle von Berufskrankheiten, die sich in Form einer Staublunge oder Silikose zum Lungenkrebs entwickeln konnten. Besonders auch dann, wenn in der chemischen Industrie diesbezüglich ungenügende Schutzmaßnahmen getroffen worden sind, kann sich das Einatmen giftiger Gase ebenfalls als krebsauslösend auswirken.

Nach den Forschungen von Dr. Hartmann kann man den Krebs in vielen Fällen auch als eine Standortkrankheit bezeichnen. Über geologischen Brüchen hat man Gammastrahlen gemessen. Diesen Umstand sollte man in Betracht ziehen und es nicht als Luxus betrachten, wenn man ein Haus baut oder kauft, ja selbst auch dann, wenn es sich bloß um eine neue Wohnung handelt, durch Fachleute feststellen zu lassen, ob man durch seine Wahl nicht in ein Spielfeld elektromagnetischer Kräfte gelangt. Diese können sich nämlich sowohl positiv als auch negativ auswirken, was das Krebsgeschehen anbetrifft. Auf der Strecke von Mexico City nach Orizaba lernte ich Orte kennen, von denen die Ärzte behaupteten, es sei noch keiner ihrer Bewohner krebskrank geworden. Solch einen Umstand sollte man ausnützen, um eine Krebsheilstätte einzurichten, weil dort die Heilungen bestimmt um vieles gefördert werden könnten. Professor König, Spezialist für Elektrophysik, behauptet, daß über unterirdischen Wasserläufen eine abgebremste Neutronenstrahlung, herrührend von nuklearen Vorgängen im Erdinnern, stattfinde, diese ionisiere die Luft. Auch dies könnte in der Krebsentstehung eine wesentliche Rolle spielen.

Es hat sich einwandfrei erwiesen, daß die Krebssterblichkeit an verkehrsreichen Autostraßen wesentlich größer ist als in verkehrs-armen Gegenden, was sich leicht erklären läßt, da die gemessenen Benzpyrenwerte dementsprechend höher sind. Schon vor Jahr-zehnten erklärte der bekannte Krebsforscher Professor K. H. Bauer, daß die Autoabgase wie alle exogenen Schädigungen die Mutationsbereitschaft der Zellen fördern. Da es aber schon vor der Erfindung des Autos Krebserkrankungen gab, kann man die Schädigungen durch Benzpyren richtigerweise nur als auslösenden Einfluß auf die Krebsentstehung bezeichnen, sie nicht aber als ursächlich verantwortlich machen. Wenn wir alle Hinweise gründ-lich überdenken, können wir bestimmt viele Möglichkeiten erken-nen, um krebserregenden Einflüssen wohlweislich auszuweichen. Wir sind demnach nicht ganz unschuldig daran, wenn wir uns nicht darum kümmern, so daß unser Körper von Krebs befallen werden kann.

Psychische Einflüsse

Es gibt nicht nur körpereigene Abwehrkräfte; um körperliche Leiden zu beeinflussen und wenn möglich zu beseitigen, ist es sicher gut, wenn wir natürliche Heilmittel anwenden: Pflanzenprä-parate, Phytotherapie, Homöopathie.

Auch ist eine Korrektur unserer Lebens- und Ernährungsge-wohnheiten notwendig. Dann Reflexzonenmassage, Chiropraktik und all die verschiedenen Methoden, die heute als Ganzheitsthera-pie eine Anwendung finden. Dabei darf ein Punkt nicht vergessen werden, der ebenfalls zur Ganzheitstherapie gehört: das Seelische. Nicht umsonst sagte Salomo in seinen Sprüchen: »Bewahre das Herz mehr denn alles, denn von ihm sind die Ausgänge des Lebens.« Dabei meint er sicher nicht das anatomische Herz, sondern die Zentrale unseres Empfindens, das Seelische, die Psyche. Es gibt Ärzte, die soweit gehen, daß sie bei ganz schweren Krankheiten, zum Beispiel bei Krebs, den Ausdruck prägten: »Krebs ist eine Krankheit der Seele.« Obschon noch viele andere

Begleitumstände mitwirken, ist dies ein ganz wichtiges Faktum. Das Seelische kann zur degenerativen Veränderung im Zellstaat führen und die Krebserkrankung auslösen.

Nicht jeder Mensch ist seelisch gleich geartet, genauso wie nicht jede Pflanze in ihrer Sensibilität gleich reagiert. Es gibt Pflanzen, die ertragen Hitze wie Kälte, Sturm, pralle Sonne, große Feuchtigkeit und große Trockenheit. Aber nicht jede Pflanze kann all diese übermäßigen Anforderungen ohne Schaden überstehen. Menschen, ja sogar Tiere kann man in gewissem Sinne in diesem Zusammenhang mit Pflanzen vergleichen. Auch Tiere können sehr empfindlich reagieren. Es gibt Menschen, die je nach ihrer Veranlagung, ihrer Erziehung, ihrer Kinderstube, oft auch aus Mangel an Nestwärme, sehr robust, man möchte fast sagen roh und oft gefühllos, vielleicht sogar brutal mit ihren Mitmenschen umgehen. Sie verletzen diese seelisch, ziehen ihnen oft gar den Boden unter den Füßen weg, ohne daß sie sich dessen bewußt sind. Ich habe in meiner Praxis viele schlimme Dinge auf diesem Gebiet erlebt.

Ein junger Mann, er war auf gewissen Gebieten sehr talentiert, aber ungeschickt auf anderen, wurde von seinem Lehrmeister auf brutale Weise beschimpft. Der sagte zu ihm: »Du bist genau der gleiche wie dein Vater, du wirst in deinem Leben überhaupt nie etwas werden!« Diese Behauptung hat den jungen Mann so aus dem Gleichgewicht gebracht, daß er Mühe hatte, den Schock zu überwinden und sich überhaupt wieder zurechtzufinden. Und ich selbst hatte große Mühe, und es erforderte viel Zeit, Geduld und Liebe, um ihm wieder ein Gefühl der Selbstsicherheit und Lebensmut beizubringen. Oft schlagen sogar kleine, unliebsame Begebenheiten eine tiefe Kerbe in das seelische Empfinden des Menschen. Der junge Mann verlor seine Selbstsicherheit und konnte sich in seiner beruflichen Weiterbildung nicht mehr richtig entfalten.

Der Patient ohne Hoffnung

Ärzte machen diesbezüglich oft sehr große Fehler, denn sie verstehen es nicht, die seelische Seite eines Patienten zu berücksichtigen. Oft habe ich beobachtet, wie Ärzte berufsblind, wie man es eigentlich von ihnen nicht erwartet, einem Patienten jede Hoffnung genommen haben. Mit kalten Argumenten, die objektiv gesehen vielleicht stimmten, haben sie den Kranken erschreckt und ihm gesagt, er müsse nun halt mit der Krankheit leben und mit seinem Leiden selbst fertig werden. Hier sollte man doch mindestens ein Türchen der Hoffnung offenlassen, was dem Kranken die Kraft geben würde, sich zur Wehr zu setzen. Kein Arzt auf der ganzen Welt ist so klug und so erfahren und geschickt oder gar berechtigt, irgendeine schwere Situation hundertprozentig als hoffnungslos zu bezeichnen.

Wie oft in meinem Leben durfte ich erfahren, daß ganz hoffnungslose Fälle, daß Patienten plötzlich, wie durch ein Wunder, geheilt worden sind. Nicht durch Medikamente oder durch eine Operation, sondern durch die Natur selbst, die, wenn noch irgendwelche Reserven vorhanden sind, sich plötzlich wie ein schwerverwundeter Tiger zur Wehr setzt. Die Natur kann ungeahnte Kräfte freisetzen und eine Heilung herbeiführen. Diese Heilkräfte boten dem Kranken neue Genesungs- und Lebensmöglichkeiten, sogar bei schweren Krebsfällen, wie ich es selbst miterlebt habe. Davon wurden sogar Chirurgen in Erstaunen versetzt.

Innere Heilkraft

Ein Beispiel möchte ich anführen: Ein Junge, noch im schulpflichtigen Alter, wurde vom Assistenten eines bestbekannten Professors wegen eines Gehirntumors operiert. Wahrscheinlich war dieser Tumor die Folge eines früheren Sportunfalls. Narbenbildungen sind später in eine Geschwulst übergegangen, wie man dies nach Sportverletzungen und starken Gehirnerschütterungen oft erlebt. Manchmal tritt eine Geschwulst erst nach Jahren auf, es können sogar Jahrzehnte vergehen. Die Prognose für den Jungen war schlecht. Der Arzt, ein ganz tüchtiger Chirurg, sagte dem Vater, daß man leider nicht alles entfernen konnte und der Ausgang der Tumorerkrankung völlig unsicher sei. Man gab also dem Jungen nur mehr wenig Hoffnung. Doch das Einsetzen von anticancerogen wirkenden Pflanzenpräparaten, die Umstellung auf eine natürliche Ernährung und eine seelische Beeinflussung haben dem Jungen wie auch den Eltern wieder Mut gegeben. Und so ist das große Wunder geschehen, daß der Körper dieses sonst so gesunden jungen Menschen alle Reserven mobilisiert hat. Nach einem Jahr führte dies zur Heilung, die nicht nur mich und die Eltern, sondern auch die Chirurgen in Erstaunen versetzt hat. Es ist nun zirka zwanzig Jahre her, und es gab keinerlei Rückfälle oder sonstige Schwierigkeiten. Bei einer Apothekergehilfin, die etwas älter war als dieser Junge, ist eine ähnliche Situation und später dann auch eine völlige Genesung beobachtet worden. Leider geht es nicht immer so. Wenn der Körper keinerlei Reserven besitzt, wenn er nichts mehr zur Verfügung hat, was er mobilisieren kann, wenn der Patient seelisch im Stich gelassen wird und wenn er in einer Depression versinkt, dann sind die Voraussetzungen für eine Heilung nicht mehr gegeben. Oft sind junge Menschen in meine Praxis gekommen, die an den Spätfolgen von Unfällen, vor allem Sportunfällen, litten. In dem Moment, wenn Schwindel und Brechreiz wieder abgeklungen sind, denkt man, es sei nun alles in Ordnung, man spürt nichts mehr. Aber die vorhandene Verletzung der Gehirnzellen, die dann vernarbt, macht sich später, wenn noch ungünstige Einflüsse dazukommen, wieder bemerkbar. Dann tut es mir immer weh, wenn solche oder ähnliche Fälle an mich herangetragen werden. Was soll dann getan werden? Wir sind ja alle keine Künstler, wir haben höchstens viel Erfahrung auf verschiedenen Gebieten.

Die vernachlässigte Seele stärken

Aber gerade da ist es wichtig, und das habe ich mir immer als Punkt eins in den Therapieplan geschrieben, die Seele zu beeinflussen. Das Erreichen einer positiven Einstellung und das Mitarbeiten des Patienten beim ganzen Heilgeschehen sind die wichtigsten Schritte zu einer Besserung. Erst kürzlich habe ich einem jungen Menschen gesagt, daß wir nun drei seien, die mithelfen müssen, er als Patient, ich als Berater und die Natur, eine Schöpfung Gottes, als Dritte im Bunde.

Wenn alles zusammenspielt, dann hoffen wir, das Bestmögliche zu erreichen und uns gelegentlich an einem Erfolg erfreuen zu dürfen!

Es gibt keine Krankheit und keine körperlichen Probleme, bei denen das Seelische nicht mindestens die Hälfte zur Heilung beitragen kann. Alle sind verpflichtet, dem Patienten unbedingt beizustehen, sowohl Eltern, Freunde, Bekannte, aber in erster Linie der Therapeut, Arzt, Naturarzt, der als Freund des Kranken in Erscheinung zu treten hat. Der soll ihn liebevoll, geistig in den Arm nehmen und ihm zeigen, was für wunderbare Aufgaben man gemeinsam zu erfüllen hat. Wie gütig ist die Natur, wie wunderbar hat der Schöpfer Gesetzmäßigkeiten geschaffen, die, wenn wir sie richtig anwenden, immer noch Wunder wirken können. Die kühnsten Machenschaften und Spekulationen der Wissenschaft können dadurch weit übertroffen werden.

Krebsbehandlung

Das Thema Krebs wird dann problematisch und ist mit einer gewissen Skepsis zu betrachten, wenn es um Heilerfolge geht oder gar um eine vollständige Heilung.

Vorläufig gibt es noch kein spezifisches Mittel gegen diese Krankheit, und es wird in dieser Form wahrscheinlich auch in absehbarer Zukunft keines geben. Da der Krebs als eine chronisch verlaufende Allgemeinerkrankung des gesamten Körpers angesehen wird, bedarf es einer kombinierten Behandlung, und es muß deshalb der Fähigkeit des Arztes überlassen werden, die richtige Wahl der Mittel zu treffen. Aufgrund der Eigenart der Krebserkrankung wird sich die Forschung künftig auf eine sich ergänzende Vielfalt von Behandlungsmethoden konzentrieren müssen. Die biologischen Therapien zeigen einen Ansatz dafür, und zwar einen erfolgreichen! In diese Ganzheitsbehandlung müssen auch die Ernährung und eine positive Lebenseinstellung mit einbezogen werden.

Wir waren deshalb erfreut, von Frau I. D. aus G. einen Brief mit folgendem Inhalt zu bekommen:

»Nachdem nun ¾ Jahre seit dem Wissen um meine Krankheit vergangen sind, will ich von mir wieder hören lassen. Um es vorwegzunehmen: Es geht mir sehr gut!

Nachdem ich die Ernährung auf Ihren Rat hin sofort umgestellt habe und Petaforce-Kapseln einnahm, fand ich – wie ich Ihnen bereits berichtete – in T. einen Heilpraktiker, der mich mit Spritzen behandelte, und hier am Ort einen Arzt, der bereit war, die Behandlung in diesem Sinne fortzusetzen. Nach einer Wiederholung der Kur in einem kurzen Abstand von acht Wochen hatte sich mein Blutbild so sehr gebessert, daß ich erst vier Monate später als vorgesehen zur Kontrolle muß. Und das alles, nachdem die Ärzte im Krankenhaus eine Operation ›nicht mehr für sinnvoll‹ hielten und mir eine starke aggressive Chemotherapie als ›letzten verzweifelten Versuch‹ empfahlen, wie es im Befund hieß! Für eine biologische Heilmethode waren sie überhaupt nicht zugänglich.

Ich bin sehr dankbar und konnte schon vielen Leidensgefährten Mut machen. Natürlich weiß ich, daß dies kein endgültiger Befund ist. Ich nehme daher weiterhin die Petaforce-Kapseln neben anderen verschriebenen Medikamenten und behalte auch die Ernährungsweise bei. Da mein Mann mitmacht, macht es mir viel Freude. Nach anfänglichen Schwierigkeiten haben wir uns so daran gewöhnt, daß uns gar nichts anderes mehr schmeckt. Inzwischen habe ich auch gelernt, vielseitige Gerichte zu kochen und auch Kuchen zu backen, so daß von Verzichten eigentlich gar keine Rede sein kann.«

Sobald sich der Patient besser fühlt, darf er sich nicht in absoluter Sicherheit wiegen und seine früheren Gewohnheiten wieder aufnehmen, zum Beispiel eine eiweiß- und fettreiche Kost, das Rauchen, zuviel Alkohol und Streß. Vielmehr sollte er sich bemühen, den erreichten Gesundheitszustand zu stabilisieren, und die Hinweise weiter beachten, die ihm zu einem Erfolg verholfen haben.

Es wäre von großem Wert, einen Arzt zu finden, der gegenüber biologischen Methoden aufgeschlossen ist. Solche Ärzte gibt es schon, nur sind sie leider noch sehr rar oder besser gesagt die Minderheit.

Heilungen von Krebs

Bestimmt kann man eine rasche Heilung von Krebs als Wunder bezeichnen. Wo aber mag deren Ursache liegen? Erleben es Chirurgen nicht oftmals, daß bei zwei gleichgearteten Krebsfällen nach der Operation nicht das gleiche Ergebnis zu verzeichnen ist?

Obwohl in beiden Fällen die Geschwulst operativ entfernt worden ist, kann der eine der beiden Kranken gesund werden, während der andere einige Zeit danach trotz gleicher Sorgfalt stirbt. Obwohl in beiden Fällen die gleichen Heilungsaussichten geboten waren, ließ genaue Nachforschung einen großen Unterschied feststellen. Um sich nach operativen Eingriffen von Krebs wieder erholen zu können, muß ein gut arbeitendes Immunsystem vorhanden sein. Wenn dieses indes durch Medikamente oder gar durch Bestrahlungen allzusehr geschädigt worden ist, dann wird der Kranke schwerlich gesunden. Ein Immunsystem aber, das sich zur Verteidigung aus vielerlei Kampftruppen zusammensetzt, so aus Lymphozyten, Leukozyten und Phagozyten, wird bei guter Arbeitsleistung mit Viren, Pilzen und den restlichen bakteriellen Abfallstoffen fertig werden können. Wenn zudem die Leber unbeeinträchtigt arbeitet, dann kann überhaupt keine Krebsgeschwulst entstehen, während das Fehlen dieser Faktoren unter Umständen zu einer Krebsgeschwulst führen kann. Wenn nun in erster Linie das Lymphsystem mit Einschluß der Mandeln, der Milz und des Knochenmarks, vielleicht auch noch des Blinddarms, in seiner Wirksamkeit vorübergehend gestört ist, dann besteht die Gefahr einer Geschwulstbildung. Es handelt sich bei dieser um eine konzentrierte kranke Masse, die man operativ beseitigt. Nun muß sich die noch vorhandene Kampfkraft des gesamten Lymphsystems anstrengen, um mit der Krankheit und den bei der Operation vielleicht entwichenen Krebszellen fertig zu werden. Starke, chemotherapeutische Mittel sowie die Auswirkung der Strahlentherapie könnten nun aber diese Abwehrkraft des Körpers empfindlich schädigen und lähmen, weshalb man wohlweislich von diesen Therapien absehen sollte.

Will man das Wunder einer Spontanheilung bei Krebs erleben, dann muß man für die Aktivierung der Lymphe besorgt sein, denn darin liegt das Geheimnis, das zur Heilung führen kann. Das ganze Heer der Immunitätsstoffe und der körperlichen Kampftruppen sollte zum Einsatz vollwertig bereit sein. Selbst pflanzliche Heilmittel scheinen nur wirksam zu sein, wenn dieser Aktivierung der Lymphe keine Hindernisse im Wege stehen. In solchem Falle werden sich Petasites, Mistel, Kreosotbuschtee, Präparate aus Aprikosenkernen oder Bittermandeln, Lapachorinde und Randensaft, kurz alle jene Mittel, die bei der Krebsheilung eine wesentliche Rolle spielen, als günstig erweisen. Anders aber verhält es sich mit dem Einfluß der modernen Medizin. Chemotherapeutische Mittel sowie die Strahlentherapie können zwar vorübergehende Erfolge zeigen. Sie können auch behilflich sein, um das leidvolle Leben zu verlängern, aber sie werden den Kranken nicht in dem Sinne gesunden lassen, daß er sich seines Lebens wieder voll erfreuen kann, weil die angewandten Therapien die erwähnten Abwehrkräfte zu schädigen vermögen, statt sie zu voller Tätigkeit anzuregen. Statt dessen geht der Patient nachträglich oft an einer septischen Lungenentzündung oder einer Infektion zugrunde, weil das Immunsystem jegliche Aktivität verloren hat. Wie soll man eine wirkliche Heilung erlangen, ohne die Heilfaktoren, die der Körper in sich birgt, zu stärken und zu unterstützen, statt sie unachtsam zu unterbinden, weil man ihrer Werte nicht gewahr wird oder sie nicht wahrhaben will. Wenn man die natürlichen Geschehnisse nicht beachtet, sondern von rein menschlichen Ansichten und Mutmaßungen ausgeht, kann man Wege einschlagen, die den natürlichen Heilerfolgen hindernd entgegentreten, so daß das Wunder einer Heilung unterbunden, statt gefördert wird.

Was tun?

Was ist zu tun, wenn die Ärzte einem Patienten sagen, daß die Krebsgeschwulst einem chirurgischen Eingriff nicht mehr zugänglich, also inoperabel ist? Wenn sich z. B. die Krebsgeschwulst um die Bauchspeicheldrüse herum gebildet hat oder in einem anderen Fall als Folge von einem Trauma ein Tumor im Gehirn entstanden ist und die Ärzte nach der Operation verkünden: »Wir konnten leider nicht alles entfernen. Es war an einer unzugänglichen Stelle. Die Prognose sieht nicht günstig aus.« Wenn man solchen Patienten noch einige Monate zum Leben gibt, was soll man da in den sogenannten hoffnungslosen Fällen tun, wenn Ärzte mit all ihren Methoden am Ende ihrer Weisheit angekommen sind, wenn sie den Patienten nur noch kurze Zeit eine Lebenschance prophezeien? Sollte man den Patienten einfach aufgeben? Oder gibt es eine Methode, um da der Natur die Gelegenheit zu geben, durch die eigene Regenerationskraft eine Besserung, ja sogar eine Heilung herbeizuführen? Wenn der allgemeine Zustand es erlaubt und der Patient sich einigermaßen kräftig fühlt und das Herz noch leistungsfähig ist, kann unter kundiger Anleitung und Kontrolle eines mit biologischen Methoden vertrauten Arztes der Krebs ausgehungert werden. Wie geschieht das?

Das Saftfasten

Zum Aufbau von Zellen braucht der Körper Aminosäuren. Aber auch bei einem Myom, einer Zyste oder einer Krebsgeschwulst benötigt der Körper Aminosäuren, um die kranke Zelle aufzubauen und zu erhalten. Aminosäuren sind in der Nahrung vorhanden, in den Eiweißstoffen, also in Fleisch, Eier und Käse, in Milchprodukten und in allem, was irgendwie Eiweiß enthält. Ernährt man nun den Krebskranken völlig eiweißfrei, vorwiegend mit Gemüsesaft, und zwar mit Milchsäure vergorenen Gemüsesäften, seien sie aus Randen, Rüebli oder Kohl, wobei man tagsüber mindestens 5 dl schluckweise einnimmt, wenn möglich unter ganz gutem Durchspeicheln der Säfte, dann erreicht man schon nach zwei bis drei Wochen, aber auf alle Fälle nach vier bis sechs Wochen einen starken Mangel an Aminosäuren. Der Körper kann keine neuen Zellen mehr aufbauen und die vorhandenen Zellen nicht mehr genügend mit Aminosäuren ernähren. Dadurch entsteht ein Mangel, ein Hunger an Zellbausteinen, den Aminosäuren. Da der Körper nun erfahrungsgemäß die Tendenz hat, zuerst die edlen Organe zu erhalten – Gehirn, Rückenmark und all die lebensnotwendigen Organe –, beginnt er nun, wenn ein solcher Hunger von Zellbausteinen vorhanden ist, bei zweit- und drittrangigen Lagern – um es bildlich zu veranschaulichen –, Aminosäuren abzubauen. Das sind dann die gut- und bösartigen Geschwulste. Diese Zellbausteine werden nun vom Tumor genommen, um den Körper in seinen wichtigsten Stellen funktionstüchtig zu erhalten. Auf diese Art und Weise schmelzen Geschwulste langsam ein, indem ihnen die Aminosäuren entzogen werden. Es sind in vielen Fällen solche Wunder beobachtet und von Ärzten bestätigt worden. Nach vier bis sechs Wochen reinem Saftfasten erfolgt ein Übergang zur eiweißarmen Rohkost, die sechs bis acht Wochen weitergeführt wird. Anschließend stellt man sich auf eine immer

114

noch eiweißarme, rein pflanzliche Ernährung um, die möglichst glutenfrei sein sollte, mit vorwiegend Naturreis. Das Rohgemüse darf auf keinen Fall weggelassen werden. Wenn also eine eiweißarme Diät durchgeführt wird, konnte nach sechs bis acht Monaten in der Klinik festgestellt werden, daß die Geschwulst völlig verschwunden war. »Ein Wunder«, sagten die Ärzte. Ein Wunder der Natur, denn die Natur kann solche Wunder bewirken.

Unterstützende Maßnahmen

Dabei muß aber folgendes noch beachtet werden: Der Darm muß in Ordnung gebracht werden. Manchmal ist es sogar nötig, daß man Klistiere macht und leichte Abführtees einsetzt, bis der Darm leer ist und gut arbeitet. Auch das Herz muß immer unterstützt werden. Am besten mit ganz einfachen, pflanzlichen Herzmitteln, wie Crataegus, also Weißdorn. Die Niere sollte mit nichtreizenden nierenaktivierenden Pflanzenpräparaten wie Solidago (Goldrute) angeregt werden. Außer dem Saft muß unbedingt genügend Flüssigkeit dem Körper zugeführt werden, ca. 1,5 Liter täglich, sei es Mineralwasser oder leichte Kräutertees, auf den ganzen Tag verteilt. Zur Beruhigung der Nerven trinkt man Zitronenmelissentee oder Haferstrohtee. Der Flüssigkeit können auch pflanzliche Heilmittel zugesetzt werden, wie Avena sativa (Hafersaft), zur Beruhigung der Nerven. Gegen Schmerzen und Spasmen können 20–30 Tropfen Petasites (Pestwurz) dem Tee beigegeben und dieser tagsüber schluckweise getrunken werden. Zur Anregung der eigenen Regenerationskraft sollten 20–30 Tropfen Echinaforce ebenfalls der Flüssigkeit beigemengt werden. Da der Körper in solchen Fällen immer übersäuert ist, kann man dem Patienten Basenstoffe geben, eine Lauge, die wie folgt hergestellt wird: Man überbrüht mit ca. ½ Liter Wasser ein bis zwei Eßlöffel Birkenasche, läßt dies stehen, bis es erkaltet ist, und seiht das Ganze durch ein Filterpapier. Von dieser Lauge wird täglich 1 dl getrunken. Das hat zur Folge, daß diese basischen Stoffe Säure lösen und durch Darm und Niere als gebundene Salze ausgeschieden werden.

Zur Anregung der Hauttätigkeit wird der Körper einmal täglich mit Thymiantee gewaschen, und einmal wöchentlich wird der ganze Körper mit Johannisöl ganz leicht eingerieben. Wenn der Patient noch gehfähig ist, wird er in sauerstoffreicher Luft, wenn möglich Wald-, Meeres- oder Bergluft, zu Spaziergängen veranlaßt und mit ganz ruhigem Tiefatmen, ohne zu forcieren, richtig mit Sauerstoff versorgt. Ist der Patient nicht mehr gehfähig, dann muß regelmäßig das Zimmer gelüftet werden, wobei der Patient gut zugedeckt ist, so daß die Luft mindestens stündlich ausgewechselt wird. Wo die Möglichkeit besteht, können die Lebensgeister durch Fußreflexzonen-Massagen und durch die chinesische Akupunkturbehandlung angeregt werden. Diese Kuren sollten unter kundiger Leitung mit einem guten Therapeuten, wenn immer möglich mit einem auf Ganzheitsmedizin eingestellten Schulmediziner durchgeführt werden, der auch regelmäßig den Blutdruck mißt, das Herz kontrolliert und wenn nötig mit den erwähnten natürlichen Mitteln immer wieder unterstützt und eingreift. Auch der Urin sollte regelmäßig untersucht werden, denn daraus können wichtige Schlüsse gezogen werden. Wer eine weitere Kontrolle durchführen will, kann nach der Methode von Dr. von Brehmer auch den pH-Wert im venösen Blut messen lassen, und er wird sehen, daß sich der pH-Wert bei der ganzen Kur positiv verändert.

Meine erste Erfahrung

Die erste Erfahrung mit einer Fastenkur habe ich vor über 30 Jahren in Südafrika miterleben dürfen. Damals wußten wir noch nichts von der hervorragenden Wirkung der milchsauren Gemüsesäfte. Da in der Nähe von Kapstadt viele Trauben wachsen, wurde die Kur mit ca. 1 Liter Traubensaft, tagsüber mit gutem Einspeicheln schluckweise getrunken, durchgeführt. Alle übrigen hier angegebenen Ratschläge wurden, soweit man dies damals verstanden hatte, berücksichtigt. Der bchandelnde Arzt in diesem vegetarisch geführten Kurhaus hatte einen vollen Erfolg, und seine Kollegen hatten es einfach nur als ein Naturwunder bezeichnet.

Was würde nun passieren, wenn ein Gesunder oder, wie Dr. Bircher sich so treffend ausgedrückt hat, ein noch nicht kranker Mensch eine solche Kur durchführen würde? Wir haben Fälle bei Arthritis und sogar bei Polyarthritis und schwer rheumakranken Patienten erlebt, daß sie mit einer nicht so strengen Fastenkur, d. h. mit einer eiweißarmen Rohkostkur wieder völlig gesund geworden sind. Patienten, die bettlägerig waren, konnten nachher stundenlange Wanderungen unternehmen. Das Eiweiß wurde pro Tag auf 20 bis höchstens 30 g bemessen, und es bestand vorwiegend aus saurem Milcheiweiß oder Sojaeiweiß. Die Salatsauce wurde mit saurer Molke unter Beigabe von ein wenig frischgeriebenem Meerrettich oder fein geraspeltem oder zerdrücktem Knoblauch und mit etwas Kresse oder Petersilie gewürzt. Vor allem Menschen mit erhöhtem Blutdruck, sogenannte Apoplexie- oder Herzschlag-Kandidaten, die eben jahrelang zu eiweißreich gelebt haben, sollten das beachten, was auch Dr. Kern, sicher einer der besten Herzspezialisten, die wir in Europa kennen, sagte: Es gibt drei Dinge, die notwendig wären, um Gehirnschläge und Herzinfarkte vermeiden zu helfen. Es könnten Tausende von Menschen vor diesen Schrecken bewahrt werden, wenn sie folgendes beachten würden: 1. Nikotin weglassen, 2. erhöhten Cholesterinspiegel verhindern und 3. die Eiweiß-Speicherkrankheit, wie Prof. Dr. Wendt sich ausdrückt, vermeiden, indem man das Eiweiß statt auf 100 bis 120 g, wie es in Europa üblich ist, auf 30, max. 40 g einschränkt. Damit könnte man Tausenden von Menschen das Leben retten und viel Unheil, Schmerz und Sorgen für die Angehörigen verhüten.

Der junge Patient mit Gehirntumor

In einem typischen Fall, wo die Natur mehr zustande gebracht hat als die Kunst der Ärzte, handelt es sich um den Jungen eines Bahnhofvorstandes im Engadin. Er hatte einen Gehirntumor, ging nach Zürich zu Prof. Krayenbühl, dem bekannten und auch geschickten und erfolgreichen Neurochirurgen. Dr. Wasserfallen hatte als Assistent von Prof. Krayenbühl die Operation noch mitgemacht. Dem Vater des jungen Patienten wurde erklärt, daß vom Tumor nicht alles weggenommen werden konnte und die Prognose deshalb für die Zukunft nicht besonders befriedigend sei. Nach seiner Entlassung wurde dann der Junge mit Diät und Naturheilmitteln behandelt. All die Nebensymptome, die ihn in seinen geistigen und physischen Aktivitäten behinderten, sind nach und nach verschwunden. Nach etwa zwei Jahren konnte der Junge wieder Ski fahren und Sport treiben, und es ist auch in diesem Fall ein »Wunder« geschehen. Das Wunder ist weder durch die Menschen noch durch die Ärzte allein, sondern durch die Natur bewirkt worden.

Heilerfolge nicht gefährden

Eine Arztgehilfin, ebenfalls aus dem Engadin, befand sich in einer ähnlichen Situation, sie konnte durch Naturheilmittel und Diät geheilt werden. Leider hat es noch sehr viel gebraucht, bis dieses Mädchen endlich das Rauchen aufgegeben hat, denn dadurch hätte sie dieses durch die Natur bewirkte Wunder wieder illusorisch machen können.

Niemals die Hoffnung aufgeben

Ein ähnliches Naturwunder, das uns ebenfalls beeindruckte, war ein Herr K., Lehrer in Wald, Kanton Zürich. Er hatte hinter dem rechten Auge eine Krebsgeschwulst und ging zu Prof. Krayenbühl. Der Professor sagte ihm: »Herr K., die Garantie für eine völlige Heilung kann ich Ihnen leider nicht geben. Wir tun als Chirurgen, was wir können. Aber eine Zusage, daß nun alles gut wird, das ist menschenunmöglich.« K. sagte zu Prof. Krayenbühl: »Gut, wenn Sie mir keine bessere Aussicht stellen, dann werde ich es mit der Naturheilmethode probieren.« Der Versuch hat sich gelohnt. Der Patient setzte alles ein, was man damals kannte: eiweißarme Diät, Petasites, gute Lebermittel wie Boldocynara, Naturreisdiät, Rohkost, Knoblauch, Bärlauch, um nur einige zu nennen. Langsam bildete sich die Krebsgeschwulst zurück. Als Herr K. wieder zu Prof. Krayenbühl kam, konnte er nur sagen: »Es ist ein Naturwunder. Machen Sie auf diesem Wege weiter. Mit unseren Methoden wäre die Besserung nicht so risikolos geglückt.«

Ich habe Prof. Krayenbühl als einen robusten, aber ehrlichen Menschen in einem anderen, sehr schweren Fall kennengelernt, wo ihm bei einem Fräulein R., einer Lehrerin aus dem Kanton Bern, eine Operation neurochirurgisch nicht ganz geglückt war. Da haben wir mit seinem Einverständnis eine diätetische und naturheilerische Methode durchgeführt und konnten erleben, daß die Natur das korrigierte, was dem Menschen mit all seiner Geschicklichkeit und Kunst nicht ganz gelungen war. Es gibt noch Naturwunder, aber man muß der Natur helfen, daß sie diese Wunder mit der eigenen Regenerationskraft vollbringen kann.

Die volle Wahrheit ist kein Todesurteil

Es gibt ein Bibelwort, das heißt: »Lügen führen zum Verlust des Lebens.« Grundsätzlich soll der Therapeut dem Patienten gegenüber offen sein und ihm immer die Wahrheit sagen, aber es kommt darauf an, wie er es sagt. Man kann mit der Wahrheit auch jemanden schädigen, ja sogar in den Tod treiben. Ich habe da einige Erfahrungen, die ich als Beispiel, nicht nur bei Krebs, erwähnen möchte.

Verhalten gegenüber Krebspatienten

Ich hatte seinerzeit einen Angestellten in Teufen, Herrn M. Durch einen kleinen Unfall bekam er eine Geschwulst. Ich schickte ihn zum Chef des Kantonsspitals. Der äußerte leider den Verdacht, es könnte sich um eine Krebsgeschwulst handeln, obwohl die Untersuchungsergebnisse noch nicht vorlagen. Der Mann war so niedergeschlagen nach Hause gekommen, mit einem derartigen Schock in den Gliedern, daß er nicht mehr essen wollte. Er verlor an Gewicht und fiel sichtlich zusammen. Ich habe dann alles darangesetzt, daß man bei ihm ganz genaue Tests durchführte. Es stellte sich schließlich heraus, daß es sich um eine gutartige Geschwulst handelte, und von dem Moment an lebte der Patient wieder auf.

Innerhalb einiger Monate war er wieder der alte. Das Wort Krebs kann wie ein Revolverschuß wirken, den man auf den Patienten abfeuert, der ihn nicht gerade tötet, aber schwer, ja lebensgefährlich verletzt.

Während meiner langjährigen Praxis habe ich Dutzende von Patienten mit einer Krebsgeschwulst untersucht. Ich habe keinem einzigen gesagt, er habe Krebs, auch wenn ich voll überzeugt war, daß es sich um eine bösartige Geschwulst handelte. Ich habe ein Fremdwort gebraucht: »Es ist eine pathologische Zellveränderung, und wir müssen genau untersuchen, in welchem Stadium sich diese Zellveränderung befindet.« Dann habe ich solche Patienten befreundeten Ärzten, die Spezialisten waren und die die Möglichkeit hatten, eine genaue Diagnose zu stellen, zugewiesen. Dabei habe ich ihnen zu verstehen gegeben, ja nicht das Wort Krebs zu erwähnen. In gewissen Fällen war es dann notwendig, daß man eine Geschwulst wegoperierte und nachher die Krebsnachsorge eingeleitet wurde.

Ein Arzt kann ruhig, wenn er Krebs feststellt, in ähnlicher Form vorgehen. Er kann dem Patienten sagen, es handle sich um eine pathologische (krankhafte) Zellentartung, und das ist im Grunde genommen die Umschreibung einer Tumorerkrankung. Wenn man dann erklärt, es könnte bösartig werden, und man ihm beibringen muß, daß man die Geschwulst chirurgisch entfernen sollte, dann wird er verstehen, daß man nicht allein nur mit Naturmitteln etwas tun kann. Man muß, um bildlich zu sprechen, die Frucht wegnehmen, bevor nachher der ganze Baum behandelt wird. Es gibt einzelne, schwer zu überzeugende Menschen, bei denen man unter Umständen sagen muß, daß es sich um eine bösartige Geschwulst handle, die eine Operation und später eine naturgemäße Behandlung unumgänglich mache. Eine gewisse Säftereinigung, die über Leber und Lymphe zu geschehen hat, ist angezeigt, um dem Körper die Möglichkeit zu geben, eine Regeneration zu erreichen.

Es gibt ja auch Naturmittel wie Petasites, Mistel- und Echinaceapräparate, mit denen man, wenn man sie schon vor der Operation einnimmt und nach der Operation wiederum intensiv verwendet, mithelfen kann, nach Möglichkeit Metastasen zu verhindern.

Brutales Vorgehen vermeiden

Man kann Menschen, besonders mit erhöhtem Blutdruck und geschwächter Gesundheit, mit einer Unglücksbotschaft auch buchstäblich töten. Ich habe etliche Fälle erlebt, bei denen jemand, nachdem man ihm am Telefon gesagt hat, daß seine Frau oder Tochter tödlich verunglückt sei, zusammenbrach. Eine solche Mitteilung ist äußerst brutal. Es wäre weniger gefährlich zu sagen, es sei ein Unglücksfall vorgekommen, Frau, Mann, Sohn oder Tochter sei in Lebensgefahr und man möchte deshalb bald kommen. So besteht noch eine gewisse Zeitspanne, in der man sich mit der Situation auseinandersetzen kann. Der Schreck ist immer noch groß genug, wenn man nach Hause kommt, und jemanden nicht mehr am Leben findet, mit dem man seelisch eng verbunden war. Wenn ein Patient von einem Arzt oder von irgendeinem Therapeuten aus der Sprechstunde mit einer schwer zu tragenden Last kommt und keine scheinbare Aussicht auf Heilung besteht, dann muß man nicht erstaunt sein, wenn er unter Umständen den Mut verliert und zusammenbricht. Er sollte, wenn nicht gerade mit einem strahlenden Gesicht, so doch mit einer gewissen Hoffnung, mit einer positiven Einstellung entlassen werden. Wenn das nicht der Fall ist, dann hat in der Regel der Therapeut seine Aufgabe nicht erfüllt. Der Therapeut soll immer die Wahrheit sagen, aber nicht brutal auf der Seele seines Mitmenschen und Patienten herumtreten.

Diagnose: Krebs

Kürzlich erhielt ich einen Bericht von einer alten Bekannten, der mich sehr bedrückt und betrübt. Eine Frau in den 70er Jahren kam von ihrem Arzt zurück und war so verzweifelt, innerlich erschüttert, daß sie sich gar nicht mehr zu helfen wußte. Darum rief sie mich an und teilte mir mit, der Arzt hätte ihr gesagt, sie leide an Bauchspeicheldrüsenkrebs und da könne man nichts mehr machen. Praktisch genommen heißt das also, sie könne nur noch auf den Tod warten.

Mich hat das so beunruhigt, und ich kann nicht verstehen, daß es immer noch Ärzte gibt, die so schlechte Psychologen sind – oder die von Psychotherapie wirklich nichts zu verstehen scheinen –, daß sie einem Menschen so etwas ins Gesicht sagen.

Die Frau wurde mit Ultraschall untersucht, und der Arzt kam dabei zu diesem niederschmetternden Resultat. Erstens einmal war er keineswegs hundertprozentig sicher, ob es sich nun wirklich um einen Bauchspeicheldrüsenkrebs oder ein vielleicht weniger gefährliches Gebilde handelte, und zudem darf man einem Patienten niemals den Boden unter den Füßen wegziehen und ihn in eine solche Verzweiflung stürzen. Auch wenn der Arzt irgendwo eine Krebsgeschwulst feststellt, ist es noch gar nicht gesagt, daß es nicht einen Weg gibt, besonders wenn Leute schon über 70 sind, durch geschickte Behandlung einen Stillstand, eine Einkapselung oder sogar eine andere positive Lösung zu finden. Es kommt darauf an, wie wir die eigenen Regenerationsmöglichkeiten des Körpers unterstützen und aktivieren. Wenn auch nicht eine völlige Heilung herbeigeführt werden kann, so doch ein einigermaßen erträglicher Zustand, der unter Umständen das Leben noch um viele Jahre verlängern kann.

Die Hoffnung nie aufgeben

Es ist vom menschlichen wie ärztlichen Standpunkt aus immer ein Fehler, wenn man einem Menschen, einem Kranken, absolut keine Hoffnung läßt und ihm, wie man so sagt, wirklich den Todesstoß versetzt. Jeder Mensch, auch der Arzt, ist unvollkommen, und trotz all seinen Kenntnissen, Fähigkeiten und Erfahrungen muß er immer noch die Möglichkeit offenlassen, daß ein Krankheitsgeschehen einen anderen Verlauf nehmen kann, als er denkt.

Er muß auch wissen, daß die positive Einstellung, die Hoffnung, die Möglichkeit auf eine Heilung und Genesung einen aktiven Faktor im Krankheitsprozeß darstellt. Dies spielt eine große Rolle, ja es muß einfach eine Rolle spielen. Solange ein Patient nicht übermäßig geschwächt ist, hat er immer noch die Möglichkeit, eine gewisse Diät, sei es eine Rohkost- oder Saftkur, durchzuführen, und gerade diese Kuren, zum Beispiel mit verdünnten Fruchtsäften, mit milchsauren Gemüsesäften, können sich positiv auswirken. Durch Zufuhr vitalstoffreicher Nahrung – anstelle von

Eiweißprodukten – erzielte man schon gute Erfolge, die die Ärzte in Erstaunen versetzt haben. Sie sprechen dann von einem unerklärlichen Naturwunder. Auf jeden Fall ist es niemals verkehrt, auch wenn der Arzt darin keine Möglichkeit einer Heilung sieht, einen solchen Versuch durchzuführen. Die Erfahrung hat gezeigt, daß der Körper, wenn man ihn in dieser Form unterstützt, von sich aus regenerierende Kräfte entwickelt.

Man gibt in solchen Fällen dem Körper kein Eiweiß, also keine Aminosäuren, sondern nur Vitalstoffe in leicht assimilierbarer Form, am besten flüssig. So bezieht der Körper, zum Aufbau der Zellen, die Aminosäuren aus einem zweitrangigen Gewebe, in diesem Fall aus der Geschwulst. Wir haben es nun schon oft erlebt, daß auf diese Art und Weise eine Geschwulst noch reduziert und »eingeschmolzen« werden konnte. Wenn ein Arzt für einen Patienten keine Möglichkeit mehr sieht und keine Hoffnung mehr hat, dann steht ihm ja auch nichts im Wege, eine solche Kur zu befürworten. Dabei kann er den Patienten beobachten und alle Kontrolluntersuchungen und was sonst nötig ist genau durchführen, was er auch sonst aufgrund seiner Routine tut. Unter Umständen erlebt er eben ein solches Naturwunder. Dann kann er diese Erfahrung bei anderen Patienten anwenden. Kapitulieren ist immer verkehrt, sowohl vom Standpunkt des Arztes wie auch vom Standpunkt des Patienten aus. Die großen und wichtigen Erfahrungen, ja sogar unerwartete Heilerfolge, sind immer dann gemacht worden, wenn Arzt und Patient durchgehalten, den Körper richtig unterstützt und die vorhandenen Reserven mobilisiert haben. Plötzlich ist eine Heilung geschehen, die den Arzt und den Patienten glücklich machten, auch wenn sie unerwartet und somit eine Art Naturwunder war. Die Natur kann immer noch Wunder wirken. Der Mensch kann wohl helfen, die Natur allein kann heilen – man muß aber dafür die nötigen Voraussetzungen schaffen.

Soll man einem Krebskranken sofort die Wahrheit sagen?

Diese Frage kann nicht generell, sondern nur individuell beantwortet werden. Hier sind die Antworten sogar unter den Ärzten oft grundverschieden. Ein geschickter Arzt, der von Psychotherapie etwas versteht – was nicht ohne weiteres als selbstverständlich vorausgesetzt werden kann –, wird einer sensiblen jungen Frau, bei der durch die histologische Untersuchung festgestellt wurde, daß die Brustdrüse Krebszellen enthält, sagen, daß das Untersuchungsergebnis nicht ganz einwandfrei sei und vorsichtshalber Maßnahmen ergriffen werden müssen, um Schlimmeres zu verhüten. Er wird ihr therapeutische Anwendungen empfehlen und bestimmt einmal alle cancerogen wirkenden, bekannten Einflüsse schildern. Er wird ihr das Rauchen verbieten, indem er ihr vor Augen führt, wie riskant dies sein kann, und er wird sie anweisen, ein möglichst ausgeglichenes Leben zu führen.

Bei einem Kettenraucher wird man schon deutlicher reden müssen. Für den Fall, daß der Arzt auch da das Wort »Krebs« nicht gebrauchen will, wird er ihm zum Bewußtsein bringen, daß krankhafte, also pathologische Zellen gefunden wurden. Wer einen Kehlkopfkrebs oder Lungenkrebs wirklich verhindern will, kann nichts anderes tun, als ganz kategorisch jetzt auf diese stete Vergiftung der belasteten Zellen zu verzichten. Einem Trinker oder einem sonstwie hartgesottenen Menschen, der auf Gesundheitsprobleme überhaupt keine Rücksicht genommen hat, wird der Arzt schon deutlicher und eindringlicher sagen müssen, worum es geht, um ihn zu veranlassen, seine Unsitten abzulegen. Oft sind sogar solche Menschen seelisch weniger tragfähig als andere, die sensibel erscheinen, denen man aber weniger Belastung zugemutet hat.

Niemals sich selber aufgeben

Bei jeder Behandlung, sei es eine Naturheilanwendung, eine Ernährungstherapie oder irgendeine andere Form, die den Körper unterstützen soll, die Krankheit zu überwinden, bedarf der Arzt der Hilfe des Patienten, im Sinne einer aktiven Zusammenarbeit.

Ohne positive Mitwirkung des Patienten ist jede Behandlungsform in Frage gestellt. Arzt und Patient müssen ein freundschaftliches Ganzes darstellen. Im Grunde genommen gibt es noch keine spezifischen Medikamente gegen den Krebs. Man kann nur die Natur unterstützen und ihr alles zur Verfügung stellen, um diese Zelldegeneration im Sinne einer Regeneration zu beeinflussen. Es ist nun einmal eine unumstößliche Tatsache, daß mit der Entfernung der befallenen Stellen, der Geschwulst, der Krebs noch nicht geheilt ist, sondern daß gerade nach einer erfolgten Operation mit einer vielseitigen Therapie begonnen werden muß, um die Krebskrankheit ganz zu überwinden. Die Geschwulst ist nur der sichtbare Teil der Krebskrankheit, während der unsichtbare Teil im Blut, in der Lymphe, also im ganzen Körper, im Zellstaat steckt. Die Geschwulst ist nur ein Symptom einer Allgemeinerkrankung, die man Krebs nennt. Wenn eine Therapie zu einem Heilerfolg führen soll, muß sie im Sinne der Ganzheitsmedizin den ganzen Menschen einbeziehen, um vor allem seine Abwehrkräfte zu mobilisieren und zu stärken. So mancher Patient, der als »unheilbar« entlassen wurde und dem man nur noch eine kurze Lebensspanne voraussagte, lebt noch heute. Wir dürfen niemals die Hoffnung aufgeben und uns auf das endgültige Urteil des Arztes stützen, sondern alle Möglichkeiten ausschöpfen, die die Heilkunst uns bietet.

Dem Krebs begegnen

Wie es sich nach Operationen oft allgemein verhält, so ist es auch beim Krebs, denn über das Verhalten nach der Krebsoperation erhält der Patient in der Regel keine ausreichenden Anweisungen. So setzte sich kürzlich eine Kranke mit mir in Verbindung wegen einer Geschwulst, die sich auf der rechten Seite unter den Rippen gebildet hatte. Sie sagte mir, der Arzt hätte ihr erklärt, es sei etwas mit der Leber nicht in Ordnung. Zwei Jahre zuvor habe man ihr die Brust wegoperiert, und man habe dabei Krebs festgestellt. Gleichwohl habe ihr der Arzt versichert, sie könne ruhig sein, denn sie sei frühzeitig zur Behandlung gekommen, und er hätte alles kranke Gewebe gründlich wegnehmen können. Zur Sicherheit erfolgten noch Bestrahlungen. Weitere Verhaltensmaßregeln erhielt die Patientin keine. Nun aber steht sie, zwei Jahre nach dieser Begebenheit, vor dem Problem erneuter Erkrankung.

Auf diese Weise läßt man den Kranken im falschen Glauben, er sei geheilt und könne unbesorgt wie zuvor nach alter Gewohnheit mit seiner Gesundheit nach eigenem Gutdünken umgehen, denn es sei ja alles kranke Gewebe entfernt worden. Diese sorglose Ansicht vieler Ärzte läßt sie versäumen, dem Patienten nach der Operation die notwendigen Unterweisungen und Verhaltensmaßregeln zu erteilen, und dies, wiewohl in letzter Zeit an vielen Krebskongressen offen zugegeben wurde, daß der Krebs eine Erkrankung des ganzen Körpers sei. Es handelt sich dabei also nicht bloß um ein örtliches Geschehen. Die Beseitigung einer Krebsgeschwulst kann demnach also nicht gleichzeitig als Heilung der Krebskrankheit angesehen werden. Da die Krankheit im Körperzustand verwurzelt ist, muß unbedingt eine wesentliche Änderung im Lebensmodus, vor allem auf dem Gebiet der Ernährung, erfolgen.

Auch bei Pflanzen kann eine Krebserkrankung auftreten, denn es gibt nicht nur krebsanfällige Menschen, sondern auch krebsanfällige Pflanzen. Bekannt ist die Krebsanfälligkeit der Obstbäume, und unter diesen sind verschiedene Sorten mehr oder weniger stark gefährdet. Obstbauern, die neuzeitlich und biologisch geschult sind, begnügen sich nicht damit, einfach nur krebsbefallene Äste herauszuschneiden. Sie wissen, es erfordert mehr, um den Baum wieder gesunden zu lassen. Sie werden daher den pH-Wert des Bodens untersuchen, um feststellen zu können, ob dieser nicht etwa zu niedrig, also zu sauer sei. In solchem Falle müssen die Jauchedüngung und die chemische Düngung eingestellt und durch Knochenmehl und Algenkalk ersetzt werden. Auch etwas Kompostdünger kann sich günstig auswirken. Diese Umstellung hat zur Folge, daß nach einigen Jahren ein solcher Baum weniger krebsanfällig ist, auch dann nicht, wenn er durch Hagelschlag oder sonst eine Verletzung geschädigt wurde.

Ungünstige Umstände

Gewisse Parallelen können wir von den Pflanzen auf Mensch und Tier übertragen, was besonders bei der Krebserkrankung zutrifft. Prüft man die Ernährungsweise der Krebspatienten, dann kann man bei den meisten wahrnehmen, daß ihre Nahrung gesamthaft als säureüberschüssig bezeichnet werden kann, da sie aus zuviel Fleisch, Eiern, Käse und Weißmehlprodukten besteht, während es an genügend Gemüse, Salaten, Früchten und Vollkornerzeugnissen mangelt. Bei der Krebstherapie spielt allerdings die Ernährungsfrage nicht die einzige Rolle, auch die Wohn- und Arbeitsverhältnisse müssen in Betracht gezogen werden, denn auch diese sollten auf gesunder Grundlage beruhen. Ebenso darf kein Mangel an Bewegung vorherrschen, weil damit ein Sauerstoffmangel verbunden wäre und gerade ein solcher die Krebserkrankung fördert. Daß Genußgifte jeder Art ebenfalls beeinträchtigend wirken, ist bestimmt ohne weiteres begreiflich. Doch auch das seelische Gleichgewicht sollte keiner Störung unterliegen. Zwar braucht es einer großen Belastung, bis sich im Zellstaat des Körpers eine Zelle asozial benimmt, also zur Krebszelle degeneriert. Oft ist auch eine Körperverletzung oder eine Quetschung das auslösende Moment der Krankheit. Vielleicht ist man ungeschickt gefallen und quetschte sich an einer harten Kante, oder man erhielt durch irgendeinen Umstand einen Schlag, und gerade an dieser Stelle bildet sich nach Wochen oder Monaten dann die Krebsgeschwulst. Die Bereitschaft zur Krebskrankheit war schon da, aber erst die Verletzung oder Quetschung als sogenanntes Trauma war der auslösende Faktor. So mag es sich bei Frauen mit Brustkrebs zugetragen haben.

Bessere Einsicht, bessere Aussicht

Die Erfahrung hat viel dazu beigetragen, daß wir heute über die Krebserkrankung besser unterrichtet sind, als es früher der Fall war. Auch die ärztliche Wissenschaft erkannte und gab zu, daß es sich bei Krebs um eine allgemeine Erkrankung des Körpers handle. Unter diesen Umständen sollte sich jeder Patient nach der Operation ernstlich um genaue Anweisungen bemühen, denn er muß wissen, wie er sich nun vorbeugend verhalten muß. Wenn die Geschwulst durch die Operation entfernt worden ist, erfolgt die Notwendigkeit, nun dem geschwächten Körperzustand die größte Aufmerksamkeit entgegenzubringen. Es geht nicht an, daß man damit wartet, bis sich neue Geschwülste, sogenannte Metastasen, gebildet haben. Das wäre sehr fahrlässig.

Nach dem Stand der heutigen Erkenntnis auf dem Gebiet der Krebserkrankung ist es auch unverständlich, wenn sich der Arzt nicht gewissenhaft bemüht, die notwendigen Verhaltensmaßregeln zu erteilen. Der Patient darf nicht im Glauben gelassen werden, es sei nun wieder alles in Ordnung, denn weil der Körper den Anforderungen nicht mehr gewachsen war, konnte die Krankheit ausbrechen. So muß denn dieser Zustand behoben werden, wenn man im Kampf gegen die Krankheit erfolgreich sein will. Dies ist nur möglich, wenn wir die Abwehr- und Regenerationskräfte des Körpers zu heben vermögen. In erster Linie müssen wir günstig auf die Leber und das Lymphsystem einwirken. Wir unterstützen den Körper mit anticancerogenen Stoffen und vermeiden jene Stoffe, die krebsfördernd sind. Es heißt also, sich bewußt darüber sein, wovon eine Gesundung und Heilung abhängt. Fehler in der Ernährungs- und Lebensweise müssen unbedingt ausgeschlossen werden, wenn man den Kampf erfolgreich gewinnen will.

Gibt es wirksame Krebs-Heilmittel?

Diese Frage habe ich immer in folgender Form beantwortet: Krebs ist ein so komplexes Geschehen, daran ist sehr viel beteiligt: Ernährung, Lebensweise, die Psyche, also die seelischen Belange, Umweltfaktoren, Vergiftungen, einfach alle Einflüsse, die dazu beitragen, die Zellen zu schädigen und zu vergiften. Mit der Zeit treten dann Funktionsstörungen im gesamten Zellstoffwechsel auf. Dies sind alles Voraussetzungen, die dazu beitragen, die Krebskrankheit auszulösen. Deshalb ist es wichtig, daß man unbedingt – wie ich immer wieder betone – krebserregende und -fördernde Einflüsse und Stoffe soweit wie möglich ausschaltet. Dafür ist es nötig, die anticancerogenen Stoffe und Einflüsse, die dem Krebs entgegenwirken können und die den Körper unterstützen,

Meerrettich *(Armoracia rusticana)*

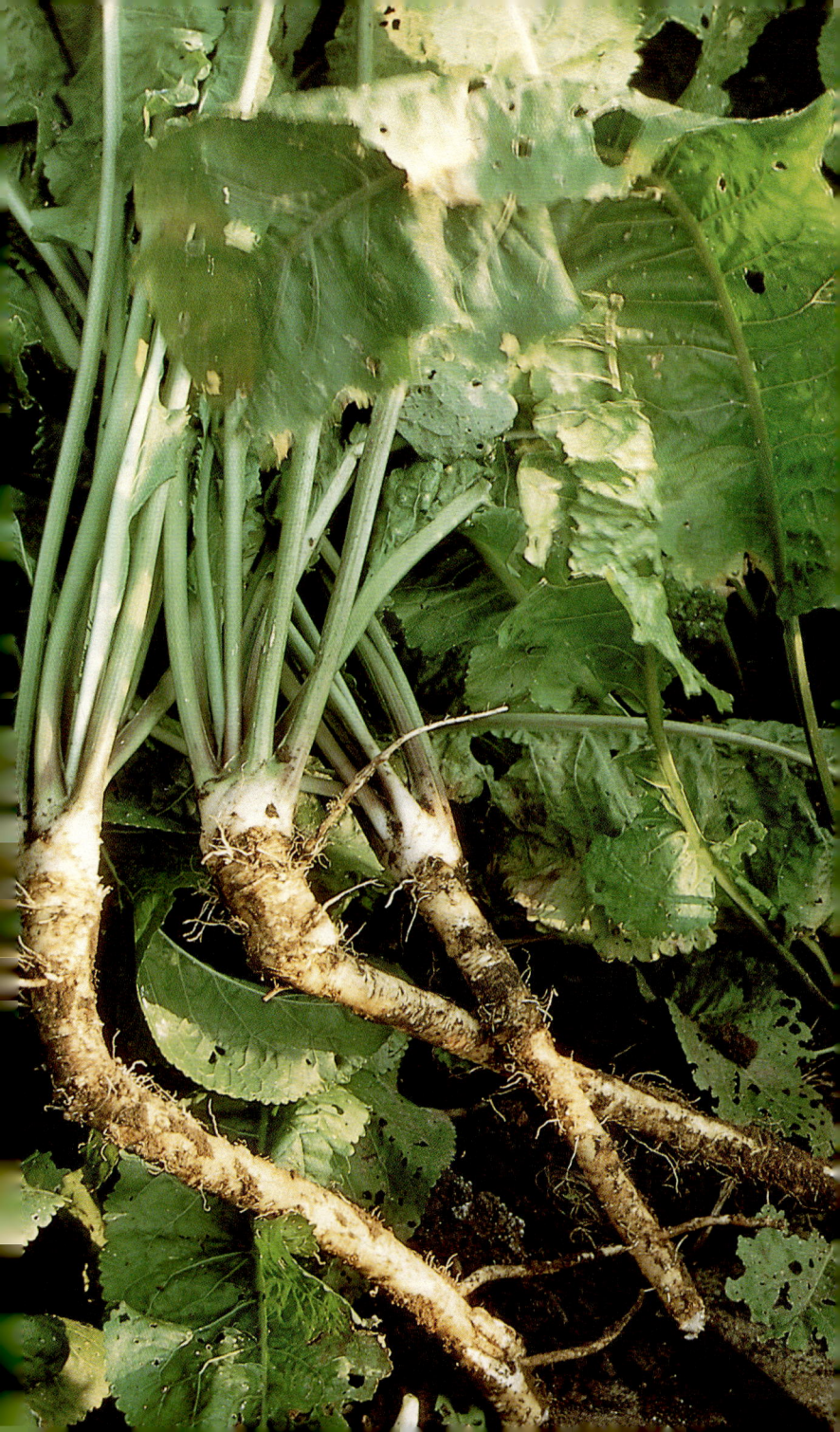

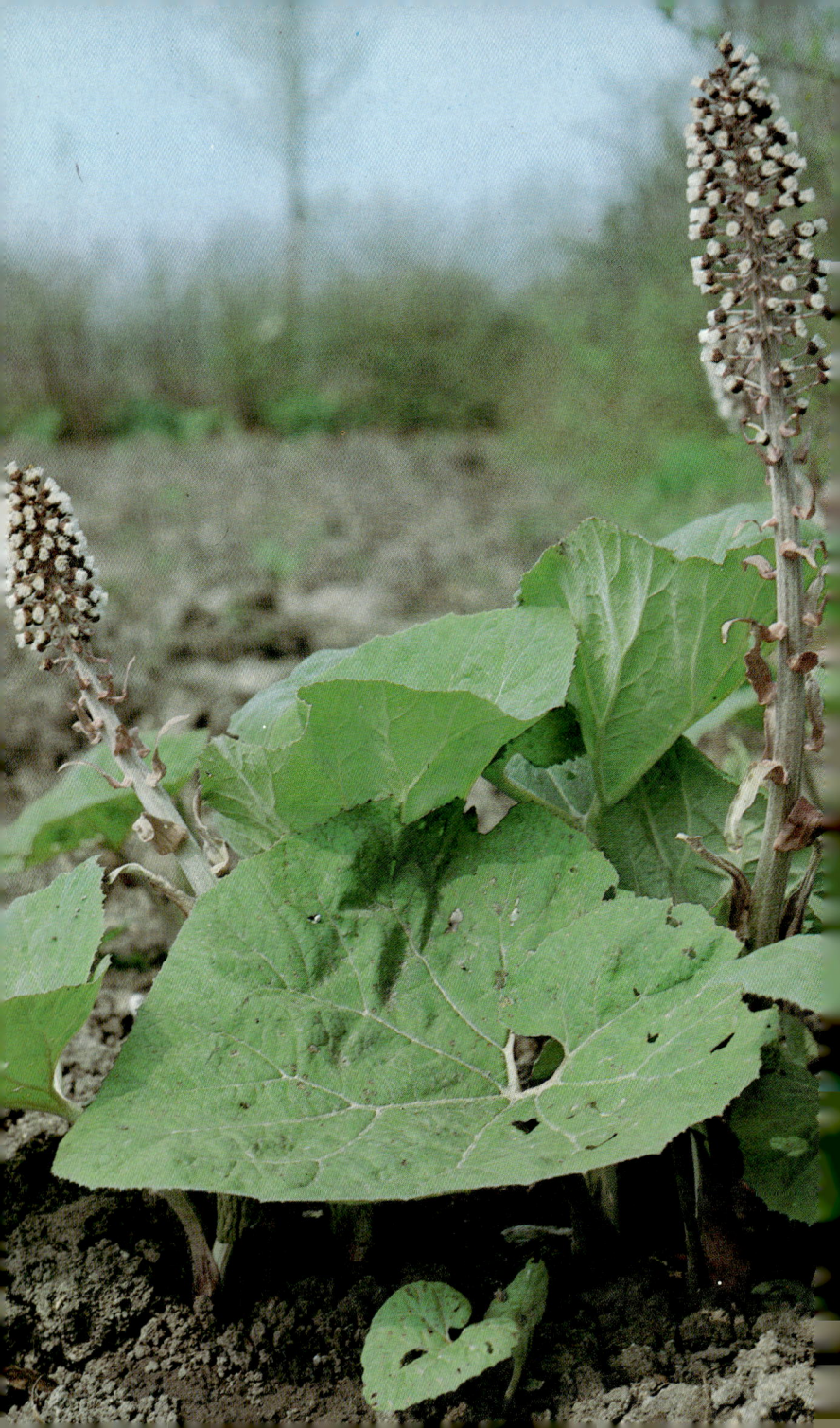

damit er die Krankheit möglichst überwinden kann, zu mobilisieren. Das ist der Weg, den wir mit Naturheilmitteln und mit allen Möglichkeiten der Ganzheitsmedizin zu erreichen suchen. Es gibt also keine spezifischen Krebsheilmittel zum Einnehmen, und alles andere kann man nicht im gleichen Schlendrian weiterführen, sondern man muß die ganze Lebenseinstellung ändern. Man muß dem Körper helfen, man muß ihn unterstützen und die eigenen regenerierenden Kräfte anregen und fördern. Da gibt es einige gute Methoden und Heilmittel, die zum Erfolg führen können.

Wir bekommen immer wieder interessante Berichte von Patienten, und ich möchte da einen Brief aus der deutschen Nachbarschaft im Wortlaut veröffentlichen, der sehr aufschlußreich ist. Wir sehen, hier wurde begriffen, worum es geht, daß das immunbiologische Abwehrsystem im Organismus mobilisiert und unterstützt werden muß.

Herr J. St. aus B. in Deutschland teilt uns folgendes mit:

»Mit Interesse verfolge ich die Heilungsberichte von Menschen, die mit Ihren Präparaten bis ans Wunder grenzende Erfolge erzielt haben.

Heute möchte ich Ihnen dankbar berichten, wie ich meine Frau nach einer Krebsoperation mit Ihren Präparaten wieder gesundgepflegt habe:

Vor acht Jahren ging meine Frau wie jedes Jahr zur Krebsvorsorge-Untersuchung. Der Frauenarzt sagte zu meiner Frau: ›Alles in Ordnung!‹ Zehn Tage darauf mußte meiner Frau die rechte Brust amputiert werden, und es war der Verdacht, daß bereits metastatische Zellen in die Lymphbahnen gelangt waren. – Welch ein unfähiger und verantwortungsloser Arzt, der nicht einmal eine bohnengroße Geschwulst abzutasten imstande war!

Sofort begann ich mit einer gezielten Behandlung nach Ihren Empfehlungen, um das immunbiologische Abwehrsystem des geschwächten Organismus zu mobilisieren. – Petaforce 3× täglich 2 Stück vor den Mahlzeiten, Echinaforce 30 Tropfen zwischen den Mahlzeiten, 2 Glas Rote-Bete-Saft und Molkosan. Viel selbst zubereiteter Joghurt und anticyanhaltige Früchte. (Anmerkung: Früchte mit roten, violetten und blauen Farbstoffen). Als physikalisches Supplement jeden Morgen Trockenbürsten des ganzen Körpers und viel Bewegung in frischer Luft.

Während die meisten ihrer damaligen Leidensgenossinnen nicht mehr leben, so glaube ich ganz fest, mit Hilfe Ihrer Präparate und guten Ratschläge meine Frau vor einem schrecklichen Martyrium bewahrt zu haben.

So möchte ich Ihnen auf diesem Wege meinen allerherzlichsten Dank aussprechen, und seien Sie versichert, daß ich Ihre Präparate und Naturheilmethode begeistert weiterempfehlen werde . . .«

»So heile ich Krebs«

Unter diesem Titel ist am 4. Juli 1984 in der »Neuen Zürcher Zeitung«, Rubrik Forschung und Technik, ein Artikel erschienen, der ein Loblied auf die klassische Behandlungsmethode der Schulmedizin mit Stahl, Strahl und Chemotherapie singt. In diesem Artikel wird behauptet, daß in Amerika im Jahre 1977 von einer Million an Krebs Erkrankten ungefähr die Hälfte geheilt wurde. Wir alle wären ja glücklich, wenn es stimmen würde – wie es im Artikel heißt –, daß es Krebsarten gebe, bei denen die Heilungsraten über 90 Prozent betragen. Patienten wie Ärzte wären über solche Heilungsaussichten sehr froh.

Krebs ist eine Allgemeinerkrankung

Ich kann bestimmt nicht auf alle Punkte eingehen, die in diesem Artikel erwähnt wurden. Über alles, was nach Naturheilverfahren riecht, ist negativ beschrieben worden. Nur die klassischen, schulmedizinischen Methoden in der Krebsbehandlung sind als einzig richtig und erfolgversprechend gepriesen worden. Jeder ehrliche Arzt wird dabei sicherlich im stillen denken: »Die Botschaft hör ich wohl, doch mir fehlt der Glaube!« Wenn die Statistiken stimmen, daß vor 60 Jahren noch jeder Dreißigste an Krebs gestorben ist und heute jeder Vierte, trotz Forschung, trotz enormer Erfolge in der Operationstechnik und trotz immer teurerer Apparaturen, so ist dies immerhin eine reale Tatsache, die man nicht nur mit geschickt formulierten Argumenten und Behauptungen wegwischen kann. Jeder ernsthafte Therapeut, der sich mit

Krebs befaßt, wird heute zugeben, daß es kein spezifisches Krebs-mittel gibt, weil Krebs ein sehr komplexes Geschehen darstellt. Ich denke da an den großen Krebskongreß in Houston, der vor einigen Jahren stattfand und an dem 7000 Spezialisten aus der ganzen Welt teilnahmen und die damals den Grundsatz verkünde-ten: »Krebs ist nicht eine örtliche, sondern eine Allgemeinerkran-kung.«

Ganzheitsbehandlung

Ich habe dieses ehrliche Eingeständnis mit Genugtuung zur Kennt-nis genommen. Die Schlußfolgerung, daß also Krebs nicht mit einem spezifisch wirkenden Mittel bekämpft werden kann, son-dern daß das Allgemeinbefinden, der ganze Körper, behandelt werden muß, wenn man bei diesem schweren Leiden Erfolg haben will, stimmt mit den Grundsätzen der medizinischen Ganzheitsbe-handlung überein. Krebs kann niemand heilen als der Körper selbst, indem man ihn von allen Seiten unterstützt, um ihn wieder in das biologische Gleichgewicht zu bringen. Wenn es stimmt, was namhafte Forscher behaupten, daß Krebs eine Zivilisationskrank-heit ist, und wenn meine eigenen Beobachtungen bei Naturvöl-kern diese Tatsachen bestätigen, dann muß man in der Behand-lung und Vorbeugung bei dieser Erkrankung ganz andere Wege gehen.

Infolge unserer Ernährungstorheiten und der Fehler der gesam-ten Lebensweise muß es einen Zusammenhang mit dieser degene-rativen Erkrankung der Körperzellen, die wir Krebs nennen, geben. Sehr wahrscheinlich haben sich die Schreiber des besagten Artikels an der Universität Mainz noch nie die Mühe gemacht, bei Naturvölkern, bei den Indios im Alto Plano, in Peru, in den Bergen von Guatemala, bei den Berbern im Atlasgebirge, bei den Gebirgsvölkern im Himalajagebiet, um einige zu nennen, nachzu-forschen. Bei Völkern, die noch genügend Bewegung und Sauer-stoff haben, die von Naturnahrung leben und weder Weißmehl noch weißen Zucker oder all diese raffinierten Produkte kennen, da sollte man die Nase hineinstecken und Forschungen betreiben, nicht nur im Labor an den Universitäten. Dann könnte man Vergleiche ziehen und zur Erkenntnis kommen, daß etwas nicht stimmen kann mit unseren zivilisatorischen Torheiten und den widernatürlichen Lebens- und Ernährungsbedingungen. Wenn wir Krebs, Arthritis und Rheuma als Zivilisationskrankheiten bezeichnen, dann müssen logischerweise Zusammenhänge zwischen der Lebensweise dieser Naturvölker und der unsrigen bestehen. Es sind nicht nur einzelne Laien, die heute der Ansicht sind, daß die Schulmedizin in gewisser Hinsicht versagt hat. Auch Ärzte sind heute zu dieser Überzeugung gekommen.

Die Geschwulst ist nur ein Symptom

Die Tatsache kann nicht widerlegt werden, daß die Schulmedizin, vor allem mit der Chemotherapie, mehr die Symptome, also die Krankheitsäußerungen, bekämpft als die Krankheitsursachen. Mit dieser symptomatischen Behandlungsmethode kann man wohl helfen, aber nicht heilen. Die Vertreter der fernöstlichen Medizin, vor allem die Chinesen, sind heute wieder dabei, ihre alten Methoden hervorzuholen, sie wissenschaftlich zu überprüfen und auszuwerten. Es wird bestimmt keinem chinesischen Akupunkteur einfallen, zu behaupten, er könne damit Krebs heilen. Mit Akupunktur kann er das Allgemeinbefinden, die Organfunktionen anregen. Er kann damit sehr viel erreichen, um Störfelder zu beseitigen. Er kann sogar schmerzhafte Reaktionen im Nervensystem beeinflussen. Aber kein Akupunkteur, vor allem kein Chinese, wird sagen oder meinen, er könne mit seiner Methode Krebs heilen. Ähnlich ist es mit der Baunscheidt-Methode, die in dem Artikel so lächerlich gemacht wurde. Im Grunde genommen ist auch sie eine chinesische Methode, eine Reiztherapie.

Reiztherapie

Ich selbst habe im Fernen Osten mit diesen chinesischen Methoden einer Reiztherapie Wunder erlebt. In Thailand habe ich miterlebt, wie die Frau eines deutschen Gesandten, die am Fuß eine sehr schlimme Gangrän hatte – die deutschen Ärzte haben als einzige Lösung nur noch die Amputation in Betracht gezogen –, behandelt wurde. Da sie Kenntnis von meinem Aufenthalt hatte, hat sie mich noch angerufen, bevor sie in einem buddhistischen Kloster von einem Mönch, der die asiatische Medizin beherrschte, behandelt wurde. Ich war also selbst dabei und konnte die Reaktionen der Reiztherapie mitverfolgen. Die ersten Reaktionen waren furchtbar. Es hat geblutet, geeitert; die deutschen Ärzte waren erschrocken darüber. Aber nach nur kurzer Zeit war das ganze Gangrän verschwunden. Die Frau des Gesandten konnte sogar das Königspaar nach Europa begleiten. Ich habe das selbst mitangesehen und miterlebt, und deshalb kann man solche Methoden nicht einfach nur mit ein paar Behauptungen wegwischen.

Krebsmittel gibt es nicht

Gewisse Heilmittel, wie die Perez-Tropfen, die der ungarische Biochemiker Josef Perez entwickelt hat, können für gewisse Stoffwechselleiden gut sein, aber niemals können sie Krebs heilen, weil es, wie bereits erwähnt, kein spezifisches Heilmittel gibt noch geben wird, mit dem man Krebs heilen kann.

Geächtete Außenseiter

In dem Artikel ist dann noch Dr. Gerson erwähnt. Mit ihm hatte ich seinerzeit in New York persönlich Fühlung aufgenommen. Dr. Gerson hat nicht nur mit Diät gearbeitet, sondern er hat auch Phytotherapie und verschiedene kombinierte Methoden in seine Krebsbehandlung einbezogen. Er hat das in seinem Buch ganz genau festgehalten und bis in die Einzelheiten beschrieben. Gerson war ein Außenseiter, und das hat der Medical Doctor Association in den USA nicht gepaßt. Während er im Ausland auf Vortragsreise war, hat man ihm einen Prozeß gemacht. Obschon er 50 geheilte Patienten vorweisen konnte, wurde er praktisch an die Wand gedrückt.

Auch Dr. Issels wurde noch erwähnt. Ich kenne ihn persönlich, und ich weiß, welchen Kampf er mitgemacht hat, wie man ihn zu Unrecht ausgeschaltet, ihm seinen ganzen Aufbau, seine Existenz zerstört hat. Wenn nicht zwei deutsche Professoren für ihn eingestanden wären und ihn aus der ihm auferlegten Inaktivität wieder herausgeholfen hätten, er wäre heute noch der verfemte Außenseiter.

Vernünftige Ansicht über »Krebsmittel«

Auch das Heilmittel Laetrile, das aus Aprikosenkernen gewonnen wird, ist unter Beschuß geraten. Ich habe Laetrile schon vor vielen Jahren kennengelernt, genauso wie Produkte aus bitteren Mandeln, die als giftige Zyanverbindungen verschrien werden. Was heißt überhaupt »Gift«? Paracelsus hat gesagt, alles ist Gift, es kommt nur auf die Menge an. Bei Bittermandeln und Aprikosenkernen wirkt eine große Menge ganz bestimmt giftig. Aber es wird niemandem einfallen, wenn er seine Amarettli vom Bäcker ißt, die ja mit Bittermandeln hergestellt werden, daran zu denken, daß er sich vergiftet. In kleinen Mengen wirkt diese Blausäure, die in den Bittermandeln vorhanden ist, sogar sehr gut auf das Lymphdrüsensystem. Bei Laetrile wird es ähnlich sein. Es kann und soll niemals als Krebsmittel empfohlen werden, aber es hat sich in der Reihe vieler Naturstoffe, die das Abwehr- und Regenerationssystem stärken, als eines unter vielen bewährt. Ich habe in Mexiko die Krebskliniken besucht, und es sind alles Ärzte, die aus Amerika flüchten mußten. Hier haben sie etwas aufgebaut, und sie arbeiten mit sehr gutem Erfolg. Zum Teil kenne ich die Ärzte persönlich. Und es ist erstaunlich, wie sogar viele Ärzte aus den USA und ihre Angehörigen, wenn sie an Krebs erkranken, nach Mexiko gehen, um sich dort behandeln zu lassen. Bestimmt können auch diese Ärzte in Mexiko nicht alles heilen. Je nach der Erbmasse, den Grundveranlagungen, dem Gesamtzustand des Körpers, je nach der Reaktionsfähigkeit kann bei der besten Behandlung manchmal ein Mißerfolg beschieden sein. Es ist bestimmt nicht richtig, wenn man die Erfolge der Naturanwendungen und Naturheilmittel übertreibt. Ebenso ist es falsch, wenn man alles, was nicht klassische Schulmedizin ist, als unwirksam, wenn nicht sogar als Schwindel und pure Geldmacherei bezeichnet.

Wenn man die Einkommensverhältnisse der Schulmedizin und die stets steigenden Preise der Spitäler und Krankenhäuser näher unter die Lupe nimmt, dann muß man zugeben, daß der ganze

Trend des jetzigen Zeitalters dem Materialismus zuviel Beachtung schenkt. Ein wenig mehr Ethik, Humanität und Nächstenliebe auf der ganzen Linie der Krankenbehandlung wäre bestimmt am Platze.

Behandlungsmöglichkeit

Ist man in der Lage, die Geschwulst so rasch als möglich operativ zu beseitigen, dann bestehen für die Nachbehandlung mit Naturmitteln bessere Aussichten. Wenn der Körper im übrigen noch gesund ist, kann er vor allem mit Hilfe des Lymphsystems nebst der Unterstützung seitens der Naturmittel zur Heilung des Zustandes beitragen, indem er alle ihm zur Verfügung stehenden Abwehrmaßnahmen mobilisiert. Im Grunde genommen ist Krebs keine Krankheit, die sich langsam entwickelt. Man könnte diese unheimliche Störung eher als einen unglückseligen Verkehrsunfall im Zellstaate betrachten. Die Wissenschaft ist dagegen trotz aller Bemühungen bis jetzt nur mit sehr bescheidener Hilfe ausgestattet.

Sind Zysten harmlos?

Diese Frage kann man meist bejahen, da Zysten in der Regel als harmlose Geschwulstbildungen bezeichnet werden können. In Forscherkreisen ist man über ihre Entstehung allerdings verschiedener Meinung. Dies gilt auch für die Bildung von Myomgeschwülsten. Nehmen wir den Standpunkt der Naturheilmethode ein, dann folgen wir der Auffassung, daß bei der Bildung von Zysten Stauungen und Kreislaufstörungen eine große Rolle spielen. Quetschungen und Verletzungen können sich als auslösende Mitursache auswirken, was erfahrungsgemäß angenommen werden kann. Durch verschiedene Pflanzenheilmittel mag es uns oft gelingen, Zystenbildungen zu verkleinern, wenn nicht gar zum Verschwinden zu bringen. Günstig wirken sich hierzu Conium maculatum D_6 und Petasites aus, wie auch das Kreislaufmittel Aesculaforce, ein Naturmittel aus Roßkastanien.
Wenn sich nun aber eine solche Geschwulst nicht zurückbilden

läßt, indem sie beharrlich weiterwächst, ist es oft besser, sie durch einen guten Chirurgen entfernen zu lassen. In solchem Falle ist es selbstverständlich, das entfernte Gewebe histologisch zu untersuchen. Es kann nun ausnahmsweise selten einmal vorkommen, daß sich im Kern der Geschwulst vereinzelte Krebszellen vorfinden. Solch ein unerwarteter Umstand kann hie und da einen unvorsichtigen Arzt dazu veranlassen, gegenüber dem Patienten äußerst ungeschickt vorzugehen, indem er durch seine rückhaltlosen Bedenken eine panische Krebsangst einflößt. Nicht jeder bleibt den ärztlichen Ansichten gegenüber gelassen, sondern läßt sich durch kummervolle Aussichten aus dem Geleise bringen. Was nützt es aber, wenn Patienten auf diese Weise seelisch zusammenbrechen und dadurch ernstlich krank werden? Sollte statt dessen nicht wenigstens der Arzt seine Fassung bewahren, um dem Kranken Mut zur richtigen Behandlung einzuflößen. Es ist noch lange nicht erwiesen, daß ein Patient krebskrank ist, weil sich im Zentrum eines Myoms oder einer Zyste einzelne Riesenzellen, die auf Krebszellen schließen lassen, gefunden haben. Wenn Blut und Lymphe nicht davon betroffen sind, und wenn zudem alle anderen Symptome und diagnostischen Befunde negativ verliefen, dann sollte auch der Arzt vernünftig sein und dem Patienten nicht den Boden unter den Füßen wegziehen, indem er das Krebsgespenst allzu drastisch vor Augen führt. Selbst wenn die Krankheit ein schwieriges Stadium erreicht haben sollte, wäre es unklug, den Patienten in eine schreckhafte Stimmung zu versetzen, denn was ist schon damit erreicht, wenn er die Fassung verliert? Viel geschickter ist es, dem Patienten Zuversicht einzuflößen, indem man ihm vorbeugende Maßnahmen empfiehlt, weil eine entsprechende Lebensweise die eigene Zellregenerationskraft vorteilhaft zu fördern vermag. Ein solch bewußtes Vorbeugen kann vorhandene Schwächen mit Erfolg für später berücksichtigen. Dadurch verliert der Kranke das innere Gleichgewicht nicht, sondern kann durch das erlangte Verständnis günstig mitwirken, den Zustand zu verbessern, indem gemieden wird, was schaden könnte. Man wird dazu eine anticancerogene Therapie einschalten können, allerdings ohne die zusätzliche Ernährungsweise als Krebsdiät zu bezeichnen. Seien wir doch geschickt, um unseren Kranken ihre Lage zu erleichtern, was besonders bei seelisch empfindlichem Gemüt unbedingt notwendig ist.

Anders verhält es sich bei unbelehrbaren Kranken, die anhaltendem Rauchen und übermäßigem Alkoholgenuß frönen. Solche bringen in der Regel auch kein Verständnis für andere Schädigungen auf, wiewohl es angebracht wäre, alles zu vermeiden, was nicht förderlich ist. In solchem Falle ist ein Arzt und Berater jeweils genötigt, mit entschiedener Festigkeit aufzutreten, um durch das Krebsgespenst ein störrisches Verhalten zur Vernunft zu bringen, denn die einsichtsvolle Mitarbeit des Kranken ist unerläßlich, wenn man auf Erfolg hinzielt.

Empfindliche Naturen, bei denen Krebs diagnostisch festgestellt werden konnte, sollte der verantwortungsbewußte Arzt stets mit rücksichtsvoller Geschicklichkeit behandeln, weil dadurch die körperliche und seelische Abwehrkraft keine unnötige Einbuße erleiden muß, da die vorhandenen Reserven zur Heilung dienen sollten, statt durch Voreingenommenheit geschädigt oder gar zerstört zu werden. Es ist viel besser, zuversichtlich statt schreckhaft zu sein, und wer einsichtige Ratschläge gewissenhaft befolgt, kann oft mehr erreichen, als er glaubt. Völlig verkehrt aber ist es, wenn ein Arzt bei harmloser Geschwulst den Patienten in eine Krebsangst hineinmanövriert, weil sich einige Krebszellen gefunden haben. Es handelt sich hierbei seitens des Arztes um einen psychologischen Kunstfehler, was weder ihm noch seinem Schutzbefohlenen dient. Kann dieser jedoch den ärztlichen Ratschlägen zuversichtlich Folge leisten, dann ist durch eine verständnisvolle Zusammenarbeit mehr gewonnen als durch beängstigende Einflüsse.

Lippen-, Zungen-, Kehlkopf-
und Lungenkrebs

Die Macht des Vorbildes

Es war immer sehr beeindruckend, wenn unter meinen jugendlichen Patienten einer bekannte, daß sein Vater ein Trinker war,
und wie Mutter und Kinder darunter gelitten hätten. Ein Jugend-
licher aus solchen Familienverhältnissen nahm sich immer fest vor,
niemals ein Trinker zu werden. Gerade das schlimme Vorbild des
Vaters gab Anlaß genug, den Alkohol gänzlich zu meiden. In
einigen Fällen habe ich Jugendliche getroffen, die mir bekannten,
daß ihre Väter sehr starke Raucher waren. Dies sei nicht weiter
aufgefallen, bis sich dann ein Kehlkopf- und später noch Lungenkrebs entwickelten. Die Familien mußten dann zusehen, wie die
Väter – die sonst eine gesunde Natur besaßen –, langsam unter
schweren Leiden zugrunde gingen. Das hat die Jugendlichen derart beeindruckt, daß sie das Rauchen aufgaben und keine Zigarette mehr anrührten. Ein solches Risiko wollten diese jungen
Menschen wirklich nicht eingehen.

Das Raucherproblem

Solche Fälle begegnen einem hie und da, und es freut mich immer,
wenn sich Menschen aufgrund so bitterer Erfahrungen vernünftig
verhalten, die richtigen Schlußfolgerungen ziehen und dann konsequent in der Durchhaltung ihrer durch Leid erworbenen Grundsätze bleiben. Es gibt aber auch viele andere Fälle, in denen die
Kinder eben zu rauchen begonnen haben, die Mädchen, weil die
Mutter raucht, die Jungen, weil sie im Vater ein schlechtes Vorbild
sahen. Nur allzuoft kommt die Einsicht über die zum Teil tragischen Folgen zu spät. Daß es aber auch Fälle gibt, bei denen passiv
Rauchende es mit Krebs zu tun bekommen, besonders wenn eine
starke Krebsveranlagung bei den Eltern vorliegt, das ist dann eine
sehr bedauerliche Entwicklung. Besonders Serviertöchter, aber
auch Bürokräfte, die sich jahrelang in rauchgeschwängerten Räumen aufhalten, können unverschuldet in diese lebensgefährliche
Lage kommen, ohne daß sie selbst je rauchten. Der passiv Rauchende atmet sowohl Nikotin wic Teer ein, vielleicht in einer
etwas geringeren Menge als der Raucher. Aber oft kann auch dies
genügen, um eine Krebsgeschwulst auszulösen. Es gibt glück-

licherweise immer mehr Wissenschaftler, die nachweisen, daß die allgemeine Luftverschmutzung weniger an der Entstehung des Krebses beteiligt ist – besonders wenn es sich um eine Krebsgeschwulst in den Atmungsorganen handelt – als das aktive und passive Rauchen. Über vierzig Prozent der Krebs-Todesfälle, vor allem wegen Geschwülsten in den Atmungsorganen, sollen auf das Rauchen zurückzuführen sein. Wenn sich sogar prominente Wissenschaftler in dieser Frage ganz klar äußern, dann sollten Eltern aus Liebe zu ihren Kindern alles tun, um mit dem eigenen guten Beispiel voranzugehen.

Die Praxis hat gezeigt, daß bei Eltern, die das Rauchen strikt ablehnen und es auch in der Wohnung nicht dulden, ihre Kinder selten dieser Leidenschaft verfallen, während Kinder aus Raucherfamilien selbst zu Rauchern werden. Man sollte in dieser Hinsicht wirklich den Mitteilungen einsichtiger Forscher mehr Beachtung schenken. Auch Professor Remmer, am Institut für Toxikologie der Universität Tübingen, hat in der Zeitschrift »Medizinische Klinik« ganz eindeutig Stellung bezogen und erklärt, daß etwa dreißig Prozent aller Krebskranken an den Folgen des Rauchens sterben. Glücklicherweise gibt sich da die »Schweizerische Arbeitsgemeinschaft Nichtraucher«, die SAN, sehr große Mühe, um mit interessanten Publikationen auf die Schädigungen des Rauchens aufmerksam zu machen. Sowohl in Basel wie auch in Luzern habe ich schon die Beobachtung gemacht, daß es Taxis gibt, die mit einem Nichtraucher-Aufkleber gekennzeichnet sind. Es ist doch angenehm, wenn man in ein solches Auto steigt und es stinkt nicht nach kaltem Zigarettenrauch. Es gibt aber auch Taxifahrer, die den Mund verziehen, wenn man sie bittet, während der Fahrt nicht zu rauchen.

Bestimmt hat jeder Mensch seine persönliche Freiheit und das Recht zu rauchen, wie es im Bulletin von Herrn Wenk, dem Präsidenten der SAN, Basel, dargelegt wurde. Er schreibt, das Recht zu rauchen besteht, da Rauchen nicht verboten ist. Ein Recht hört aber auf, ein Recht zu sein, wenn das Recht eines anderen verletzt wird. Nichtraucher haben das Recht, reine Luft zu atmen, frei von schädlichem Tabakrauch, und dieses Recht geht vor. Sie haben das Recht, Einspruch zu erheben, wenn Raucher, ohne um Erlaubnis zu fragen, sich einfach eine Zigarette anzünden. Sicherlich würde man seinen Mitmenschen gegenüber gerne tolerant sein, wenn das Rauchen nur nicht so gefährlich wäre. Wir sollten unsere Mitmenschen in taktvoller und höflicher Weise immer wieder darauf aufmerksam machen. Vor allem Eltern sollten ein gutes Beispiel geben, um ihre Kinder vor dieser gefährlichen Unsitte und Leidenschaft zu bewahren.

1000 Tote pro Tag in den USA durch Tabaksucht

Über dieses Thema schreibt die Zeitung der Amerikanischen Ärztegesellschaft. Ich war wirklich sehr erschrocken, als ich dies las, geschrieben von so prominenter Seite – es sind also nicht Heilpraktiker, Naturärzte und Therapeuten, sondern Mediziner –, zusammengefaßt in der Amerikanischen Ärztegesellschaft!

In diesem Artikel wird erwähnt, daß wir uns als Gesellschaft des Gesundheitsrisikos, das vom Tabak ausgeht, nicht genügend bewußt sind. Es ist schlimm, wenn von dieser angesehenen Stelle aus gesagt wird, daß heute die verhängnisvolle Tabaksucht in den USA mehr Menschenleben fordert und viel höhere Kosten verursacht als die Drogensucht: Kokain, Heroin sowie AIDS, Verkehrsunfälle, Morde und sogar Terroristenanschläge. Die USA geben jährlich eine Milliarde Dollar für die Krebsbekämpfung aus. Und diese 1000 Toten pro Tag sterben an irgendeiner Krebsform, sei es nun ein Lippen-, Kehlkopf- und Lungenkrebs oder sonst eine durch die Teersubstanzen des Tabaks verursachte und ausgelöste Krebsform. Sicherlich ist es schwer, mit dieser Sucht aufzuhören.

Das Spiel mit dem Risiko

Zuerst müssen die Raucher über die Gefährlichkeit, und zwar sowohl der cancerogenen Teerwirkung wie auch der gefäßdegenerierenden Nikotinwirkung, aufgeklärt werden. Dann braucht man einen lieben Menschen, einen Freund, der einem hilft. Man kann sich nicht mit der Ausrede begnügen, daß nicht alle Menschen gleich empfindlich sind. Sicherlich, der eine besitzt in der Erbmasse mehr Resistenz und ist überhaupt gegen Krebs nahezu immun. Medizinisch kann man dies noch nicht feststellen. Wer raucht, geht ein großes Risiko ein und bringt sich oft in eine hoffnungslose Lage. Mit Gejammer – hätte ich doch mit dem Rauchen aufgehört – kommen solche Menschen zum Arzt und hoffen, von ihrem Leiden befreit zu werden. Das ist mir schon unzählige Male begegnet. Jeder tut mir leid, aber wenn die Tumor- oder Gefäßerkrankung zu weit fortgeschritten ist, dann ist der Weg zurück eben sehr schwer. Es ist nicht immer möglich, die Folgen des Rauchens wieder völlig auszugleichen.

Noch vor dreißig Jahren waren es vorwiegend Männer, die mit dem Raucherkrebs zu tun hatten und daran zugrunde gingen. Heute machen ihnen die Frauen diesen unrühmlichen Rekord streitig. Bald werden es mehr Frauen sein, die dem Raucherkrebs erliegen. Der Frauenkörper scheint auf die Schadstoffe des Tabaks empfindlicher zu reagieren. Die Todesursache Nummer 1 war bei den Amerikanerinnen bisher der Brustkrebs. Jetzt ist es der Lungenkrebs. Die Zahl der Fälle ist seit 1950 – wie eine große amerikanische Zeitschrift berichtet – um 500 Prozent gestiegen! Im vorigen Jahr sind in den USA – wie diese Zeitung schrieb – allein 38 000 Frauen an Lungenkrebs gestorben.

Auch Nichtraucher, die sich in Restaurants, in Büros oder anderen Räumen, wo geraucht wird, aufhalten, können genauso geschädigt werden, auch wenn sie selbst dieser Leidenschaft nicht frönen. Es liegt vor allem an Eltern und Lehrern, bei jungen Leuten durch richtige Aufklärung und durch liebevolles Verständnis für ihre Probleme, die das heutige Leben und die moderne Gesellschaft mit sich bringen, Lösungen aufzuzeigen.

Lippenkrebs durch Rauchen

Ich könnte ein ganzes Buch mit Erfahrungen füllen, auch von Industriellen, die sich aus kleinen Anfängen hochgearbeitet haben und Erfolgsmenschen geworden sind. Aber sie haben vergessen, ihre Erbanlage in gesundheitlicher Hinsicht so zu verwalten, wie sie aufgrund ihrer Talente mit den materiellen Erfolgen geschickt manövriert haben. Der eine, eigentlich ein herzensguter Mensch, der mit seinen Produkten weltbekannt geworden ist, ist in seinen alten Tagen nicht mehr aus seiner Villa gegangen, höchstens noch mit seinem Chauffeur zum Arzt, weil sein durch das Rauchen verursachter Lippenkrebs, der immer größere Dimensionen annahm, trotz Goldprothesen und der guten Pflege eines berühmten Professors, ihn in seiner Villa wie einen Gefangenen festgehalten hat. Denn ein Teil nach dem anderen des Unterkieferknochens ist zerfallen und zerfressen worden. Dieser sonst so anständige Mensch, der auch viel Gutes getan hat mit seinen materiellen Möglichkeiten, hätte ein schöneres Alter mit weniger Leiden verdient.

Ich möchte nicht noch viele solcher Erfahrungen niederschreiben, denn es berührt mich, an all diese Dinge zu denken, wo man Glieder amputieren mußte, wo Gefäßveränderungen bestanden, wo Buergersche Krankheiten eintraten und die Folgen der typischen Raucherbeine dazu führten, daß Chirurgen trotz ihrer Kunst den Patienten nur noch eine kurze Verlängerung des Lebens, mit viel Leid und Schmerzen, ermöglichen konnten. All das hätte vermieden werden können, wenn sie in der Jugend, aufgrund einer Einsicht der Krankheiten ihrer Vorfahren, mit dem Alkohol vorsichtig umgegangen wären, wenn sie auf das Rauchen und auf viele Einladungen mit Eß- und Trinkgelagen verzichtet hätten.

Schlimme Folgen können entstehen, wenn Jugendliche die Gefahren dieser erwähnten Zivilisationskrankheiten, wie man sie mit Recht nennt, vor allem wenn Krebs in einem oder sogar in beiden Elternteilen vorgekommen ist, nicht erkennen und wenn sie nicht beizeiten auf das Rauchen verzichten, mit dem Alkohol mäßig umgehen, nicht zuviel Eiweiß konsumieren, von gewissen Festgelagen fernbleiben, gesunden Sport treiben, genügend Sauerstoff einatmen, für Bewegung sorgen, um so der negativen Veranlagung, vor allem der des Krebses, zu entgehen. Vorbeugen ist besser, einfacher und schmerzfreier als heilen.

Ursachen von Lungenkrebs

Es ist erschreckend, wenn sich Bekannte bei mir melden, bei denen man vielleicht vor Jahren einen Schatten in der Lunge feststellte, der sich aber dann zu einem regulären Lungenkrebs entwickelte. Ich habe dies bei Menschen beobachtet, die im Straßenbau beschäftigt waren und während der ganzen Jahre Teerdämpfe einatmeten. Eine weitere gefährdete Gruppe waren Mineure, bei denen zuerst eine Silikose festgestellt wurde – also eine Staublunge, wie man bei uns sagt –, aus der sich später entweder eine Tuberkulose oder ein Lungenkrebs entwickelte. Bis man die Gefährlichkeit des Asbests entdeckte, habe ich schlimme Folgen bei Arbeitern, die asbesthaltige Platten verarbeiteten, festgestellt.

Rauchen als Krebsursache

Leider haben sich in letzter Zeit die Lungenkarziome bei Menschen, die sonst normal gelebt haben, abgesehen davon, daß sie verhältnismäßig viel geraucht haben, vermehrt eingestellt. Es ist nicht nur das Nikotin, das das Herz belastet, die Gefäße verengt und deshalb zu Herzinfarkten beitragen kann, es ist auch der Teer, der bei der Entwicklung von Krebs in den Lungen und im Kehlkopf als Auslöser mitwirken kann. Natürlich gibt es noch viele andere Giftstoffe, die Lungenkrebs verursachen können. Wenn zum Beispiel jemand mit Metallstaub Kontakt hat. Aber das Rauchen ist doch die am meisten beobachtete Ursache. Viele Menschen, die man vor der Schädlichkeit des Rauchens warnt, begründen ihre Einstellung mit dem lapidaren Satz: »An etwas muß man letzten Endes doch sterben.« Das ist eine allgemeine, man muß schon sagen, eine dumme Redensart. Denn es kommt sehr wohl auf das »Wie« des Sterbens an. Wenn es dann schlimm um die Gesundheit bestellt ist, dann sind gerade diejenigen, die sich so leichtfertig darüber hinwegsetzten, die, die am meisten jammern und klagen. Sie rennen dann von Pontius zu Pilatus, von einem Arzt zum anderen. Schlußendlich kommen sie auch noch zu uns, und wenn alles nicht mehr anspricht, dann sollte man noch Wunder wirken.

Einem lieben Freund von mir, der mir in Peru eine Zeitlang auf meiner Farm geholfen hatte, habe ich immer wieder gepredigt, er solle doch mit dem Rauchen aufhören. Jedesmal zerdrückte er die Zigarette und sagte, dies sei nun die letzte. Aber viele solcher Raucher bringen einfach nicht die Energie zum Aufhören auf.

145

Anläßlich einer Durchleuchtung zeichnete sich bei meinem Freund ein Schatten in der Lunge ab. Da habe ich ihn erneut gewarnt, es sei nun höchste Zeit zur Einsicht. Er war ein gesunder, in den Bündner Bergen aufgewachsener Schweizer. Aber er konnte es nicht lassen, bis dann der Lungenkrebs so weit war, daß man ihm keinen Einhalt mehr gebieten konnte. So mußte er seine nette Frau und zwei Kinder frühzeitig verlassen.

Leider sind wir in der Wissenschaft noch nicht so weit, um bei einem Menschen zu testen, ob er als Raucher praktisch die kritische Grenze einer Krebsgefahr überschritten hat oder nicht. Es gibt so starke Naturen, mit einer so guten Erbanlage, daß sie bis ins hohe Alter rauchen können. Sie erleiden wohl einen gewissen Schaden, aber der Körper ist so widerstandsfähig, daß es nie zur Entstehung einer Krebsgeschwulst kommt. Es gibt aber einen großen Prozentsatz anderer Leute, die zu Krebs disponiert sind, und denen helfen all ihre Ausreden und die schönen Sprüche nichts. Plötzlich ist es so weit. Und dann sind es gerade die, die gestützt werden müssen, weil sie die Kraft nicht besitzen, um mit ihrer Krankheit zu leben und noch das Beste aus der Situation zu machen, was man, je nach Lage, machen kann.

Sehr schlimm ist es auch, wenn Frauen während der Schwangerschaft rauchen. Ich habe schon so viele Folgeerscheinungen bei Kindern gesehen, die, mit gewissen Schwächen und Schädigungen behaftet, zur Welt gekommen sind. Vermutlich wären diese Schäden nicht ausgelöst worden, wenn die Frauen während der Schwangerschaft nicht geraucht hätten. Die Kindersterblichkeit liegt bei Raucherinnen durchschnittlich um 27 Prozent höher als bei Nichtraucherinnen. Fachleute haben errechnet, daß der tägliche Zigarettenkonsum von zwanzig Stück die Zahl der Sterblichkeit bis auf 35 Prozent ansteigen läßt. Dabei wird die Schwangerschaft bei einer starken Raucherin durch weitere Risiken gefährdet, die auch eine erhebliche Gefährdung für die Mutter bedeuten. Ärzte und Mütterberatungsstellen sollten diesbezüglich viel mehr auf die Nachteile des Rauchens für Mutter und Kind hinweisen.

Hartgesottene Sünder

Viele Hunderte von starken Rauchern habe ich gewarnt vor den Folgen, die das Nikotin und auch die Teersubstanzen im Körper auszulösen vermögen. Etliche haben es berücksichtigt, andere haben immer wieder geantwortet, an etwas müsse man eben sterben. Da haben sie recht gehabt. Aber es kommt immer darauf an, unter welchen Umständen und wie man stirbt. Ich habe aber soviel Elend erlebt durch Lippen-, Kehlkopf-, Lungenkrebs und all die verschiedenen Formen, die als Folge der Teervergiftung, vor allem durch den Zigarettenrauch, verursacht wurden. Oft habe ich mitgelitten, besonders, wenn es sich um freundliche Menschen gehandelt hat, bis nach Monaten und Jahren endlich der qualvolle Übergang vom Leben zum Tode überwunden war. Was mich aber immer besonders beschäftigte, waren die Erfahrungen mit Ärzten. Diese waren oft so unverständig, darum verwende ich nun den Ausdruck »hartgesottene Sünder« dafür. Wenn ich nur einige davon aufzählen wollte, so war da zum Beispiel ein Chirurg, ich sehe ihn in der Erinnerung vor mir, ein ganz tüchtiger, außerordentlich fähiger Mann. Er hat geschlotet, geraucht und er mußte doch so viele Krebspatienten operieren. Aber auch das hat auf ihn keinen Eindruck gemacht. Und eigenartig, als er dann krank wurde und das Ergebnis der Röntgendiagnose und histologischen Untersuchung vor Augen hatte – als Fachmann wußte er ja genau, was das bedeutete –, da hat er sich in aller Gemütsruhe eine Zigarette angezündet. Nun, es hat danach seiner sonst so zähen Natur viel Kraft abgefordert. Er war zum Schluß sehr einsichtig, aber es war zu spät. Ein anderer, ebenfalls Chirurg, hat wunderbare Vorträge darüber gehalten, mit Röntgenbildern alles schön erklärt und untermauert. Welche Überraschung für mich, als er den Vortragssaal verließ, mit Kollegen diskutierte und sich als erstes eine Zigarette anzündete!

Ein Dentist, der nach meinem Dafürhalten einer der besten Zahnärzte war, die ich je kennengelernt hatte, hat zwischen jeder Behandlung geraucht. Er konnte nicht einmal warten, bis seine Arbeit vollendet war. Ich habe ihn auch darauf aufmerksam gemacht, und er sagte mir lediglich: Ich arbeite ja nur die Hälfte des Jahres, die andere Hälfte gehe ich kuren und mich erholen. Ich habe eine so zähe Natur, mir passiert schon nichts. Er hatte eine gute Erbanlage, aber es hat ihn doch erwischt mit einem ganz schlimmen Lungenkrebs, der lange nicht entdeckt wurde. Erst als Metastasen im Hüftgelenk vorhanden waren, sind Kollegen von ihm in der Diagnose etwas weitergegangen. Man mußte die Krebsgeschwulst auch in der Lunge feststellen. Es dauerte einige Monate, bis es soweit war, daß seine sehr geschickten Hände für immer ruhten.

Einmal habe ich aber auch etwas Schönes erlebt, nämlich bei einem Chirurgen. Mit Begeisterung hat er mir erzählt, er hätte bei einem Raucherkrebs nach dem Öffnen des Brustkorbes die Lungen beobachtet und dabei einen solchen Schrecken bekommen, daß er keine Zigarette mehr angerührt habe, das hätte ihm ein für allemal genügt. Und es war noch Zeit! Ich habe mich mit ihm gefreut.

Die Raucherepidemie in der ganzen Welt

In der Zeitschrift »Nichtraucher« hat Prof. Dr. med. Abelin vom Institut für Präventivmedizin einen interessanten Artikel veröffentlicht, in dem er schreibt, daß in den Industriestaaten der Tabak heute die wichtigste verhütbare Krankheitsursache sei und daß die Epidemie des Rauchens sich noch immer ausbreite. Er stellt fest, daß in verschiedenen Ländern Anstrengungen gegen diese Sucht bzw. deren Ausbreitung gemacht werden. Woran liegt es eigentlich, daß das Rauchen zu einer Sucht ausgeartet ist? Ist es nur das Nikotin, das zum Rauchen verleitet? Sind es die Teerstoffe, oder ist es der ganze Komplex, der aus der Tabakpflanze kommt? Dieses Phänomen ist noch nicht ganz erforscht. Worin liegt eigentlich diese Anziehungskraft für Raucher, die sie immer wieder zu diesem Genuß verleitet? Keinem Menschen schmeckt das Rauchen, wenn er damit beginnt.

Ich erinnere mich, daß ich es als Junge ebenfalls versucht habe. Es hat mir überhaupt nicht geschmeckt, und ich habe mir überlegt, was daran Gutes sein sollte. Aber eigenartig, man will mit von der Partie von gleichaltrigen Jugendlichen sein und ein Zeichen von Männlichkeit und Reife wenigstens nach außen hin dokumentieren. Diese und ähnliche Beweggründe schlummern im Unterbewußtsein des heranwachsenden Menschen. Mit der Zeit gewöhnt man sich daran, so daß das Rauchen zu einem unentbehrlichen Bedürfnis wird. Wie einfach könnte man dem entgegenwirken! Es gibt, wie ich schon öfters geschrieben habe, ein paar Heilmittel, wie zum Beispiel Avena sativa, die die Sucht mildern. Die einfachste Methode ist, einige Weinbeeren oder sonstige getrocknete Früchte in die Tasche zu stecken und bei der Versuchung zu rauchen diese im Mund zu zerkauen. Solange man Traubenzucker auf der Zunge spürt, hat man kein Bedürfnis zu rauchen.

Aus einem Bericht ist zu entnehmen, daß in Rußland die Rauchleidenschaft zunimmt. Auch im »Nichtraucher« erschien ein Artikel, in dem Aussagen des stellvertretenden sowjetischen Gesundheitsministers A. Safonow abgedruckt waren. Er hat sich so geäußert: »Leider ist es schwer zu erreichen, daß in keinem Film, in keinem Theaterstück oder Roman rauchende Helden gezeigt werden.« Damit verbindet man eine direkte Reklame. Ich will ihre Bedeutung nicht überschätzen, aber es scheint mir, daß solche Kino-, Fernseh- und Literaturhelden die Meinung bestärken, daß das Rauchen ein Zeichen der Männlichkeit und ein Ansporn für intensive schöpferische Tätigkeit sei. Dabei berichten die wissenschaftlichen Tätigkeiten vom Gegenteil. Die Eleganz des Rauchens schlägt bei den Frauen, abgesehen von Krankheiten, in vorzeitige Falten um und führt zum vorzeitigen Erlöschen des intellektuellen Potentials. In Saudi-Arabien erschienen vor einiger Zeit zwei Briefmarken, die auf die Gefahren des Rauchens hinweisen. Bekanntlich ist ja in Arabien, das heißt in den islamischen Ländern, der Genuß von Alkohol bei Strafe verboten. Leider war zur Zeit des Propheten Mohammed das Rauchen noch nicht bekannt, sonst hätte er diesen Genuß sicher auch verboten. Dann würden heute Millionen von Moslems auf das Rauchen ebenso verzichten wie auf den Alkohol.

Es ist bedauerlich, daß die religiösen Führer, die einen großen Einfluß ausüben, sei es nun in Rom oder in anderen religiösen Zentren, das Rauchen nicht verpönen und als etwas Unreines darstellen. Vom rein christlichen Standpunkt aus sollte man den Tempel des Geistes, den Körper, rein halten, und alles, was dieses Gefäß des Geistes verunreinigt, sollte gemieden werden. Diese Einstellung entspricht dem Geist der Bibel und der christlichen Lehre. Leider haben nicht alle Theologen für diese klare Definition des christlichen Geistes Verständnis, sonst würde man sie nicht so oft in gemütlicher Gesellschaft finden, mit einer dicken Havanna im Mund, die sie genüßlich paffen und Rauchringe in die Luft blasen. Heute, in einer Zeit, in der man so vielen Umweltgiften ausgesetzt ist, sei es in der Nahrung, im Wasser oder in der Luft, da sollte man wenigstens die schädliche Belastung meiden, die man selbst verhüten kann. Wie viele Menschen, bei denen ich eine Krebsdisposition beobachtete, sind von mir gewarnt worden! Doch die Mahnung wurde erst begriffen, als sie mit Lippen-, Zungen- oder Kehlkopfkrebs wiederkamen. Erst dann, in dieser ernsten Situation, sagte man mir: »Hätte ich doch auf Sie gehört . . .« Wie oft kommt diese Einsicht zu spät? Besonders junge Leute sollten sich gegenseitig ermuntern, von dieser Leidenschaft Abstand zu nehmen. Und wenn Freunde mitmachen und mit liebevoller Geduld immer wieder mahnen, dann kann man in vielen Fällen mit Erfolg rechnen.

Heilungsaussichten bei Lungenkrebs

Es ist eine besorgniserregende Tatsache, daß der Lungenkrebs in der heutigen Zeit immer häufiger vorkommt. Aus diesem Grunde sah man sich veranlaßt, etwas gründlicher nach den Grundursachen und den auslösenden Reizstoffen dieser Krebsform zu forschen. Diese Forschung ergab, daß Asbest der allerschlimmste Stoff ist, um den Lungenkrebs auszulösen. Wir finden womöglich bei 90 Prozent all jener, die regelmäßig mit Asbeststaub in Berührung kommen, einen Lungenkrebs vor. Handwerker, die mit Asbest arbeiten müssen, sollten daher doppelt vorsichtig sein und nie vergessen, eine Maske mit gutem Filter während ihrer Arbeit zu tragen. Es handelt sich nämlich um eine unverantwortliche Fahrlässigkeit von jedem, der Asbestblätter fräsen muß, wenn er diese Arbeit ohne den gebührenden Schutz durchführt. Dies gilt auch für jene Materialien, die Asbest enthalten, wie zum Beispiel Bremsbeläge für Fahrzeuge. Es geschieht leider auch bei Mineuren, Maurern und anderen Handwerkern, die bei ihrer Arbeit mit Steinstaub in Berührung kommen, daß sie oftmals vergessen, sich genügend zu schützen. Diese Nachlässigkeit vermag sich dann die

Jahre hindurch so ungünstig auszuwirken, daß sich deshalb eine sogenannte Staublunge, bekannt auch als Silikose, entwickeln kann. Eine solche geht schließlich mit ziemlicher Sicherheit in einen Lungenkrebs über.

In ähnlichem Sinne sind auch jene Arbeiter gefährdet, die mit Metallen umgehen müssen, indem sie solche zu fräsen, zu schleifen oder sonstwie zu bearbeiten haben, besonders, wenn es sich dabei um Aluminium handelt. Die feinen Metallpartikelchen, die dadurch frei werden, setzen sich in der Lunge fest und führen früher oder später zu Lungenkrebs. Auch jene Arbeiter, die Holzstaub ausgesetzt sind, stehen unter einer gewissen Gefahr, deshalb ernstlich erkranken zu können, obwohl die Lunge den Holzstaub, wenn dieser mit Schleim vermengt ist, noch am ehesten herauszubefördern vermag. Des weiteren gehören Zementstaub, Ruß und Teerstoffe ebenfalls jenen Stoffen an, die man als stark krebserzeugend bezeichnen kann, besonders, wenn sie die Lunge längere Zeit immer wieder belasten.

Daß Rauch ebenfalls gefährlich ist, sollten sich vor allem jene merken, die von ihrem Rauchen nicht loskommen können, denn besonders der Zigarettenrauch ist eine häufige Ursache der Lungenkrebsbildung. Zuvor führt diese leidenschaftliche Abhängigkeit allerdings oftmals zu Kehlkopf- oder Lippenkrebs, beides unerfreuliche Vorgänger von Lungenkrebs.

Heilungsaussichten

Eigenartigerweise ist der Lungenkrebs die einzige Krebsform, bei der man mit vorsichtigem Bestrahlen am wenigsten riskiert, denn selten treten dabei die sonst üblichen, gefürchteten Nebenwirkungen auf. Wenn in anderen Körperteilen noch keine Metastasen vorhanden sind, so daß der Lungenkrebs für sich allein auftritt, dann kann man die Heilungsaussichten noch als verhältnismäßig gut bezeichnen. Ist nur die eine Lungenhälfte befallen, dann läßt sich oftmals ein chirurgischer Eingriff verantworten. Es mag auch durch die Einnahme entsprechender Naturheilmittel wie Petasites, Mistel (Viscum alb.), Echinacea (Echinaforce) und womöglich sogar Germanium nebst einer eiweißarmen, aber vitalstoffreichen Diät vielleicht gelingen, das Allgemeinbefinden zu heben. In solchem Falle sind die Erfolgsaussichten gut. Um erfolgreiches Regenerieren erlangen zu können, müssen wir unbedingt genügend Vitalstoffe zur Verfügung haben. Es mag sein, daß wir dadurch sogar den Krankheitsherd einkapseln können, was ja überaus vorteilhaft wäre. Eine große Unterstützung bildet bei solchen Bemühungen die Einnahme frischer Gemüsesäfte. Hierbei bewährt sich der gemischte milchsaure Gemüsesaft aus Randen-, Karotten- und Sauerkrautsaft.

Eine weitere Förderung, die man unbedingt stets beachten sollte, ist das Einatmen von möglichst guter Luft, was auch die Zufuhr von genügend Sauerstoff gewährleistet. Ist man stets hierum besorgt, dann ist dies von großem Vorteil, da diese Maßnahmen mit zu den hauptsächlichsten Heilfaktoren gehört. Ein guter Therapeut ist für den Lungenkrebskranken eine aufmunternde Hilfe, besonders wenn ihn dieser auch seelisch stärkt und stützt. Ist der Kranke davon überzeugt, daß er mit der natürlichen Heil- und Regenerationskraft seines eigenen Körpers rechnen kann, dann wird dies seine Zuversicht anspornen, um den Anforderungen gewachsen zu sein. Es lohnt sich daher auch bei Lungenkrebs, entschlossen durchzuhalten.

Lohnt sich der Genuß des Rauchens?

Der Nichtraucher kann allerdings nicht verstehen, daß man das Rauchen als einen Genuß bezeichnen kann, beraubt es ihn doch der guten Luft und schadet ihm zudem durch das bloße Einatmen des Rauches. Dennoch lohnt sich diese unheilvolle Leidenschaft für die Geschäftswelt sowie für den Staat. Die Fabrikanten von Rauchwaren, die Händler und die Reklamefachleute ziehen Nutzen aus dem gesteigerten Rauchbedürfnis der Allgemeinheit, weshalb sie dieses auch auf alle Arten auszunützen suchen. Sogar der Staat, der doch darauf bedacht sein sollte, alles Schädigende von seinen Bürgern fernzuhalten, will nicht auf die Einnahmen durch gesteigerten Tabakkonsum verzichten. Wenn das nicht wäre, läge es bestimmt in seiner Hand, als gesundheitlicher Beschützer der Bevölkerung aufzutreten. Er möchte zwar den Eindruck erwekken, im Interesse der Volksgesundheit für diese zu kämpfen, denn einerseits sieht es so aus, als verwerfe er die Rauchsucht, andererseits aber streicht er mit Schmunzeln die vielen Millionen ein, die aus der Tabaksteuer in seine Kasse fließen. Darum darf man gar nicht erwarten, daß der Vorschlag von Verbotsmöglichkeiten gegenüber der zunehmenden Zigarettenreklame Anklang finden werde. Äußert man sich bei den Verantwortlichen nämlich in der Hinsicht, dann haben sie alle Ausreden bereit und verlieren sogar die gute Laune.

Es wird zwar allgemein zugegeben, sogar von den Rauchern selbst, daß sowohl das Nikotin als Gefäßgift als auch der Teer als krebsfördernd schädlich seien. Je nach der Veranlagung durch die Erbmasse kommen diese beiden Gifte so oder so zur Auswirkung. Genauso, wie sich nicht jeder Trinker durch seinen übermäßigen Alkoholgenuß den Tod einhandelt, weil es darauf ankommt, ob er eine gut arbeitende Niere und Leber besitzt, genauso stirbt auch nicht jeder Raucher an den Folgen seines Lasters. Aber das sind Ausnahmefälle, mit denen sich jene, die über keine gute Erbmasse verfügen, nicht vertrösten können, denn wenn sie ihrer Leidenschaft nicht frühzeitig genug Einhalt gebieten, werden sie schwerlich dem Gefäßtod oder dem Tod durch Krebs entrinnen. Das Sterben wäre an sich nicht so schlimm, sind wir ihm doch immer noch ausnahmslos ausgesetzt und können uns deshalb während unserer Lebenszeit an den Gedanken des Todes gewöhnen. Was jedoch schlimm ist, ist die Art des Todes, die wir zu erleiden haben. Schon die vorangehenden Leidensjahre können für uns eine bedrängnisvolle Prüfung sein, denn die Schmerzenszeit mit schlaflosen Nächten mag unsere Widerstandskraft völlig aufzehren und uns gänzlich zermürben. Zwischen dem Krankwerden und dem Todestag liegt ein weiter und oft unerträglicher Weg.

Was könnte zur Abhilfe dienen?

Was könnte vorgenommen werden, um gegen dieses Elend anzusteuern? Was spielt sich ab im Krankenzimmer eines Spitals, wenn sich der an Krebs erkrankte Raucher der Öffentlichkeit nicht mehr zu zeigen wagt? Ist er nicht so gut wie bereits erledigt, was seine Leistungsfähigkeit anbetrifft, und wäre ihm nicht der Tod zu gönnen statt einer verlängerten Leidenszeit? Wer hat ihm dieses

Elend eingebracht? Ist er nicht selbst daran schuld, weil er in jungen Jahren der verlockenden Tabakreklame nicht zu widerstehen vermochte, so daß er durch seine einsetzende Rauchsucht sein Unheil und sein Elend besiegelte? Wer seinen geschäftlichen Erfolg aber auf dem Elend seiner Mitmenschen aufbauen muß, sollte sich einmal fragen, ob sich dies wirklich nicht ändern läßt? Ist nicht sein Gewissen verhärtet und abgestumpft, wenn er weiterhin auf einer kostspieligen Propaganda beharrt, die er als harmlosen Ansporn bezeichnet, obwohl er weiß, mit welcher Todesgefahr und Leidenszeit das Rauchen für die Mehrzahl endet! Wer anders noch als das Rauchwarengeschäft kann sich überhaupt eine so großzügige Reklame leisten? Wuchtige Bilder von Cowboys und anderen Athleten sollen als Beweise dafür dienen, daß das Rauchen Kraft, Mut und Männlichkeit vermittelt, und da die farbenfrohen Darstellungen vor allem auf öffentlichen Plätzen und zumeist in den Bahnhöfen auffallend sichtbar sind, können sie jugendliche Leichtgläubigkeit meist ohne weiteres einfangen. Solch eine Reklame mit Vorspiegelung falscher Tatsachen sollten die Gesundheitsämter sowie unsere Landesbehörde unter Verbot stellen. Das wäre es, was sich wirklich lohnen würde!

Bestimmt könnten Erzieher, Lehrer und Ärzte auf unsere Jugendlichen einen günstigen Einfluß ausüben, wenn sie nur selbst nicht oft der Leidenschaft des Rauchens verfallen wären. Auf diesem umstrittenen Gebiet muß man unfehlbar mit dem guten Beispiel vorangehen können. Aber wie soll man Jugendlichen beikommen, wenn sie gewohnt sind, daß alles in ihrer ganzen Wohnung, vom kleinsten bis zum größten Gegenstand, den lästigen Rauchgeruch in sich birgt? Statt daß Filme und Fernsehprogramme dazu benützt würden, die Gefährlichkeit des Rauchens bloßzustellen, sucht man die Tatsachen viel eher zu vertuschen, was Ansporn, statt Hilfeleistung bedeutet. Veranschaulichungen durch Bilder könnten einen Begriff übermitteln von der furchtbaren Zerstörung in den Atemorganen durch den Raucherkrebs.

Betagte haben noch eine Zeit erlebt, in der das Rauchen für eine Frau auch vom gesellschaftlichen Standpunkt aus als völlig ungebührlich galt. Die heutige Jugend wurde indes in eine Zeit hineingeboren, in der scheinbar alles raucht. Frauen noch mehr als Männer. Nicht einmal bei älteren Frauen macht heute das Rauchen halt, aber welche innere Armut stellt dieser Umstand doch bloß! Was hat man schon gewonnen, wenn man die Torheit anderer nachahmt! Seine eigene charakterliche Schwäche tritt dadurch ans Tageslicht! Sollte man nur dann zur Standhaftigkeit stehen, wenn alle gleicher Ansicht sind, so daß man darob förmlich getragen wird? Nein, das Rauchen lohnt sich wirklich nicht!

Gefahren für Passivraucher

Alle Tabakwarenreklame erscheint in rosigem Licht, aber hält sie kritischer Prüfung stand? Dies wird wohl schwerlich der Fall sein, wenn man bedenkt, daß in diesen Rauchprodukten mehr als 40 krebserzeugende Stoffe gefunden werden können. In Amerika unternahm man genaue Forschungen, und das erwähnte Ergebnis wurde durch Dr. Brunnemann in dem Artikel »Cancer Research« veröffentlicht. Das Bedenkliche an dieser Feststellung ist, daß durch diese Nachteile nicht nur Raucher, sondern auch unbeteiligte Nichtraucher betroffen werden, wenn sie sich in Lokalen aufhalten müssen, in denen die Luft von Rauch erfüllt ist. Dies kann am Arbeitsplatz, im Büro, in einem Wartelokal oder einer Gaststube der Fall sein.

Eigenartigerweise konnten die Forscher durch ihre Prüfungsarbeit feststellen, daß Personen, die nicht selbst rauchen, durch ihren Aufenthalt in verqualmten Räumen ungewollt in gewissem Sinne zu Passivrauchern werden, denn sie nehmen unwillkürlich die Giftstoffe, die sich in der Luft befinden, auf. Dabei handelt es sich sogar um die Aufnahme von mehr Giftstoffen, als einem Raucher zuteil werden, wenn er sich in freier Luft aufhält, während er seiner Leidenschaft frönt, weil er auf den schädigenden Genuß nicht mehr verzichten zu können glaubt. Wenn nun aber der Nichtraucher in eingeschlossener Qualmluft noch größeren Schaden davonträgt als jener, der ihn verursacht, dann kann dies bestimmt als tragisch beurteilt werden. Es handelt sich dabei eben nicht um eine unbedeutende Menge, weil der Passivraucher bis zu 50% mehr Giftstoffe in den erwähnten Räumen aufnimmt als jener, der im Freien raucht. Ohne diese exakte Forschungsarbeit wäre jedenfalls niemandem die Möglichkeit einer solch bedenklichen Schädigung in den Sinn gekommen. Es ist daher bestimmt gerechtfertigt, wenn sich Nichtraucher gegen das Verpesten der Luft auflehnen. Reine Luft ist ein Geschenk der Natur, das uns zusteht, weil unsere Gesundheit davon abhängig ist. Das beweist uns nun gerade dieses Forschungsergebnis, denn wenn jemand, der nie selbst eine Zigarette geraucht hat, durch das Einatmen der erwähnten Giftstoffe an Bronchial- oder Lungenkrebs erkranken kann, dann ist dies bestimmt ein tragischer Umstand, den jeder Unbeteiligte umgehen möchte. Gerade weil man seine Gesundheit hoch einschätzt, meidet man doch jegliche schädigende Leidenschaft, also auch das Rauchen. Wird nun aber der Beweis erbracht, daß unsere Bemühungen durch die Rücksichtslosigkeit Unbeherrschter zunichte gemacht werden, dann mag uns dies nicht ohne Grund empören. Sollen wir all das Elend und Leid, das andere gedankenlos verursachen, durch eine solch schlimme Krankheit an uns herantreten lassen, um uns womöglich dadurch sogar einem frühen Tode aussetzen zu müssen, weil wir der Schädigung, der wir doch glaubten entrinnen zu können, nicht gewachsen sind? Das fordert bestimmt zum Nachdenken auf!

Nach dem Testergebnis der Forscher nimmt jemand, der einen ganzen Tag in der Rauchluft eines Büros arbeiten muß, genausoviel Gift auf wie jener, der im Freien 30 Zigaretten raucht, und zwar handelt es sich dabei um Nitrosamin, bekannt als gefährlich krebserregender Stoff. Nicht einmal alle Mütter sind so verantwortungsbewußt, daß sie ihre Säuglinge und Kleinkinder sorgsam vor Einflüssen bewahren, von denen sie wissen könnten, daß sie schädigend wirken. Oft tragen sie durch ihre genußsüchtige Leidenschaft selbst dazu bei, daß die Luft im eigenen Heim durch andauerndes Rauchen nicht mehr einwandfrei sein kann. Aber darüber scheinen sie sich keine Rechenschaft abzulegen. Ihre Kinder müssen sich an die ungünstige Lage einfach gewöhnen. Sehr oft sind sie der Schädigung sogar während der Schlafenszeit ausgesetzt.

Warum sich wundern?

Oft können leider auch Erwachsene trotz sorgfältigem Bemühen, sich gesundheitlich richtig zu verhalten, nicht verhindern, daß sie sich Tag für Tag in Räumen voll schädigenden Rauchqualms aufhalten müssen. Sollte man sich da noch wundern, wenn sie sich unter solch ungünstigen Umständen einen Kehlkopf- oder Lungenkrebs zuziehen können und daran zugrunde gehen, obwohl sie selbst nicht rauchen? Gerade das nützen dann die Raucher mit zynischen Bemerkungen aus, denn es ist für sie ein Triumph, daß auch Nichtraucher auf diese Art erkranken und sterben können. Statt die richtige Lehre daraus zu ziehen, dient dies viel eher als Grund, jegliche Verantwortung überhaupt abzulehnen.

Man fragt sich da unwillkürlich, warum die Gesundheitsbehörden trotz den offensichtlichen Schädigungen nicht einschreiten, um wenigstens in staatlichen Betrieben das Rauchen in Arbeitsräumen und Büros zu verbieten! Das wäre doch eine Gelegenheit, mit gutem Beispiel voranzugehen. Wenn von maßgebender Seite kein Einspruch erhoben wird, ja wenn sogar die Reklame ungehindert in allen möglichen verlockenden Anpreisungen der Versugung dienen darf, dann ist es doch kein Wunder, wenn sich nebst den Erwachsenen auch die Jugend einbildet, Rauchen sei gar nicht so schlimm, weil ja auch Nichtraucher dem Raucherkrebs erliegen können. Es ist daher gut, wenn die Forschung die wahren Ursachen aufdeckt. Das sollte an der Verantwortungslosigkeit rütteln und sollte schon die Mütter aufhorchen lassen, damit sie ihren Kleinen nicht mehr den Zigarettenrauch bedenkenlos in die Nase blasen. Süchtigkeit auf irgendeinem Gebiet beeinträchtigt die Rücksichtnahme den Mitmenschen gegenüber ganz bedenklich oder erdrosselt sie sogar. Obwohl Narkosearzt Dr. Erhard B. in der Zeitschrift »Gesundes Leben« schreibt, daß in Deutschland jährlich 140 000 Menschen an Krankheiten sterben, die durch das Rauchen bedingt sind, veranlaßt dies die wenigsten Raucher, darauf anzusprechen, um sich und andere nicht weiterhin zu gefährden.

Zweifel an der Schädlichkeit des Rauchens

Die »Neue Zürcher Zeitung« vom Mittwoch, 5. Mai 1976, brachte in der Nummer 104 einen Artikel mit dem Titel »Rauchen und Gesundheit«. Diese Abhandlung ist so zutreffend, daß sie es verdient, überall verbreitet zu werden. Selbst für Raucher sind die

Ausführungen so ausgezeichnet und beweisend, daß ihnen durch aufmerksames Lesen bereits die Lust etwas vergehen mag, noch länger Sklave eines solch gefährlichen Lasters zu bleiben. Es handelt sich dabei nicht nur um die Meinung einzelner, denn Test- und Tierversuche und anderes mehr trugen dazu bei, entsprechendes Beweismaterial zu sammeln. Über eine halbe Million Krankheitsgeschichten mit 37 000 Todesfällen konnten dabei zudem ausgewertet werden. Dadurch wurde der Nachweis erbracht, daß beispielsweise Lungenkrebs bei Rauchern zehnmal sooft auftritt als bei Nichtrauchern. Auch bei Bronchitis und Emphysem besteht ein Unterschied, da diese Krankheitserscheinungen beim Raucher sechsmal mehr vorzufinden sind als beim Nichtraucher. Ebenso verhält es sich beim Kehlkopfkrebs sowie bei anderen Krebserscheinungen. Beim Speiseröhrenkrebs ist das Auftreten vier- bis fünfmal größer, wenn es sich um einen Raucher handelt.

Interessant sind auch die Bilder der Kapillarphotographien, die in diesem Artikel veröffentlicht wurden, zeigten sie doch, wie schon nach kurzer Zeit, sozusagen im Abstand von Minuten, die Tomogramme einer Raucherhand genau zeigen, wie sich die Kapillaren verändern. Das erinnert unwillkürlich an die Kapillarphotographien von Dr. Bircher-Benner, durch die er damals nachweisen konnte, wie eine grundfalsche, säurebildende Ernährung auf die Kapillaren wirkt. Solcherlei beweiskräftige Ausführungen müssen einen ehrlichen, objektiv eingestellten Menschen zum Nachdenken veranlassen. Diese Tests wurden vorwiegend bei jenen, die inhalieren, durchgeführt, und bei solchen ist das Risiko sicher noch um 10–20% erhöht.

Nikotin und Teersubstanz

Schon oft wies ich auf zwei Wirkungsmöglichkeiten hin. Zuerst soll dabei die Nikotinfrage erörtert werden. Die Auswirkung auf die Gefäße äußert sich vor allem in der Verengung der Herzkranzarterien (Koronargefäße), wodurch koronare Herzkrankheiten entstehen können. Erwähnt seien in diesem Zusammenhang die Arteriosklerose der Herzkranzgefäße sowie allerlei krankhafte Veränderungen durch die verschiedenen Teersubstanzen, die besonders beim Zigarettenrauchen in den Körper gelangen. Mancher Herzinfarkt hätte vermieden werden können, wenn man diese Strukturveränderung der Herzkranzarterien nicht verursacht hätte. Der erwähnte Artikel zeigt auch Röntgenaufnahmen, die veranschaulichen, wie Arterienverschlüsse durch Blutgerinnsel verursacht wurden. In solchem Falle können die Gifte, vor allem Nikotin, eine äußerst starke ursächliche Rolle spielen. Die cancerogene, also krebserregende Wirkung liegt indes nicht im Nikotin, sondern in den bereits erwähnten Teersubstanzen.

Zu den oft gebräuchlichen Argumenten, die das Rauchen entschuldigen sollen, gehört die übliche Ausrede, Vater und Großvater seien trotz des Rauchens alt geworden. Bei dieser Überlegung übersieht man allerdings, daß die Veranlagungen, die genetisch vorhanden sind, nicht überall gleich sein können. Dieser Umstand trifft bei allen Erkrankungen zu, demnach auch bei Gefäßleiden und Krebs. Einer erbt von seinen Vorfahren eine starke Grundlage, der andere jedoch nur eine mäßige und ein weiterer eine bedeutend geschwächte. Wenn nun einer ausnehmend stark und gesund ist und keine typisch nachteiligen Veranlagungen aufweist, kann er alt werden, auch wenn seine Lebensweise gegen gesundheitliche Regeln verstößt, ohne daß ihn ein Ungemach treffen würde. Diesen Umstand verdankt er seinen Abwehr- oder Resistenzkräften, die in solchem Falle eben sehr groß sein können. Aber selbst der scheinbar Gesunde und Starke kann nicht im voraus wissen, wie weit seine Widerstandskraft ausreichen wird. Es gibt Hunderttausende, womöglich Millionen, die an den Folgen des Rauchens zugrunde gehen, weil sie zu spät zur Einsicht gelangten, daß ihnen die notwendige Grundlage nicht ausreichte, um der dauernden Giftwirkung erfolgreich trotzen zu können. Meistens erlangt ein hartnäckiger Raucher diese Einsicht erst sehr spät, was gleichzeitig auch zu spät sein mag, um noch auf erfolgreiche Änderungen bauen zu können.

Ich fühle mich daher verpflichtet, besonders unter meinem Bekanntenkreis Raucher aufzuklären, wenn es mir meine Zeit irgendwie erlaubt. Schon vielen verhalf ich zum Nachdenken oder sogar zum Aufgeben des Rauchens. Nicht nur beruflich fühle ich mich dazu gedrängt, anderen in der Hinsicht über gefahrvolle Klippen hinwegzuhelfen, sondern auch aus rein menschlicher Anteilnahme meinem Nächsten gegenüber. Besonders jene, die sich nicht bewußt sind, welchem Risiko sie sich durch das Rauchen aussetzen, sollte man unbedingt darauf hinweisen. Obwohl jeder tun und lassen kann, was er will, erhält er durch eine entsprechende Warnung doch einen erweiterten Horizont, so daß er sich unter Umständen noch früh genug umstellen könnte, was meine eigene Verantwortung ihm gegenüber sehr entlasten würde.

Gefährliches Raucherblut

Starke Raucher haben in ihrem Blut oft so viel Kohlenmonoxyd, daß ein solches Blut 10–20% von seiner Möglichkeit, Sauerstoff zu binden, eingebüßt hat. Eine Zeitschrift in den USA berichtet von Forschungsergebnissen bei Bluttransfusionen, die bei herzschwachen Menschen Todesfälle zur Folge hatten. Die Forscher stellten dabei fest, daß das verwendete Blut von starken Rauchern stammte. Der Kohlenmonoxydgehalt eines solchen Blutes war hoch genug, um bei einem herzschwachen Patienten eine Reaktion auszulösen, die, ähnlich wie beim Herzinfarkt, das Lebenslicht auszulöschen vermochte. Das Forscherteam stellte diese Beobachtung wiederholt fest, weshalb es sich nicht bloß um einen Einzelfall handelte.

Wer durch eine günstige Erbanlage ganz ausgezeichnete Blutgefäße besitzt, kann trotz des Nikotins mit seiner gefäßverengenden Wirkung alt werden. Wer aber kein solch günstiges Erbe antreten konnte, sondern mit einem degenerierten Gefäßzustand rechnen muß, sollte lieber keinen Vergleich mit seinem begünstigten Kollegen eingehen, denn seine Verhältnisse verbieten es ihm, in der Hinsicht ein Risiko auf sich zu nehmen. Gleicherweise verhält es sich auch mit jenem, in dessen Familie bei beiden Eltern Krebs als Todesursache zu verzeichnen war. Es ist als grobe Fahrlässigkeit zu verurteilen, wenn ein Familienvater, dessen eigener Vater an Raucherkrebs gestorben ist, diesem Laster weiter frönt. Ich konnte dies bei einem meiner Bekannten beobachten. Immer wieder warnte ich ihn, aber er war zu willensschwach, um das Rauchen zu lassen. Im schönsten Mannesalter ging er, wie sein Vater, an Lungenkrebs zugrunde. Die Kinder hätten den Vater damals noch benötigt, und die Witwe trauert ihm heute noch nach. Auch mir fiel es schwer, ihn auf diese Weise leiden und sterben zu sehen, ohne ihm helfen zu können.

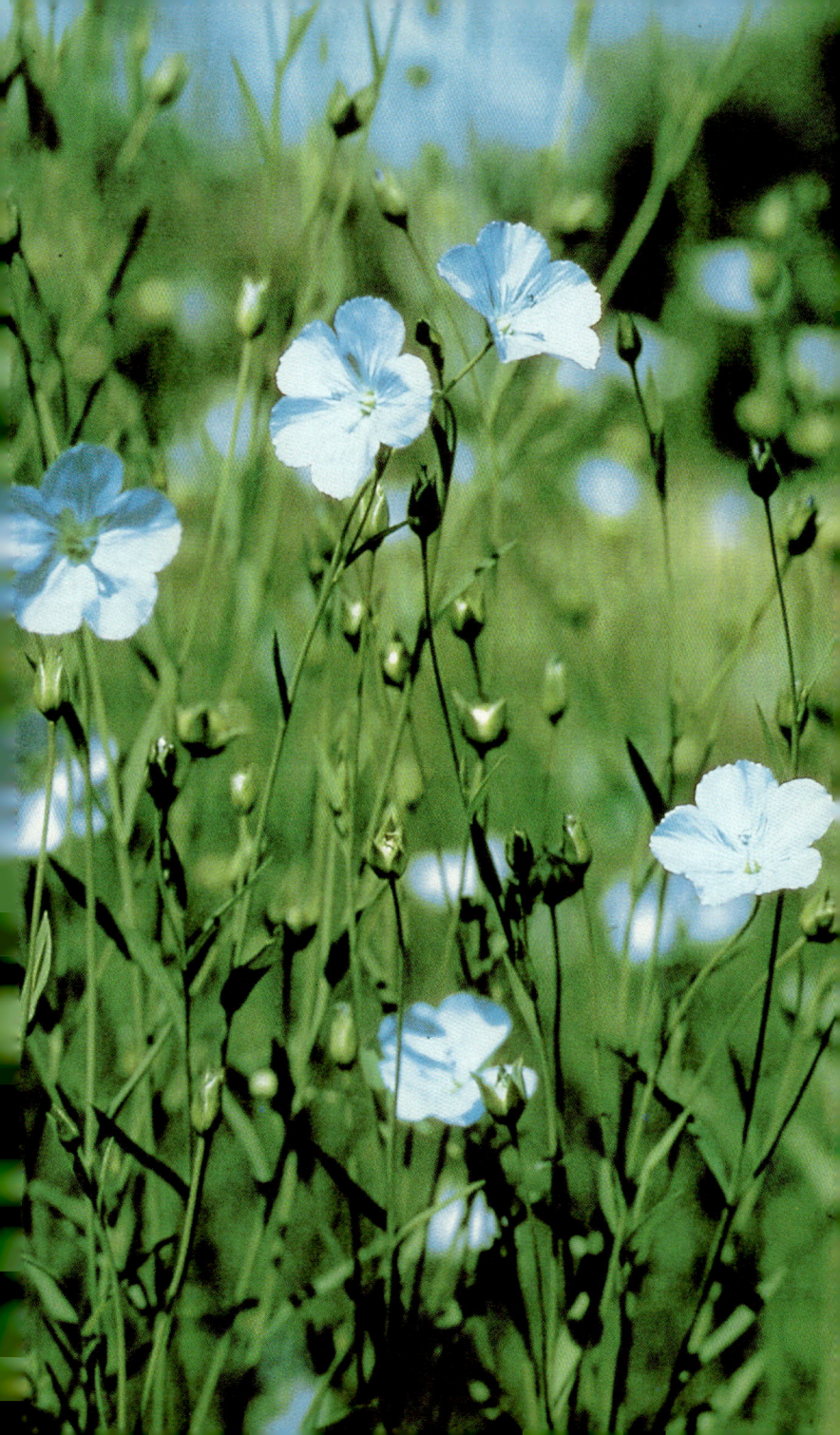

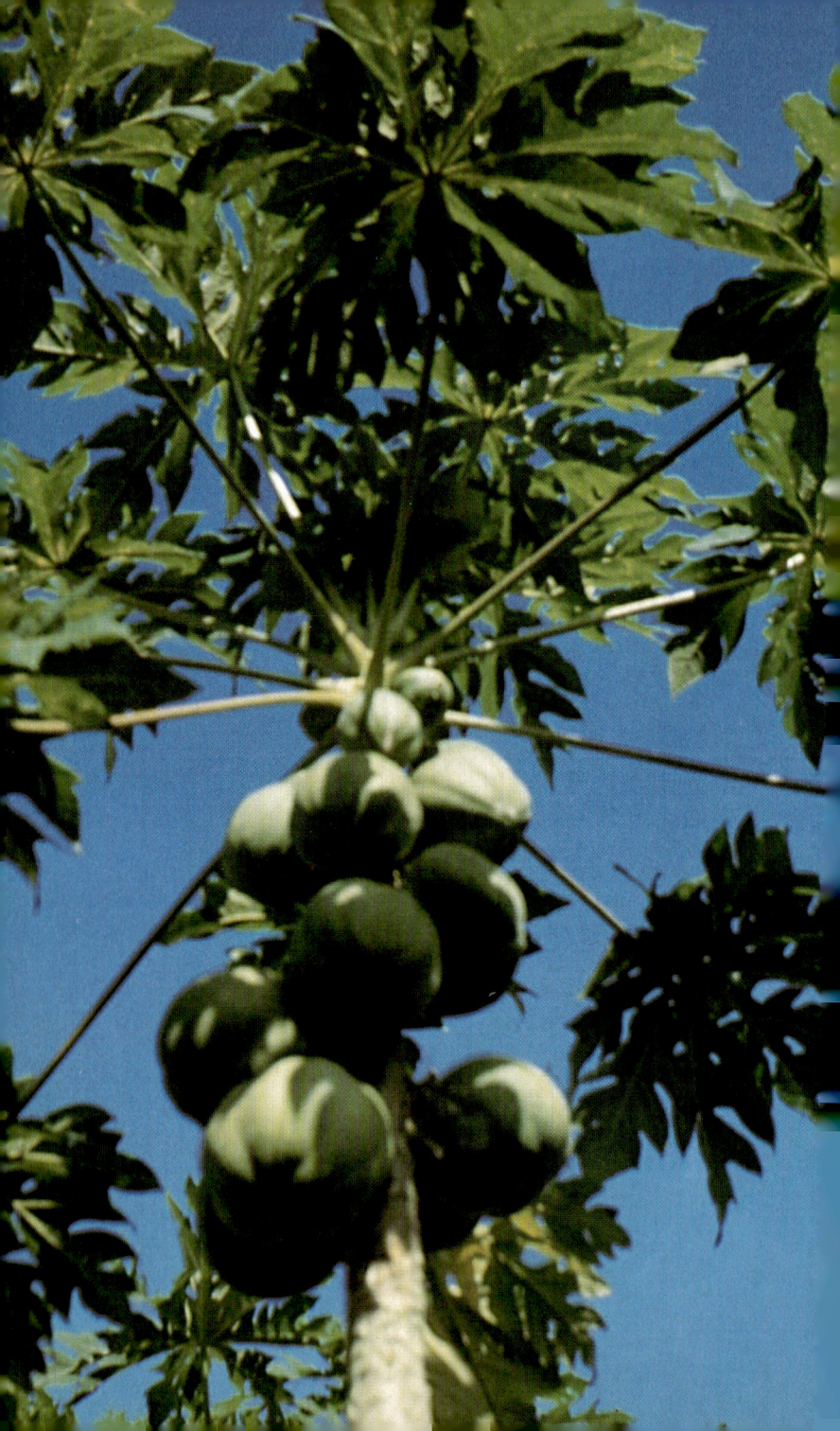

Wie kann man sich schützen?

Es ist wohl auch ein Jammer, daß inmitten frischer Bergluft so viele junge Sportler das Rauchen nicht lassen können. Sie denken nicht im geringsten daran, wie sehr sie andere belästigen, wenn sie eine Zigarette nach der andern anzünden und die reine Luft damit verpesten. Wie unangenehm ist es doch für jene, die in den Bergen Erholung suchen, wenn die verunreinigte Luft, die aus einer fremden Lunge kommt, in ihre Nase geblasen wird, so daß sie solche unfreiwillig einatmen müssen. Es ist dies bestimmt eine unverfrorene Rücksichtslosigkeit, und sie blüht auf völlig gedankenloser Grundlage. Jeden meiner Bekannten, ja sogar Unbekannte, deren Weg sich mit dem meinen kreuzt, warne ich und weise sie auf die unheilvolle Gefahr des Rauchens hin. Niemandem gestatte ich in meinem Haus zu rauchen, auch wenn meine folgerichtige Einstellung nicht verstanden werden sollte. In dem Fall muß jemand eben ganz einfach auf meine Gesellschaft verzichten, und wenn es mein eigener Bruder wäre. Ich sah zu viele Menschen an diesem Übel zugrunde gehen, obwohl sie wegen ihrer ohnedies gefährdeten Veranlagung überhaupt nicht damit hätten beginnen sollen.

Umständehalber wird die Luft in den Städten immer schlechter und enthält bereits genug Gase, die der Sauerstoffzufuhr zu den Zellen hemmend im Wege stehen. Ich muß da nur an meinen letzten Aufenthalt in Tokio denken, wo es mir beim Besichtigen der interessanten Ginsastraße mit all den schönen Geschäftslokalen plötzlich übel zu werden begann. Mein brummender Kopf meldete sich so energisch, daß ich schleunigst mit dem nächsten Taxi zum Hotel zurückfahren mußte. Dort halfen mir eine heiße Dusche, zwei bis drei Petadolortabletten, eine Tasse Ginsengtee nebst einer Stunde Entspannung, wieder in den Normalzustand zurückzugelangen.

Was nützt uns der beste Eisengehalt im Blut, wenn der notwendige Sauerstoff nicht mehr zur Verfügung steht?

Sauerstoffmangel wird die Welt nur allzubald in noch größere Bestürzung versetzen als die Ölkrise. Das moderne technische Zeitalter verbraucht in einem Jahr viele tausend Male mehr Sauerstoff, als das alte römische Reich in zehn Jahren beanspruchte. Prof. Piccard warnte in einem Vortrag davor, das Meer noch weiter zu vergiften, weil sonst der Sauerstoff nur noch 20 bis 30 Jahre ausreiche. Das wäre also weniger lang als das Ausreichen von Öl- und Kohlevorräten bei zunehmendem Verbrauch, wie uns dies Prof. Haber mitteilte. Vergessen wir nicht, daß die Meerespflanzen 67% des Weltsauerstoffs erzeugen, also mehr als alle Pflanzen der ganzen Erde. Gifte aller Art fließen jährlich ins Meer, und zwar Tausende von Tonnen. Sollte es da verwunderlich sein, daß die Meerespflanzen vergiftet werden, weil die biologische Regeneration nicht mehr Schritt halten kann? Die Wissenschaft weiß dies genau; die breite Masse ahnt es; viele aber denken: »Laßt uns essen und trinken, denn morgen sind wir tot.«

Wie klein ist doch der Mensch, der gegen die wunderbaren göttlichen Gesetze der Natur verstößt! Ökologen, Wirtschaftsführer, Theologen und Politiker wissen nicht, wie sie das Steuer des Weltenschiffes dem Untergang entreißen sollen. Wie einst jene verhängnisvollen Worte an der Wand, »gezählt, gewogen und zu leicht befunden«, den babylonischen König Belsazar erschreckten, so erschreckt heute auch der göttliche Vorsatz: »Ich werde die verderben, die den Erdkreis verderben«, die ganze Menschheit. Die Weisheit der Weisen hat nicht gehalten, was sie versprach. Die Reinigung der Erde muß von höherer Warte aus geschehen, damit sich die Überlebenden des Lebens im wahren Sinne erfreuen können, mit genügend Sauerstoff und all dem, was eine gereinigte Atmosphäre an Gaben darreicht.

Mißachtung der Gefahr des Rauchens

Kürzlich hatte ich im Bahnhofrestaurant von Zofingen die Gelegenheit, eine Mutter mit ihrem Säugling zu beobachten. Liebevoll hielt sie das schlafende Kind mit dem rechten Arm umschlungen, während sie sich mit der linken Hand andauernd ihrer Zigarette bediente. Mit zärtlichen Blicken betrachtete die glückliche Mutter ihren kleinen Liebling, blies ihm dabei aber beständig gedankenlos die Rauchwolken ihrer Zigarette ins Gesichtchen. Auch der Vater des Kindes hatte kein besseres Verständnis, denn auch er rauchte andauernd und dachte nicht daran, wenigstens das Kind vor dem Einatmen des gefährlichen Giftes zu verschonen. Die Eltern schienen Fremdarbeiter zu sein. Sie hatten wohl keine Ahnung, daß die blauen Rauchwölklein, mit denen sie die Luft erfüllten, eine bedeutende Menge Blausäure enthielten. Auch waren sie sich keineswegs bewußt, daß dieserhalb auch einige krebserregende Kohlenwasserstoff- und Teersubstanzen nebst dem gefäßverengenden Nikotin beständig in das Näschen des Kindes gelangten. Vielleicht konnten sie beide dem Säugling eine wunderbare Erbmasse übermitteln, wodurch dieser in die Lage versetzt werden mag, all die schädlichen Einflüsse zu ertragen. Das kann nämlich selbst heute noch immer der Fall sein. Wenn ein solches Kind später dann dem Beispiel der Eltern gedankenlos nacheifert, um bis ins hohe Alter hinein dem Rauchen zu frönen, kann ihm selbst dann noch das gesundheitliche Erbe – ohne schlimme Folgen gewärtigen zu müssen – zugute kommen. Das veranlaßt natürlich einen solch Begünstigten, an seinem Genuß festzuhalten, denn warum sollte er sich ein Vergnügen, dem er sklavisch unterworfen ist, versagen, wenn es für ihn doch nicht mit tragischen Folgen verknüpft ist?

Bei einer Gruppe von 100 Jugendlichen, die alle 20 Jahre alt sind und völlig gedankenlos rauchen, mögen 20 frühzeitig an Herzinfarkt sterben. 20 bis 25 weitere können indes an Krebs zugrunde gehen. 10 von ihnen können ein Emphysem bekommen, während ungefähr die Hälfte der Gruppe womöglich von keinem dieser Leiden befallen wird, obwohl auch diese nicht aufhört, weiterhin zu rauchen. Aber wer weiß im voraus von sich, ob er eine solch widerstandsfähige Grundlage besitzt? Bis jetzt verfügt man noch über keine Testmethode, durch die man feststellen könnte, ob ein junger Mensch so veranlagt ist, daß er trotz des Rauchens von Krebs, Herzinfarkt oder Emphysem verschont bliebe. Es dient wohl nicht als beruhigende Lösung, sich vorzunehmen, mit dem Rauchen bestimmt dann aufzuhören, wenn man Schädigungen gewahr werde, denn dann ist es in der Regel bereits zu spät. Von einigen guten Bekannten mußte ich in letzter Zeit Abschied nehmen, weil sie auf der Überzeugung beharrten, das Rauchen könne ihnen nicht schaden. Mit Lungenkrebs begann das Leiden scheinbar ganz unauffällig, da die Lunge ja kein Gefühlsnervensystem besitzt. Sie konnte demnach keine Schmerzen melden, und eine zeitweilige Kurzatmigkeit betrachtete man als Folge von Überarbeitung. Erst als Metastasen an anderen Körperteilen auftraten und starke Schmerzen hervorriefen, war die Erkrankung zur Tatsache geworden. Beim Röntgen ließ sich dann auch der primäre Effekt in der Lunge feststellen. Aber in solchem Fall kommt Hilfe bereits zu spät. Alle Kunst der Ärzte, mit den modernsten Mitteln hilfreich vorzugehen, erweist sich als zu spät. Im Kampf gegen den Krebs handelt es sich eben nicht nur um eine Schlacht, die zu gewinnen ist, um dadurch Abhilfe zu schaffen, denn zu diesem Zeitpunkt ist der Krieg bereits verloren.

Jugendliche sollten daher der Frage des Rauchens nicht gleichgültig gegenüberstehen. Als junger Mann, junges Mädchen oder junge Frau sollte man ernstlich bedenken, daß auch die Angehörigen in Mitleidenschaft und Trauer gestürzt werden, wenn nicht die eigene Selbstbeherrschung, sondern Krankheit und Tod der unstillbaren Leidenschaft des Rauchens ein Ende bereiten. Wenden wir uns einmal einer jungen Witwe zu, die ihren Mann infolge des Rauchens durch Lungenkrebs oder Herzinfarkt frühzeitig verloren hat, denn sie kann uns aus Erfahrung über den erlittenen Kummer Aufschluß geben. Vielleicht hilft eine solche Schilderung, Besinnung und Einsicht zu erlangen, so daß man in sich die Kraft verspürt, entrüstet die letzte Zigarette wegzuwerfen. Um die erste Zeit der Entwöhnung erfolgreich zu bestehen, wird es gut sein, sich mit Weinbeeren zu behelfen; wenn man sich einige davon in seine Tasche steckt, um sich ihrer zu bedienen, wenn das Verlangen nach Nikotingenuß auftritt, kann man dadurch den Zustand leichter überwinden.

Sehr günstig mag es auch sein, wenn man sich an Stelle des Rauchens einer anderen, jedoch gesunden Leidenschaft zuwendet. Diese kann sich in Gesundheitssport äußern, im Wandern, im Schwimmen, im Malen oder Musizieren liegen, was immer eine risikolose Ablenkung bedeutet; indem sie das Herz erfreut und gefangennimmt, ist sie es wert, erfaßt zu werden, wenn man sich dadurch von der Rauchsucht leichter zu befreien vermag. Warum soll man sich der Ungewißheit einer erbärmlichen Leidenszeit preisgeben, wenn man sich mit etwas gutem Willen und der nötigen Einsicht doch davor bewahren kann? Besser wäre es ja, wie bei allen verfänglichen Gefahren, man würde gar nicht damit beginnen, sich also von Anfang an davon fernhalten. Das würde all die bevorstehenden Unannehmlichkeiten ersparen. Aber wenn man bereits ein Opfer dieser Leidenschaft geworden ist, kann man sich mit festem Entschluß doch wieder davon befreien, denn wenn es schon manchen gelang, diese unglückselige Leidenschaft zu überwinden, warum sollte man da selbst nicht auch dazu befähigt sein?

Magen- und Darmkrebs, Krebs der Bauchspeicheldrüse und der Gebärmutter

Immer wieder Magenschmerzen

Tausende klagen von Zeit zu Zeit über Magenschmerzen, ohne daß sie sich bewußt wären, etwas Nachteiliges, das nicht einwandfrei gewesen wäre, gegessen zu haben. 50% aller Patienten, die unter Magenschmerzen zu leiden haben, wären ohne jegliche Einnahme von Medikamenten in kurzer Zeit von ihrem Leiden geheilt, wenn sie lernen würden, langsam zu essen, die Speisen gründlich zu kauen und gut durchzuspeicheln. Aber in der hektischen Zeit von heute stellen solche Forderungen ein Problem dar. Alles muß husch, husch verschlungen werden, weil man glaubt, die nötige Zeit zur ruhigen Abwicklung natürlicher Angelegenheiten fehle einfach! Viele wissen zwar, daß sich ihre Hast mit der Zeit rächen wird, aber gleichwohl läßt sich eine gewisse Gelassenheit nicht ohne weiteres erzwingen, ebensowenig, wie man sich das Rauchen auf Kommando abgewöhnen könnte. Aber dessenungeachtet wird man seine Magenschmerzen nicht loswerden können, wenn man sich nicht bemühen will, seine Mahlzeiten mit der notwendigen Entspannung zu beginnen und zu beenden. Das setzt allerdings eine gewisse Selbstbeherrschung voraus, aber sie lohnt sich.

Wer sich vor dem Essen regelmäßig über sogenannte Hungerschmerzen beklagen muß, hat in der Regel bereits ein Magengeschwür. Der Schmerz verschwindet nach dem Essen, weil die Salzsäure im Magen durch den Speisebrei verdünnt wird. Dadurch hört sie auf, ätzend auf die Magenschleimhäute einzuwirken, was die quälenden Schmerzen auszulösen vermag. Um gegen Magengeschwüre erfolgreich vorgehen zu können, müssen wir verschiedene gute Mittel kennenlernen. Unentbehrlich ist in solchem Krankheitsfalle der rohe Kartoffelsaft, ferner Kondurango, Hamamelis und noch andere Mittel, die »Der kleine Doktor« zu empfehlen weiß. Es ist daher gut, sich seiner zu bedienen, um folgerichtig vorgehen zu können.

Noch wichtiger ist allerdings die Beherrschung ärgerlicher Umstände, was man zwar rascher empfehlen als ausführen kann. Sobald man sich nämlich in einen maßlosen Ärger hineinsteigert, entstehen unwillkürlich Verkrampfungen, die Magengeschwüre verursachen können. Wenn wir uns jeweils nicht rasch zu beherrschen vermögen, entschuldigen wir uns allzuleicht mit der Ausrede, daß dieser Umstand unserem raschen Temperament zuzuschreiben sei. Aber dies ändert nichts an der Tatsache, daß man dadurch nichts gewinnt. Im Gegenteil, Temperament und Veranlagung können wie zwei wildgewordene Pferde allzu rasch mit uns durchgehen, und das Ergebnis hiervon ist bestimmt vermehrter Ärger. Es ist demnach keineswegs leicht, aus dem heutigen Labyrinth der Ärgernisse herauszufinden. Am besten gelingt es uns noch, wenn wir uns davor hüten, durch eine Unmenge von Pflichten allzusehr belastet und übermüdet zu werden. Wenn wir uns statt dessen durch Vormitternachtsschlaf genügend erholen können, werden wir eher über gewisse Kraftreserven zu verfügen haben. Dadurch wird es uns weit besser gelingen, unerwarteten Aufregungen mit entsprechender Überlegenheit zu begegnen. Es hilft uns dies dann eher, dem kraftraubenden Ärger auszuweichen. Viel nützlicher ist es für uns, weniger zu begehren, anstatt uns unnötig von Hast und Eile verbrauchen zu lassen. Warum nicht auf kraftraubende Vergnügungen verzichten, wenn uns doch ein ruhiger Schlaf durch das, was er uns einzutragen vermag, nämlich notwendige Stärkung für den Alltag, weit mehr Lebensgenuß und Freude verschaffen kann. Mit der richtigen Einstellung werden wir die Verhältnisse besser bewältigen, und die uns zur Verfügung stehenden Naturheilmittel werden uns raschere Heilung verschaffen.

Maßgebende Rolle der Magensäure

Oft ist es auch der Anfang vom Ende, sollte der Patient nicht gewillt sein, Vernunft anzunehmen und seine verkehrte Lebensweise zu ändern. Das krebsartige Magengeschwür äußert sich selten schon am Anfang mit Schmerzen, was ja auch bei anderen Krebskrankheiten der Fall ist und gewissermaßen als unheimlich empfunden wird. Dem ist so, weil beim Krebs die Alarmglocke des Schmerzempfindens fehlt. Darum wird auch die Krebsgeschwulst oft sehr spät, wenn manchmal nicht gar zu spät entdeckt.

Entsprechend meinen jahrelangen Erfahrungen entwickelt sich ein Magenkrebs nicht auf der Grundlage einer Übersäuerung als Hyperazidität, was sich im Sodbrennen äußern kann, sondern eher auf einem Mangel an Magensäure. Es ist daher bei Verdacht auf

Krebs immer wichtig, in erster Linie festzustellen, ob im Magen zuviel oder zuwenig Magensäure vorhanden ist. Auf das Thema Magenkrebs werde ich unten zurückkommen, um die Möglichkeiten zu beleuchten, durch die er günstig beeinflußt werden kann. Es ist immerhin beruhigend zu wissen, daß auch für den Erkrankten bei vernünftiger Einsicht noch Abhilfe möglich ist.

Hierzu eine Mitteilung von Frau B. über die Wirkung der Pestwurz (Petasites): »Vielleicht ist eine Erfahrung meiner Schwiegertochter in Kanada ebenfalls von Interesse. Hier handelt es sich um Petasites, die Pestwurz. Nach einer Unterleibs-Total-operation mit Entfernung einer Krebsgeschwulst hatte sie eine Kobaltbestrahlung abgelehnt, obwohl ihr der Arzt sagte, daß sie ohne eine solche in acht Wochen tot sei. Durch meine Vermittlung bekam sie das Pestwurz-Präparat Petaforce, dazu Echinaforce, Diätvorschriften (fleischlos), Randensaft. Es sind jetzt fast 15 Jahre her seit der Operation, und sie ist eine gesunde, leistungsfähige Frau, die auch heute noch diese Heilmittel nimmt und auf ihre Ernährung achtet. Wir freuen uns alle über den bedeutenden Beitrag für unsere Gesundheit und möchten herzlichen Dank sagen.«

Es wäre ein folgenschwerer Irrtum zu glauben, daß die Pestwurz ein »Krebsmittel« wäre. Die biologische Behandlung bösartiger Geschwülste beinhaltet eine ganze Reihe von Therapien in Verbindung mit einer krebsfeindlichen Diät, die zusammen die körpereigenen Abwehrkräfte mobilisieren und stärken sollen. Es wird immer mehr erkannt, daß eine Tumorerkrankung auf diesem Wege erfolgversprechend behandelt werden kann. Erfreulicherweise gibt es eine ganze Anzahl von Kliniken und Sanatorien, die den Weg der biologischen Krebsbehandlung und Nachsorge beschreiten.

Ein auffälliges Krebssymptom

Es kommt vor, daß Menschen, die ihr Leben hindurch gesund waren, plötzlich von einem hartnäckigen Durchfall befallen werden. Obwohl man eine solche Störung nicht anstehen lassen sollte, läßt sie der davon Betroffene oft in der Hoffnung, es werde sich

170

alles wieder von selbst ausgleichen, dennoch zwei, drei bis vier Wochen andauern, ohne die richtigen Schritte dagegen zu unternehmen. Wenn sich ein Durchfall einstellt, dann nimmt man zuerst einmal Tormentavena ein. Das ist ein Mittel, das einen normalen Durchfall ohne weiteres in zwei bis drei Tagen wieder in Ordnung bringt. Auch Birkenasche oder sonst eine Holzasche ist zusätzlich nützlich. Unterstützend kann auch Holzkohle in Pulverform wirken. Genügen jedoch all diese Hilfsmittel nicht, um die Störung zu beheben, dann kann man annehmen, daß etwas Ernstliches im Anzug ist. Es kann sich dabei vielleicht um eine Amöbenruhr handeln. Gegen eine solche setzt man vorteilhaft ein Papaya-Präparat ein. Wer über frische Papaya-Früchte verfügen kann, sollte deren schwarze Samen einnehmen, da sich diese auf die Störung günstig auswirken. Jemand, der in einer Gegend wohnt, in der Papaya-Bäume gedeihen, besitzt womöglich im eigenen Garten einen Papaya-Baum, weshalb er täglich, morgens und abends, ein kleines Stück von einem Blatt in der Größe eines Fünffrankenstückes kauen sollte. Ist dieses Vorgehen gegenüber dem Durchfall immer noch wirkungslos, dann kann man die Schlußfolgerung ziehen, daß es sich womöglich um einen Darmkrebs handeln könnte. Symptome, die einer natürlichen Behandlung widerstehen, sind verdächtig, so daß man vorsichtigerweise auf Darmkrebs schließen sollte. Dies ist die am meisten vorkommende Krebsart. Während der Zeit meiner Praxis konnte ich oftmals feststellen, daß Menschen, die zuvor scheinbar völlig gesund waren, plötzlich von diesem Übel befallen wurden, trotz ihrem Tatendrang und ihrer Arbeitslust. Die entsprechende Untersuchung bestätigte dann die Vermutung, indem eine faustgroße Krebsgeschwulst im Darm vorgefunden werden konnte. Man sollte demnach solche Durchfälle nicht wochenlang anstehen lassen, sondern nach eingehender Untersuchung zur notwendigen Behandlung übergehen.

Ballaststoffe und Darmkrebs

Vor einiger Zeit erfuhren wir die unfaßbare Nachricht, daß die Frau des früheren deutschen Bundespräsidenten, Frau Dr. med. Mildred Scheel, an Darmkrebs gestorben sei. Besonders tragisch deshalb, weil Frau Scheel, selbst Ärztin, sich für die Deutsche Krebshilfe aufopfernd einsetzte, um die Krebsforschung und somit auch die Krebstherapie in ihrer Entwicklung voranzutreiben. Schicksal also, als ob der Krebs an ihr seine Unbesiegbarkeit dokumentieren wollte. Viele, die von dieser Krankheit betroffen sind, werden den Mut verloren haben, denn bestimmt standen der Verstorbenen die besten Ärzte und Therapiemöglichkeiten der Schulmedizin zur Verfügung. Bei solchen Überlegungen darf man nicht dem Irrtum verfallen, daß mit Medikamenten alles machbar wäre, um dabei ganz die eigentliche Heilquelle, nämlich die eigenen Abwehrkräfte, von denen allein das Krankheitsgeschehen abhängig ist, zu vergessen.

Schutz vor Darmkrebs

Nun wird auch der Gesunde ängstlich aufhorchen, wenn er solche Nachrichten hört. Wie kann ich mich also – so wird sich jeder fragen – gegen Darmkrebs schützen, um diese Erkrankung zu verhüten? Es steht fest, daß Naturvölker kaum an Darmkrebs erkranken, solange sie nicht mit der Zivilisationskost in Berührung kommen. Gemeint sind hier die verfeinerten, gebleichten und sonstwie denaturierten Nahrungsmittel. Entscheidend bei Naturvölkern ist wohl die vermehrte Zufuhr von Pflanzenfasern in ihrer unverfälschten Nahrung, den sogenannten Ballaststoffen, die den Mastdarm unverdaut füllen. Solche Ballaststoffe sind im Gemüse, im Salat, im ungeschälten Obst und in allen Getreideprodukten reichlich vorhanden. Durch eine faserreiche Nahrung wird die Peristaltik, die wellenartige Eigenbewegung des Darmes angeregt, und die verdauten Stoffe können den Darm schneller verlassen. Bei verfeinerter Nahrung wie Weißbrot, feinem Gebäck, Süßigkeiten, fettreichen Speisen und vor allem durch zuviel Fleisch wird der Darm zu einem wahren Brutschrank. Man kann sich leicht vorstellen, wie bei einer Körpertemperatur von 37 °C Fäulnis- und

Gärungsgifte entstehen, wenn sich die Nahrung zu lange im Darm befindet. Die Folge davon sind Entzündungen und Stuhlverstopfung. Der ständige Reiz auf die Darmwand über Jahre und Jahrzehnte kann schließlich eine Krebserkrankung auslösen. Diese Zusammenhänge dürften einleuchtend sein.

Dysbakterie und Krebs

Immer mehr Menschen leiden heute an Dysbakterie, also an einer krankhaften Veränderung der Darmbakterien. Die Ursache liegt hauptsächlich in einem oft verantwortungslosen Einsatz chemischer Medikamente. Vor allem gilt dies für Sulfonamide und Antibiotika. Jede chemische Fabrik ist der Meinung, sie stelle aus praktischen Gründen und geschäftlichen Überlegungen eigene, neue Kombinationen her, obwohl diese leider keine neuen Therapiewirkungen darstellen. Im Gegenteil, sie sind leider alles andere, als man sich gerne vorstellen möchte. Es handelt sich dabei nämlich um stark wirkende Stoffe, die nicht nur pathologische Keime vernichten, sondern auch die Darmbakterien. Mit diesen kommen sie nämlich infolge Einnahme durch den Mund in direkte Berührung. Wollte man die Wichtigkeit der Darmbakterien eingehend erläutern, dann ließe sich darüber ein ganzes Buch schreiben. Erfahrungsgemäß weiß man heute, daß es gerade beim Krebskranken von entscheidender Wichtigkeit ist, was in seinem Darm vor sich geht. Ist der Kranke mit einer Dysbakterie belastet, dann hat er in seinem Darm ständig mit Gärungen, Gasbildung und Fäulnisprozessen zu rechnen, was überaus belastend für ihn ist, weil dadurch viele Giftstoffe durch die Pfortader in die Leber gelangen. Obwohl dieses Organ überdimensioniert ist, so daß es vieles auszuhalten vermag, wird es durch die erwähnten Zustände mit der Zeit dennoch versagen. Das hat zur Folge, daß es Gifte unneutralisiert durch die Hohlvene in den Körper gelangen läßt. Wenn dies geschieht, dann bezeichnet man die Leber als durchlässig oder insuffizient, worüber man sich in Anbetracht der erwähnten Überbelastung keineswegs wundern sollte. Auf diese Weise werden Tausende von Körperzellen vergiftet. Dauert dieser Zustand an, dann kann an der schwächsten Stelle ein Zelldegenerationsprozeß einsetzen, der zur Krebsgeschwulst führt. Fast bei jedem Krebspatienten läßt sich eine Dysbakterie feststellen, und diese führt zur Entstehung der Krebskrankheit entweder als auslösender Faktor oder sie kann dabei oft auch als eine der Grundursachen bezeichnet werden. Seinerzeit hat mir Prof. Kollath diese Beobachtung bestätigt, was für mich sehr maßgebend war, denn wenn ein gewissenhafter Wissenschaftler, wie er einer war, durch entsprechende Feststellungen zu gleichen Schlüssen gelangen konnte, dann ist dies bestimmt eine Bestätigung guter Beobachtung. Ein unnützes Unterfangen wäre es, wollte man eine Krebsbehandlung durchführen, ohne zuvor die Dysbakterie zu beseitigen.

Beseitigung einer Dysbakterie

Wer einsieht, daß er in erster Linie gegen seine Dysbakterie vorgehen muß, um gesundheitlich wieder bessere Voraussetzungen schaffen zu können, wird ebenfalls rasch erkennen müssen, daß dies keine leichte Aufgabe ist. Man muß sowohl entschieden gegen die Ursache vorgehen als auch neue Schädigungen ernstlich zu vermeiden suchen. Das ist die Grundbedingung, auf der sich eine neue Bakterienflora aufbauen läßt. Es ließe sich nun allerdings im Labor aus den Bakterien des Darmes durch einen entsprechend guten Nährboden eine neue Bakterienkultur aufbauen, nur würde dies eine schwierige Angelegenheit bedeuten. Statt dessen kann man auch die eigenen, degenerierten Bakterienstämme wieder aktivieren. Dieses Bestreben können milchsaure Bakterien vorteilhaft unterstützen, besonders wenn es sich dabei um rechtsdrehende Milchsäure handelt. Bei diesem Vorgehen könnte man womöglich auch noch den Acidophilus-Bazillus erfolgreich zu Hilfe nehmen. Die Milchsäure läßt sich auf leichte Weise anwenden, indem man Molkekonzentrat zum Ansäuern der Salatsaucen gebraucht oder dieses in verdünnter Form als Getränk verwendet. Auch milchsaure Gemüse sind vorteilhaft. Bei uns dient hierzu das rohe Reform-Sauerkraut, nur sollte man dabei darauf achten, es nicht in Plastikbeuteln einzukaufen, da sich dies nachteilig auswirken könnte. Im Fernen Osten sind milchsaure Gemüse an der Tagesordnung. Das übliche, milchsäurehaltige

Gemüse, das man in Korea zubereitet und mit Wertschätzung und Vergnügen ißt, trägt dort den Namen Kimtschi. Jede Hausfrau bereitet dieses auf ihre Art zu, und da sie sich seines gesundheitlichen Wertes voll bewußt ist, bringt sie es regelmäßig, fast jeden Tag, auf den Tisch. Es dient als ausgezeichnete Ergänzung des meist spärlichen Mahles. Auch in China und Rußland kennt man die Methode der milchsauren Gemüsevergärung, wobei es sich in der Hauptsache um Kohlarten handelt. Für den großen Seefahrer James Cook war es seinerzeit eine große Erleichterung, als er gewahr wurde, daß vergorenes, milchsäurehaltiges Weißkraut seine Befürchtungen verringerte, konnte er dadurch doch dem Skorbut, bekannt als schlimme Seefahrerkrankheit, Einhalt gebieten. Diese Erkenntnis rettete Tausenden von Matrosen das Leben, das solche zuvor hilflos einbüßen mußten. Nebst der anticancerogenen Wirkung diente dieses einfache Milchsäureprodukt demnach auch noch zur Lebenserhaltung tüchtiger Berufsleute. So einfach lassen sich oft scheinbar unüberwindliche Probleme lösen.

In Afrika lassen die Zulus, aber auch die Bantus ihren Mais vergären. Mille wird er dort genannt, und das Getränk, das sie daraus zubereiten, ist nicht nur schmackhaft, sondern auch zudem noch heilsam. Wenn man bedenkt, daß all jene Völker, die sich milchsäurehaltige Produkte zu beschaffen wissen, selten von Dysbakterie oder Krebs befallen werden, dann sollte auch uns deren Erfahrung einleuchten, so daß wir gewillt sind, sie zur Heilung einzusetzen. Die Vorteile, die solch altbewährte Bräuche und Lebensgewohnheiten verbürgen, gehen indes verloren, wenn sich auch diese Völker westlichen Ernährungssitten, die man zwar eher als Unsitten bezeichnen könnte, zuwenden, wonach sich auch bei ihnen Dysbakterie und Krebs ausbreiten. Bekanntlich gehört zu diesen Unsitten auch das beginnende Vertrauen in allopathische Medikamente, die besonders die Beschwerden der Dysbakterie auslösen, zusammen mit all den erwähnten Risiken und Nachteilen.

Um sich bei einer Dysbakterie eine grundlegende Darmreinigung verschaffen zu können, sollte man sich der Einnahme von Holzasche bedienen. Am vorteilhaftesten hat sich hierzu die Birkenasche bewährt. Nimmt man morgens und abends einen Teelöffel voll in einem Glas reinen Wassers ein, dann vermag dieses einfache Mittel viele sauren Elemente in Magen und Darm zu binden. Dies ermöglicht es den nützlichen Bakterien, sich rascher zu erholen und zu regenerieren, was bei beharrlicher Anwendung zum Erfolg führen kann.

Nach meinen Erfahrungen, die sich auf die verschiedenen erwähnten Beobachtungen stützen, gibt es keine erfolgreiche Krebsbehandlung ohne, wie anfangs betont, die Behebung der bestehenden Dysbakterie. In diesem Zusammenhang hat der alte Grundsatz, daß der Tod im Darm sitze, wirklich eine volle Berechtigung.

Schon vor Jahren erkannten einsichtige Forscher die wichtige Aufgabe des Darmes, weshalb sie zur Annahme gelangten, der Tod könnte im Darm sitzen. Diesem sind nämlich verschiedene Bakterien eigen, von denen es abhängt, ob gesunde oder kranke Zustände im Darme herrschen. Man nennt sie allgemein die Darmbakterienflora. Es verhält sich mit dem Darm eigentlich ähnlich wie mit dem Boden, denn so wie bei diesem genügend Bakterien vorhanden sein müssen, damit er als gesund bezeichnet werden kann, so hängt es auch von einer gesunden Bakterienflora ab, ob der Darm gesund erhalten bleibt. Durch eine gesunde Bakterienflora im Boden entstehen gesunde Pflanzen, die ihrerseits die Tiere wie die Menschen gesund zu erhalten vermögen. Umgekehrt kann ein Boden mit mangelhafter Bakterienflora keine gesunden Kulturpflanzen hervorbringen, weshalb sie auch jene, die sie zu ernähren haben, nicht gesund erhalten können.

Gleicherweise verhält es sich mit der Darmbakterienflora. Wurde diese geschädigt, ohne daß man den Schaden frühzeitig gewahr wurde, um rasche Abhilfe zu schaffen, dann werden Gärungen und Fäulnisbildungen auftreten. Dieser Umstand nun wirkt sich für den ganzen Körper als schädlich aus, und als Folge kann der Darm mit einer Dysbakterie belastet werden. Eine kranke Darmflora ist als hauptsächliche Ursache für viele Krankheiten verantwortlich. Vor allem hängen damit die Zivilisationskrankheiten, die heute immer mehr überhandnehmen, zusammen. Nur der reinigenden Tätigkeit der Leber ist es zu verdanken, wenn der Körper die kritische Lage einigermaßen zu beherrschen vermag. Würde die Leber diesen Vorteil nicht zu bieten vermögen, dann würden die Gifte, die sich durch den kranken Zustand des Darmes entwickeln, besonders bei einer Dysbakterie den Tod verursachen können. Aber trotz der einzigartigen Fähigkeit der

Leber, die dies durch stetige Reinigung lange Zeit zu verhindern vermag, kann schließlich die Belastung für sie selbst doch zu groß werden. Durch die andauernde Infizierung ermüdet sie, weshalb sie das Blut nicht mehr völlig zu entgiften vermag. Dies nun kann die schlimmsten Krankheiten zur Folge haben, vor allem Krebs. Schon Dr. Gerson aus den USA und Dr. Blond aus England stellten als Krebsspezialisten fest, daß eine gesunde Leber die Krebsbildung verhindert, da sie bei ihren Krebskranken stets eine gestörte Lebertätigkeit feststellen konnten. Auch mich belehrten Erfahrungen dieser Art, und ich schätzte die lebenswichtige Tätigkeit der Leber sehr, weshalb ich meinem Leberbuch den Titel gab: »Die Leber als Regulator der Gesundheit«. Wer sich nach dessen Ratschlägen richtet, kann in der Regel Leberschädigungen beheben und dadurch auch den Darm gesunden lassen. Selbst von einer Dysbakterie kann er befreit werden. Durch geschicktes Eingreifen haben wir es also in der Hand, daß sich der Tod im Darm nicht entfalten kann. Wenn wir aber die beachtenswerten Ratschläge als unwichtig ansehen und weder den Darm noch die Leber im richtigen Sinne pflegen, müssen wir uns auch nicht wundern, wenn sich unser Zustand dermaßen verschlimmert, daß wir schließlich dem Tode erliegen.

Dysbakterien entstehen heute vor allem durch die Verabreichung der vielen chemotherapeutischen Heilmittel, wobei in erster Linie die Sulfonamide und die Antibiotika verantwortlich gemacht werden müssen.

Dickdarmkrebs

In den USA ist der Darmkrebs die häufigste Krebsart. Auch bei uns wird dies umständehalber soweit kommen, da unsere Eßgewohnheiten ebenfalls von einer gesunden Naturkost immer mehr abgewichen sind, indem sie sich jenen der Wohlstandsgesellschaft angepaßt haben. Es ist deshalb nicht verwunderlich, wenn der Dickdarmkrebs zur häufigsten Krebsart wurde. Heute sind uns die Nachteile einer Überbelastung unseres Körpers in bezug auf die Ernährungsweise nicht mehr unbekannt. Besonders Funktionsstörungen sollten wir sorgfältig beachten, um vor allem Störungen in der Leber und im Lymphsystem zu meiden, da gerade diese die Krebserkrankung auslösen können. Da, wo die stärksten Reize auf einen Körperteil ausgeübt werden, entsteht hernach die Geschwulst. In der Regel ist dies beim Dickdarm der Fall. Verstopfung, Gärungs- und Fäulnisprozesse sind äußerst belastend, besonders wenn sie infolge einer vorhandenen Dysbakterie auftreten. All diese Störungen üben genügend Reize auf die Zellen der Darmschleimhäute aus, um sie derart entarten zu lassen, daß Krebsgeschwülste entstehen können. Wohl mögen geschickte Chirurgen durch Entfernen der Geschwülste vorübergehende Hilfe leisten, doch ist damit der tragische Verlauf des Dickdarmkrebses nur hinausgeschoben. Heilen kann man diese schlimme Krebsart ebensowenig mit Medikamenten allein, wie jede andere Art der Krebserkrankung. Will man wirklich einen Erfolg erzielen, dann müssen die Grundursachen beseitigt werden. Mit Heilmitteln kann man den Körper unterstützen, um im Regenerationsprozeß eher Erfolg zu haben. Wer gegenüber Ratschlägen hingegen nicht unbelehrbar ist, kann sich vorsehen, indem er vorbeugt, wodurch er nicht zu erkranken und zu heilen braucht.

Es ist erwiesen, daß Vegetarier mit ihrer faser- und zellulosereichen Kost weniger mit Dickdarmstörungen zu rechnen haben und daher auch dem Dickdarmkrebs weniger ausgesetzt sind. Auch bei Naturvölkern hielt ich Ausschau nach Dickdarmkrebs, konnte aber im ungesunden Äquatorialgebiet des Amazonas keinen solchen feststellen. Dies bestätigte mir, daß die Ursache eindeutig in unseren Lebens- und Eßgewohnheiten zu suchen ist. Wesentlich ins Gewicht fällt bei uns auch noch der Umstand, daß wir die Darmflora oft durch Medikamente wie Antibiotika und Sulfonamide geschädigt haben. Nicht einmal mit den besten Naturmitteln, wie dies beispielsweise die Petasites-Präparate sind, können wir allein ans Ziel gelangen, und zwar weder vorbeugend noch im Bestreben, eine Heilung zu bewirken. Als erstes müssen wir die Darmflora gesunden lassen und durch entsprechende Ernährung die Darmfunktion regeln, was wir zu erreichen vermögen, wenn wir uns eiweißarm, dagegen aber zellulose- und mineralstoffreich ernähren. Es mag zwar nicht so leicht sein, die Darmflora wieder in Ordnung zu bringen. Auf alle Fälle müssen wir starke Medikamente unbedingt meiden. Weder Verstopfung noch Durchfall dürfen wir anstehen lassen, da beide Übel das Vorbeugen und die

Heilung behindern. Wir müssen daher unter allen Umständen die Ernährung ändern. Entwertete Nahrungsmittel, die weder Zellulose noch Faserstoffe besitzen, sollten wir meiden. Gemüse und Salate sind daher sehr wichtig und sollten anstelle von zu reichlichem Eiweiß, Zucker und Fett genossen werden. Je nachdem ist es sogar angebracht, die Nahrungsmenge wesentlich zu verringern. Wohl soll uns die Ernährung einen gewissen Genuß bieten. Das sollte jedoch auf gesunder Grundlage beruhen und daher die Grundgesetze einer gesunden Ernährungsweise berücksichtigen. Wer sich gesund ernährt und sich nicht überfüttert, belastet seine Verdauungsorgane nicht unnötig. Diese Erfahrungstatsache spricht zwar nicht jedermann an, und er mag sich gegen die vorgeschlagenen Änderungen entschieden sträuben; aber es wird ihm nichts nützen, denn nur jener, der die gebotenen Möglichkeiten auswertet, wird den Darmkrebs entweder überhaupt verhindern oder ihn nötigenfalls heilen können.

Gebärmutter- und Dickdarmkrebs

Der Bericht von Frau L. aus Wien vom 17. Dezember 1973 weist auf einen schwerwiegenden Gesundheitszustand hin und dankt uns deshalb die erfolgreiche Hilfe durch eine entsprechende Nachkur mit anerkennender Wertschätzung. Sie schrieb: »Ich möchte Ihnen und Ihren Mitarbeitern auf diesem Wege meinen herzlichsten Dank für Ihre Hilfe, die Sie mir durch Ihre vorzüglichen Heilmittel bei meiner schweren Krankheit angedeihen ließen, aussprechen. Ich hatte im Jahre 1963 Gebärmutterkrebs, wofür ich zwei Radiumeinlagen bekam, ferner 20 Röntgenbestrahlungen und ungefähr 50 Kobaltbestrahlungen. Durch Bestrahlungsschäden bekam ich Mastdarmkrebs, und auch meine rechte Niere mußte dran glauben. Heute habe ich durch die Kunst der Schulärzte einen künstlichen Darmausgang, der nicht mehr rückoperierbar sein soll. Dank Ihren Heilmitteln haben sich bei mir keine sogenannten Tochtergeschwülste gebildet. Mein Blutbild ist sehr gut und die Blutsenkung 11/26. – Nochmals besten Dank für die Hilfe zur rechten Zeit.«

In solch schwerwiegenden Fällen verabfolgen wir jeweils Petasites, Urticalcin und Vitaforce nebst dem Lebermittel Boldocynara und verschreiben zudem noch die Einnahme von Rotem Randensaft. Auf diese Weise mag es manchmal gelingen, den Körper gegen die erlittenen Schädigungen zu festigen, die Leber zu unterstützen und das Blutbild zu bessern.

Lymphsystem und Leber bei Krebs

Ein scheinbar unerklärlicher Krebsfall

Als ich mich mit einer Therapeutin über Gesundheitsfragen unterhielt, erzählte sie mir, daß vor kurzem ihre Schwester an Krebs gestorben sei. Für sie sei es völlig unerklärlich. Ihre Schwester war im besten Alter, in den dreißiger Jahren, gewesen. Sie hatte nicht geraucht und immer gesund gelebt. Sie pflegte einen eigenen Garten mit biologischem Landbau. Auch hatte sie so gut wie keinen Alkohol getrunken. Sie legte großen Wert darauf, nur Naturprodukte, naturreine Früchte und Gemüse zu essen. Sie trieb Sport, führte Gartenarbeiten aus, war kaum krank und hatte zwei Kinder geboren. Nach der Geburt des zweiten Kindes sind Unregelmäßigkeiten aufgetreten, vor allem in der einen Brust. Es wurde festgestellt, daß die Milch zu wäßrig war und zu wenig Fettgehalt aufwies. Beim ersten Kind war dies nicht der Fall gewesen. So mußte sie mit dem Stillen aufhören und das Kind mit der Flasche ernähren. Bei einer näheren Untersuchung stellte sich heraus, daß in der einen Brust unempfindliche Knoten vorhanden waren. Nach einer Gewebsentnahme wurde festgestellt, daß es sich um Riesen-, also um Krebszellen gehandelt hatte. Die Brust wurde dann chirurgisch entfernt.

Der Wert eines intakten Lymphsystems

Weder die Ärzte noch die Angehörigen konnten verstehen, warum eine so gesund lebende Frau mit Krebs zu tun haben konnte. Spätere Untersuchungen haben gezeigt, daß sich an verschiedenen Stellen im Körper bereits Metastasen, also Tochtergeschwülste, gebildet hatten. Das Schlimmste war, daß sogar in der Leber eine Metastasenbildung vorhanden war. Auf jeden Fall, trotz aller ärztlicher Bemühungen, war sie nicht mehr zu retten und starb. Angehörigen wie Ärzten war dies unerklärlich. Mir selbst erschien dies ebenfalls als großes Rätsel. Wie war es möglich, daß eine Frau, die so gesund lebte und die eigentlich alle Anforderungen erfüllt hatte, um von Krebs verschont zu bleiben, von dieser Krankheit befallen wurde?

Um dieses Rätsel zu lösen, habe ich die Schwester befragt, ob sie irgend etwas wisse, was den Körper derart schwächen konnte, daß es zu dieser Erkrankung kommen konnte. Hatten vielleicht Vorfahren mit Krebs zu tun? Beide Eltern waren gesund, jedoch bei den Großeltern mütterlicherseits kam schon einmal Krebs vor. Diese Erklärung genügte mir immer noch nicht. Dann sagte mir diese Therapeutin, daß man bei ihrer Schwester als Kleinkind links und rechts in den Lenden geschwollene Lymphdrüsen herausoperiert hätte. Auch nachher konnte man diese Narben noch sehen. Aus allen Auskünften, die ich sonst noch bekommen konnte, war ersichtlich, daß diese Frau eben kein starkes Lymphsystem hatte. Sie war eine Lymphatikerin, wie man diese Konstitution im allgemeinen bezeichnet. Ich sehe es als unverantwortlich an, bei einem Kleinkind Lymphdrüsen chirurgisch zu entfernen. Wenn sie auch etwas geschwollen oder druckempfindlich sind, zeigt dies, daß bei dem Kind, wie es auch bei allen Lymphatikern in solchen Fällen beobachtet werden kann, ein Kalk- und Vitamin-D-Mangel vorliegt, der unbedingt behoben werden muß. Durch physikalische Anwendungen, durch Sitzbäder, Bäder mit Thymian und kieselsäurereichen Pflanzen kann man die Funktion der Lymphdrüsen anregen, ebenso den Blutkreislauf und die Kapillartätigkeit.

Da die Lymphe und die Leber bei der Entwicklung der Krebskrankheit eine Hauptrolle spielen, ist es möglich, daß durch dieses, ich möchte fast sagen fahrlässige und unüberlegte Entfernen von Lymphdrüsen der Körper trotz der vernünftigen Lebensweise nicht mehr genügend Möglichkeiten besaß, den gesamten Zellstoffwechsel im Gleichgewicht zu halten.

Vielleicht konnten sich dann nach der Erkrankung der Brust, durch die Gewebsentnahme, pathologische Zellen in den Blutkreislauf absetzen, und weil das Lymphsystem sich nicht mehr aktiv zur Wehr setzen konnte, was normalerweise der Fall ist, kam es zur Bildung weiterer Geschwülste. So konnte der Zusammenbruch der natürlichen Abwehr- und Regenerationskraft sichtbar in Erscheinung treten. Eine solche Erfahrung, die nur oberflächlich betrachtet wie ein unlösbares Rätsel erscheint, sollte allen Ärzten, vor allem den Chirurgen, zeigen, wie gefährlich es ist, Lymphdrüsen zu entfernen. Sie gehören zur aktiven Polizei des Körpers, um pathologische Zellen, die mit Terroristen zu vergleichen sind, unschädlich zu machen, damit der gesunde Zellstaat vor einem Unglück bewahrt werden kann.

Die Schlüsselstellung des Lymphsystems

Für unsere Gesundheit nimmt das Lymphsystem tatsächlich eine Schlüsselstellung ein. Wenn wir die weißen Blutkörperchen, bekannt als Leukozyten, mit der Orts- oder Stadtpolizei vergleichen, da diese die Ruhestörer und Verbrecher hinter Schloß und Riegel bringt, wenn sie in ihrem engeren Kreise habhaft gemacht werden können, müssen wir die Lymphozyten mit der Bundespolizei vergleichen, weil diese überall, im ganzen Lande und mit großzügigen Möglichkeiten eingreifen kann. Auch in unserem Körperstaat ist es nie ganz ruhig, denn beständig suchen innere und äußere Feinde die Ordnung zu stören, wodurch einzelne Teile des Körpers oder das ganze Gefüge des Zellstaates gefährdet wird.

Bakterien und Viren, ja sogar giftige Pilze und Flechten verursachen den Leukozyten und vor allem den Lymphozyten viel Arbeit. Tag für Tag kämpfen Millionen, ja sogar Milliarden von Lymphozyten gegen Störenfriede im menschlichen Körper. Wer die Funktionen des Lymphsystems richtig kennt, bekommt den Eindruck, der Mensch könne gar nicht krank werden, es sei denn, dieses Heer von gut ausgebildeten Kämpfern im Sinne eines großen Polizeikorps sei nicht in Ordnung. Alles, was den harmonischen Ablauf der Lebensfunktionen im ganzen Körper stört, wird sofort angegriffen und vernichtet oder eingekerkert, also unschädlich gemacht. Sogar Krebszellen, die sich theoretisch bei jedem Menschen bilden können, werden von den Lymphozyten angegriffen, bevor sie sich voll entwickelt haben. Auch wenn die Krebskrankheit bei einem Menschen voll ausgebrochen ist, kämpfen die Lymphozyten weiter und kapseln so viele Krebszellen wie möglich ein, um sie inaktiv zu machen. Darum nimmt ein Chirurg, der einen Brustkrebs wegoperiert, möglichst auch die naheliegenden Lymphgefäße heraus, da er weiß, daß sie eingekapselte oder eingekerkerte Krebszellen enthalten können. Es ist gut und schlecht, daß er Lymphgefäße wegnimmt, denn dadurch entfernt er zugleich auch einen Teil des Abwehrsystems. Er entfernt, um bei unserem Bilde zu bleiben, also einige Polizeikasernen mit allen Polizisten, räumt aber zugleich auch die Gefängnisse, in denen die Bösewichter, also die Krebszellen, eingesperrt sind. Daß er dabei auch gesunde Teile wegnehmen muß, um sicherzugehen, ist dem Arzt bewußt und zugleich leid, aber seine Überlegungen sind gerechtfertigt. Kommt es beim Krebs zu einer Geschwulst, dann ist das Lymphsystem bereits derart geschädigt, daß es die Oberherrschaft eingebüßt hat.

Beachtung von Lymphe und Leber

Wenn wir unseren Körper gesund und widerstandsfähig erhalten wollen, dann müssen wir zwei Hauptpunkte, von denen alles abzuhängen scheint, klar ins Auge fassen. Dies gilt aber auch für jene, die bereits in der Lage sind, den Kampf zur Wiedererlangung der Gesundheit zu führen. Diese zwei Punkte betreffen die Lymphe und die Leber, denn wenn diese beiden gut arbeiten, können wir niemals Krebs bekommen. Wir werden auch schnell mit allen anderen Krankheiten, selbst mit schlimmen Infektionen, fertig. Eine Infektion ist mit einer Invasion einer fremden Macht zu vergleichen. Ist das Milliardenheer der Lymphozyten in Ordnung und kampfbereit, dann gibt es aktive, vitale Kampfhandlungen, bei denen es so hitzig zugeht, daß die Körpertemperatur hinaufschnellt. Um so schneller ist dadurch auch der Kampf vorüber, indem die Feinde geschlagen sind. Wie großartig das Lymphsystem arbeitet, und wie wichtig es zur Erhaltung unserer Gesundheit sowie im Kampf gegen Krebs ist, zeigte der letzte Internistenkongreß in Wiesbaden deutlich. Ich weiß von keinem anderen Ärztekongreß, an welchem dem Lymphsystem eine so große Bedeutung zur Gesunderhaltung unseres Körpers beigemessen worden wäre als an dem erwähnten. Es war auch neu für mich, zu erfahren, daß ein gesundes Lymphsystem täglich ungefähr 20 Milliarden Lymphozyten bildet, um allfälligen Möglichkeiten begegnen zu können. Bei einer Invasion von Viren oder Bakterien kann diese Produktion noch erhöht werden. Daß man bereits 17 verschiedene Funktionen im Lymphozytenheer kennt, war mir ebenfalls neu, und es ist sehr erfreulich, daß sich die Forschung nun stark, auf diese Gebiete verlegt, da dies den Vertretern biologischer Heilmethoden vermehrte Erkenntnisse verschafft, was zur Folge haben wird, daß wir den Körper noch besser unterstützen können, und zwar, wie beabsichtigt, mit unschädlichen pflanzlichen Heilmitteln im Verein mit all den vielseitigen Naturheilanwendungen.

Es wurde an diesem Kongreß des weiteren festgestellt, daß sich die Lymphozyten in zwei große Kampfgruppen teilen, wobei die eine mehr zur Abwehr und zur Vernichtung von Viren und Bakterien eingesetzt wird, während die andere auf die sogenannte zellulare Abwehr spezialisiert ist und somit im Krebsproblem eine entscheidende Rolle spielt. Wie der Körper diese eigenartige Spezialisierung vornimmt, kann man sich, wie noch viele andere wunderbare Vorgänge, die sich im Körper abspielen, nicht erklären. Je mehr man all diese Vorteile wahrnimmt, um so mehr muß man darüber staunen, wie großartig der Schöpfer für unseren Körper gesorgt hat, indem er Funktionen und Abwehrmaßnahmen schuf, die arbeiten, ohne daß wir es wissen oder etwas dazu beitragen müssen. Aber ebenso unwissend stören und schädigen wir diese herrlichen Vorkehrungen durch all die Fehler, die wir begehen, wenn wir uns eine unnatürliche Lebensweise aneignen, wie auch durch die Folgen der Umweltveränderungen.

In meiner Praxis konnte ich immer wieder feststellen, daß das Lymphsystem geschädigt wird, und zwar durch falsche Ernährung, durch Mangel an Sauerstoff, durch zuwenig Bewegung und Atmung in frischer Luft, auch zuwenig Ruhe und Entspannung schadet, indem man die Nacht zum Tage werden läßt, sowie durch die Einnahme von zu vielen schädlichen Genußmitteln und Medikamenten. Es ist erwiesen, daß Krankheiten meist eine lange Vorgeschichte haben, also keineswegs von heute auf morgen auftreten, was besonders auch den Krebs anbetrifft.

Lymphatische Menschen, bei denen das Lymphsystem offensichtlich schlecht arbeitet, haben stets da und dort geschwollene und somit druckempfindliche Lymphknoten, vor allem in der Lendengegend, in den Achselhöhlen sowie am Hals vorne unter dem Unterkiefer. Solche Menschen weisen immer einen gesunkenen Kalkspiegel auf und verfügen über zuwenig Vitamin D. Fast alle diese Leute lieben Süßigkeiten und essen somit zuviel an Zuckerwaren, die aus weißem Zucker zubereitet sind. Dagegen genießen sie verhältnismäßig wenig Salate und frische Früchte. Es ist heute kein Luxus, wenn auch junge Leute den weißen Zucker möglichst aus der Küche verbannen und statt dessen Bienenhonig verwenden, insofern man Speisen unbedingt süßen muß. Wichtig ist kalkreiche Nahrung. Weißkraut und anderes Rohgemüse sollten als Salat vermehrt auf den Tisch kommen. Vorteilhaft ist auch der Einsatz eines bewährten natürlichen Kalkpräparates, wie es in Urticalcin verwirklicht ist.

Es lohnt sich bestimmt, natürlich und vernünftig zu leben, da wir dadurch die Lymphe und die Leber aktiv und kampffähig erhalten. Die Lymphe wird uns im Kampf gegen Viren und Bakterien sowie zur Vernichtung von anormalen Zellen wie auch von Krebszellen beistehen, während sich die Leber bei der Vernichtung und Neutralisierung von Giften als unentbehrliche Hilfe erweist, ob diese nun aus der Nahrung oder aus Medikamenten stammen mögen. Wer diese zwei Abwehrkräfte, die der Körper durch die Lymphe und Leber bereithält, richtig unterstützt, verschafft seiner Gesundheit das, was ihn vor unangenehmen Überraschungen bewahren kann. Auch erhält er dadurch die Möglichkeit, alt zu werden und gesund zu bleiben. Sollte er indes bereits krank sein, dann kann er auf diesem Wege seine Gesundheit am besten wiedererlangen. Das Buch »Die Leber als Regulator der Gesundheit« erteilt ausgiebigen Rat, wie wir mit Hilfe einer guten Leberfunktion die Gesundheit erhalten oder wiederzugewinnen vermögen. Näheren Aufschluß über das Lymphsystem erteilt das Buch »Der kleine Doktor«, woraus man sich notwendigen Rat holen kann, um zu wissen, wie diese großartige Einrichtung günstig beeinflußt und gepflegt werden sollte, damit sie uns ihre vollen Dienste ungeschmälert darbieten kann. Es ist stets von großem Nutzen, über seinen Körper und dessen hilfreiche Organe orientiert zu sein und zu verstehen, wie man vorbeugen kann oder sich in der Not zu helfen weiß.

Kann man die Lebertätigkeit unterstützen?

Die Leber ist für die Reinigung des Blutes und für die Gesunderhaltung der Zelle das wichtigste Organ des ganzen Körpers. Alles, was durch die Pfortader in die Leber fließt, muß von der Leber entgiftet und umgearbeitet werden. Deshalb hat sie für den ganzen Körper, für die Gesundheit, eine so wichtige Aufgabe, wichtiger, als man allgemein annimmt oder voraussetzt.

Man sollte sich zur Regel machen, dem Körper nur wenige Medikamente, wenig Chemikalien zuzuführen. Nicht wegen jeder

Kleinigkeit, zum Beispiel bei Kopfschmerzen, sollte man gleich zu einem chemischen Mittel greifen, denn all das belastet die Leber. Die Leber reagiert ausgezeichnet auf Bitterstoffe. Alle bitteren Tees wie Löwenzahn-, Artischockenblätter- und Teufelskrallentee, einfach alle bitteren, giftfreien Kräuter, sind für die Leber eine ganz ausgezeichnete Anregung, ein gutes Heilmittel. Von den Früchten sind Avocados und Grapefruits für die Leber sehr bekömmlich, dann noch Papaya und Kirschen.

Leberfunktion und Tumorbildung

Während alle chemischen Medikamente und auch Alkohol ab einer gewissen Menge, vor allem konzentrierter Alkohol, sehr ungünstig auf die Leber wirken, bedeutet die Enthaltung eine Wohltat für dieses Organ. Es gibt einige bekannte Krebsforscher, die aufgrund ihrer Erfahrung behaupten, daß im Körper kein Krebs bei ausgezeichnet guter Lebertätigkeit entstehen könne. Voraussetzung für Geschwulstbildungen ist meistens ein Nachlassen der Lebertätigkeit, wenn die Reinigung und Regenerierung nicht mehr voll funktioniert. Es muß eine sogenannte Insuffizienz, also Leberschwäche, vorhanden sein als Voraussetzung für die Degeneration der Zellen. Es gibt viele Krebsforscher, namhafte Persönlichkeiten, die behaupten, daß Millionen Menschen vor der Krebserkrankung bewahrt werden könnten, wenn sie ihre Leber gut pflegen würden.

Achten wir darauf, daß unserem Körper nur gute, vollwertige Nahrung zugeführt wird, und meiden wir die Tablettensucht, die heute um sich greift. Auch ein Filter, mit dem die Leber zu vergleichen ist, kann überfordert und verstopft werden. Dann ergießen sich Giftstoffe in die Blutbahn und machen krank.

Amöben und Krebs

Aus Holland erhielt ich eine interessante Abhandlung von einer Krankenschwester, die als Ober- oder Lehrschwester 18 Jahre in den Tropen tätig war. Sie war auch lange Zeit im Auftrag der

WHO in Ost-Pakistan aktiv und hat somit viel Erfahrung in bezug auf Tropenkrankheiten und auch hinsichtlich des Zuammenhangs zwischen Parasiten und Krebs sammeln können. Diese Schwester, die mit offenen Augen und guter Beobachtungsgabe in den Tropenspitälern und Kliniken arbeitete, bestätigt mir etwas, was ich selbst immer wieder festgestellt und auch in meinen Schriften niedergelegt habe. Parasiten spielen oft bei der Entstehung von Krebs, besser gesagt als auslösender Faktor im Tumorgeschehen, eine sehr große Rolle.

In den vielen Jahren ihrer Tätigkeit hat sie nun beobachtet, daß Amöben gar nicht so harmlos sind, wie man annimmt. Sie breiten sich nicht nur im Darm, sondern nach und nach im ganzen Körper aus, in vielen Organen, vor allem in der Leber. Das größte Abwehrsystem des Körpers, das Lymphsystem, schädigen sie ebenfalls. Sie erklärte mir, daß nach ihrer Beobachtung Amöben nicht nur durch die Nahrung oder durch Berührung mit Menschen, sondern auch durch Insekten und Käfer übertragen werden. Die ersten Symptome, die mit Durchfall und Blut im Stuhl beginnen, können verhältnismäßig leicht mit eiweißabbauenden Naturstoffen wie Papaya, also Papain, behandelt werden. Durchfall kann auch mit Tormentill (Blutwurz) gestoppt werden. Bei Menschen mit einer guten Konstitution und guter gesundheitlicher Veranlagung ist dann der Kampf gewonnen. Wenn man dies aber vernachlässigt und sich vor allem nicht entsprechend ernährt und seine gewohnte Lebensweise beibehält, dann kommt es zu einer zweiten Phase. Die Amöben gelangen dann über das Blutsystem in den Körper, schädigen die Leber und unter Umständen auch die Bauchspeicheldrüse und andere Organe. Danach kommt die große Invasion, die eben das wichtigste Abwehrsystem, das Lymphsystem, schädigt. So können Zellpartien im Körper, die am schwächsten sind und die durch den Ansturm ihren normalen Zellstoffwechsel nicht mehr bewältigen, in der Abwehrkraft geschädigt werden.

Folgen geschwächter Abwehrkräfte

Aus normalen Zellen werden durch eine Art von Mutation Riesenzellen und somit pathologische Gebilde, also Krebszellen. Es kommt dann, wie diese Oberschwester auch beobachtet hat, zu einem Zusammenbruch des Verteidigungssystems, zuerst örtlich, wo sich die Geschwulst bildet, und später, wenn die Abwehrkraft und das Lymphsystem nicht stark genug sind, zu einer allgemeinen Krebserkrankung. In einem Krieg kann eine verloren scheinende Schlacht unter Umständen durch Mobilisation von Reserven noch gewonnen werden. Wenn aber nicht genügend Ersatzkräfte vorhanden sind, dann kommt es durch den ersten Sieg der Amöben zum endgültig verlorenen Krieg. Somit gefährdet, wenn man dieses Bild nun auf das Gesundheitliche übertragen will, sogar ein Parasit wie die Amöben, die man als viel zu harmlos einstuft, die Gesundheit des ganzen Körpers.

Die Beobachtungen dieser Schwester haben mir gezeigt, daß dies nicht nur für die Amöben gilt, sondern auch für andere Formen von Parasiten, zum Beispiel die Parasiten, die die Bilharzia auslösen oder sogar Wurmkrankheiten. Man sollte also primär den Kampf gegen Parasiten sehr energisch und gründlich führen, nicht erst mit dem Kampf beginnen, wenn bereits Krebszellen irgendwo festgestellt werden. Alle Parasiten leben zwar von der Körperflüssigkeit und vom Blut, haben aber auch einen eigenen Stoffwechsel und geben daher Giftstoffe ab. Gerade diese Giftstoffe können, wenn sie sich quantitativ anhäufen, für den Organismus sehr gefährlich werden. Sie sind fähig, sogar den pH-Wert des Blutes zu verändern. Deshalb ist es wichtig, parasitären Erkrankungen eine doppelte Aufmerksamkeit zu schenken.

Parasiten und Leberkrebs

Ich habe in tropischen Spitälern, vor allem in Südafrika, sehr viele Patienten angetroffen, bei denen sich ein Leberkrebs entwickelte, und zwar nicht wie üblich bei Krebserkrankungen als eine Sekundär-, sondern als eine Primärerscheinung. Das war nur dann möglich – eine genaue Untersuchung hat dies eindeutig bewiesen –, wenn durch Parasiten die Leber direkt geschädigt wurde. Die normalen Leberzellen gehen dann in Riesenzellen über, also aus einer gesunden Leberzelle entwickelt sich eine krankhafte oder pathologische Krebszelle. Ich möchte Ärzte und alle Therapeuten sehr ermutigen, nicht erst dann einzugreifen, wenn Krebsgeschwülste bereits entstanden sind, sondern mit aller Konsequenz und Energie parasitäre Krankheiten sofort zu bekämpfen.

Bei einem Menschen mit einer starken gesundheitlichen Grundlage, der in seiner Erbmasse keine direkte Disposition für Krebs hat, können Parasiten-Invasionen erfolgreich bekämpft und überwunden werden. Bei schwächlichen Menschen hingegen und solchen, die sich auch nicht richtig ernähren und eine Neigung zur Krebserkrankung besitzen, ist es doppelt wichtig, auf parasitäre Infektionen zu achten und sofort wirksam einzugreifen, wenn man das Krebsgespenst verscheuchen will. Es muß geschehen, bevor schlimme, tragische Formen in Erscheinung treten. Jede parasitäre Infektion sollte bekämpft werden. Besonders in tropischen Gegenden ist ein großer Prozentsatz der Bevölkerung mit Parasiten infiziert. Sogar eine von vielen Ärzten und Therapeuten als mehr oder weniger harmlos bezeichnete Amöben-Infektion sollte ernst genommen und richtig bekämpft werden, wenn man beizeiten dem Krebsgeschehen wirksam entgegentreten will.

Krebs ist unmöglich bei einer völlig gesunden Leber

Gibt es wirklich eine Regel, die eine so lebenswichtige Behauptung wahrmachen könnte? Viele würden dieserhalb wohl aufatmen, aber weil diese Möglichkeit von vorbeugenden Bedingungen abhängt, werden sie bei den meisten wohl ungern Beachtung finden. Wegweisend sind erfolgreiche Krebsforscher mit ihren reichhaltigen Erfahrungen. Unter ihnen weist sich Dr. Gerson aus. Gleiche Ansichten vertritt auch der englische Forscher Dr. Blond. Beide stimmen in ihren Erfahrungen überein, denn sie stellten fest, daß Krebs nur entstehen kann, wenn die Körperzelle längere Zeit andauernd durch Gifte angegriffen wird. Sie sind reichhaltig vertreten, diese Gifte, die heute täglich auf uns einstürmen, denn es handelt sich dabei um Gifte in der Nahrung, Gifte in den Medikamenten, Gifte durch Insektizide sowie Fungizide, Gifte durch Farben und Verschönerungsmittel und auch solche, die in kosmetischen Mitteln enthalten sind.

Vorteile einer gesunden Leber

Wenn die Leber völlig gesund ist und daher gut arbeitet, ist sie fähig, alles, was ihr durch die Pfortader zugeführt wird, zu neutralisieren und zu entgiften. Das hat den Vorteil, daß das Blut in reinem Zustand durch die Hohlvene in den Körper gelangen kann. Darum ist es ausschlaggebend, daß die Leber ihre wunderbare, entgiftende Laborarbeit einwandfrei versehen kann. Die erwähnten Forscher dringen daher darauf, daß wir der Leber unsere volle Aufmerksamkeit schenken sollten. Das verlangt von uns, daß wir sie schonen, pflegen und unterstützen, denn solange sie ihren Dienst völlig einwandfrei ausüben kann, wird sie das Blut rein erhalten, so daß weder Krebs noch eine andere Zivilisationskrankheit aufzutreten vermag.

Nicht alle mögen wissen, daß die Leber das interessanteste und für unsere Gesundheit das wichtigste Organ des Körpers ist. Über eine Million Leberläppchen leisten durch ihre wichtige Entgiftungstätigkeit eine bewundernswerte Arbeit. Als Gesamtheit statten sie die Leber mit der hundertprozentigen Möglichkeit aus, den Körper vor Krebs zu bewahren. Selbst bei einer Erbanlage zu Krebs kann uns die Leber dennoch schützende Hilfe leisten, wenn wir sie im richtigen Sinne pflegen. Das setzt natürlich voraus, daß wir uns immer bemühen, die Forderungen zu beachten, die die Leber an uns zu stellen hat, um gesund bleiben zu können. Wenn wir wissen, wie dies zu geschehen hat, damit die Leber günstig darauf ansprechen kann, dann ist dies gar nicht so schwierig. Es heißt einfach, bereit zu sein, um sich richtig vorzusehen, denn wir können von unseren Organen nicht erwarten, daß sie ohne Berücksichtigung notwendiger Gesundheitsregeln ihre Vorzüge bewahren können. Darum heißt es eben vorbeugen, um nicht das Nachsehen haben zu müssen. Wer dies einsieht und die dargebotene Hilfe verwerten möchte, greife zu den leicht verständlichen Anweisungen, die ihm das Buch »Die Leber als Regulator der Gesundheit« zur Verfügung stellt. Es erschien im Eigenverlag des Verfassers A. Vogel, Teufen/AR. Darin wird erklärt, was wir zur Schonung der Leber wissen sollten. Das Erkennen und Beheben von Störungen ist eine wertvolle Hilfe, wenn wir sie stets beachten, und vor allem werden uns auch verschiedene Diätvorschriften angeboten, um uns jederzeit nutzbringend dienlich zu sein.

Schafgarbe *(Achillea millefolium)*

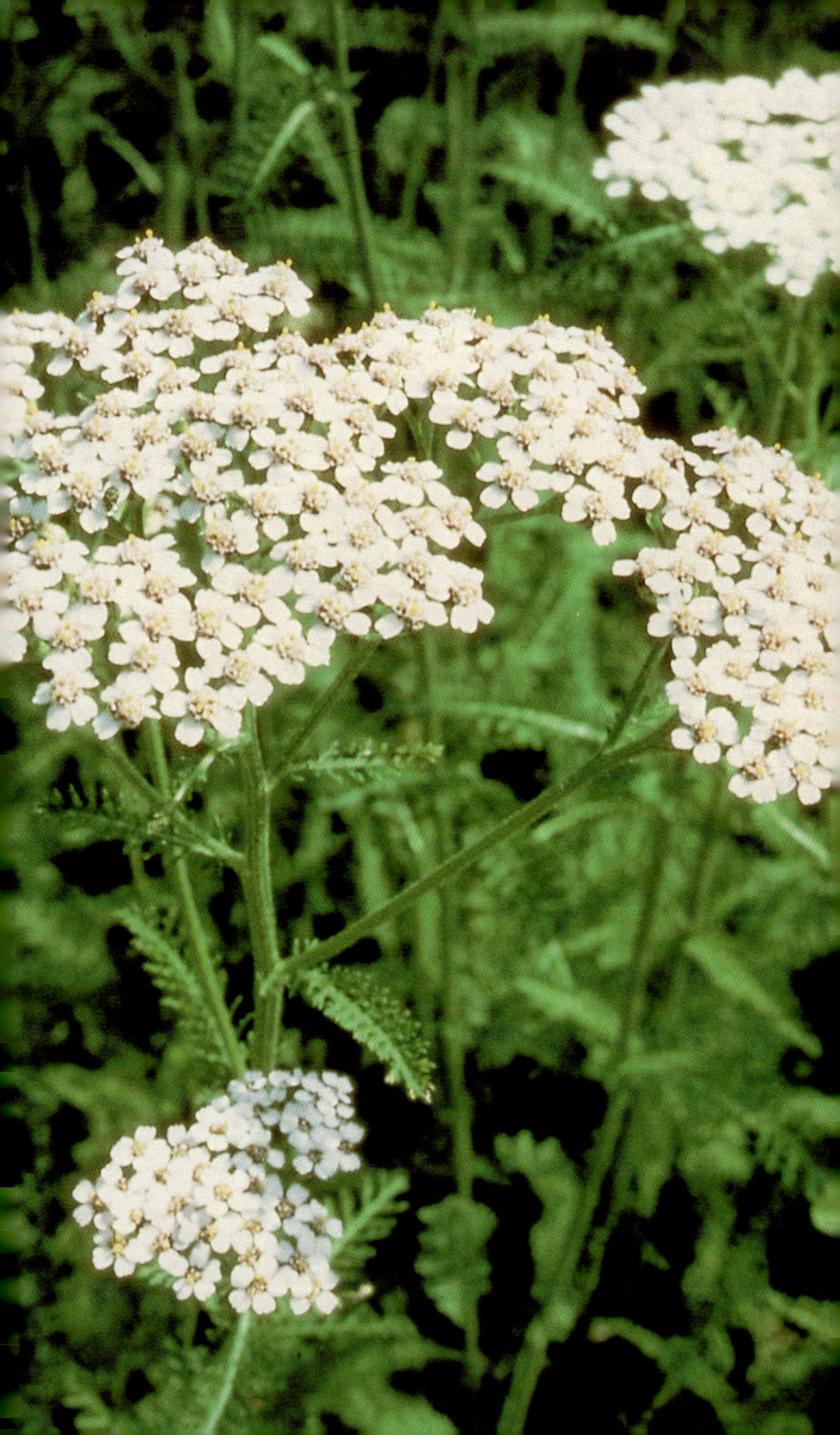

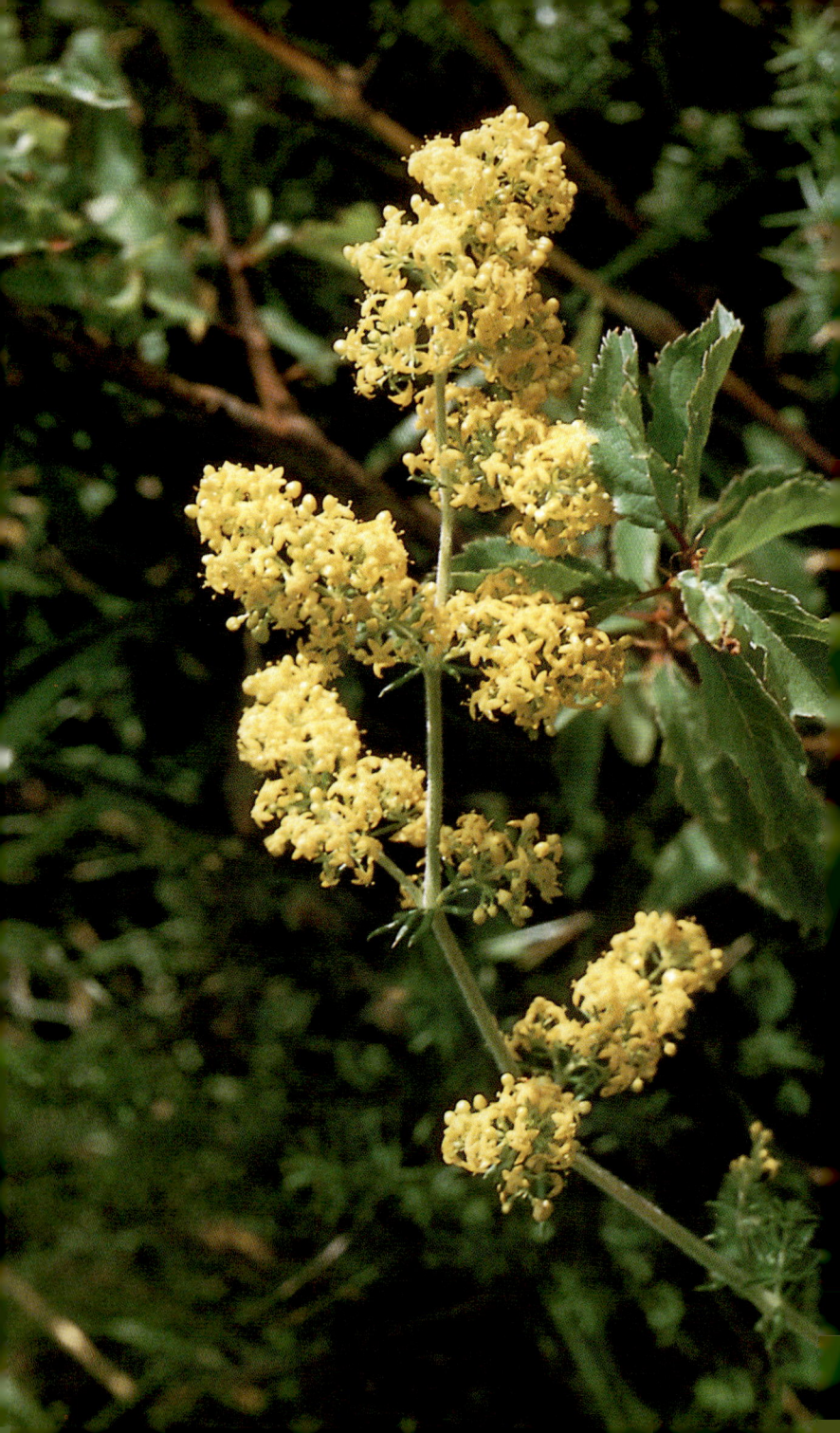

Warum schmerzt die kranke Leber nicht?

Diese Frage kann man auch hinsichtlich der Lunge stellen, da auch sie nicht schmerzt, selbst wenn ein Raucher schon die größte Krebsgeschwulst in der Lunge hat. Der Arzt mag ihn röntgen, um die Ursache seiner Kurzatmigkeit feststellen zu können, denn von der Lunge verspürt der Kranke überhaupt keine Unannehmlichkeiten. Welcher Schreck daher, wenn das Röntgenbild eine Geschwulst zeigt, die bereits ein Stadium erreicht hat, das wenig hoffnungsvoll aussieht. Da die Lunge kein Gefühlsnervensystem besitzt, kann sie keine schmerzhaften Zustände melden. Allfällige Schmerzäußerungen gehen meist vom Brustfell aus. Ähnlich verhält es sich auch mit der Leber. Erst wenn sie stark vergrößert ist, so daß ihr Zustand zu ernstlichen Sorgen Veranlassung gibt, wird sie sich mit Schmerzen melden. Aus diesem Grunde wäre es angebracht, daß man vorsichtshalber wenigstens einmal im Jahr den Urin in einem Labor untersuchen ließe. Das Untersuchungsergebnis kann uns nämlich zeigen, ob die Leber gut oder schlecht arbeitet. Im letzteren Falle sollte man der Sache auf den Grund gehen.

Eine Hilfe bei dieser Nachforschung kann mein Leberbuch: »Die Leber als Regulator der Gesundheit«, sein, habe ich darin doch genau beschrieben, welch wichtiges Organ die Leber für uns darstellt, denn wenn sie einwandfrei arbeitet, wird sich weder Krebs noch Gicht oder eine andere Stoffwechselkrankheit einstellen. Aus diesem Grunde sollte man der Leber weit mehr Beachtung schenken, ja, diese sollte sogar erstrangig sein. Eine solche Aufmerksamkeit lohnt sich, da sie uns vor vielem Unheil bewahren kann. Lernen wir, auf kleine Unstimmigkeiten zu achten, dann können wir sie leicht umgehen und dadurch die Leber frühzeitig entlasten und um vieles schonen. Wir sollten eben immer daran denken, daß ihr als größter Drüse des Körpers auch viele Pflichten auferlegt sind. Sie muß entgiften, und wenn sie bei unbedachter Lebensweise nicht mehr allem gerecht werden kann, dann beginnt eben das gefährliche Stadium des Erkrankens, das wir weniger beachten als bei anderen Organen, eben aus jenem erstgenannten Grund, weil sie lange geduldig alles hinnimmt, ohne sich mit Schmerzen bemerkbar zu machen. Erst wenn ihr Zustand in eine bedenkliche Lage geraten ist, fängt sie an, sich gegen all die ungerechtfertigten Zumutungen aufzulehnen, indem sie zu schmerzen beginnt. Es mag uns zwar angenehm erscheinen, wenn sich keine Schmerzen melden, auch wenn wir uns unvernünftig einstellen, indem wir auf gewisse Gesundheitsregeln keine Rücksicht nehmen. Wollen wir nun aber keine unliebsamen Überraschungen erleben, dann sollten wir uns auf die Forderungen, die die Leber an uns stellen muß, um gesund bleiben zu können, einstellen.

Blasenkrebs, Hautkrebs, Gehirntumoren

Erfolgreiche Behandlung bei Blasenkrebs

Erfreulicherweise trifft man da und dort immer noch mutige, hilfsbereite Menschen an. Das ist um so auffallender, da wir eigentlich in einer sehr schwierigen Zeit leben, weshalb mehr oder weniger jeder auf sein eigenes Wohl bedacht ist. Wenn nun jemand soviel Interesse am leidenden Mitmenschen aufbringt, daß er seine eigene Heimstätte, seine Kraft und Zeit zur Verfügung stellt, um naturgemäße Hilfe anbieten zu können, dann kann man darob schon mehr oder weniger erstaunt sein. Verwunderlich ist es auch, zu sehen, wie solch selbstloses Bemühen von unerwartetem Erfolg gekrönt sein kann. Aber auch in Deutschland ist uns eine Frau mit ähnlicher Einstellung begegnet. Sie geht förmlich auf in der Pflege Hilfebedürftiger. Großen Eindruck hat bei ihr ein Krebserfolg hinterlassen, denn sie selbst hat kürzlich einem Krebskranken zur Gesundung verhelfen können. Es handelte sich dabei um einen Blasenkrebs, dessen Heilung von ärztlicher Seite bestätigt worden ist.

Hier handelt es sich um einen betagten Mann, der bereits seinen 80. Geburtstag erleben wird. Als die Pflegerin ihn bei sich aufnahm, war sein Zustand geschwächt und beinahe aussichtslos. Wenigstens versprach sich der beigezogene Hausarzt keinen Erfolg, denn er lehnte das Ersuchen um Mithilfe entschieden ab. Der Patient war aus dem Krankenhaus, wo er wegen Wucherungen in der Harnröhre einige Zeit verweilt hatte, entlassen worden, nachdem man durch Ausbrennen Hilfe suchte. Es stellten sich dann aber unmittelbar danach starke Schmerzen mit Infektionsgefahr ein, was Spritzen und eine erneute Untersuchung zur Folge hatte. Nun erst erwies es sich, daß sich an der Blase eine große Geschwulst gebildet hatte, weshalb man den Kranken zwei Tage später zur Operation beorderte. Weil wenig Hoffnung bestand, daß er eine solche in seinem Zustand hätte überleben können, suchte die Tochter für ihren bedauernswerten Vater Hilfe im Gästehaus von Familie B. in F., wo der Kranke bereitwillig aufgenommen wurde. Er war sehr groß, 2 Zentner schwer und ein starker Raucher. Sein Zustand verlangte von ihm natürlich, daß er von dieser üblen Gewohnheit entschieden Abstand nahm. Da Fieber ausbrach, bis zu 39,4 °C, mußte er sich einer besonderen Diät unterziehen. Die Hauptmahlzeit bestand aus Salaten, Kartoffeln und Quark. Morgens erhielt er Sauermilch, Obst, Leinsamen und Kleie. Am Abend bekam er rohen Gemüsesaft aus frischen Kräutern. Danach wurde eine Woche lang Fasten mit Gemüsesäften durchgeführt. Die Blase wurde durch Blasen- und Nierentee nebst Solidago und Cantharis D_6 noch direkt unterstützt. Zur Reinigung des Darmes erfolgten täglich zwei Einläufe. Um den Fieberzustand erträglich zu gestalten, erhielt der Patient kalte Wadenwickel. Da der Urin nur noch eine schmierige, mit Blut vermischte Masse war, löste dieser Zustand begreiflicherweise starke Schmerzen in der Blase aus. Zu deren Linderung setzte man Umschläge ein, die im täglichen Wechsel entweder mit Lehm oder Johannisöl erfolgten. Ferner gelangte auch Honig mit Echinaforce und Symphytumtropfen zur Anwendung. Wöchentlich erhielt der Patient noch zwei Kräuterbäder, abwechselnd mit dem Absud von Zinnkraut oder Schafgarbe. Dies führte zu vermehrtem Schwitzen. Alle zwei Stunden erhielt der Patient 20 Tropfen Echinacea zur hilfreichen Unterstützung und morgens nüchtern verdünntes Molkosan. Urticalcin half den Kalkspiegel heben. Lachesis D_{10}, 1 Eßlöffel auf 1 Glas Wasser, diente zur allgemeinen Entgiftung, und zur Entgiftung der Leber wurde Carduus marianum eingesetzt. Natürlich fehlten auch die hilfreichen Petasites-Präparate nicht. Das Herz und der Kreislauf wurden durch entsprechende Unterstützung ebenfalls berücksichtigt.

Das erfreuliche Ergebnis

Diese Pflege hatte zur Folge, daß sich das Fieber langsam senkte, und allmählich trat nach 5 Wochen eine Besserung ein. Der Kranke erholte sich von da an gut, wurde schmerzfrei und konnte kleine Spaziergänge unternehmen. 3 Monate vergingen, bis er soweit gekräftigt war, daß nun eine Operation vorgenommen werden konnte. Diese wurde einem tüchtigen Urologen übertragen, und schon nach 16 Tagen erfolgte die Entlassung aus dem Krankenhaus. Anschließend fand noch eine Erholungskur unter der fürsorglichen Pflege von Frau B. statt. Sie betreute den Genesenden mit entsprechender Heilnahrung, mit Blütenpollen zum Aufbau sowie mit den anderen Naturmitteln zum Ausheilen, während von den allzu starken Mitteln des Arztes Abstand genommen wurde. Zur direkten Unterstützung der Blase wurden Blasen- und Kreosotbuschtee angewandt. Mehrmals erfolgte zur Kontrolle eine ärztliche Untersuchung, und nach einem halben Jahr konnte vollkommene Heilung festgestellt werden. Dieses Ergebnis stellte der Arzt, Dr. Sch., bei seiner letzten Untersuchung fest.

Wie froh sind nun die Angehörigen, daß der Vater bei gesunder Kost sich wieder in ihrem Kreise wohlfühlen kann. Zur vorbeugenden Unterstützung dient ihm immer noch die Einnahme von Kreosotbuschtee und Petasites-Tropfen. Den ganzen letzten Sommer konnte er wieder in seinem Garten arbeiten.

Gefährliche Muttermale

Bekanntlich gibt es flache, aber auch warzenartige Muttermale. Wenn man sie in Ruhe läßt, sind sie in der Regel ungefährlich. Die vorstehenden, warzenartigen mögen indes stören, so daß man sie loszuwerden sucht und an ihnen oft herumkratzt. Das ist nicht ungefährlich. In solchem Falle suchte man sie früher abzubinden, und zwar mit einem Seidenfaden, den man zuvor in Alkohol tauchte. Nach einigen Tagen wechselte man diesen aus und zog ihn etwas mehr an. Dies ermöglichte schließlich die harmlose Abbindung, ohne eine Blutung zu verursachen. Auf diese Art kann man solch unliebsames Gebilde mit größter Sorgfalt loswerden. Auf keinen Fall sollte man sie durch Kratzen reizen. Es ist also äußerste Vorsicht geboten, denn Erfahrungen haben gezeigt, daß besonders im Alter von 50 Jahren und darüber solche Muttermale in Hautkrebs übergehen können. Die Gewohnheit, daran herumzudrücken oder gar zu kratzen, reizt und vermag zu diesem unerwünschten Zustand Anlaß sein.

Das nachfolgende Beispiel soll die Angelegenheit besser veranschaulichen. Ein Patient aus dem Saargebiet erzählte mir, wie es ihm durch unrichtiges Eingreifen erging. Sein warzenartiges Muttermal störte weniger ihn als vielmehr seinen Hausarzt, der als Landarzt tätig war. Er fand, man könnte dies entfernen, und als der Patient nicht dagegen war, ging der Arzt mit einer glühenden Nadel dagegen an. Das verursachte nun aber starke Blutungen, und als Folge schwollen bald danach die Lymphdrüsen an. Ein anderer Arzt sorgte für deren Entfernung, und es stellte sich heraus, daß sie krebsartig waren. Weitere Drüsen wurden entfernt, und der Arzt erkundigte sich nach den Umständen, die diesen Zustand hatten verursachen können. So erfuhr er denn von der unvorsichtigen Entfernung des Muttermales durch den Hausarzt. Andere Ärzte wurden zugezogen, und ihre Vermutung mochte stimmen, denn es kommt oft vor, daß in solch einem warzenartigen Muttermal degenerierte Zellen eingeschlossen sind. Solange man sie in Ruhe läßt, vegetieren sie harmlos, ohne sich irgendwie unangenehm bemerkbar zu machen, obwohl es sich dabei um Riesen-, also Krebszellen handeln könnte. Da nun in dem erwähnten Fall der Eingriff zur stark blutenden Reizung wurde, war die Möglichkeit einer Aussaat der freigewordenen Krebszellen gegeben. Sie konnten sich im Körper zerstreuen und infizierten die gesamten Lymphdrüsen. Es bildeten sich Knoten, die teils wegoperiert, teils bestrahlt wurden. Auch die Lymphgefäße in den Lenden wurden betroffen. Da der Patient im übrigen über eine gute Gesundheit verfügte, war die Blutsenkung zum Erstaunen der Ärzte jedoch gut. Die gesundheitlich günstige Grundlage mit starker Konstitution und guten Reserven wirkte sich beim Patienten sehr günstig aus, weshalb es nicht erstaunlich war, daß der Einsatz von Petasites ebenfalls guten Erfolg zeitigte.

Wenn man nun aber die Warnung beachtet, indem man solch warzenartige Gebilde nicht reizt, wird man auch keine solch gefährlichen Zustände heraufbeschwören. Nicht nur Patienten, sondern auch Ärzte sollten dies zu vermeiden suchen. Will man schon eingreifen, dann vorsichtig und geschickt, indem alles geschickt herausgenommen und entfernt wird. Störende Muttermale, Warzen und Narben sollte man nie durch Kratzen reizen, denn das ist gefährlich. Vor allem muß man sich davor hüten, das Kratzen zur Gewohnheit werden zu lassen. Wie geschildert, können sich Reizungen, die zu Blutungen führen, sehr schlimm auswirken, und es ist gut, das zu wissen und sich davor zu hüten.

Wohltat des Sonnenbadens

Sicherlich ist die Sonne unsere größte Energiequelle und eine Wohltat für den ganzen Körper, für die Haut, das Drüsensystem, für alles, was wir mit der Sonne günstig beeinflussen und aktivieren können. Man muß aber immer wieder die Feststellung machen, daß der Mensch in seiner Kurzsichtigkeit nicht versteht, wie man alle Naturkräftige und somit auch die herrliche, wunderbare Heilwirkung der Sonnenstrahlen dosiert und nutzbringend verwendet. Es gibt lichtempfindliche Menschen, vor allem rothaarige und blonde Typen, bei denen die indirekte Sonnenbestrahlung unter einem Sonnenschirm im Halbschatten besser wirkt als direkte Bestrahlung und keine Gefahr darstellt.

Verbrennungen können sehr gefährlich sein. Stundenlang in der Sonne zu liegen, bis man knallrot wird wie ein gesottener Krebs, das hat seine großen Tücken. Es muß nicht unbedingt so weit gehen, daß man durch unsinnige Sonnenbestrahlung einen Hautkrebs auslöst, indem man die Epithelzellen derart schädigt, daß sie krebsartig degenerieren. Es können auch normale Entzündungen entstehen, die Empfindlichkeiten zurücklassen, die sich noch jahrelang bemerkbar machen. Jede Verbrennung der Haut ist an sich ein Nachteil. Wer eine gebräunte Haut haben will, weil es eben modern ist und weil gebräunte Haut dann besser gegen die negativen Einwirkungen der Sonnenstrahlen schützt, der soll dies langsam zu erreichen suchen. Wem die 14 Tage Ferien nicht ausreichen, der muß sich eben mit einem mittleren Effekt begnügen. Intensives Hautbräunen im Sommer führt unweigerlich zu dauerhaften Hautschäden mit trockener Haut und Faltenbildung.

Manchmal steht alles auf dem Kopf. Als ich in Indien war, haben mich viele Inder gebeten, ich solle doch ein Mittel erfinden, damit die Haut heller werde. Und ich habe ihnen gesagt, sie gefallen mir viel besser mit der Haut, die ihnen die Natur zur Verfügung gestellt hat, und sie seien ja besser gegen Sonnenstrahlen mit der dunkleren Haut geschützt. Die Braunen wollen also eine helle Haut, die Hellhäutigen möchten brauner werden.

Jeder sollte daran denken, daß die Haut, die er besitzt, zu ihm am allerbesten paßt. Er sollte nur darauf bedacht sein, die Haut nicht durch unvernünftige Einflüsse, vor allem durch zu starke Sonnenstrahlen, zu schädigen, Entzündungen auszulösen, die ihn für Wochen und Monate, ja sogar bei ganz starken Verbrennungen für das ganze Leben schädigen könnten. Der Aufenthalt im Halbschatten und Bewegung sind viel gesünder als das Liegen in praller Sonne. Es fehlt bei vielen Menschen oft das notwendige Verständnis. Dies nicht nur beim Sonnenbaden, auch beim Sport jeder Art und bei allem Genießen von natürlichen Vorzügen. Nur wenn wir maßhalten, haben wir einen bleibenden Nutzen und können uns physisch und seelisch stärken und ins Gleichgewicht bringen.

Wenn wir mit pflanzlichen Mitteln etwas nachhelfen wollen, um schneller braun zu werden, können wir Johannisöl anwenden. Johannisöl innerlich und äußerlich angewandt, erhöht die Lichtempfindlichkeit des Körpers. Man bräunt schneller, aber man verbrennt sich auch schneller, wenn man übertreibt. Ist die Haut schon empfindlich geworden, dann können der Aufenthalt im Schatten und Einreiben mit Johannisöl den Schaden etwas ausgleichen.

Gefährliches Sonnenbaden

Da ich selbst sehr sonnenhungrig bin, habe ich ein volles Verständnis dafür, wenn man gerne jede Gelegenheit zu erfassen sucht, um die erwärmenden Sonnenstrahlen ausgiebig auszunützen. Besonders im Winter verlangt es mich danach, mir in den Bergen die strahlende Sonne zugute kommen zu lassen. Ich schrecke darum auch nicht zurück, bei zehn Grad unter Null mit nacktem Oberkörper auf den Skiern aufwärts zu steigen, dies allerdings nur, wenn es völlig windstill ist.

Da ich mir diesen Genuß schon seit Jahren gestatte, habe ich mich daran gewöhnt und verbrenne mich deshalb auch nicht leicht. Zudem ist Bewegung während starker Sonnenbestrahlung weit vorteilhafter und weniger gefährlich, als wenn man sich in die pralle Sonne legt, um ein Sonnenbad nehmen zu können. Als ich einmal auf diese Weise ein halbstündiges Sonnenbad auf dem Plateau des Jungfraujochs durchführte, wagte es auch ein Basler Tourist, sich neben mich zu legen, obwohl mich seine weiße, zarte Haut stutzig machte, denn ich zweifelte daran, ob er durchhalten würde. Mein diesbezüglicher Hinweis blieb unbeachtet, denn der junge Mann fand es beinahe beleidigend, daß er sich den Sonnenstrahlen nicht ebensogut ohne Schädigung aussetzen könne wie ich, wobei er vergaß, daß sein Körper nicht daran gewöhnt war. Die Folge war dann, daß wir in der Konkordiahütte die ganze Nacht hindurch mit Öl, Eiklar und Salben an ihm herumdoktern mußten, denn der ganze Körper war aufgeschwollen, weshalb der Kranke nunmehr mit hohem Fieber im Delirium lag. Sicher mußte er durch diese Erfahrung einsehen lernen, daß sich nicht alle, ohne Schaden zu leiden, den gleichen Gefahren aussetzen können.

Lebenswichtig oder schädigend?

Für Mensch, Tier und Pflanze ist die Sonne Lebenserhalterin, denn ihre Strahlen übertragen ihre großen Kraftreserven auf alles Lebendige. Damit jedoch diese Kraft stärken und kräftigen kann, müssen wir sie entsprechend dosieren, um sie unserem Zustand nutzbringend anpassen zu können. Dies gelingt uns nur allmählich, indem wir unsere Haut langsam an die Sonne gewöhnen, was unbedingt angebracht ist, wenn wir uns nicht einem richtigen Sonnenbrand aussetzen wollen. Wir sollten uns voll bewußt sein, daß sich ein solcher nicht nur sehr schädigend, sondern sogar gefährlich auswirken kann. Bekannt ist mir beispielsweise die Frau eines Zahnarztes, die sich durch unvernünftiges Sonnenbaden einen Hautkrebs zugezogen hatte.

Jeden Sommer sind mangels Vorsicht Hunderte von Sonnenbrandschädigungen zu verzeichnen, was beweist, daß man das Sonnenbaden völlig sinnlos durchführen kann. Nicht selten ist dadurch hohes Fieber die Folge, aber auch eine verkapselte Tuberkulose kann dieserhalb wieder ausbrechen.

Besonders bei Säuglingen und Kleinkindern ist Sorgfalt und Vorsicht geboten, was die Sonnenbestrahlung anbetrifft. Mütter können oft sehr unbedacht den Kinderwagen in der Sonne stehenlassen und sich inzwischen beim Einkauf oder bei einer Unterhaltung vergessen, ohne mehr an den Säugling zu denken, obwohl sich dieser selbst nicht wehren kann. Erst wenn dessen Haut bereits gerötet oder leicht entzündet ist, beginnt das Kind zu schreien, weil der Zustand schmerzt und sein Wohlbefinden stört.

Aber leider ist es dann oft zu spät, um die Nachteile einer leichten Verbrennung verhüten zu können. Das mag die Mutter für die Zukunft warnen. Die erste Nacht nach einem Sonnenbrand kann sehr unangenehm sein, auch wenn man das Übel mit Ölen und Salben zu bekämpfen sucht. Vernünftige Sonnenbestrahlung erweist sich zwar als nützlich, aber Überdosierungen können sich als sehr schädigend auswirken. Viel vorteilhafter sind daher Halbschattenbäder. Auch die Luft kann bekanntlich bräunen, wenn es nur darauf ankommt. Auf alle Fälle kann sich der Körper dadurch langsam an eine gemäßigte Sonnenbestrahlung gewöhnen, bevor er ihr völlig ausgesetzt wird. Wer sehr empfindlich und nervlich schwach ist, sollte sich besonders vor starker Sonnenbestrahlung wohlweislich hüten. Nur eine schön gebräunte Haut zeigt, daß sie ihre natürlichen Rezeptoren entsprechend eingestellt hat. Stundenlanges Liegen in der Sonne kann viele eher schwächen als sich nützlich erweisen. Weit vorteilhafter ist es, sich in der Sonne zu bewegen, was mit entsprechender Kopfbedeckung leichte Gartenarbeit oder auch ein Bewegungsspiel ermöglicht.

Vorsicht bei Hautkrebs

Allgemein wird von den Ärzten der Hautkrebs als der harmloseste Krebs angesehen, denn es kann ein Hautkrebs entstehen, ohne daß die Person an und für sich krebskrank ist. Oft ist eine übermäßige Sonnenbestrahlung, besonders im Gebirge, also eine viel zu starke Ultraviolett-Einwirkung der Sonne auf die Haut, als die Ursache eines Hautkrebses anzusehen. Auch andere Schädigungen der Haut, zum Beispiel durch kosmetische Präparate, die Giftstoffe enthalten, können Krebs auslösen. Ein Hautkrebs ist so lange ungefährlich, wie man ihn nicht stört. Wird die Haut durch irgend etwas verletzt, durch Kratzen oder Schürfungen, einen Unfall oder es fängt in diesem Hautbereich zu bluten an, dann ist eine gewisse Gefahr vorhanden, daß Krebszellen über den Blutweg in den Körper gelangen. Es ist auch grundfalsch, wenn Therapeuten oder Ärzte, die nicht genügend Erfahrung besitzen, eine Behandlung einleiten, die pathologische, das heißt krankhafte Zellen von der Haut in den Körper wandern lassen.

Beim Hautkrebs ist es ungefähr so – um es bildlich darzustellen –, als ob Ziegen oder Schafe am Zaun eines Gemüsegartens knabbern würden. Solange man sie außerhalb des Zaunes läßt, besteht keine Gefahr für den Gemüsegarten. Wenn man aber die Tiere verscheucht und sie irgendwie durch eine Bresche in den Garten gelangen, dann können sie sich im Garten gütlich tun und Zerstörungen anrichten. Man darf also den Hautkrebs praktisch nur äußerlich behandeln. Es gibt ja einige Pflanzen, wie die Erfahrung gezeigt hat, die bei Hautkrebs wirksam sind. In erster Linie ist es die Thuja. Wenn man mit Thuja-Urtinktur diese Hautkrebszellen betupft, indem man Watte damit tränkt, dann kann nach einigen Wochen schon eine Veränderung festgestellt werden. Das gleiche ist auch mit Chelidonium-Urtinktur möglich. Sie hat eine ähnliche Wirkung, nur enthält sie einen gelben Farbstoff und ist deshalb nicht so problemlos, zum Beispiel im Gesicht, anzuwenden. Die dritte Möglichkeit bietet Petasites officinalis, als Urtinktur, von der ebenfalls eine ähnliche Wirkung ausgeht. Wir haben sehr gute Resultate gesehen, wenn man diese Tinkturen abwechslungsweise, im täglichen Wechsel, anwendet. Das Baden im Meerwasser kann den Heilungsprozeß von Hautkrebs äußerst positiv unterstützen.

Bei einem Freund in Amerika, dessen Gesicht großflächig vom Hautkrebs befallen war, wurde diese im Wechsel durchgeführte Behandlung mit sehr großem Erfolg angewandt. Nach einem Jahr hat man nur noch sehr wenig davon gesehen, die Haut ist fast normal geworden.

Besondere Gefährdung der Lippen

Schlimm ist ein Hautkrebs an den Lippen. Er kann zum Beispiel durch eine Brandwunde von einer Zigarette oder sonstwie durch eine Verletzung der äußeren Hautschichten entstehen. Beim Aufenthalt im Gebirge oder am Meer sollte man die Lippen durch Auftragen einer Spezialcreme besonders schützen. Es gibt im Handel entsprechende Lippenstifte mit einem Schutzfaktor. In dieser Hinsicht muß man sehr vorsichtig sein.

Auf jeden Fall ist es falsch, wenn man eine Hautkrebspartie

direkt mit Injektionen behandelt. Man kann schon durch einen Nadelstich Krebszellen in die Blutbahn bringen, die in den Körper gelangen und Metastasen bilden können, wie es auch oft bei unvorsichtig durchgeführten Gewebsentnahmen vorkommen kann. Mir wurde ein Fall eines zirka 20jährigen Mannes bekannt. Er hatte einen kleinen Hautkrebs an den Lippen. Der Therapeut hatte in dieses Krebsgebilde Injektionen vorgenommen. Dabei sind sehr wahrscheinlich, wie vorhin erwähnt, Krebszellen ins Innere gelangt, und so kam es schließlich zu einer Metastasierung. Der Junge ist, obschon er sonst gesund war, an den Folgen, man kann sagen Spätfolgen dieses Kunstfehlers gestorben. Solche Eingriffe sollte sich jeder Therapeut gut überlegen. Ich schreibe dies, um Ärzte und Naturärzte aufmerksam zu machen, diesbezüglich nicht durch falsche Überlegungen einen Patienten in Gefahr zu bringen und ihn unter Umständen dem Verderben preiszugeben, statt ihn zu heilen.

Prinzipielles Verhalten

Ein Hautkrebs kann also ganz isoliert bestehen. Er kann auch bei einem gesunden Menschen auftreten, eben durch Schädigungen unserer Hautzellen von außen. Deshalb ist der Hautkrebs auch primär äußerlich zu behandeln. Wenn die Behandlung richtig durchgeführt wird, hat man, wie vorher erwähnt, auch Erfolg, aber es braucht Zeit und Geduld. Man kann zwischendurch, um der Haut die richtigen Fettstoffe zuzuführen, Johannisöl oder eine Wollfett-Creme dünn auftragen. Man sollte sich aber hüten, diese erkrankten Stellen starken Sonnenstrahlen auszusetzen. Vor allem muß man diese Hautpartien gegen die starke Höhensonne sehr gut abdecken. Wenn der Hautkrebs im Gesicht vorhanden ist, dann muß man auch dafür sorgen, daß diese Stellen vor kalten Winden und starken atmosphärischen Einflüssen geschützt sind. Hautkrebszellen brauchen praktisch genommen Ruhe, und die anzuwendenden pflanzlichen Heilmittel erfordern Zeit, um neue Zellen zu bilden. Die kranken Zellen werden dann normalerweise mit gesunden unterschichtet und anschließend abgestoßen. Möglicherweise geht es ein bis zwei Jahre, bis solche Hautkrebspartien völlig abgeheilt und durch neue Epithelzellen ersetzt worden sind.

Verlieren wir das anschauliche Bild nie aus den Augen, lassen wir die Ziegen und Schafe außen knabbern, bis sie nichts mehr zum Knabbern finden. Dann gehen sie von selbst weg, ohne daß sie im Gemüsegarten Unheil anrichten können. Sowohl der Patient wie auch der Therapeut sollten sich dieses Bild gut einprägen und nichts unternehmen, was diesen gefräßigen Tieren in den Garten Einlaß verschafft. Krebszellen können schlimme Dinge anrichten, wenn sie von außen nach innen, in den Körper gelangen.

Hautkrebs und dessen Behandlung

Obschon die allgemeine Krebserkrankung seit längerer Zeit von Jahr zu Jahr zugenommen hat, ist dies beim Hautkrebs nicht der Fall. Eigentlich steht dieses Leiden mit der Krebserkrankung des Körpers nicht in unmittelbarem Zusammenhang. Ein sonst völlig gesunder Mensch kann nämlich einen Hautkrebs bekommen. Auch die Ursache dieser Erkrankung ist eine ganz andere als jene, die dem allgemeinen Krebs zugrunde liegt. Dieser entwickelt sich bekanntlich langsam, und zwar infolge einer degenerativen Erscheinung im ganzen Zellstaat. Wo gewisse Zellpartien am meisten überlastet sind, bilden sich die typischen Geschwülste dieser Erkrankung, doch in gewissem Sinne zudem auch noch als eine Säfteverderbnis, die sich vor allem im Blut und der Lymphe auswirkt. Dies ist beim Hautkrebs nicht der Fall, da er durch örtliche Belastung, durch Reizung der äußeren Haut, also in den Epithelzellen, entsteht. Die Ursache solcher Überreizung kann durch übermäßiges Sonnenbaden zustande kommen. Auch Röntgenstrahlen können diesbezüglich wirksam sein und nebst diesen auch noch andere Bestrahlungen. Ebenso gefährlich können sich äußerlich angewandte, scharf ätzende Medikamente auswirken. Selbst kosmetische Mittel, die starke Gifte, vor allem Metallsalze, enthalten, sollten als schädigend erkannt und gemieden werden. Alle Salben, die Quecksilber, Arsenik, rohes Paraffinöl und Teer enthalten, können an der Bildung eines Hautkrebses mitbeteiligt sein.

Der Hautkrebs läßt sich nicht sehr leicht von anderen Hautkrankheiten unterscheiden. Ein typisches Merkmal ist allerdings sein zäher Widerstand gegenüber jenen Heilmitteln, die sich sonst für solche Fälle gut bewährt haben. Oft greift man auch zur chirurgischen Behandlung, wennschon diese nicht ungefährlich ist, da dadurch Krebszellen ins Blut übergehen können, was bei einer allgemeinen Krebsdisposition im Körper Krebsgeschwülste auszulösen vermag.

Wie bereits erwähnt haben sich einige äußerlich angewandte, pflanzliche Medikamente ausgezeichnet bewährt. Es sind dies die Urtinkturen von Schöllkraut, bekannt auch als Chelidonium, von Pestwurz oder Petasites sowie von Thuja occidentalis. Man betupft damit morgens und abends die erkrankten Hautstellen im täglichen Wechsel. Zweimal wöchentlich fettet man die kranken Stellen mit Johannisöl ein. Günstig ist auch Bioforce-Creme, da sie Wollfett enthält, oder eine andere Creme aus Wollfett. Diese äußere Behandlung sollte man gleichzeitig unterstützen, indem man Petasites noch innerlich in Dragée- oder in Tropfenform einnimmt. Wie bei jeder Erkrankung ist auch bei Hautkrebs die Umstellung der Ernährung angebracht, da sehr vorteilhaft, und zwar im Sinne einer günstigen Krebsdiät. Dadurch wird man vor allem verhindern können, daß Krebszellen ins Blut übergehen und sich irgendwo im Körper ansiedeln können.

Vermeiden von Verschlimmerungen

Wie jede andere Form der Krebserkrankung ist auch der Hautkrebs nicht auf andere Menschen übertragbar. Die Behandlung braucht etwas Zeit und Geduld. Es kann ein Jahr oder noch länger dauern bis zur völligen Heilung. Wichtig ist, daß man an den erkrankten Hautstellen nicht kratzt oder mit allem möglichen herumdoktert. Auch Muttermale und Warzen sollte man, wenn sie störend wirken, nicht durch Kratzen reizen, da sich dieserhalb ebenfalls ein Hautkrebs entwickeln kann, weshalb man sehr vorsichtig vorgehen sollte, um diese vermeidbare Verschlimmerung nicht heraufzubeschwören. Die erkrankten Hautpartien sind beim Hautkrebs vor starker Sonnenbestrahlung zu schützen, und zwar vor allem vor dem ultravioletten Licht im Hochgebirge und am Meer. Auch vor chemischen Stoffen, wie sie heute in Wasch- und

Putzmitteln enthalten sind, sollte man sich in acht nehmen, da durch sie eine sehr unerwünschte Verschlimmerung ausgelöst werden kann.

Landwirten, die oft unter Hautkrebs zu leiden haben, erkläre ich immer, daß Schweine, die sich außerhalb des Gartenzaunes Futter suchen, dem Gemüse innerhalb des Gartens nicht gefährlich werden können, wohl aber, wenn man sie unbedacht in den Garten hineintreibt. Sobald der Hautkrebs durch die Diagnose mit Sicherheit festgestellt worden ist, sollte man mit der Behandlung beginnen. Die soeben empfohlene Behandlungsweise wird auch für ein Hautleiden keinerlei Nachteile mit sich bringen, sollte eine diesbezügliche Verwechslung mit dem Hautkrebs vorliegen, was, wie bereits erwähnt, leicht möglich ist. Besonders rothaarige Menschen mit heller Haut, die bei Sonnenbestrahlung schlecht bräunt, erkranken leichter an Hautkrebs als jene, die dunkelhäutig sind. Es ist in diesem Zusammenhang ohne weiteres begreiflich, daß Neger selten einen Hautkrebs bekommen. Beim Sonnenbaden sollte man unbedingt vorsichtig sein, und zwar besonders, wenn man bereits älter ist, damit man sich keinem Sonnenbrand aussetzt, denn öfterer Sonnenbrand begünstigt das Entstehen eines Hautkrebses. Man sollte sich demnach die Regel merken, daß alle starken Reize, die auf irgendeinen Teil des Körpers ausgeübt werden, Gefahren zur Auslösung von Krankheitserscheinungen bilden.

Versuch mit Heilkräutern

Gegen den Hautkrebs gibt es verschiedene Kräuter, die sich ausgezeichnet bewährt haben; vor allem das Betupfen mit Frischpflanzen-Tinkturen. Als Heilmittel eignet sich zum Beispiel die Thuja-Tinktur (Lebensbaum). Man wechselt täglich ab mit Chelidonium-Urtinktur (Schöllkraut), und am dritten Tage kann man Petasites-Urtinktur (Pestwurz) verwenden; diese drei Mittel sind also immer im Wechsel anzuwenden. Sollte sich am Rande noch eine Entzündung zeigen, dann betupft man zusätzlich noch mit Echinacea-Urtinktur. Sollte eine besonders empfindliche Haut zu sehr gereizt werden, dann wendet man die Tinktur verdünnt an. Zeitweise, wenn die Haut zu trocken oder krustig wird, kann mit

Johannisöl eingefettet werden; vielleicht ein- bis zweimal wöchentlich. Auch Storchschnabel (Ruprechtskraut, Geranium robertianum) hat sich bewährt.

Gehirntumoren

Gehirntumore sind nach meiner jahrzehntelangen Beobachtung und Erfahrung in der Regel Unfall-Spätfolgen. Fast jede Gehirnverletzung durch Unfall, auch Sportunfall, auch wenn sie oft nur als Gehirnerschütterung diagnostiziert wird, kann später, nach Jahren oder Jahrzehnten, als Gehirntumor in Erscheinung treten. Wenn man solche Patienten oder ihre Eltern fragt, dann kommen plötzlich spärliche Erinnerungen zutage, daß man einmal beim Eislaufen, Skifahren oder Klettern auf den Schädel gefallen ist oder ihn auf eine andere Weise angeschlagen hat. Das auffallende Symptom ist das Erbrechen, wie es praktisch bei jeder Gehirnerschütterung beobachtet werden kann. Anschließend hat man oft noch wochenlang an einem dumpfen Kopfweh gelitten. In so einem Fall hat jeder Arzt Bettruhe im verdunkelten Zimmer verordnet. Ein Homöopath hat da wohl Arnika D_4 verschrieben, eventuell auch in einer höheren Potenz. Auch biochemische Mittel wie Calciumfluorid oder Silicea in homöopathischer Form wurden möglicherweise zusätzlich gegeben, damit der Schaden nach bester Möglichkeit behoben werden konnte. Bei einer geschickten Therapie, wobei man die Situation nicht leichtfertig als harmlos betrachte, hätte man unter Umständen die Voraussetzungen zu solchen Gehirntumoren verbessern können.

Gehirnmetastasen

Natürlich gibt es auch Gehirntumoren als Folge von Metastasen. Ich habe es bei guten Freunden, die nur eine kleine Krebsoperation durchzustehen hatten, miterlebt. Die Primärgeschwulst war ein Brustkrebs bei einem Mann, was nur sehr selten vorkommt. Ich habe ihn noch sehr ermuntert und zugleich gewarnt, ja nicht gleich die volle Verantwortung im Geschäft zu übernehmen, son-

dern zuerst, nach Entfernung der Geschwulst, mit der Nachsorgebehandlung zu beginnen. Der Patient meinte jedoch, er sei wieder
leistungsfähig, fühle sich gesund und er sei wieder der alte wie
früher. So hat er mir geantwortet. Und es ging nicht allzu lange,
und diese Eiche, wie man oft physisch starke Menschen bezeichnet, wurde gefällt. Es tut einem dann weh, wenn Menschen, die in
ihrem Leben viel geleistet haben, von ihren dringenden und
wichtigen Aufgaben weggeholt werden, weil man die Gefährlichkeit und Tragik der Zelldegenerationen außer acht ließ. Demnach
reichte die natürliche Regenerationskraft nicht mehr aus, um ein
allzu frühes Ende zu verhindern. Ich habe einige Gehirntumoren,
die als Unfall-Spätfolgen in Erscheinung traten, auch bei jungen
Menschen verschwinden sehen, wenn eine konsequente Therapie
durchgeführt wurde. In einem Falle handelte es sich um den Sohn
eines Bahnhofvorstandes einer Gebirgsbahn. In diesem Fall hatte
der Chirurg in Zürich eine schlechte Prognose gestellt, weil man
nicht die ganze Geschwulst entfernen konnte. Es bestand nur
wenig Aussicht auf eine völlige Heilung. Und doch ist durch eine
natürliche Therapie ein derart guter Erfolg eingetreten, daß der
junge Mann später wieder normal Sport betreiben konnte. Dies
zum großen Erstaunen des sonst sehr tüchtigen Chirurgen, der ihn
operiert hatte.

Es gibt also immer noch Wunder, die die Natur zustande bringt,
wenn man ihr dafür die notwendigen Voraussetzungen schafft.
Verärgert war ich immer dann, wenn junge Leute, nachdem man
sie aus einer solchen Situation befreit hatte, ihrem Körper nicht
die richtige Sorgfalt angedeihen ließen, wenn sie wieder geraucht
haben und auch in bezug auf Ernährung und Alkoholgenuß nicht
die erforderliche Rücksicht genommen haben. Wenn solche Menschen rückfällig werden, sind die Erfolgsaussichten weniger günstig, als es sonst der Fall wäre.

Die sogenannten »hoffnungslosen Fälle«

Der Grund ärztlicher Ethik sollte ohne Ausnahme dahingehend
gelten, daß man einen schwerkranken Patienten niemals aufgeben
darf, denn es sind hinreichend spontane Heilungen bekannt, die
man sich nicht erklären kann. Wer weiß schon genau, was in dem

kranken Körper vorgeht und welche vitalisierenden Kräfte am Werke sind? Aus diesem Grunde dürfte das Wort »hoffnungsloser Fall« in den Wortschatz eines Arztes niemals aufgenommen werden, denn die Beurteilung einer Erkrankung als »hoffnungslos« schafft bestimmt kein Vertrauensverhältnis zwischen dem Patienten und dem Arzt. Kann ein Arzt sich überhaupt anmaßen, ein Todesurteil über seinen Patienten zu sprechen? Der Heilkundige muß alles versuchen, auch wenn es den Anschein der Aussichtslosigkeit hat.

Nun erhielten wir von Frau I. U. aus L. am 21. Juli 1984 einen Brief, in dem sie uns mitteilte, daß ihr Mann an einem inoperablen Schmetterlingsgliom, das heißt einer Hirngeschwulst, erkrankt ist. Fast drei Viertel des Gehirns waren von Tumorzellen befallen.

»Der Mann kam ins Krankenhaus und nahm an nichts mehr teil, konnte nicht mehr lesen, da er die größten Buchstaben nur als graue Flecken sah, und er konnte sich nicht einmal eine halbe Stunde zurückerinnern. Es waren bereits Anzeichen von Verwirrung, Erblindung und Lähmung vorhanden.«

»Ein mir persönlich bekannter Arzt«, schrieb Frau U. weiter, »ermöglichte es, daß mein Mann in ein Langzeitspital in guter Luft kam und ich für das Rohkostessen sorgen und auch eine Kräuterbehandlung machen durfte, die wir dann zu Hause intensiv fortsetzten. Von Tag zu Tag ging es von da an aufwärts.

Wir machten folgende Behandlung:

Nur Rohkost und milchsaure Produkte; 3× täglich einen 2stündigen Zinnkrautumschlag; 1× täglich einen 4stündigen Schwedenkräuterumschlag; morgens und abends je 1 Tasse Zinnkrauttee und 1½ Liter von einer Teemischung aus Ringelblume, Schafgarbe und Brennessel, schluckweise auf den Tag verteilt trinken.

Nach 1½ Jahren haben wir die Wickel auf täglich 2 reduziert.

Zur selben Zeit erfuhren wir von Ihren Heilmitteln, die wir in die Behandlung aufnahmen: Petaforce, Carduus mar., Hydrastis.

Es sind bereits mehr als fünf Jahre seit dem Spitalaufenthalt vergangen . . . Mein Mann kann dank der Hilfe Gottes und den Naturmitteln ein, wenn auch eingeschränktes, so doch lebenswertes Leben führen.

Ein Mann in unserem Bekanntenkreis erkrankte an derselben Krankheit, war aber noch nicht so schwer krank wie mein Mann. Leider lehnte die Gattin trotz ihrer Verzweiflung diese Naturbehandlung ab, mit der Begründung, ihr Gatte spreche auf die Bestrahlung gut an. Ein halbes Jahr später mußte er sterben.

Ich berichte dies alles so ausführlich, um den Lesern zu zeigen, wenn es menschlich gesehen keine Hilfe mehr gibt, so können Naturheilmittel mit der Hilfe Gottes immer noch helfen. Aber zu so einer Behandlung gehören das Gebet, große Ausdauer und Konsequenz.«

Operations-Nachsorge

Sogar talentierten, tüchtigen Ärzten scheint es oft rätselhaft, woher Gehirntumoren kommen können. In den meisten Fällen mag es sich um Metastasen handeln, demnach also um Tochterge-schwülste von Krebszellen, die bei der Operation über die Blut-bahn ins Gehirn wanderten. Selbst wenn die operative Wegnahme einer Krebsgeschwulst irgendwo im Körper gut verlief, so daß der Chirurg dem Patienten versichern kann, er habe alles Kranke sauber wegnehmen können, ist es doch noch nicht ausgeschlossen, daß trotzdem nicht alles stimmt. Er kann zwar stolz darauf sein, eine gute Arbeit geleistet zu haben, was auch von seinem Stand-punkt aus richtig sein mag. Der Patient erhält jedoch durch die gefestigte Gewißheit des Arztes eine trügerische Sicherheit, die ihn versäumen läßt, den Kampf gegen die noch keineswegs über-wundene Krankheit jetzt besonders entschieden aufzunehmen. Niemand belehrt ihn, wie notwendig dies ist, denn die Krankheit liegt ja nicht allein nur in der Geschwulst. Wenn dem so wäre, dann könnte man allerdings durch die Entfernung der Geschwulst beruhigt sein, da dem aber nicht so ist, muß der Kranke angehal-ten werden, weiter für seine Gesundheit zu kämpfen, statt sich fälschlicherweise in Sicherheit zu wiegen. Auf diese Weise habe ich nämlich schon liebe Freunde verloren, weil sie aufhörten, die gesundheitlichen Forderungen ihres Zustandes zu beachten, indem sie cancerogen wirkende Stoffe und Einflüsse nicht mehr als eine Gefahr einschätzten und sie daher auch nicht mehr zu meiden suchten. Auf diese Weise begaben sie sich erneut auf den Weg, der sie zuvor schon hatte krank werden lassen. Statt dessen aber hätten sie die gebotenen Vorsichtsmaßnahmen unbedingt beachten sollen. Ihr Körper benötigt, um im Kampf gegen die Krankheit erfolgreich sein zu können, alle jene Stoffe und Einflüsse, die anticancerogen zu wirken vermögen. Dies ist mit einer entsprechenden Ernährungstherapie sowie mit unterstützenden Pflanzenmitteln am ehesten zu erreichen. Dazu gehören Petasites, Mistel, die Lapachorinde, der Kreosotbuschtee. Damit muß der Patient nach der Operation gewissenhaft leben, bis die Krebskrankheit aus Blut und Lymphe verschwunden ist. Selbst dann sollte man noch nicht davon ablassen, alles zu meiden, was gewisse Schwächen und Veranlagungen fördern könnte. Auf alle Fälle muß die Abwehrkraft des Körpers soweit gebracht werden, daß vereinzelte Krebszellen keine Tochtergeschwülste mehr zu bilden vermögen. Die innewohnende Abwehrkraft sollte so gestärkt und dadurch befähigt sein, vereinzelte Krebszellen unschädlich zu machen. Dadurch werden sich Gehirntumoren verhindern lassen.

Das Trauma als Gefahr

Es gibt aber noch eine andere Gefahr, und diese steht mit einem Trauma im Zusammenhang. Das Trauma kann nämlich auch primäre Gehirngeschwülste auslösen beziehungsweise entstehen lassen. Selbst Sportler, vor allem Leistungssportler wie Skispringer und Bergführer, sind eigenartigerweise davon nicht ausgeschlossen, obwohl man annehmen könnte, daß der Einfluß gesunder Luft und vielseitiger Bewegung den Gehirntumoren keine Entwicklungsmöglichkeit bieten würde. Gleichwohl konnte ich auch bei ihnen solche entstehen sehen. Selbst bei Boxern habe ich Fälle von Gehirntumoren feststellen können. Die Ursache davon dürfte in schweren Kopfverletzungen zu suchen sein. Schläge auf den Kopf und schweres Stürzen beim Sport können solcherlei Verletzungen zur Folge haben. Sie werden jedoch oft nur als Gehirnerschütterungen bezeichnet. Wenn die Folgen davon, nämlich die Ohnmacht, das Erbrechen, Schwindelgefühl nebst zeitweiligem Kopfweh, abgeklungen sind, glaubt man, wieder gesund zu sein. Die Möglichkeit einer Verletzung an der am meisten betroffenen Stelle und einer nachträglichen Vernarbung wird auch von Ärzten selten in Betracht gezogen. Schlimm kann der Zustand werden, wenn der Körper durch allerlei Fehler in eine Krebsbereitschaft

gelangt. Das kann sich durch ungünstige Ernährung, durch Tabak-
gifte infolge Rauchens, durch Alkohol wie auch durch chemische
Medikamente und andere cancerogene Einflüsse ergeben. Da wo
die normalen Funktionen im Zellstoffwechsel gestört worden sind,
wie dies im vernarbten Gewebe der Fall ist, können bei Menschen,
die im übrigen scheinbar gesund sind, Gehirngeschwülste entstehen. Oft geschieht dies an inoperablen Stellen. Schwierig wird nun
der Fall, wenn der Arzt kein Verständnis für eine biologische
Behandlung aufbringt, indem er alle zur Verfügung stehenden
anticancerogenen Einflüsse einschalten und auswerten würde.
Geschieht dies nicht, dann ist es für den Patienten nur noch eine
Frage der Zeit, bis die Gehirngeschwulst die Körperfunktionen
langsam immer mehr stört, bis sie dadurch ganz ausgeschaltet
werden. Wenn das Herz noch gut ist und die Funktion der übrigen
Organe, vor allem der Leber und der Niere, noch einigermaßen in
Ordnung ist, können sich für den Kranken gerade dieserhalb
allerlei schwer erträgliche Probleme ergeben.

Eine Allgemeinerkrankung

Es läßt sich heute kaum mehr bestreiten, daß der Krebs nicht nur
ein örtliches Geschehen, sondern eine Allgemeinerkrankung ist,
wobei die Geschwulst nur wie die Frucht eines Baumes betrachtet
werden sollte. Dem ist so, weil trotz Entfernung dieser Frucht die
Krebskrankheit noch nicht behoben ist, so daß sie je nach den
Umständen an beliebigen Stellen neue Früchte bilden kann. Dies
geschieht eben da, wo gewisse Zellgruppen in den normalen
Funktionen gehemmt und gestört worden sind, wobei besonders
Narben eine wichtige Rolle spielen können, denn gerade bei
Gehirntumoren werden sie sich im zuvor erwähnten Sinne als
auslösende Ursache auswirken.
    Die hier vertretenen Ansichten konnte ich durch entsprechende
Erfahrungen immer wieder bestätigt erhalten. Gerade bei sport-
lich eingestellten Menschen war es mir in Berggegenden möglich,
zu beobachten, wie eine biologische Behandlung mit Unterstützung von pflanzlichen Mitteln zu einer völligen Heilung auch bei
Gehirntumoren geführt hat, und zwar zum großen Erstaunen der
mitbeteiligten Ärzte. Denn auch da, wo teilweise geglückte opera-

tive Eingriffe einer naturgemäßen biologischen Behandlung vorausgingen, war es möglich, die Abwehrkräfte des Körpers anzufachen und die Natur bei der Heilung zu unterstützen. Darum sollten besonders auch die Ärzte zu der Einsicht gelangen, daß der Krebs als Allgemeinkrankheit behandelt werden muß, wenn man den erhofften Erfolg erlangen will. Ärztliche Hilfe mit Stahl und nachträglich mit Strahl können der Krankheit nicht den erwünschten Einhalt gebieten, wenn die naturgemäße Behandlung ausbleibt. Die Zelldegeneration des Körpers muß behoben werden, damit der Baum keine schlimmen Früchte mehr zur Reife bringen kann. Dies gilt natürlich auch für Gehirntumoren, und es ist erfreulich, daß man sie auf naturgemäße Weise erfolgreich beeinflussen, wenn nicht sogar zum Verschwinden bringen kann.

Ernährung, Diät, Fastenkuren

Schweinefleisch und die Gesundheit

Über dieses Thema hat Dr. med. Hans Reckeweg einen allgemein-verständlichen Vortrag gehalten, der in einer kleinen Broschüre festgehalten wurde und im Aurelia-Verlag in Baden-Baden erhält-lich ist. Dr. Reckeweg stützt sich auch in seiner Begründung, warum Schweinefleisch gesundheitlich nicht zu empfehlen ist, auf die Bibel. Den Juden wurde bekanntlich der Genuß von Schweine-fleisch strengstens verboten. Es ist interessant, daß auch Moham-med dieses Verbot übernommen hat, denn im Koran, den man als die Bibel des Islams bezeichnen könnte, steht in der Sure 2, Vers 173, wörtlich geschrieben: »Er hat euch nur das verboten, was von selbst verendet und Blut und Schweinefleisch . . .« Wenn man also über gesundheitliche Nachteile von Schweinefleisch schreibt, dann ist es sowohl für Juden wie auch für Mohammedaner kein aktuelles Thema, weil es für die Anhänger dieser beiden Religio-nen als selbstverständlich gilt, weder etwas Verendetes noch Blut oder Schweinefleisch in ihre Ernährung einzubeziehen.

Dr. Reckeweg zitiert Beobachtungen einiger namhafter Wissen-schaftler während der Kriegsjahre. Während des Nordafrika-Feld-zuges unter Generalfeldmarschall Rommel litten die deutschen Soldaten sehr oft unter Ulcera tropica – also an in den Tropen häufig auftretenden Unterschenkel-Geschwüren. Nachdem die Behandlung mit Chemotherapie keinen Erfolg brachte, kam man auf die Idee, die Ernährungsgewohnheiten der dortigen Eingebo-renen zu übernehmen, die eben als Muslims eine schweinefleisch-freie Kost zu sich nahmen. Nachdem diese Koständerung durchge-führt wurde, verschwand das Problem der deutschen Soldaten schlagartig. Solche, eigentlich unfreiwillige Großexperimente sind sehr überzeugend. Die Ärzte waren wirklich überrascht von diesen Therapieerfolgen, die lediglich durch die Koständerung erreicht wurden.

Auf andere Nahrungsmittel ausweichen

Natürlich werden da die Schweinezüchter und alle, die durch die Produktion und den Genuß von Schweinefleisch wirtschaftlich profitieren, keine Freude haben, wenn man solche Argumente offen ausspricht. Aber schließlich gibt es noch viele andere Nahrungsmittel, die die gleichen oder noch bessere Nährwerte besitzen und diese erwähnten Nachteile nicht aufweisen.

Begünstigt Schweinefleisch den Krebs?

Da es in muslimischen Ländern, wo Mohammedaner nach den islamischen Gesetzen leben, prozentual weniger Krebskranke gibt als in westlichen Ländern, nimmt man allgemein an, daß dies auch mit der Schweinefleischablehnung der Muslims in Zusammenhang steht. Auch gewisse rheumatisch-arthritische Erscheinungen sind bei ihnen weniger verbreitet, was auf die gleichen Grundursachen zurückzuführen ist. Die heutige Nahrungsmittelproduktion, besonders auf dem Fleischsektor, hat im Vergleich zu früher überhaupt verschiedene gesundheitliche Nachteile. Nicht nur die verwendeten Mastmittel, sondern auch die hormonelle Beeinflussung des gezüchteten Schlachtviehs spielt eine große Rolle. Es ist heute doppelt notwendig, daß man, wenn man gesund bleiben will, in bezug auf das Nahrungsquantum, die Nahrungsqualität, auf die Eß-, ja Lebensgewohnheiten viel mehr Sorgfalt verwendet.

Wer schon Fleisch essen möchte, der sollte sich möglichst auf Rind- und Schaffleisch beschränken, wobei bei letzterem vor allem das Fett entfernt werden sollte. Alle tierischen Fette belasten die Leber und benachteiligen somit die gesamte Gesundheit.

Milchsaure Diät bei Krebs

Beachtenswert ist auch, was Dr. Kuhl über die Heilwirkung der Milchsäure-Diät bei Krebskranken schreibt. Obschon dieser Arzt von seinen Kollegen sehr heftig angegriffen wird, hat er doch in vielen Fällen nachgewiesen, daß aufgegebene Krebspatienten mit seiner milchsauren Diät geheilt wurden. Gerade in der Krebsdiät gibt es widersprüchliche Theorien und Anschauungen. Es gibt Schulmediziner, wie kürzlich in einem Artikel in der Fachpresse stand, die behaupten, daß die Ernährung bei Krebs gar keine Rolle spiele. Andere wieder, wie Dr. Bircher, Prof. Kollath und Prof. Zabel, behaupten und beweisen, daß die Ernährung transformierte Sonnenenergie vermittelt und zum größten Heilfaktor gehört, die uns die Natur zur Verfügung stellt. Und ich selbst habe, anläßlich meiner Reisen, bei Naturvölkern gesehen, daß diejenigen, die sich noch ganz natürlich ernähren, den Krebs kaum kennen. Wie soll man nun darüber denken? Keinesfalls darf man den Grundsatz in den Vordergrund stellen: »Wer heilt hat recht.« Theorien sind Menschenmeinungen, die kommen und gehen wie die Mode. Wenn wir ehrlich sind, müssen wir sagen, daß wir die Natur in ihrem Heilbestreben nur unterstützen können. Wenn die Natur nicht heilt, dann heilt nichts und niemand.

Vergessen wir also nicht, daß die beiden Nährstoffe Eiweiß und Fett in der Milch zu finden sind. Daraus stellen wir Käse, Butter, Kaffeerahm und alles mögliche her. Aber die Heilwerte der Milch liegen in der Molke, in der Schotte.

Nicht umsonst hat man in früheren Zeiten Molke-Trinkkuren durchgeführt. Vor allem die französischen Aristokraten in der napoleonischen Zeit, aber auch vorher schon, kamen in die Schweiz, um sich einer Molke-Trinkkur zu unterziehen, in der Hoffnung, ihr Gewicht zu reduzieren und ihren übersäuerten, von Rheuma und Gicht geplagten Körper wieder etwas zu regenerieren. Molke-Trinkkuren waren nicht umsonst so beliebt und berühmt. Von den damaligen Ärzten wurden sie sehr empfohlen. Diese wußten noch, daß die Mineralstoffe – wie sie in der Molke enthalten sind – leicht assimilierbar sind und dem Körper helfen, Ernährungsfehler und die Folgen der Überernährung wieder auszugleichen. Daß auch degenerierte Zellen, wie es zum Beispiel die Krebszellen sind, durch ein so natürliches Produkt wie die Molke regeneriert werden können, ist im Grunde genommen selbstverständlich. Wenn man zugleich noch durch Atmung und Bewegung an frischer Luft die Zellen mit Sauerstoff versorgt, kann man nach den Erfahrungen von Dr. Pichinger, dem bekannten Krebsforscher, kombiniert mit dem Erfahrungsgut von Dr. Kuhl, Heilungsvorgänge, auch bei Krebs, beobachten, die für den Patienten ein freudiges Ereignis sind und für viele Schulmediziner ein großes Fragezeichen darstellen. Es ist deshalb gut, wenn wir dieses vorzügliche Produkt, das uns die Natur in Form von Molke mit den vielen Milchnährsalzen und Vitaminen zur Verfügung stellt, in unseren Ernährungsplan einbeziehen. Nicht nur in kranken Tagen, sondern auch im vorbeugenden Sinne. Denn vorbeugen ist besser als heilen!

Mineralstoffe und Spurenelemente

Sicherlich ist es wichtig, daß wir den Vitaminen in unserer Ernährung große Beachtung schenken. Dabei dürfen wir nicht vergessen, daß die Mineralstoffe von mindestens ebenso großer Bedeutung für unsere Gesundheit sind. Vitamine enthält unsere Nahrung, da es doch heute üblich ist, etwas mehr Früchte zu essen als früher, noch eher als die für die Aufrechterhaltung unserer Gesundheit so lebensnotwendigen Mineralstoffe. Obschon wir in Publikationen, Büchern, Zeitungsartikeln lesen und durch Radio und Fernsehen immer wieder aufmerksam gemacht werden, wie wichtig es ist, Vollkornprodukte auf den Tisch zu bringen, gefährden wir unsere Gesundheit durch Weißzucker und Weißmehlprodukte, die noch immer von breiten Bevölkerungsschichten bevorzugt werden. Das Ergebnis einer Ernährung auf solcher Basis ist ein Mineralstoffmangel mit allen seinen schädigenden Folgen. Wenn man nach Spanien, Italien und Frankreich reist, ist es sehr schwer, dort ein Vollkornbrot zu bekommen. Und gerade in diesen Ländern, die viel Sonne und zum Teil gute klimatische Verhältnisse haben, sieht man so viele bleiche Kinder, typische Lymphatiker, sehr oft mit empfindlichen Lymphdrüsen, die auf einen Kalkmangel zurückzuführen sind. Gerade dieses wichtige Mineral Kalk ist so notwendig, um dem Körper Widerstandsfähigkeit gegen Infektionen zu verleihen. Wenn solche Kinder dann immer wieder unter Husten, Katarrh, also Erkältungen leiden, ja sogar zeitweise leichte Fieberschübe bekommen, muß man sich nicht wundern. Schätzungsweise mindestens 50 Prozent der Europäer, wenn nicht noch mehr, leiden an Kalkmangel und den entsprechenden Anfälligkeiten.

Wertvolles Vollgetreide

In Gegenden, wo wenig Gemüse, vor allem wenig Salate, gegessen werden, kann sich auch ein Kali-, ein Magnesium-, ja sogar ein Eisenmangel bemerkbar machen. Es ist nun einmal eine erwiesene Tatsache, daß Mineralstoffe und alle Spurenelemente vorwiegend im Vollgetreide und im Gemüse, vor allem in den Salaten, zu finden sind. Man sollte viel mehr Gewicht darauf legen, Vollgetreide zu essen. Gerade in den äußeren Schichten, in der Kleie und im Keimling, sind die Mineralstoffe und auch ein Teil der Vitamine enthalten. Die römischen Legionäre haben ihre Kraft und Ausdauer nicht von Weißmehl und entsprechenden Produkten, wie Spaghetti, Makkaroni oder anderen Teigwaren aus Weißmehl, bezogen, sondern vom ganzen Weizen! Nur so kamen sie in den Genuß des vollen Mineralstoffgehaltes, frisch geschrotet oder gemahlen und man kann sagen mühlewarm verarbeitet und verwertet. Die Grundnahrung eines Legionärs war Vollgetreide, denn Fleisch war nur schwer erhältlich und verdarb leicht. Zudem enthält eben das Vollgetreide auch die für unsere Verdauung, vor allem die für eine gute Darmtätigkeit so notwendige Zellulose. Wenn wir Naturvölker, soweit es noch solche gibt, wegen ihrer guten Darmtätigkeit und wegen ihrer schönen Zähne beneiden, dann liegt es gerade daran, daß sie noch regelmäßig naturbelassene Nahrung verwenden, Vollgetreide, sei es nun Naturreis oder ganzer Weizen, Roggen, Gerste oder Mais. Auch die so wichtigen, ja zum Teil lebenswichtigen Spurenelemente sind in den gleichen Pflanzenteilen zu finden wie die Mineralstoffe, nämlich in den äußeren Schichten des Getreidekorns und im Keimling. Bei der sogenannten Zivilisationsnahrung werden diese wertvollen Bestandteile abgeschält, als Viehfutter verwertet oder, was noch irrsinniger ist, man stellt aus diesem »Abfall« teure Medikamente her, um die Zivilisationsschäden zu beseitigen. So verhält es sich zum Beispiel mit Fluor, einem Mineralstoff, der für die Zähne von besonderer Bedeutung ist. Statt wieder Vollroggenbrot einzuführen und zu genießen, wird dem Wasser oder Salz Fluor zugesetzt. Gerade diejenigen Völker, die so schöne Zähne haben und unter Karies kaum zu leiden haben, benötigen weder Fluorsalz noch Fluorzahnpasta. Sie essen fluorhaltige Produkte, wie sie die Natur bietet, statt den denaturierten und gebleichten Nahrungsmitteln.

Auch das so lebenswichtige Jod für die Schilddrüse finden wir nicht in Weißmehl oder Weißzuckerwaren, sondern nur in der Vollkornnahrung.

Bedeutung der Spurenelemente

Mineralstoffmangel und besonders ein Mangel an Spurenelementen wirken sich nicht immer schnell aus. Es kann Jahre, Jahrzehnte dauern, bis wir die schlimmen Folgen zu spüren bekommen. Nicht nur die Zähne werden porös und anfällig, auch das Knochengerüst verliert seine Stabilität. Die Drüsen, vor allem die Lymphdrüsen, leiden unter Mineralstoffmangel, sei es nun Kalk oder Jod, Fluor oder was auch immer. Selen ist in ganz kleinen Mengen sehr notwendig, denn es hat sich als anticancerogenes Spurenelement erwiesen, was sich in letzter Zeit öfters bestätigt hat.

Germanium hat nach Forschungen der Japaner, vor allem von Dr. K. Asai, im gleichen Sinne große Bedeutung bekommen und von sich reden gemacht. Mineralstoffe und vor allem Spurenelemente haben eine viel größere Bedeutung für die Erhaltung des biologischen Gleichgewichtes in unserem Körper, als man allgemein annimmt. Immer wieder entdeckt man neue Spurenelemente, die lebensnotwendig und die am Zellstoffwechsel beteiligt sind, die wichtig sind, um gegen degenerative Erscheinungen der Zellen zu wirken. Es ist nicht verwunderlich, wenn man immer wieder feststellt, daß Menschen, die nur von Naturprodukten leben, Krebs, Arthritis, Rheuma und all die Zivilisationskrankheiten wenig oder gar nicht kennen. Vergessen wir auch nicht, daß es noch Spurenelemente gibt, die wir noch nicht entdeckt haben, denn immer wieder findet man neue lebenswichtige Stoffe. Es wäre deshalb klug, wenn wir uns strikt daran halten würden, die Nahrungsmittel so zu genießen, wie sie der Schöpfer geschaffen hat. Wir haben es seiner Weisheit und Umsicht zu verdanken, daß er in jedem Nahrungsmittel ein Rezept verwirklicht hat, mit allen notwendigen Stoffen, und zwar in dem für uns und unsere Gesundheit notwendigen und gegebenen Quantum. Die Zusammenstellung steht im besten Verhältnis, um das biologische Gleichgewicht zu erhalten.

Vollnahrung als Heilmittel

Diesem Umstand ist es zuzuschreiben, daß wir oft erstaunliche Heilungen beobachten, wenn Menschen von der Zivilisationsnahrung zur Naturnahrung zurückkehren. Das große Geheimnis liegt in der Regel darin, daß der Körper nun die Stoffe bekommt, bekannte oder unbekannte, die er benötigt, um die eigene Regenerationskraft zu mobilisieren, die Schäden zu beseitigen, Funktionsstörungen zu beheben und eine Heilung in Gang zu bringen, die wir nur bewundern, beobachten, aber vielleicht gar nicht erklären können! Wer ein guter Beobachter ist, sei er nun ein sogenannter Laie, ein Arzt oder ein Forscher, wird feststellen, daß die Natur uns eigenartige und interessante Geheimnisse offenbart. Diese dürfen wir miterleben, wenn wir die Natur so natürlich wie möglich belassen, wie Professor Kollath gesagt hat, indem wir die Produkte so genießen und schonungsvoll zubereiten, wie sie uns der Schöpfer in unsere Hände gelegt hat.

Und in dieser Hinsicht spielen die Mineralstoffe eine ganz große und wesentliche, weil lebenserhaltende Rolle. Sie sind deshalb von größter Bedeutung.

Kohlehydratgärung und deren Auswirkung

Wenn wir während unserer Schulzeit im Unterricht gut aufgepaßt haben, dann werden wir wissen, daß es vorwiegend zwei wichtige Mikroorganismen gibt, welche Gärungen auslösen. Das ist erstens das Milchsäurebakterium. Es tritt in Aktion, wenn wir die Milch stehen lassen und sie so zu saurer Milch wird. Weiterhin kommt es zur Geltung bei der Joghurtherstellung und beim Gären von allen Milchprodukten. Es ernährt sich vom Milchzucker und verwandelt diesen, den er als Nahrung für sich gebraucht, in Milchsäure. Interessanterweise ist nun dies einesteils ein Verlust, vielleicht kalorienmäßig, andererseits aber ein Gewinn, weil die Milchsäure für den Körper wertvoller sein kann als der Milchzucker. Zudem ist die Milch im sauren Zustand leichter verdaulich als im süßen. Wenn wir Milch trinken, gelangt sie in den Magen, dann gerinnt sie, das heißt, sie wird dick, sobald die Magensäure und das Pepsin des Magens die Verdauung einleiten. Sie wird also zu Quark, genau wie wenn der Käser Lab in die Milch gibt und diese dann auf dieselbe Art und Weise gerinnt. Diese etwas grobknolligere Art ist schwerer verdaulich, als wenn saure Milch in den Magen kommt,

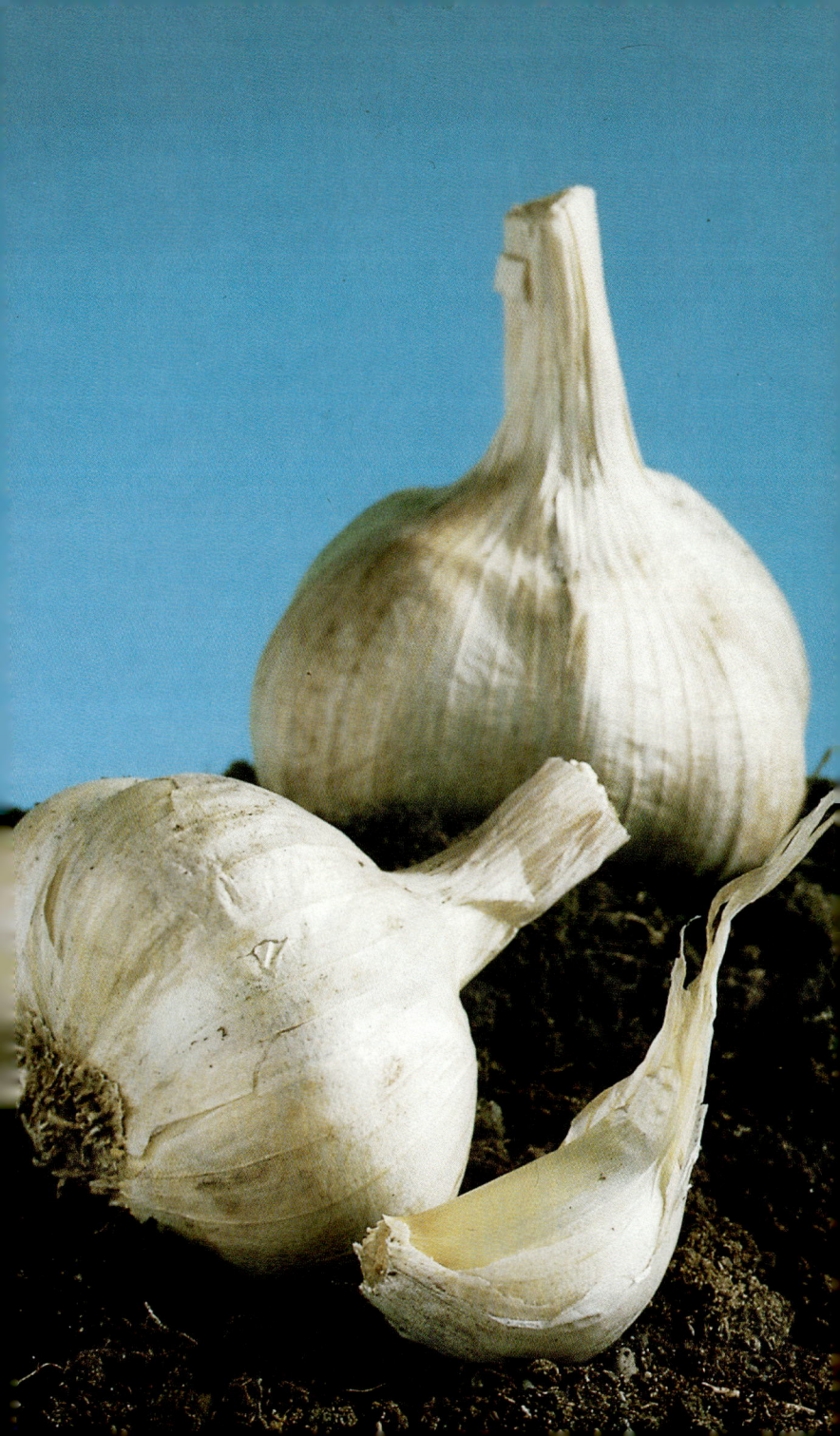

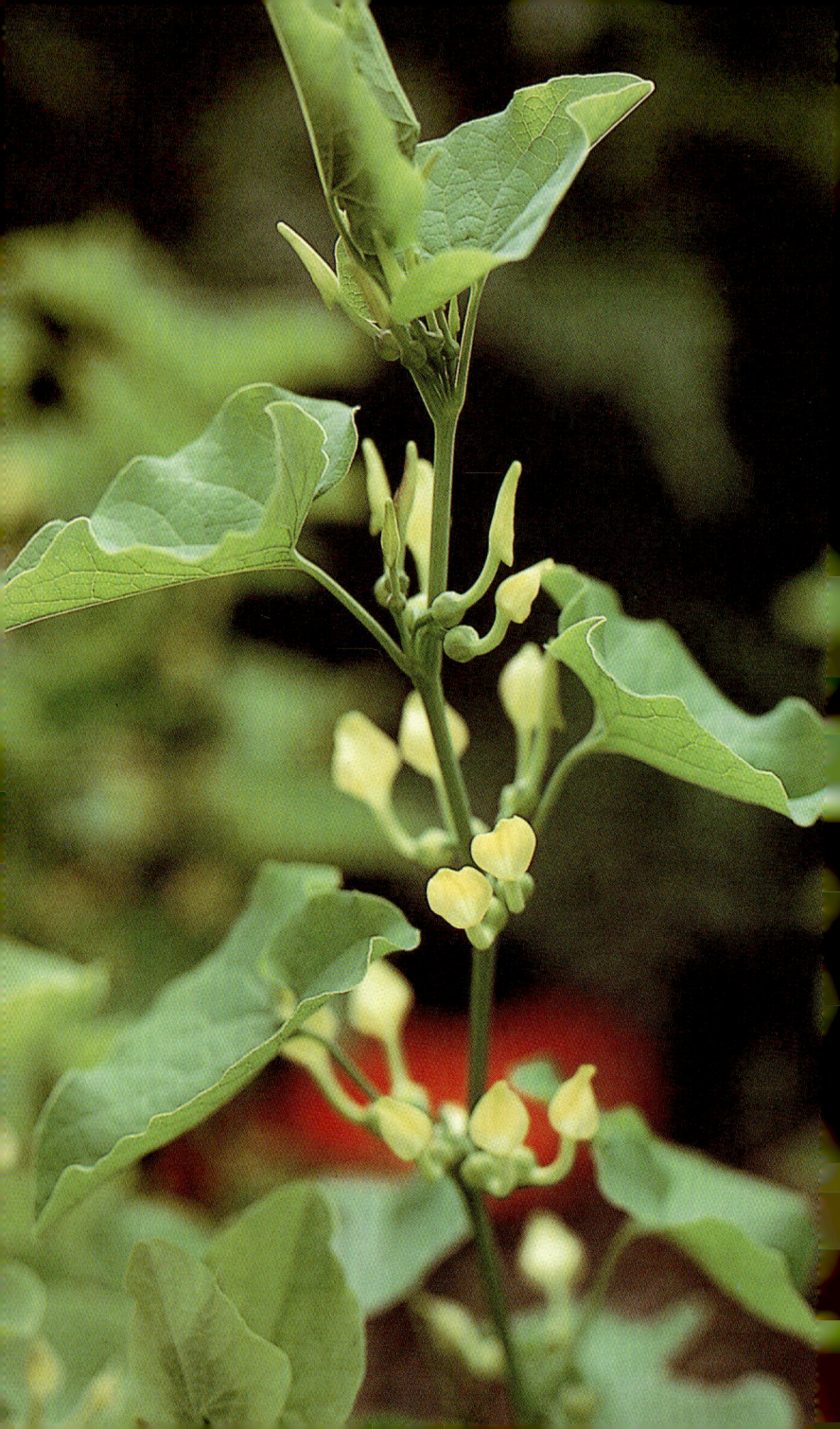

weil sie dann eher wie eine Emulsion in kleinere Partikelchen gelöst ist und daher leichter verdaulich ist. Deshalb vertragen viele Leute Joghurt, Kefir, Sauermilch und jede saure Form besser als die normale Frischmilch.

Die Milchsäure kann auch beim Gemüse wertvolle Dienste leisten. Das wissen wir vom Sauerkraut. Da ist es die Milchsäure, die das Weißkraut oder den Kabis, wie wir hier in der Schweiz sagen, in ein saures Medium überführt, und Sauerkraut ist dann leichter verdaulich und auch gesünder als Kabissalat, obschon dieser infolge seines Kalkgehaltes auch sehr wertvoll ist.

Milchsäure in der Krebsdiät

Wenn man nun Gemüsesäfte ebenfalls einer Milchsäuregärung unterzieht, wie dies auch bei unserer Gemüsesaftmischung der Fall ist, dann werden die Mineralstoffe leichter assimilierbar gemacht, und durch die Milchsäuregärung ergibt sich eine gewisse Veredelung des Nahrungsgutes, vom biologischen Standpunkt aus betrachtet. Ein solcher Saft, wie übrigens alle milchsauren Produkte, können bei der Regeneration von kranken Zellen eine sehr nützliche und wesentliche Rolle spielen. Deshalb ist die milchsaure Diät nach Dr. Kuhl und auch aufgrund von Forschungsergebnissen in der Krebsdiät ein wesentlicher Bestandteil.

Hefe als natürlicher Helfer

Nun haben wir noch einen anderen Mikroorganismus, der ebenfalls Gärungen auslöst, und das ist die Hefe. Wir wissen, daß man die Hefe braucht beim Bierbrauen, wobei es verschiedene Gärungsformen gibt. Wir haben eine unter- und eine obergärende Hefe. Genauso benötigen wir Hefe bei der Weinbereitung, denn die Hefe ist es, die den Traubenzucker als Nahrung benutzt oder eine andere Kohlehydratform, die in Alkohol abgebaut werden kann. Das Resultat dieser Gärung ist dann eben Bier beziehungsweise Wein oder sonst ein alkoholisches Produkt.

Hierbei hat die Hefe, genauso wie der Milchsäurebazillus den Milchzucker als Nahrung verbraucht, den Traubenzucker oder

eine andere Zuckerform als Nahrung verwendet und hat als End-
zustand dieses fermentativen Vorganges Alkohol produziert.

Gesundheitlicher Wert des Weines

Die Hefe hat also nicht nur etwas abgebaut, nämlich den Traubenzucker, der als Zuckerart sehr wertvoll ist, denn er ist eine
sogenannte Fruktose, ein Fruchtzucker, nicht eine Saccharose, wie
es bei Rübenzucker und Rohrzucker der Fall ist. Diese wertvolle
Fruktose, dieser wertvolle Traubenzucker, wurde vergoren, um
Wein herzustellen. Man könnte nun sagen, wenn man den Traubenzucker trinkt, hat man den Zucker und die übrigen Inhalts-
stoffe. Aber das stimmt nicht ganz. Wohl ist der Traubensaft sehr
wertvoll. Aber gerade durch die Fermentation, bei der man den
Traubenzucker opfert, werden durch Enzyme neue Verbindungen
geschaffen. Und die eigentliche Heilwirkung des Weines ist nun
größer als die Heilwirkung des Traubensaftes, sonst hätte Paulus
dem Timotheus nicht schreiben können: »Trinke ein wenig Wein
für deinen Magen.« Er hätte ihm schreiben können: »Iß Trauben
oder nimm ein wenig Traubensaft für deinen Magen.« Und der
Traubensaft hätte ihm vielleicht sogar Schmerzen oder Störungen
verursachen können, während der Wein als Heilfaktor wirkte, weil
die Kombination zwischen Mineralien, den Enzymen und dem
Alkohol des Weines eben diese Heilwirkung für einen verdorbe-
nen Magen auslösen konnte. Aber wohlverstanden, er hatte ihm
gesagt »ein wenig«, und da liegt der Hase im Pfeffer bei den
alkoholischen Getränken. Es ist eine Sache des Quantums, ob wir
aus dem Wein oder einem anderen alkoholischen Getränk einen
Nutzen ziehen können oder nicht.

Alkoholbildung im eigenen Körper

Nun, wie kann ein Abstinent Alkoholschädigungen erhalten?
Genauso wie sich durch Gärung in einem Bottich Alkohol bildet,
genauso kann im menschlichen Körper durch Gärung auch Alkohol entstehen. Wenn jemand eine Schale Himbeeren ißt, und er
hat vielleicht vorher durch Sulfonamide oder durch Antibiotika

seine Darmbakterien zerstört oder geschädigt – er entwickelte eine sogenannte Dysbakterie –, dann ist er vielleicht nicht mehr fähig, auf normale Art und Weise sein frisches Himbeer- oder Aprikosenkompott oder irgendein feines Fruchtkompott richtig zu verdauen. Es kommt zu einer Gärung. Er kann sogar unter Bauchweh leiden, es entwickeln sich Gase, er bekommt Aufstoßen, vielleicht sogar später einen Durchfall. Und bei dieser Gärung im Darm entsteht eben Alkohol, der sich so stark auswirken kann, daß er wie bei einem Betrunkenen leichte Schwindelgefühle auslöst. Wenn man in diesem Zustand eine Blutprobe abnimmt, wird man Alkohol im Blut finden. Es könnte sogar sein, daß bei einem Autounfall der Alkoholgehalt im Blut durch Gärung von Fruchtsäften im eigenen Körper höher ist, als er sein sollte.

Die Bakterienflora in Ordnung bringen

Wer also durch das Essen von frischen Früchten zu Gärungen neigt, sollte in erster Linie dafür sorgen, daß seine Darmbakterien wieder in Ordnung kommen. Vielleicht muß er sogar Hefetabletten oder Acidophilus-Pulver einnehmen. Oder er muß eine Zeitlang alle Früchte meiden und sich mehr an saure Milchprodukte halten. Es mag sogar eine Fastenkur nötig sein mit Gemüsesäften oder ein Teilfasten mit Gemüsesäften. Auf keinen Fall mit Fruchtsäften, sondern nur mit Gemüsesäften, bis seine Bakterienflora wieder in Ordnung ist, und dann erst kann er es langsam wagen, wieder mit Früchten und Fruchtsäften zu beginnen. Wenn er dann keine Gärungen mehr bemerkt, dann sind seine Darmbakterien wieder in Ordnung, die Dysbakterie ist ausgeheilt und der Körper hat eine neue Bakterienflora gebildet. Würde man den kranken Zustand anstehen lassen, dann kann sogar ein Abstinent unter Alkoholschäden leiden, viel mehr als ein Gemischtkostesser, der jeden Tag zum Mittagessen ein Glas Wein trinkt.

Ausgeglichenheit der Anschauung

Ich muß ehrlich sagen, ich hatte die ersten 50 Jahre meines Lebens den Alkohol strikt abgelehnt. Ich hatte ihn nicht nötig. Ich begann erst im Alter, kleine Mengen Wein zu trinken zum Essen, weil es eben für alte Leute ein Tonikum sein kann, das dem Herzen gut tun kann. Es ist aber unbegründet, wenn man bei einem Medikament, von dem man drei, fünf oder zehn Tropfen dreimal am Tag einnehmen muß – das zur Lösung der Heilstoffe, wie Harze und ätherische Öle, Alkohol benötigt –, dann befürchtet, Alkohol könnte einem schaden. Ich bekomme oft Anfragen in dieser Hinsicht und möchte diese beantworten. In diesen dreimal fünf oder zehn Tropfen einer Tinktur, die man einnimmt, sind nur kleine Spuren von Alkohol vorhanden, der im Körper weniger zur Geltung kommt, als wenn man unter Gärungen leidet infolge von Dysbakterie, wie ich das soeben geschildert habe. Man muß in allen diesen Fragen objektiv bleiben und darf ja nicht in einen Fanatismus verfallen, denn jeder Fanatismus ist ein Schaden für den Menschen, sei er nun auf dem politischen, dem wirtschaftlichen, dem ökologischen, ja sogar auf dem religiösen Gebiet. Fanatismus ist immer etwas Extremes, das das Gleichgewicht stört.

Im Seelischen und Materiellen ist das Gleichgewicht, die Balance, das einzig Richtige; denn die Wahrheit liegt nicht in den extremen Entartungen, sondern im Gleichgewicht, sowohl in der Natur, in der Biologie, wie auch im Seelisch-Geistigen.

Sind Salate heute noch zu empfehlen?

Mit Recht habe ich früher immer geschrieben und in allen unseren Veröffentlichungen darauf hingewiesen, daß der Mensch weniger Fleisch, Eier und Käse, dafür aber mehr Salate und Gemüse essen sollte. Es drängt sich jetzt die große Frage auf, ob diese Empfehlung auch heute noch vollumfänglich gültig ist. Die frischen Gemüse und Salate enthalten viele Mineralstoffe und Vitamine, die für uns lebensnotwendig und wichtig sind. Nun erscheinen in letzter Zeit in der Presse, aber auch in den anderen Medien, immer wieder Artikel, die behaupten, daß der Vegetarier in bezug auf Schadstoffe, vor allem auch cancerogen wirkende Stoffe, schlechter dran sei als der Fleischesser. Was sollen wir von diesen Behauptungen und den verschiedenen Argumenten, die sich zum Teil auch stark widersprechen, halten, und wie sollen wir uns dazu einstellen?

Künstlicher Dünger – ein Fortschritt?

Ältere Leute wissen, daß man früher weder Gemüse noch die Früchte mit irgendwelchen Giften besprüht hat. Ein Salat war eben ein Salatkopf, so wie er gewachsen war. Die Äpfel hatten Schorfflecken, hie und da war einer wurmstichig. Das Unbrauchbare hat man ausgeschnitten und den Rest verspeist. Schorf hat man mitgegessen; kein Mensch wurde gesundheitlich benachteiligt oder dadurch geschädigt. Heute ist eben alles anders. Wenn heute beim Anbau von Früchten und Gemüse mit zuviel chemischen Stickstoffen gedüngt wird, so kann man entgegnen, daß auch früher Stickstoffe verwendet wurden. Ein vernünftiger Landwirt hat im Herbst richtig gemistet. Bis zum Frühling war dies Kompost. Er hat im Winter vielleicht noch eine scharfe Jauche aufs Feld gefahren und auf diese Art die Mäuse vertrieben. Aber bis zum Frühjahr war dieser Stickstoff abgebaut. Ein ganz kluger, moderner Bauer hat sogar Kalk, vor allem Algenkalk, in die Jauche gegeben. Er hat so den Salpeter gebunden, die Jauche hat nicht mehr schlecht gerochen. Auf diese Weise hat der Boden gebundene, zum Teil schon vorbereitete Nährstoffe erhalten. Heute ist alles anders.

Man arbeitet mit chemischen Düngern und verabreicht in der Regel viel zuviel Stickstoff. Das schadet zum Teil auch den Früchten, aber weil ein Stamm dazwischenliegt, der als Filteranlage dient, kommt dies nicht so stark zur Geltung wie beim Gemüse oder gar den Salaten. Bei der Analyse ist es begreiflich, daß man dann viel zuviel Nitrate in den Salaten feststellt und daß Randen, also Rote Bete, Spinat, Kohlrabi, Rettich, Radieschen usw. besonders davon betroffen sind. Hier ist keine Filteranlage dazwischen, wie z. B. ein Stamm, und so nimmt das Gemüse alles direkt auf. Bei den Salaten muß man damit rechnen, daß die Produzenten, weil sie keinen Schaden erleiden wollen, noch gegen Fäulnisbakterien spritzen, dann hat man noch ein zweites Gift neben den Nitraten. Bei der Einfuhr an der Grenze wird wohl hie und da stichprobenweise kontrolliert. Aber wie ich bereits geschrieben habe, aufgrund der Informationen durch Laborbeamte, die mit dem Zoll zu tun hatten, ist der Salat ja bereits auf dem Markt, bis die Stichproben im Labor untersucht sind und das Ergebnis vorliegt. Man hat noch keine Schnellmethode entwickelt, die bei der

Stichprobe sofort ein Resultat zeigt. Sicherlich ist dies technisch möglich bei den heutigen analytischen Routineuntersuchungen. Und ich muß ehrlich zugestehen, daß ich aufgehört habe, mich an einem schönen gemischten Salat, einer Salatplatte, die ich immer gerne bestellt und gegessen habe, zu freuen. Ich müßte schon genau wissen, daß dafür biologisch gezogenes Gemüse verwendet wurde. Wie froh ist man da, wenn man die Salate von seinem eigenen Garten holen kann oder wenn man bei Bekannten ißt, die einen Garten haben und biologisch anbauen.

Nitratarme Gemüsesorten

Was tut man heute, wenn man seinen Mineralstoff-, vor allem seinen Kalium- und Vitaminbedarf decken will? Wenn man gerne Salate essen möchte, muß man sich auf diejenigen Gemüsearten konzentrieren, die am wenigsten Nitrate aufnehmen. Das ist in erster Linie beim Kabis oder Weißkraut der Fall. Der Strunk wirkt schon wie ein Filter. Es liegt in der Art des Weißkrautes, weniger Nitrate aufzunehmen, auch wenn der Boden etwas zu stickstoffreich ist. Zudem platzt der Kabis gerne auf, wenn er auf zu stickstoffreichem Boden wächst. Auch die Karotten nehmen weniger Nitrate auf. Bei Lauch erkennt man an der Größe, dem Geschmack, ob er zu stark mit Stickstoff getrieben wurde. Weiter kann man auch Kartoffelsalat essen. Am besten von allen eignet sich der Nüßlisalat, der sich auf unserem Acker, wenn er einmal da ist, immer wieder selbst verbreitet. Er verwildert und steht im Frühling immer wieder zur Verfügung. Man kann auch Kresse in einem Kästchen selbst säen. So hat man davon immer etwas verfügbar. Wer will, besonders als biologisch eingestellter Mensch, heute auf Salate verzichten? Wer die Möglichkeit hat, einen, wenn auch nur kleinen Garten zu bebauen, der sollte die Gelegenheit auf keinen Fall verpassen, damit er bald seinen eigenen Pflücksalat und später auch vollreife Tomaten ernten kann. Tomaten enthalten ebenfalls nur wenig Nitrate. Mit Zwiebeln und einer feinen Sauce kann man damit herrliche Salate zubereiten.

230

Sind Randen krebserregend?

Zu den Randen möchte ich noch etwas bemerken, was mir sehr am Herzen liegt. Wir wissen aus verschiedenen Arbeiten, daß Randen in der Krebsdiät und der Krebstherapie eine große Rolle spielen. Nun werden sie verleumdet, indem man behauptet, sie seien eher krebserregend als eine diätische Hilfe. Es kommt dabei sehr darauf an, wie die Randen gezogen werden. Ich habe vor Jahren den Versuch gemacht, Randen auf stickstoffarmem Boden zu ziehen. Ich habe sehr viel Algenkalk dabei verwendet. Diesen Kalk habe ich durch einen Vertreter aus der Bretagne, Frankreich, bezogen. Dies waren meine ersten Versuche. Ich war so erstaunt, meine Randen wurden zwei- bis dreimal so groß wie vorher auf Kompost, also stickstoffarmem Boden. Sie haben ganz bestimmt ein Minimum an Nitrat enthalten. Damals hat man diese Frage noch nicht so ernst genommen wie heute. Denn jede Pflanze enthält ein bißchen Nitrat, jedes Gemüse. Bis zu einer gewissen Menge ist das auch ohne weiteres in Ordnung und zuträglich. Der Boden war damals eben arm an gewissen Mineralien, vor allem an Jod. Und ich glaube, die Jod- und Spurenelemente aus diesem Algenkalk haben nun eine derartige Wachstumsaktivität ausgelöst, daß der Boden über einige Jahre hinweg viel fruchtbarer, ertragreicher wurde, vor allem für Knollengewächse wie Randen, Kohlrabi, Knollensellerie usw. Es ist heute auch für Privathaushaltungen dringend nötig, daß man sich die Mühe macht, seine Gemüse von einem Betrieb, der biologisch arbeitet, zu beschaffen. Es gibt da einige solcher Produktionsstätten, die Postpakete regelmäßig zustellen. Man kann sogar einen Dauerauftrag einrichten, so daß man jede Woche eine gewisse Quantität zugestellt bekommt. Wenn es auch ein wenig teurer kommt, so ist doch der effektive Wert viel größer als die kleinen Mehrauslagen.

Erfolgreiche Diät

Wie oft schon habe ich darauf hingewiesen, daß eine eiweißarme, wenn nicht gar eine eiweißfreie Diät hilfreich sein kann. Es ist dies eine sehr einfache Angelegenheit, die nur auf Entschlossenheit und gutem Willen beruht.

Bestimmt ist es beachtenswert, daß sich bei Rheumakranken und Arthritikern schon nach drei oder vier Monaten der erwähnten Kur ganz bemerkenswerte Erfolge einstellen können. Dies ist sogar auch der Fall, wenn gewisse Formen des Versagens der Niere in Betracht gezogen werden müssen.

Starke Reaktionen durch Gemüsesaftkuren können vom Patienten vermieden werden, wenn er diese Kur gleichzeitig mit einer Naturreis-Rohkostkur verbindet. Die Rohkost in Form von Salaten ist, vor allem zur warmen Jahreszeit, angenehm erfrischend. Besonders heilsam ist zusätzlich auch der Naturreis, wenn dadurch die Kur auch etwas langsamer verlaufen mag. Nichtsdestoweniger ist ihre Wirkung aber ebenso sicher, als wenn wir uns auf den Gemüsesaft alleine verlegen. Gleichzeitig sollte auch die Beigabe von Löwenzahn die Kur unterstützen, da diese Pflanze vor allem die Leber günstig beeinflußt. Man kann Löwenzahnwurzeln in die Rille eines Beetes legen, worauf diese zugedeckt bald ausschlagen und junge Blätter hervorbringen werden, so daß wir uns ständig mit frischem, feingeschnittenem Löwenzahnsalat versorgen können, was, wie bereits betont, der Leber zugute kommen wird.

Der soeben erwähnte Ernährungsvorschlag mit Gemüsesaft, Naturreisdiät, Rohsalaten nebst Löwenzahn als Beigabe und einem leichten Nierentee, am vorteilhaftesten aus der Goldrute hergestellt, läßt bei allen Übersäuerungskrankheiten Erfolge erzielen, wie dies kein Medikament in der gleich kurzen Zeit erreichen könnte.

Was benötigen wir, um gesund zu bleiben?

Die Wissenschaft behauptet, daß wir etwa 40 verschiedene Nahrungskomponenten benötigen, um gesund und leistungsfähig zu bleiben. Diese lebensnotwendigen Stoffe bezeichnet man als essentielle Bestandteile der Nahrung. Sie werden in Nähr- und Aufbaustoffe eingeteilt. Es handelt sich dabei um Eiweiß, Fette, Kohlehydrate, Aminosäuren und Mineralsalze sowie um Wirkstoffe, die sogenannten Vitamine und Spurenelemente. Man kennt bis heute 13 Vitamine und 8 Substanzen mit vitaminartigen Eigenschaften, während die Forschung immer wieder neue Vitalstoffe mit Vitamincharakter entdeckt. Zudem ist noch auf die sogenannten Wachstumsfaktoren hinzuweisen, da diese ebenfalls lebenswichtige Funktionen auszuüben haben. Sie wurden empirisch festgestellt, doch kann man über deren genaue Funktionen noch keine exakten Erklärungen geben. Diese Wachstumsfaktoren, die noch näher erforscht werden müssen, fand man im frischen Preßsaft von Gras, Kräutern und Gemüsen, zusätzlich aber auch in der Molke. Im Gegensatz zu den Nährstoffen, die dem Körper als Bausteine und Speicherstoffe dienen, verrichten alle Vitalstoffe katalytische Funktionen. Der Begriff hiervon bedeutet, daß diese Stoffe durch ihr Eingreifen den Auf- und Abbau der Hauptnährstoffe ermöglichen, was den gesamten Stoffwechsel zu steuern vermag. Obwohl von all diesen Vitalstoffen nur ganz kleine Mengen nötig sind, kann deren Fehlen oder auch nur schon ein Mangel daran den ganzen Stoffwechsel stören und aus dem Gleichgewicht bringen. Es spielt keine Rolle, ob es sich dabei um ein Vitamin, einen Mineralstoff, ein Enzym oder einen Wachstumsfaktor handelt.

Da man diese Vitalstoffe und Spurenelemente noch gar nicht alle kennt, geben sie der Forschung immer noch ungelöste Rätsel auf. Dieserhalb ist es auch nicht möglich, eine Ernährungstherapie aufzustellen, die allen gesundheitlichen Anforderungen genau entsprechen würde. Gewiß war es bis anhin möglich, typische Avitaminosen, also Mangelkrankheiten, genau zu erkennen, weshalb man heute in der Lage ist, Xerophthalmie, eine Augenkrankheit, mit Vitamin A zu heilen. Auch die Beriberi-Krankheit ist heute leicht mit Vitamin B_1 zu beheben, vormerklich durch Naturreis, da es in diesem enthalten ist. Ebenso kann man heute einer Pellagra erfolgreich mit Vitamin PP begegnen. Den Skorbut behebt man als typischen Vitamin-C-Mangel mit Zitrusfrüchten und rohem Sauerkraut schnell und leicht. Tritt Rachitis als ein Vitamin-D-Mangel noch immer wieder auf, ist sie mit der heutigen Erkenntnis jedoch leichter zu beheben als früher, und zwar dadurch, daß man den Kalkspiegel des Kranken in Ordnung bringt und natürliche Stoffe, die Vitamin D enthalten, einsetzt. Mit Vigantol, einem ultraviolett bestrahlten Ergosterin, läßt sich nur ein vorübergehender Erfolg erzielen. Nur von natürlichem Vitamin kann man bleibenden Erfolg erwarten, nicht aber von einem solchen, das künstlich ist. Zudem ist ein künstliches Vitamin bei Überdosierung nicht ungefährlich.

Auffallend ist, daß Avitaminosen auch durch die Einnahme von Medikamenten entstehen können, wenn diese durch eine teilweise Zerstörung der Darmflora einen erhöhten Vitaminbedarf hervorrufen. Da Bakterien, Viren und Parasiten für sich selbst Vitamine brauchen, erfordert auch dies eine erhöhte Vitaminzufuhr, wenn nicht ein Mangel entstehen soll. Bei gewissen Vitaminmangelerscheinungen wird die eigene Abwehrkraft vermindert, so daß allerlei Anfälligkeiten zur Plage werden können.

Das Entstehen von Vitaminmangel

Die übliche Getreideverarbeitung in Weißmehl und Weißmehlprodukte zeigt am besten, wie Vitaminmangel in Erscheinung treten kann. Mehl, das zu 70% ausgemahlen wurde, hat 5mal weniger Vitamin B_1 als Vollkornmehl, 3mal weniger B_2, 6mal weniger B_6, und gerade diese 3 Vitamine sind für unsere Gesundheit äußerst wichtig! Bei Reis ist zwischen weißem Reis und dem Naturreis der Vitalstoffunterschied noch größer als bei unserem Getreide.

Da uns die Wissenschaft noch keine genauen Angaben machen kann, wieviel wir von allen wichtigen, lebensnotwendigen Vitalstoffen benötigen, wäre es doch bestimmt einfacher und besser, wir würden unsere Nahrung so genießen, wie sie uns von der Natur in vollwertigem Zustand dargeboten wird.

Wenn wir uns also bemühen, aus den ganzen Getreidekörnern und aus dem ungeschälten Reiskorn schmackhafte Gerichte zu bereiten, bereichert mit biologischen Gemüsen, Salaten oder Früchten, dann haben wir alle bekannten und zudem auch noch die unerforschten Nahrungskomponenten, Nährstoffe, Vitamine, Spurenelemente mitsamt den geheimnisvollen Wuchsstoffen in der vom Schöpfer bestimmten und lebensnotwendigen Proportion.

Naturvölker in den Kordilleren, im Himalajagebiet wie auch im Atlasgebirge, die von der Zivilisation noch unberührt geblieben sind, genießen ihre Nahrung noch unverändert, wie sie in der Natur gedeiht, und kennen daher keine Mangelkrankheiten, also keine Avitaminosen, obwohl sie wenig oder nichts von Spurenelementen, Enzymen und Wuchsstoffen wissen. Sie sind durch ihre Naturkost auch von den furchtbaren Zivilisationskrankheiten wie

Arthritis, Multiple Sklerose, Gefäßleiden und Krebs verschont geblieben, denn diese Krankheiten entstehen nur, wenn das biologische Gleichgewicht gestört ist, so daß einesteils Überfütterung an Nährstoffen, andernteils aber Mangel an Vitalstoffen vorhanden ist. Dieser mißliche Umstand kann mit der gesamten Chemie trotz vieler künstlicher Vitamine und den Hunderttausenden von Medikamenten durch die hochentwickelte chemische Industrie nicht behoben werden. Im Gegenteil, die Lage verschlimmert sich, je mehr der Mensch mit seinem unvollkommenen Wissen in die heutigen, aus dem Gleichgewicht geratenen Gesundheitsprobleme eingreift. Die Lage gestaltet sich dadurch nur noch verworrener und schlimmer. Anstatt zur Natur zurückzukehren, verirrt sich die heutige Menschheit immer mehr im Dschungel mangelhaft bewiesener Theorien und in komplizierten Synthesen einer vermeintlichen Wissenschaft, die immer näher zum Abgrund hinführt.

Wilde Tiere, die noch genügend Lebensraum besitzen, sind viel besser dran als wir Menschen der Neuzeit. Sie benützen die Nahrung so, wie sie der Schöpfer für sie geschaffen hat, und kennen daher keine Avitaminosen oder sonstige Mangelkrankheiten. Schlimm wird es für die Tiere erst dann in gesundheitlicher Hinsicht, wenn der Mensch die notwendigen Lebensbedingungen nachteilig für sie verändert, beschneidet oder gar zerstört. Man fragt sich oft, wieso es soviel braucht, bis der Mensch zu einer gesunden Einsicht gelangt, um sich und die anderen Geschöpfe der Erde nicht fortwährend, oft auf die unglaublichste Art, zu schädigen und dem Abgrund entgegenzutreiben! Wie einfach wäre es doch, zu einer naturbelassenen Nahrung zurückzukehren und einer vernünftigen Lebensweise zu huldigen, statt sich durch lauter Unvernunft das eigene Grab schaufeln zu müssen.

Der Fettverbrauch bei Krebs

Die richtige Anwendung von Fett in der Ernährung spielt sogar beim Gesunden eine wichtige Rolle, wenn er darauf achten will, gesund zu bleiben. Um so mehr ist im Krankheitsfalle, vor allem bei Krebs, vorsichtige Verwendung von Ölen und Fetten geboten. Dadurch kann die Leber in wahrstem Sinne geschont werden, und

zwar sowohl vorbeugend wie auch bei einer notwendigen Heilbehandlung.

Eine Warnung gilt in solchem Falle vor der Verwendung von
erhitzten Fetten und Ölen. Man meide also das Erhitzen sorgfältig, wie auch das Backen in Fett oder Öl. Früher war eine feine
Butterküche sehr bevorzugt, und sie kann auch heute noch einem
Gesunden sehr gut munden, wer aber nicht über eine vorzüglich
arbeitende Leber verfügt, sollte davon abstehen. Dies betrifft
besonders auch die beliebten Pommes frites. Wenn sich Gesunde
davor möglichst hüten sollten, wieviel mehr jene, die bereits
krebsgefährdet sind, während solche Speisen bei Krebskranken
überhaupt nicht in Frage kommen sollten.

Alle Fette und Öle sollten mengenmäßig stets sorgfältig auf ein
Minimum beschränkt werden. Gleichzeitig sollte man auf kaltgepreßte Pflanzenöle und ungehärtete Pflanzenfette achten, da diese
noch ungesättigte Fettsäuren enthalten, deren Vorzug man beachten sollte. Während Öle zur Salatzubereitung gut sind, sind sie es
doch nicht zum Backen der Speisen. Dieses Backen kann man gut
umgehen, wenn man Gemüse und andere Speisen zuerst vor-
dämpft, worauf man sie in einem Tongeschirr im Ofen ohne Fett
leicht gratinieren und schmackhaft überbacken kann. Das ist eine
schonende Verfahrensweise, die der Leber zugute kommt.

Nußbutter, wie Nussa, Eden Margarine kann den üblichen
Butteraufstrich des Brotes ersetzen, was ebenfalls günstig ist,
wiewohl mäßiger Rohgenuß von Butter insoweit geduldet werden
kann. Fetthaltige Cremen aus Mandeln und Sesam können äußerst
mäßig ebenfalls als Brotaufstrich dienen, aber nur, wenn sie keine
Beschwerden verursachen. Schweinefett, das früher als vorzüglich
galt, sollte man völlig meiden, wenn man sich nicht unnütz belasten will. Als allgemeine Regel gilt es, hauptsächlich tierische
Fette zu umgehen und die übrigen äußerst sparsam und vorsichtig
anzuwenden, weil vor allem die freie Fettsäure der Leber gar nicht
zuträglich ist. Ich habe bereits im Buch »Die Leber als Regulator
der Gesundheit« darauf hingewiesen, daß die Leber eine Hauptrolle spielt, wenn es sich um die Behandlung von irgendwelchen
Zivilisationskrankheiten, vor allem von Krebs, handelt. In solchem Falle heißt es sorgfältig zu meiden, was die Leber irgendwie
belastet, wenn man mit einer Therapie wirklich Erfolg haben
möchte.

Ellis Barker, ein bekannter Forscher der alten Schule, wies auf die große Bedeutung des Fettkonsums in der Krebsfrage hin. Seine Statistik zeigte, daß die Krebssterblichkeit in der Reihenfolge so zunimmt, wie dies die Menge des Fettkonsums bei den verschiedenen Völkern bedingt. Es mag sein, daß der Eiweiß- und Fettkonsum mengenmäßig eine Parallele darstellen, so daß beide Statistiken zu den gleichen Schlußfolgerungen kommen mußten. Dr. Kaspar Blond, ein berühmter englischer Krebsforscher, Verfasser des Buches »Die Leber und der Krebs«, beurteilt die sogenannte Zivilisationsnahrung im richtigen Licht. Er mißt daher auch dem Fettkonsum eine große Bedeutung bei, besonders, was die erhitzten Fette anbetrifft mit ihrer Menge von gesättigten Fettsäuren, da diese die Leber sehr stark belasten. Nach den Erfahrungen der meisten Krebsforscher sind erhitzte Fette für Krebskranke überhaupt nicht zulässig. Nebst Schweinefett sollte auch Nierenfett wie alle anderen tierischen Fette völlig vom Speisezettel Krebskranker verschwinden. Kaltgeschlagenes Öl, mäßig verwendet, ist für Salate zu empfehlen. Auch rohe Butter als sparsamer Brotaufstrich kann vertretbar geduldet werden. Bei pflanzlichen Fetten muß man stets darauf achten, daß sie nicht gehärtet sind und keinerlei chemische Behandlung erfahren haben. Wer sich in der Fettfrage richtig einstellt, kann seinen Gesundheitszustand wesentlich fördern, sei er noch gesund oder schon erkrankt.

Das Eiweiß bei Krebs

Da Eiweiß ein Zellbaustein ist, mag es naheliegend sein, zu schlußfolgern, ein Übermaß von Eiweiß könne dem Körper die Möglichkeit verschaffen, eine Menge Zellen aufzubauen. Dies wäre daher auch dann der Fall, wenn es sich dabei um unerwünschte, demnach also um krankhafte, pathologische Zellen handeln würde, denn als solche sind die Krebszellen zu bezeichnen. Man nennt sie auch Riesenzellen, und wenn sich solche im Körper bilden, ist der Beweis erbracht, daß dieser aus dem biologischen Gleichgewicht geraten ist. Wie können wir nun die Entwicklung solcher Krebszellen verringern oder wenn irgend möglich gar beheben? Es ist einleuchtend, daß uns dies womöglich am ehesten gelingen wird, wenn wir in erster Linie das Zellbaumaterial wesentlich einschränken. Das bedeutet somit logischerweise, den Körper knapp an Eiweiß zu halten. Wenn wir demnach eine eiweißarme Diät einhalten, handelt es sich dabei um eine vorbeugende Heildiät, die bei Krebs von großer Bedeutung ist. Zur Bestärkung dieser Schlußfolgerung und zu deren Bestätigung dienen Statistiken über den Eiweißkonsum verschiedener Völker der Erde. Je höher der Eiweißkonsum eines Volkes, um so höher die Krebsanfälligkeit, was sich auf die prozentuale Erkrankung an Krebs bezieht. Diese Tatsache sollte uns veranlassen, unseren Eiweißkonsum zu überprüfen und umgehend in Ordnung zu bringen, falls er zu hoch sein sollte. Das kann, wie erwähnt, in vorbeugendem Sinne geschehen, falls bereits ein Krebsleiden ausgebrochen sein sollte, auch durch gewissenhafte Einhaltung einer Heildiät. Damit will nun aber nicht etwa gesagt sein, daß die Eiweißüberfütterung alleine zur Krebskrankheit führen würde. Sie ist jedoch mit eine der wichtigsten Grundursachen.

Vorbeugende Maßnahmen

Bekanntlich ist der Krebs als eine Entartung der Körperzellen zu bezeichnen. Es handelt sich dabei um eine Erscheinung, die vom gewohnten, natürlichen Geschehen abweicht und den Begriff Degeneration in sich birgt. Bei diesem Wechsel von der Normalzelle zur Krebszelle spielen verschiedene Grundursachen eine Rolle. Es ist daher nötig, diese alle klar zu erkennen, um die Möglichkeit einer erfolgreichen Therapie in Betracht ziehen zu können. Dadurch ist es uns am ehesten möglich, Schritte zu unternehmen, um die Krankheit zu verhüten. Das wäre das vorteilhafteste Vorgehen, da Vorbeugen immer noch leichter ist als nachheriges beschwerliches Heilen, besonders wenn es sich um eine solch gefürchtete Krankheit wie den Krebs handelt.

Wie immer wieder betont, wird in den zivilisierten Ländern bekanntlich zwei- bis dreimal soviel Eiweiß verzehrt, als notwendig wäre. Wir sollten demnach dem Rat Folge leisten und in vorbeugendem Sinne die tägliche Eiweißmenge auf mindestens die Hälfte vermindern. Das bedeutet für die Hausfrau, nur noch die

Hälfte von Fleisch, Eiern, Käse und anderen Milchprodukten auf den Tisch zu bringen, als sie es zuvor gewohnt war. Wenn dadurch die verminderte Nahrungsmenge nicht genügen sollte, wird das Verlangen nach einem Zusatz am besten durch Gemüse, vormerklich durch Salate, oder je nachdem auch durch Früchte gestillt. Dadurch können wir dem Körper zudem mehr Vitalstoffe zuführen, was für ihn als Vorteil gilt. Wir sollten stets bedenken, daß das von der Weltgesundheitsorganisation festgelegte notwendige Eiweißoptimum von 0,5 Gramm pro Kilogramm Körpergewicht zur Deckung des normalen Bedarfs genügt. Das wären für einen 70-Kilo-Durchschnittsmenschen 35 Gramm Eiweiß pro Tag.

Diese Norm sollte besonders der bereits Krebskranke einhalten. Ja, es wäre für diesen sogar ratsam, unter das festgesetzte Optimum zu gehen, denn eine solche Therapiemaßnahme hat sich bereits als wirksam erwiesen. Darum lassen sich auch Gemüsesaftkuren als heilwirkende Diät empfehlen. Dem ist so, weil der Körper dadurch gezwungen wird, durch die Einschränkung des zugeführten Eiweißes vom körpereigenen mehr und mehr einzuschmelzen. In dem Falle ist es nicht ausgeschlossen, damit auch Krebszellen abzubauen. Tatsächlich hat die Praxis auf diese Weise schon Heilerfolge zustande gebracht, wie sie mit keiner anderen Methode so schnell erreicht werden könnten. Bei einem Gemüsesaftfasten muß der Patient allerdings noch über gewisse Kraftreserven verfügen, damit er nicht etwa umgekehrt auf diese Weise an einer Kachexie, einem Kräftezerfall, zugrunde gehen müßte. Fastenkuren müssen wohl überlegt sein und sollten stets unter fachmännischer Kontrolle durchgeführt werden, weil sie sonst ein Risiko darstellen könnten, worauf man immer wieder hinweisen muß.

Moderne Wissenschaftler bewiesen, daß infolge des Wohlstandes in zivilisierten Ländern der Eiweißkonsum mindestens um die Hälfte vermindert werden sollte, denn nach ihrer Berechnung ist er um soviel zu hoch. Es geht also in diesem Falle auch den gesunden Menschen an, da die Forderung für alle lautet, nur noch die Hälfte der gewohnten Eiweißmenge zu verbrauchen, wenn man gesund bleiben will. Für den Kranken ist es jedoch auf alle Fälle angebracht, ganz besonders, wenn es sich dabei um einen Krebskranken handelt, sich nur noch die Hälfte der früher üblichen Eiweißmenge zukommen zu lassen. Wenn er diese Forderung nicht berücksichtigen will, muß er nicht erstaunt sein, daß dann erfahrungsgemäß seine Aussicht auf eine Heilung schwindet. In unserer Region sind die hauptsächlichsten Eiweißnahrungsmittel bekanntlich Fleisch, Fisch, Eier sowie die verschiedenen Milchprodukte. Es ist jedoch nicht damit getan, das Eiweißoptimum von 0,5 Gramm pro Kilogramm Körpergewicht pro Tag einzuhalten, da auch das Eiweiß hinsichtlich seiner Qualität berücksichtigt werden muß. Es spielt dies vor allem beim Kranken eine außerordentlich wichtige Rolle, ist es doch bedenklich, mit welchen Unmöglichkeiten heute gerechnet werden muß. Man ist nie sicher, ob das Fleisch von gemästeten Tieren womöglich noch durch Hormone und Antibiotika beeinflußt worden ist. Dies kann sogar auf den Gesunden eine schädigende Wirkung ausüben, wieviel mehr dann auf einen Kranken.

Fettes Fleisch ist ohnedies ungesund, weil es die Leber belastet, worauf man vor allem beim Schaffleisch achten sollte. Nach neuesten Forschungsergebnissen wird Schweinefleisch heute als das ungesündeste Fleisch angesehen. Nicht umsonst war dieses im mosaischen Gesetz den Israeliten streng verboten, was einer gesundheitlichen Maßnahme entsprach. Geschmacklich ist es zwar bei vielen noch heute sehr beliebt, aber es wäre dennoch angebracht, sich nach der gesundheitlichen Bewertung zu richten.

Was der Genuß von Eiern anbetrifft, sind jene zu wählen, die von freilebenden Hühnern stammen. Eiern aus moderner Batteriehaltung sollte man nach Möglichkeit nie den Vorzug einräumen. Hartgesottene Eier belasten die Leber. Überhaupt sollten Eier bei einer gesunden Nahrungszusammenstellung höchst selten verwendet werden.

Milchprodukte, die durch Milchsäure vergoren sind, sollte man den anderen vorziehen. Daher sind Sauermilch, Buttermilch, Joghurt und Kefir am empfehlenswertesten. Auch Quark ist günstiger als Hartkäse. Weißkäse dient zur Abwechslung, sollte aber stets jung zur Verwendung kommen, also nicht im sogenannten reifen Zustand.

Als beste Eiweißnahrung gilt heute Soja in seinen verschiedenen Darbietungsformen. Wer unter einer Zivilisationskrankheit leidet, besonders wenn es sich dabei um Krebs handelt, sollte sein Eiweiß am besten aus einer Sojanahrung beziehen. In vielen Gegenden des Fernen Ostens, vor allem in China, zählt Soja zu den hauptsächlichsten Eiweißnahrungsmitteln. Dies mag dazu beitragen, daß die Krebssterblichkeit dort viel geringer ist als bei uns.

Es entsteht noch ein weiterer Nachteil für den Körper, dem man eine überhöhte Eiweißzufuhr zumutet, denn er verbrennt dieses überschüssige Eiweiß an Stelle der Kohlehydrate, da er den Überschuß verarbeiten muß. Durch diesen Ausweg entstehen ganz andere Stoffwechselschlacken, die nicht so leicht ausgeschieden werden können, wie das bei den Kohlehydraten der Fall ist. Man hat dadurch also mit einer vermehrten Schwierigkeit zu rechnen. So ist es auch beim Verbrennen von Holz oder Kohle, denn je nachdem ergeben sich ganz andere Rückstände. Bei körperlich schwer arbeitenden Menschen spielt das allerdings weniger eine Rolle, aber Kranke sind eben in der Regel keine Schwerarbeiter. Wer Eiweiß allgemein schwer verdaut, kann sich nach jeder Eiweißnahrung mit einem Papaya-Präparat behelfen, denn das darin enthaltene Papain fördert den Abbau von Eiweiß.

Nach dieser eingehenden Betrachtung versteht sicher jeder Leser besser als zuvor, wie wichtig das Eiweißproblem für den Krebskranken ist. Aber auch bei jenem, der noch nicht erkrankt ist, spielen die gegebenen Ratschläge eine wichtige Rolle, denn wer weiß, wie ihm die ungünstigen Verhältnisse von Umweltverschmutzung und vielerlei Giften im Laufe der Zeit zusetzen werden, so daß diese Aufklärung auch für ihn wichtig ist, damit er bei jeglicher Heilbehandlung Bescheid weiß und von Anfang an den vorbeugenden Weg einschlagen kann. Lassen wir also nicht erst Krebssymptome zutage treten, sondern seien wir vorher besorgt, sie überhaupt nicht aufkommen zu lassen. Wir sollten daher nie gedankenlos in den Tag hineinleben, sondern unsere Ernährungs- und Lebensweise frühzeitig im vorbeugenden Sinne ändern. Es ist dies ein dringendes Gebot der Stunde, das vernünftiger Lebensweisheit entspringt.

Das Eiweiß in anderer Sicht

Durch gute Beobachtung kam man zum Schluß, daß die Eiweiß-überernährung als Mitursache für die Arterienverkalkung, hohen Blutdruck sowie andere Erscheinungen der Zivilisationskrankheiten verantwortlich ist, die sog. Eiweißspeicherkrankheit, wie Prof. Wendt sie nennt. Dieser Beschuldigung tritt nun allerdings noch eine weitere Erfahrung hinzu, wodurch uns das Eiweißproblem in anderer Form als üblich begegnet. Bekanntlich hat die Weltgesundheitsorganisation als Eiweißoptimum 0,5 Gramm pro Tag und pro Kilo Körpergewicht bezeichnet. Der Hererostamm in Südwestafrika nimmt aber drei- bis viermal soviel Eiweiß, und zwar in Form von Milcheiweiß, auf, ohne dadurch die Nachteile der üblichen Eiweißüberfütterung aufzuweisen. Ein einheimischer Arzt erklärte mir dieses Geheimnis, das darauf beruht, in welcher Form das Eiweiß eingenommen wird. Das geschieht bei diesem dunkelhäutigen Stamm in Form von milchsaurem Eiweiß. Ähnlich verhält es sich ja auch bei den Bulgaren sowie bei verschiedenen Völkern in Rußland.

Milchsaures Eiweiß

Die übliche Eiweißüberernährung mit zelldegenerierender Wirkung tritt nicht so bald in Erscheinung, wenn das Eiweiß in milchsäurehaltiger Form genossen wird. Milchsaure Nahrung ist demnach, vom ernährungstherapeutischen Standpunkt aus gesehen, von größerer Bedeutung, als allgemein angenommen wird. Aus diesem Grunde setzte sich ja auch Dr. Kuhl nicht umsonst so für die milchsaure Nahrung bei Krebskranken ein, weil er sie in diesem Falle als Heilnahrung bezeichnen mußte. Man sollte daher milchsaurer Nahrung viel mehr Beachtung schenken, und zwar in jeglicher Form, als Joghurt, Sauermilch, saure Buttermilch, als Kefir und in Molkeform, da sie bei Krebs als Heilnahrung wirken kann. Es ist nur schade, daß durch Konservierungsmittel sowie durch das Verpacken in Plastikmaterial eine Wertminderung entsteht. Die Milchsäure ist nämlich eine sehr aggressive Säure, die vor allem die sogenannten Weichmacher der Plastikfolien und Plastiktüten angreift und sehr schädliche, vor allem harnsaure Stoffe zu lösen vermag. Milchsaure Produkte sollten daher stets in Glas verpackt werden, damit man sie als gesundheitlich einwandfrei bezeichnen kann.

Was die Eiweißnahrung anbelangt, wurde einwandfrei festgestellt, daß Eiweiß in milchsaurer Form gesundheitlich verträglicher ist, so daß sie bei einer gewissen Überdosierung weniger Nachteile aufweist, als wenn sie wie gewöhnlich in Form von Fleisch, Eiern und Käse verzehrt wird. Es scheint also in der Ernährungstherapie keine starren Regeln zu geben. Aber es kommt bei einem Nährstoff sehr darauf an, in welcher Form er dargeboten wird. Bei den Kohlehydraten ist es ja sehr ähnlich. Man kann nicht einfach nur von Stärke- und Zuckernahrung reden. Der große und wichtige Unterschied liegt darin, ob man die Stärke in Vollkorn- oder Weißmehlprodukten zu sich nimmt und ob ein Süßstoff als Honig und Naturzucker Verwendung findet oder ob es sich dabei um Weißzucker handelt. Die Ernährungsfrage wäre soviel einfacher zu lösen, wenn sie stets auf der Grundlage unentwerteter Naturerzeugnisse beruhen würde, denn jede Entwertung führt zu Mangelerscheinungen, die ihrerseits das Gefühl des Hungers heraufbeschwören können. So hat nun diese einfache Eiweißbetrachtung dazu geführt, zu beachten, in welcher Form ein Nahrungsstoff dargeboten wird, damit er sich nicht ungünstig auswirken kann.

Wie verhält es sich mit dem Eiweiß?

Wer auf diesem Gebiet bewandert ist, wird antworten, der Eiweißüberfluß sei ein Unglück und der Eiweißmangel eine Katastrophe. Es ist besonders in der Ernährung nicht leicht, stets die richtige Menge zu bestimmen, um den gesundheitlichen Erfordernissen entsprechen zu können. Wollen wir ein Zuviel oder ein Zuwenig feststellen, dann sprechen wir von einem Optimum. Während der beiden Weltkriege regelte der allgemeine Mangel an Nahrungsmitteln das tägliche Eiweißquantum, das uns zur Verfügung stand, ohne weiteres. Nach Beendigung dieser kritischen Zeiten brachte nebst anderen finanziellen Möglichkeiten hauptsächlich die Hochkonjunktur eine Wendung zur Wohlhabenheit mit sich, so daß der Eiweißkonsum pro Tag zwar langsam, aber sicher von ungefähr 0,5 Gramm pro Kilo Körpergewicht auf 1,5 bis 2 Gramm pro Kilo Körpergewicht ansteigen konnte. Infolge dieses Anstieges ließ sich auch wahrnehmen, daß die Zivilisationskrankheiten zunahmen. Nach längerer Unschlüssigkeit setzte dann die Weltgesundheitsorganisation das fragliche Optimum auf 0,9 Gramm fest, senkte es aber laut den neuesten Forschungen wieder auf 0,5 Gramm pro Kilo Körpergewicht und Tag. Einige Wissenschaftler waren sogar der Ansicht, daß wir Menschen bereits mit 0,25 Gramm pro Kilo Körpergewicht auskommen könnten, doch ist dies entschieden zuwenig. Eine beachtenswerte Rolle spielt natürlich auch der Unterschied der jeweiligen Arbeitsweise, weil jemand vorwiegend geistig oder aber auch nurmehr körperlich tätig sein kann. Zur Lösung der gestellten Frage spielt auch die Eßtechnik eine wesentliche Rolle, denn bekanntlich wird die Nahrung besser ausgewertet, wenn wir langsam essen, weil wir uns bemühen, gründlich zu kauen und dadurch gut einzuspeicheln, als wenn wir uns angewöhnt haben, alle Nahrung stets hastig einzunehmen, so daß die soeben erwähnte richtige Eßtechnik nie ihr Recht finden wird. Wer sich jedoch zum Essen eine entspannte, ruhige Atmosphäre verschafft, hat den Vorteil, die Nahrung besser verdauen und auswerten zu können.

Bei jenen Völkern, die wir als unterentwickelt bezeichnen, lassen sich schlimme Folgen feststellen, wenn die tägliche Einnahme von Eiweiß unter 0,2 Gramm pro Kilo Körpergewicht fällt. Der Eiweißmangel äußert sich dann in Kräftezerfall, Hungerödemen, größerer Anfälligkeit für Infektionskrankheiten und vor allem auch für die Tuberkulose.

Eiweißmangel bei Vegetariern

Sogar Vegetarier können sich einen Eiweißmangel zuziehen, und zwar hauptsächlich dann, wenn sie nur von reiner Rohkost leben. Man muß daher stets dessen eingedenk sein, daß eine Ernährung, die nur aus Rohgemüsen und rohen Früchten besteht, nicht genügend Eiweiß enthalten kann. Der Laktovegetarier, der sich nebst der Rohkost noch mit verschiedenen Milchprodukten versieht, besitzt dadurch einen nicht zu unterschätzenden Vorteil, kann er auf diese Weise doch viel eher den Eiweißbedarf decken. Wenn ein Vegetarier jedoch nicht zum Laktovegetarier werden will, muß er den erwähnten Nachteil möglichst durch Hülsenfrüchte ersetzen. Es gibt Erbsen, Linsen, Bohnen und vor allem Sojabohnen, die er mit Erfolg verwenden kann. Letztere enthalten je nach der Sorte, die man bei der Anpflanzung wählt, bis zu 40 Prozent

Eiweiß. Das pflanzliche Eiweiß läßt die Nachteile der Eiweißüberfütterung weit weniger zur Geltung kommen, als dies bei Einnahme von tierischem Eiweiß der Fall ist. Auch die gefürchtete
übermäßige Cholesterinbildung wird durch pflanzliches Eiweiß
wie auch durch pflanzliche Fette weniger gefördert als bei Einnahme von tierischem Eiweiß, wie dies vor allem durch Fleisch
und Eier, aber auch bei tierischen Fetten der Fall ist. Es ist
eigenartig, daß heute eine Neigung dazu besteht, selbst bei wertvollen Nahrungsmitteln durch voreingenommene Kritik und
Behauptungen deren Vorteile abzuschwächen. So finden einige
beim Soja-Eiweiß gewisse fehlende Komponenten, was deren
völlige Aufnahmefähigkeit verhindern soll. Bestehen solcherlei
Nachteile wirklich, dann ist es angebracht, nach Abhilfe zu
suchen. Im Falle von Soja-Eiweiß zeigte die Erfahrung, daß die
gleichzeitige Einnahme von Weizenkeimen das Soja-Eiweiß dermaßen aufzuwerten vermag, daß es dadurch weit besser assimiliert
werden kann.

Wie es die Weltgesundheitsorganisation als Eiweißoptimum
errechnete, sollte ein Erwachsener mit einem Gewicht von 80 Kilo
täglich also 40 Gramm Eiweiß einnehmen, was demnach 0,5
Gramm pro Kilo Körpergewicht ausmachen würde. Würden wir
Mitteleuropäer uns nun nach dieser gesunden Regel richten, dann
würde uns dadurch ein großer Vorteil erwachsen können. Wir
dürften allerdings nur noch ein Drittel oder höchstens die Hälfte
der bis anhin üblichen Eiweißmengen einnehmen. Der erwähnte
Vorteil, der uns indes dadurch zuteil würde, ließe uns um vieles
gesunden, denn die vorgeschlagene Verminderung der Eiweißmenge hätte das wünschenswerte Zurückgehen der Zivilisationskrankheiten zur Folge, und zwar auf solch günstige Weise, daß wir
dadurch weit mehr erreichen würden als durch die verschiedensten
Anwendungen und Medikamente, die dagegen ansteuern sollen.
Mit welcher Aufgabe müßten wir in dem Falle also fertig werden?
Es handelt sich dabei um eine einfache Geschichte, denn das, was
wir uns fälschlicherweise angewöhnt haben, müssen wir ganz
einfach wieder ablegen, indem wir uns entsprechend umgewöh-
nen, was mit etwas gutem Willen jedem möglich sein wird.

Die Milchsäure in der Krebsdiät

Dr. Kuhl war unter der Ärzteschaft einer der eifrigsten Vertreter, der in der Krebsdiät der Milchsäure eine große Bedeutung beimaß. Die Richtigkeit seiner Ansichten wurde mir besonders in asiatischen Ländern, vor allem in Korea, überzeugend bestätigt. Dort ist es nämlich üblich, daß man die meisten Gemüse, besonders Blattgemüse und Kohlgewächse, einer Milchsäuregärung unterzieht. Das Produkt dieser Bemühungen wird in Korea als »Kimtschi« bezeichnet. Wird man von einer koreanischen Familie zum Essen eingeladen, dann kann man erwarten, daß irgendein Gemüse, wenn nicht gar mehrere, als »Kimtschi« zubereitet auf dem Tische stehen. Diese Gewohnheit führt mit dazu, daß es in Korea nur einen Bruchteil von Krebskranken gibt, im Gegensatz zu anderen fernöstlichen Ländern wie Japan, ferner Amerika und Europa. Zwar wird dies nicht der einzige Grund des erfreulichen Ergebnisses sein, aber seine Bedeutung läßt sich doch auf keinen Fall in Frage stellen. Eine weitere beachtenswerte Rolle spielt in den erwähnten krebsgefährdeten Ländern vor allem auch die fett- und eiweißreiche, teilweise aber vitalstoffarme Ernährung.

Die große Bedeutung der Milchsäure in der Krebsdiät steht nach meiner Beobachtung und Erfahrung im Zusammenhang mit ihrer Wirkung auf die Darmflora. Leider ist es eine erwiesene Tatsache, daß in den sogenannt zivilisierten oder, noch besser ausgedrückt, überzivilisierten Ländern der Zustand der Darmflora allgemein als sehr schlecht, wenn nicht sogar als überaus bedenklich zu bezeichnen ist. Nebst den Fehlern in der Ernährung trägt hierzu auch die Einwirkung von Medikamenten bei, da auch dies von großer Bedeutung ist. Äußerst belastend wirken dabei die Antibiotika und Sulfonamide, weil deren massive Einnahme dazu angetan ist, die normale Bakterienflora erheblich zu schädigen. Es scheint, daß in unseren Ländern weit über 50 Prozent der Bevölkerung an einer Dysbakterie, einer sehr ausgeprägten Schädigung der Darmflora, leidet. Zu den Giften, die den Darm durch eingenommene Medikamente belasten, gesellen sich zudem noch jene Stoffwechselgifte, die sich im Darm selbst bilden. Auch sie tragen dazu bei, die Leber derart zu überlasten und zu schädigen, daß diese mit der Zeit nicht mehr in der Lage ist, alle diese Gifte abzubauen und zu neutralisieren. Dadurch kommt es dann für die

Leber zu jenem bedenklichen Zustand, da sie dieserhalb beginnt, diese Gifte teilweise durchzulassen, so daß sie über die Hohlvene in den Körper gelangen, wodurch die Zellen dermaßen geschädigt werden, daß sie die Bildung von Krebszellen zu fördern vermögen. Es ist daher nicht ganz unbegründet, wenn Ernährungsreformer behaupten, der Tod sitze im Darm, denn der Darm ist in dem erwähnten Sinne stark daran beteiligt, wenn die Leber zum Versagen gezwungen wird. Wenn sie insuffizient geworden ist, was bedeutet, daß sie von nun an für Gifte durchlässig wird, dann werden wir dadurch unwillkürlich krebsgefährdet. Solange die Leber ihre bedeutungsvolle Aufgabe voll erfüllt, ist die Bildung von Krebszellen unmöglich. Dies bestätigen verschiedene Krebsspezialisten wie Dr. Blond, Dr. Gerson und andere.

Die große Bedeutung der Milchsäure in der Krebsdiät liegt also darin, daß sie mithilft, die Darmbakterienflora wieder zu normalisieren, indem sie diese gesunden läßt. Deshalb ist »Kimtschi« bei den Koreanern daran mitbeteiligt, daß in Korea der Krebs noch nicht so verbreitet ist wie bei uns und in den anderen vom Krebs heimgesuchten Ländern. Ein gutes Sauerkraut kann auch bei uns vorzügliche Dienste leisten, ebenso Gemüsesäfte, die durch Milchsäure vergoren worden sind. Vor allem wirkt sich auf diesem Gebiet der Randensaft günstig aus. In Deutschland ist er unter der Bezeichnung Rote Bete bekannt. Von großer Bedeutung in der Krebsdiät ist in diesem Zusammenhang auch die saure Käsereimolke, also die Schotte. Ebenso wirksam und äußerst praktisch im Gebrauch ist das daraus hergestellte Molkekonzentrat in Form von Molkosan.

Alle diese milchsauren Produkte, wie auch Joghurt und Sauermilch, sind nicht nur in der Krebsdiät von großer Bedeutung, sondern sie helfen auch in vorbeugendem Sinne, uns vor Krebs zu schützen. Aus diesem Grunde sind bestimmt alle milchsauren Präparate und diesbezüglichen Nahrungsmittel als vorteilhaft zu empfehlen.

Umstellung der Lebensweise

In vielen Ländern stirbt heute bereits jeder vierte Bewohner an Krebs, was sicherlich als sehr bedenklich zu bezeichnen ist. Wir sollten daher einsehen, daß es höchste Zeit ist, unsere Lebensweise zu ändern, wenn sie nicht dem entspricht, was gesundheitlichen Forderungen gemäß wäre. Vor allem heißt es da, in der Ernährung gründlich umzustellen. Sehr willkommen ist dabei die Milchsäure. Es ist daher äußerst empfehlenswert, wenn wir uns der verschiedenen milchsauren Produkte bedienen, da sie bereits in vorbeugendem Sinne eine große Unterstützung und Hilfe darstellen, aber auch im Krankheitsfalle von unerläßlicher Bedeutung sind. Sicher ist es lobenswert, daß uns zum Heilen bewährte Mittel zur Verfügung stehen, aber noch viel nutzbringender ist wirkungsvolles Vorbeugen, da dieses einen ernsthaften Leidenszustand vermeiden hilft.

Ernährungsweise früher und heute

Vergleichen wir die Ernährung von heute mit jener vor 25 oder 50 Jahren, dann erkennen wir einen deutlichen Unterschied zwischen dem, was man früher für notwendig hielt, und dem, was man heute glaubt empfehlen zu können. Der Verbrauch von Kartoffeln ist heute um die Hälfte gesunken gegenüber jenem vor 25 Jahren, und vor 50 Jahren war er noch entsprechend höher. Brot aß man vor 25 Jahren $1/3$ mehr als heute und vor 50 Jahren ungefähr 50% mehr. Was den Verbrauch von Milch anbetrifft, war dieser vor 25 Jahren 20% höher als heute. Dafür aber nahm die Eiweißnahrung von Fleisch und Eiern im Vergleich zu früher heute sehr stark zu. Man verbraucht also mehr Fleisch und Eier, und zwar zweimal soviel wie vor 25 Jahren und dreimal soviel wie vor 50 Jahren. Ebenso stieg der Zuckerverbrauch. Wenn sich aus dieser veränderten Ernährungsweise vorteilhaftere Umstände ergeben hätten, wäre wohl nichts einzuwenden, doch ist dies leider nicht der Fall. Das Cholesterin im Blut ist gestiegen, und die Menschheit leidet eher unter hohem Blutdruck und Arterienverkalkung als früher. Die Folge davon ist, daß die Gefäßkrankheiten sowie die Zelldegenerationskrankheiten heute zu unseren größten Problemen gezählt werden müssen.

Würde man jedoch den Verbrauch von Fleisch, Eiern und Zucker nur um die Hälfte vermindern, dann wäre der Gesundheitszustand trotz der Umweltverschmutzung allgemein schon um vieles verbessert. Zwar soll mit dieser Feststellung die Schädigung durch die Umweltverschmutzung nicht etwa in ein besseres Licht gerückt werden, doch schadet der allzu hohe Verbrauch der drei erwähnten Nahrungsmittel unserer Gesundheit noch viel mehr. Wenn nun unsere Hausfrauen dies in der ganzen Tragweite erkennen würden, könnten sie sich richtig verhalten. Es liegt in ihrer Hand, eine wohltuende Änderung durchzuführen. Vielleicht hat sich schon manche Hausfrau, wenn das Quantum eines Nahrungsmittels einmal zu knapp war, aus der Verlegenheit geholfen, indem sie eine scheinbare Mehrung dadurch zustande brachte, daß sie beispielsweise das Gemüse oder das Fleisch in kleine, feine Stücke schnitt. Dadurch läßt sich nämlich der Verbrauch von Fleisch wesentlich einschränken, ohne die Unzufriedenheit der Familie heraufzubeschwören. Durch entsprechendes Zerkleinern der zur Verfügung stehenden Menge sowie durch das Beifügen einer Rahmsauce oder auch durch die Beigabe von Pilzen können wir mengenmäßig unmerklich nachhelfen. Die Rezeptbereicherung kann geschmacklich noch mit Kräutern günstig beeinflußt werden, so daß darob am Familientisch gar keine Enttäuschung einzutreten braucht.

Unterstützt wird diese Mengenminderung noch unauffällig durch eine bessere Eßtechnik, indem man nicht nur gründlicher kaut, sondern auch gut einspeichelt und sich genügend Zeit zum Essen läßt. Dies hat den zusätzlichen Vorteil, daß man gesundheitlich dadurch nicht geringen Nutzen zieht. Vor einigen Jahrzehnten führte Horace Fletscher diese Eßtechnik an sich durch, weil es gesundheitlich sehr schlimm um ihn bestellt war, und er erholte sich mit seinen 60 Jahren dadurch wieder vollkommen. Dies diente dann längere Zeit hindurch vielen zur Nachahmung. Wir leisten uns demnach ebenfalls einen guten Dienst, wenn wir uns zum gründlichen Kauen die nötige Zeit einräumen.

Auch der Zuckerverbrauch läßt sich einschränken, wenn wir an seiner Stelle etwas Honig verwenden. Auch Weinbeeren, Rosinen und andere süße Früchte wie Bananen und Datteln können ausreichend süßen, ohne gesundheitliche Nachteile zur Folge zu haben. Vor allem läßt sich ein Bambu-Kaffee ohne Zucker trinken. Kaffeerahm kann ihn gut ersetzen. Auch Tee, besonders Kräutertee, kann man ohne Zucker trinken. Es ist alles Gewohnheitssache. Dies gilt auch beim Backen von Kuchen, bei dem man das Eierquantum um die Hälfte vermindern kann. Statt zwei Eier zu gebrauchen, nimmt man nur noch eines, denn der Verbrauch vieler Eier ist in der Regel gar nicht notwendig, sonst verzichtet man eben ganz einfach auf ein solches Backwerk.

Bedenkt eine Hausfrau, wieviel gesundheitlicher Nutzen ihrer Familie erwächst, wenn sie die fünfzigprozentige Verminderung der drei Nahrungsmittel durchführt, dann sollte es ihr nicht schwerfallen, auf die verschiedenste Weise einen Ausweg zu finden. Geld, Ungemach und Krankheitstage erspart sie sich und ihrer Familie dadurch, weshalb sie entschlossen sein sollte, die vorgeschlagene Änderung strikt durchzuführen. In geschmacklicher Hinsicht kann man die Speisen um vieles verbessern, aber mengenmäßig sollte man mit der Hälfte von Fleisch, Eiern und Zucker auskommen können. Man kann sich ja schließlich an alles gewöhnen. Freiwillig geschieht dies viel leichter, als wenn es wie in Kriegszeiten gezwungenermaßen geschehen muß. Je nach den wirtschaftlichen Verhältnissen gewöhnt man sich an üppigere Essens- und Lebensmöglichkeiten, wiewohl dies unserer Gesundheit und unserem Wohlbefinden gar nicht zugute kommt, während uns vernünftiges Maßhalten stets gesundheitliche Vorteile bietet.

Zurück zur naturgemäßen Lebensweise

Bedenkt man die mannigfachen Errungenschaften der Neuzeit mit ihren vielseitigen Gefahren der Umweltverschmutzung, dann fragt man sich unwillkürlich, ob eine solche Rückkehr überhaupt noch möglich ist? Die Luft ist nicht mehr rein. Blei, Benzpyren und andere Gifte belasten unsere Gesundheit. Rückstände von Spritzmitteln, Fungiziden und Pestiziden, ferner von Konservierungsmitteln, Aromen und andere Chemikalien als Restbestände unbiologischer Wirtschaftsführung vermindern die Werte unserer Nahrungsmittel. Chemische Medikamente, vor allem Nerven-, Schmerzstill-, Schlaf- und Beruhigungsmittel stören die normalen Organfunktionen und schwächen die unentbehrliche Abwehr- und Regenerationskraft unseres Körpers. All dies, verbunden mit Mangel an Sauerstoff, schädigt den Zellstoffwechsel. Ein Übermaß an entwerteter Nahrung erzeugt einerseits Mangelerscheinungen und überlastet andererseits die Organe. All diese Nachteile sind zudem oft verbunden mit einer stark belasteten Erbanlage, was die Entwicklung der Zivilisationskrankheiten fördert. So müssen wir uns über die Zunahme von Rheuma, Gicht, Arthritis, Zuckerkrankheit, Gefäßleiden und Krebs nicht wundern. Zu den vermehrten Nachteilen gesellt sich auch noch die höhere Radioaktivität.

Da es nicht in unserer Macht steht, den Zeiger der voraneilenden Zeit zurückzudrehen, sehen wir uns unwillkürlich nach einem hilfreichen Ausweg in der Not um. Am naheliegendsten ist es, unseren Garten oder Landbesitz biologisch zu bearbeiten, um dadurch giftfreie Produkte erlangen zu können. Herrlich wäre es, wenn auf diese Weise die Gemüse, die Gewürzkräuter, die Beerenfrüchte und das Obst wieder auf natürliche Weise gezogen werden könnten. Allerdings wies einmal ein deutscher Professor auf die Nutzlosigkeit solcher Bestrebungen hin, solange sich die Radioaktivität, wie es heute der Fall ist, geltend mache.

Wenn wir aber vollwertige Nahrungsmittel zu erhalten vermögen, weichen wir manchen Mangelerscheinungen aus. Denken wir dabei nur einmal an die Umgehung der bedenklichen Zahnkaries. Auch die gefährliche Spritzerei müßte eingedämmt werden. Also sind unsere aufrichtigen Bemühungen keineswegs völlig nutzlos. Wir müssen ganz einfach umdenken lernen, denn schließlich stammen wir aus den Elementen der Erde und müssen uns nach den diesbezüglichen Naturgesetzen richten, nicht aber nach der bequemeren Lösung, der Zuflucht zum synthetischen Aufbau anorganischer Stoffe. Ja, die Rückkehr zu den risikolosen Forderungen der Naturgesetze verlangt von uns aufrichtiges Umdenken. Wer gewissenhaft beobachtet, braucht sich nicht täuschen zu lassen, wird er dann doch erkennen, daß die Pflanzenwelt die Fähigkeit besitzt, anorganische Stoffe umzugestalten, so daß sie für uns bekömmlich werden, weil wir sie alsdann verarbeiten und risikolos in uns aufnehmen können, statt uns zu belasten oder uns womöglich sogar zu gefährden.

Ein weiterer Weg steht uns offen, unsere Kinder widerstandsfähiger werden zu lassen, indem wir sie vor Bakterien möglichst schützen. Pflanzen, die uns ernähren, die uns helfen und uns heilen, sind die ältesten Wohltäter im Leben des Menschen. Nicht alle kennen die eigene, uns innewohnende Regenerationskraft unseres Körpers, und doch ist es wichtig, darüber Bescheid zu wissen, um sie nutzbringend anwenden zu können. Menschen, denen wir vertrauen, können sich täuschen, wenn sie die wunderbaren Gesetze der höchsten Intelligenz im Universum mißdeuten, weil sie diese zu wenig verstehen: Sie können daher nicht ohne weiteres helfen, wohl aber die Naturgesetze, die der Weisheit des Schöpfers entspringen. Der Weg zu risikolosem Heilen geht demnach durch diese. Dabei kommt es nicht darauf an, wie rasch die Heilung zustande kommt, sondern daß sich diese wirklich als eindeutige Hilfe erweist. Solange wir uns berechtigt fühlen, natürliche Nahrungsmittel zu entwerten, gehen wir deren Heilmöglichkeiten verlustig, denn in erster Linie sollte die Nahrung so beschaffen sein, daß sie keinen Mangel aufkommen läßt, so daß man überhaupt nicht nach Heilmitteln Ausschau halten müßte.

Die Ernährung bei Mensch und Tier

Für mich war es immer ein besonderes Erlebnis, wenn ich einen Leoparden oder einen Löwen in der Wildbahn beobachten konnte. Wie erstaunt war ich anfangs zu sehen, daß ein solches Tier ruhig im Grase oder unter Büschen lag, während doch einige Meter von ihm entfernt Antilopen friedlich weideten. Ein solches Bild kam mir jeweils paradiesisch vor, denn wenn die Großkatze vom Hunger nicht geplagt wird, liegt ihr das Jagen keineswegs. Erst wenn sich Hungergefühle melden, dann beginnt sie unruhig zu werden und sieht sich lauernd nach Gelegenheiten um, sich eine Beute zu erjagen. Unerfahrene Jungtiere lassen sich leicht jagen. Auch kranke oder verwundete Tiere werden als Beute ins Auge gefaßt, um gelegentlich den größer werdenden Hunger stillen zu können. Die Aufnahme von Nahrung und Flüssigkeit hängt bei Wildtieren wie allgemein auch bei Haustieren vom natürlichen Bedürfnis des Körpers ab. Sind Hunger und Durst gestillt, dann begehrt auch das Tier nicht nach mehr, denn es verzehrt nicht aus Freßsucht übermäßig viel Nahrung oder huldigt der Trunksucht, indem es sich übervoll trinkt. Diese Untugenden haften weit eher Menschen an, denen es an besseren Idealen mangelt. Weist man solche Menschen darauf hin, daß zuviel Essen und Trinken sich schädlich auf ihre Gesundheit auswirken könne, dann lautet die Antwort in der Regel, daß ihnen dies nicht unbekannt sei, aber es schmecke zu gut, um aufhören zu können. Dieser Umstand wirkt sich beim Trinken noch schlimmer aus, denn besonders bei alkoholischen Getränken kann sich das Bedürfnis zur Leidenschaft und diese zur regelrechten Sucht steigern. Wie schwer es aber ist, mit solchen Gewohnheiten zu brechen, wissen jene am besten, die sich vergeblich darum bemühen.

Wollte man alle schlimmen Folgen erwähnen, die sich durch zu vieles Essen und Trinken einstellen können, dann würde dies ein dickes Buch ergeben. Fettleibigkeit und allerlei andere Zivilisationskrankheiten können sich einstellen, so Arthritis, hoher Blutdruck und Krebs. Es mangelt an Einsicht, wenn man sorglos denkt, eine Lösung lasse sich immer noch finden, auch wenn es schon zu spät ist, so daß man für Ärzte und Spitäler ein einträgliches Opfer darstellt.

Oft suchen wir viel zu weit entfernt, während die beste Hilfe für unser Leben nahe liegt und eigenartigerweise einfach und billig ist. Aber viele von uns kennen die früheren Zeiten nicht mehr, da sie in einen Strudel der Unruhe und Eile hineingeboren sind, ohne sich darüber Rechenschaft abzulegen, was eigentlich der Körper bei auftretenden Unannehmlichkeiten und offensichtlichen Störungen von uns fordert, um wieder gesund werden zu können. Ein geschickter, erfahrener Mechaniker wird eine lose Schraube ganz einfach nur anziehen, und schon läuft der Wagen wieder. Auch unserem Körper gegenüber sollten wir so eingestellt sein, daß wir schädigende Gewohnheiten erkennen und ändern. Das ist besser und einfacher als zu erkranken und zu ungeeigneten Mitteln zu greifen. Es heißt also, einen übergroßen Appetit ganz einfach zu zügeln, denn wenn wir ihm keinen Riegel vorschieben, artet er zur regelrechten Freßsucht aus, auch wenn diese Beurteilung nicht als höflich erscheint.

Wie können wir hierin Abhilfe schaffen? Nun, es handelt sich dabei auch um das Befolgen einer Technik, und zwar jener, die sich Eßtechnik nennt. Diese müssen wir nämlich ganz einfach ändern. Wenn jemand aus Genußsucht die Mahlzeiten nicht rasch genug hinunterschlingen kann, dann nützt er eine hilfreiche Vorkehrung im Munde nicht aus, denn unser Speichel hilft verdauen.

Gönnt man sich also keine Zeit, um die Nahrung gut einzuspeicheln, sondern schlingt statt dessen alles ohne genügend zu kauen rasch hinunter, dann muß man auch nicht erstaunt sein, wenn man die Verdauungsorgane dadurch übermäßig belastet. Bei gutem Einspeicheln und gründlichem Kauen dagegen wird der Hunger rascher gestillt, weshalb man weniger zu essen braucht, bis sich das Sättigungsgefühl einstellt. Die Verdauung wird dadurch in natürliche Bahnen gelenkt, und man beginnt, die Nahrung viel besser zu verwerten, was von großem Vorteil ist. Allerdings braucht es etwas Übung und guten Willen, um durchzuhalten, doch kommt man dabei mit innerer Ruhe weiter als mit Ungeduld.

Noch ein weiterer Vorteil liegt in der Nahrungsauswahl. Sobald man den Wert von Naturprodukten kennt, so daß man sich diesen zuwendet, dann hilft auch dies, das Nahrungsquantum wesentlich zu verringern. Von einem Vollkornbrot benötigt man weit weniger als von einem Weißbrot, denn man ist schneller gesättigt. Naturreis ernährt so ausreichend, daß man nicht einmal die Hälfte des Quantums braucht, als wenn man weißen Reis zu sich nimmt.

Entwertete Nahrung bringt zudem den Nachteil mit sich, daß man rascher wieder hungrig wird, weil sie ja gewisser Werte beraubt ist und daher nicht entsprechend sättigen kann. Wer sich vollwertige Naturkost beschafft und dazu noch die rechte Eßtechnik anwendet, hat kein Verlangen nach Zwischenmahlzeiten, weil die vollwertige Nahrung das Süßigkeitsbedürfnis gar nicht aufkommen läßt. Bekanntlich belasten Schleckereien das Gewicht. Muß man doch einmal dem Verlangen nach Süßem nachgeben, dann sollte dies durch saftige Früchte oder naturreine Trockenfrüchte geschehen.

Abhilfe bei zu großem Durst

Weniger leicht ist es, sich übermäßiges Trinken abzugewöhnen. Besonders alkoholische Getränke können zur Gewohnheit werden. Es gibt nun allerdings auch auf diesem Gebiet eine bewährte Methode, die sich als sehr hilfreich erwiesen hat. Wer glaubt, seinen Durst nicht stillen zu können, höre in erster Linie mit eisgekühlten Getränken auf. Es gibt Menschen, die sich sogar in den Subtropen angewöhnt haben, ihren Durst durch den Genuß schälbarer Zitrusfrüchte zu stillen. Sehr günstig wirken sich bei übergroßem Durst, besonders auch während Fieberzeiten, milchsäurehaltige Getränke aus. Ein Senne auf der Alp, der täglich saure Schotte trinkt, wird dadurch nicht zu dick und hat auch kein Verlangen, dem Alkohol zuviel zuzusprechen. Sollte er sich bei einer Festlichkeit doch einmal zuwenig in acht nehmen, dann wird er vor dem Einschlafen und tags darauf reichlich Schotte trinken, was ihn eine sogenannte unangenehme Katerstimmung umgehen läßt. Nicht nur der Senne kennt diesen Vorteil, auch Studenten haben mir schon erfreut mitgeteilt, daß sie, seit sie Molkosan kennen und es anwenden, am Tage nach einem Trinkgelage ohne benebelten Kopf an den Vorlesungen teilnehmen könnten. Hat man sich bei Festlichkeiten zuviel zugemutet, dann hilft Molkosan den Ausgleich schaffen, indem man abends und morgens einen Eßlöffel voll Molkosan auf ein Glas Wasser einnimmt. Dadurch wird man geistig wieder aufnahmefähig werden. Allerdings soll das nun für junge Leute kein Rezept ein, um trinkfest zu werden. Es soll ganz einfach zeigen, wie vorzüglich das saure Milchferment zu wirken vermag, um Alkoholschädigungen zu mildern. Auch Süchtige können durch diese Hilfe leichter von ihrem Übel befreit werden.

Je früher man mit einer notwendigen Umstellung beginnt und je stetiger und zielbewußter man sie durchführt, um so erfolgreicher wird sich die Bemühung auswirken. Die Anstrengung lohnt sich demnach, und man wird sich freuen, wenn man dadurch eine üble Gewohnheit loswerden konnte. Auch der Körper selbst weiß es zu danken, wenn er imstande ist, schädigenden Einflüssen erfolgreich auszuweichen, und zwar durch eine einfache Methodik, statt mit chemischen Mitteln, die oft aus einem Übel deren zwei werden lassen.

Kefir

Vom Kaukasus bis nach Sibirien war bei den Völkern, die ihre meiste Zeit im Sattel verbrachten, die Kefirmilch stets eine beliebte Nahrung. Gerade so, wie die Bauernfamilien in Bulgarien ihren Besuch mit Joghurt bewirten, so erhält ein Gast bei den Kirgisen als bevorzugte Nahrung Kefir vorgesetzt. Oft benützen diese Völker Stutenmilch zur Herstellung ihres Kefirs, weil dies gesünder und kraftvoller sein soll als ein Sauermilchprodukt aus Kuhmilch.

Bekanntlich benützt man beim Joghurt Milchsäurebakterien, die den Milchzucker als Nahrung verwenden, um dadurch Milchsäure zu erzeugen, während das Kefirferment aus Milchsäurebakterien und Hefepilzen besteht. Man verwendet zur Kefirbereitung die sogenannten Kefirkörner, von denen man auf 1 Liter lauwarme Milch etwa 20 Gramm gibt, wodurch eine Milchsäure- und Hefegärung in Gang kommt. Bekanntlich bilden dabei die Milchsäurebakterien die Milchsäure, die Hefepilze aber durch ihre Gärung Alkohol. Infolge dieses Umstandes findet sich deshalb im Kefir bis zu zwei Prozent Milchsäure und bis zu einem Prozent Alkohol vor. Dies gibt dem Kefir den angenehmen, etwas prikkelnden Geschmack.

Im Orient schätzt man die Kefirmilch sehr, weil man ihr erfahrungsgemäß einen großen gesundheitlichen Nutzen zuschreibt. Besonders günstig soll sie sich auf die Darmtätigkeit auswirken, trägt sie doch wesentlich zur Pflege und Gesunderhaltung der Darmbakterien bei. Nicht umsonst bezeichnen diese Völker die Kefirkörner als »Hirse der Propheten«. Kefirmilch wird nicht dick wie Joghurt. Nachdem die Körner bei Zimmertemperatur ungefähr 24 bis 26 Stunden gegoren haben, kann man die Milch durch ein feines Sieb gießen, wobei die Körner im Sieb zurückbleiben und für den Neuansatz wieder Verwendung finden. Bei Stoffwechselkrankheiten, vor allem auch bei Nierenleiden hat sich die Kefirmilch ausgezeichnet bewährt. Alle angesäuerten Milchgetränke sind besser verdaulich und vom Ernährungsstandpunkt aus der Frischmilch vorzuziehen. Milchsauere Nahrung ist ein wesentlicher Teil der Krebsdiät.

Was trägt zu verfrühtem Tod bei?

Wer sich in seinen Ernährungsansprüchen einschränkt, steht auf gesünderer Grundlage als jener, der sich in einem der Wohlstandsländer berechtigt fühlt, möglichst viel vom Leben zu fordern. Er scheint gar nicht zu wissen, daß er sich dadurch mit einer Schuld

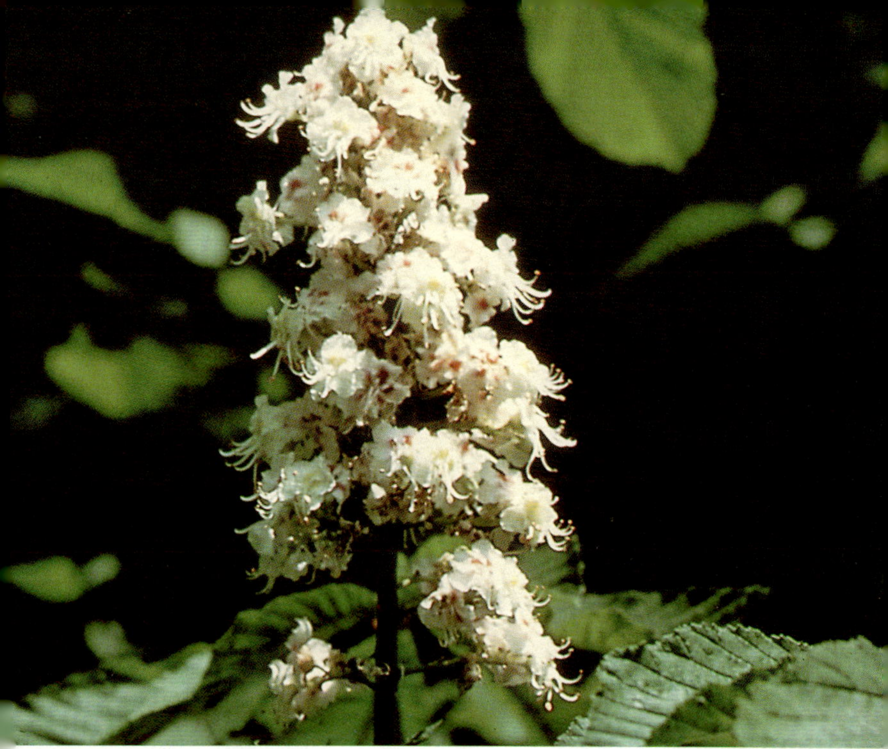

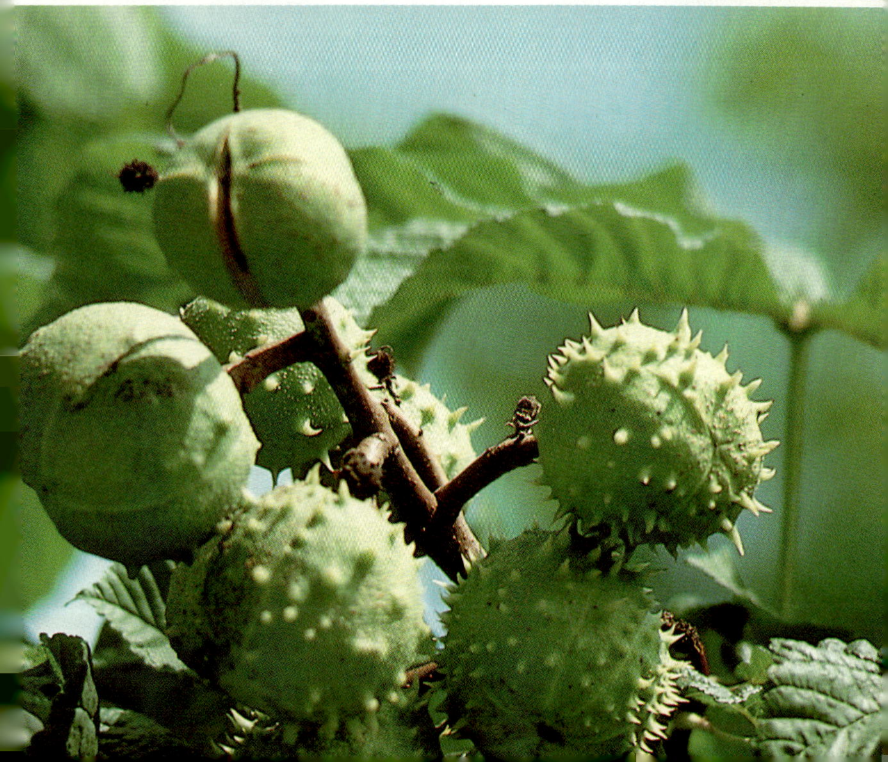

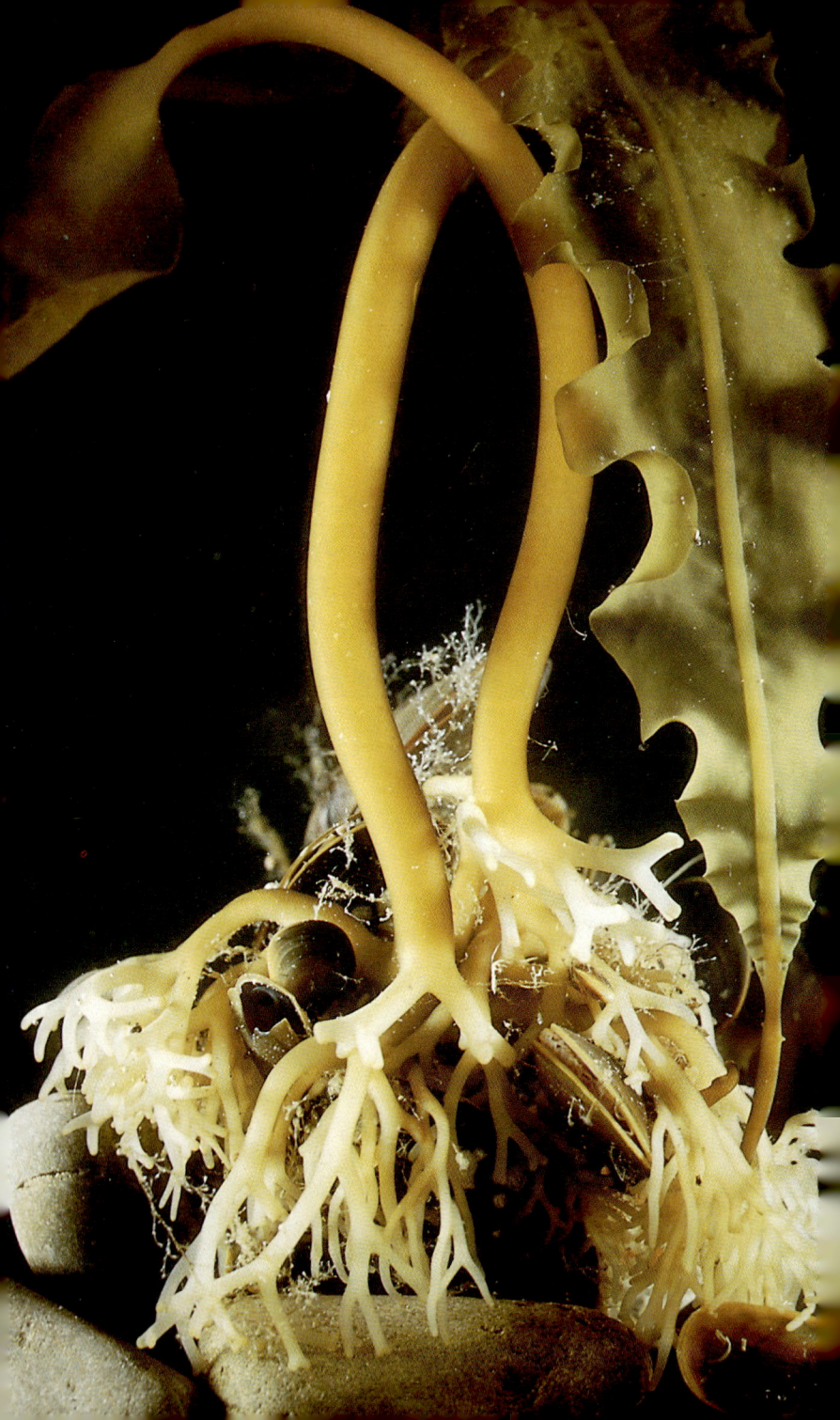

belasten kann. Aber wieso dies? Nun, er mag denken, eine üppige Ernährungsweise stehe ihm zu, denn sie werde ihn stark und gesund erhalten. Doch ist dem wirklich so? Kaum, wenn man den Jammer mitempfindet, dem jemand erliegt, der einen lieben Angehörigen allzufrüh durch einen unerwarteten Tod – Herzinfarkt oder Krebs – verliert. Auch die Hinterbliebenen können dabei zwar der Meinung sein, der Tod sei unverschuldet gewesen, denn der Verstorbene habe doch so gesund gelebt, er habe nicht geraucht und kaum Alkohol getrunken. Ein Verkehrsunfall kann womöglich unverschuldet sein, und es ist bestimmt schwer, wenn man auf Angehörige verzichten muß, weil sie auf diese Weise in der besten Lebenskraft hinweggerafft worden sind. Aber man kann einen allzu frühen Tod auch durch andere Ursachen erleiden. Denken wir nur daran, wie viele es sind, die einer der gefürchteten Zivilisationskrankheiten erliegen! Gefäßleiden, ein Herzinfarkt oder auch der Krebs kann zum frühzeitigen Tode führen. Es ist für die Hinterbliebenen oft schwer zu begreifen, warum die vermeintlich gesunde Lebensführung nicht genügen konnte, um das Leben noch etwas zu verlängern. Oft beginnen sie zu hadern und die Lage mit anderen zu vergleichen, die ihrer Meinung nach nicht so solid gelebt hatten und gleichwohl noch lebten, obwohl sie bereits älter waren als der Verstorbene. Durch die entstandene Bitterkeit empfindet man die unterschiedlichen Geschehnisse als ungerecht und ist auch für keine entsprechende Erklärung zugänglich.

Aber dennoch sollten wir einem vernünftigen Zuspruch nicht abhold sein, könnte er uns doch unter Umständen einleuchten und den benötigten Trost spenden. Es nützt uns gar nichts, wenn wir uns mit anderen Menschen vergleichen und zu hadern beginnen, denn die Länge unseres Lebens hängt immerhin von unserer Erbmasse ab, und diese haben wir uns nicht selbst erworben. Sie ist entweder ein Geschenk oder ein Fluch und wurde uns den Umständen entsprechend ungewollt in unsere Wiege gelegt. Wir sollten sie gut erkennen, um damit richtig haushalten zu können, denn nicht immer ist jener der Stärkste, der über eine vorteilhafte Erbmasse verfügt. Wenn er mit seiner Kraft nicht weise umgeht, kann er sie vorzeitig einbüßen, während sich der Kränkliche, der sich seiner Schwächen bewußt ist, womöglich sehr danach richtet, indem er alles meidet, was ihn noch mehr schwächen könnte. Oft werden solch vernünftige Menschen älter als die vermeintlich Starken und Unbeugsamen. Nebst der Erbmasse können auch die Verhältnisse, in denen man aufgewachsen ist, eine gewisse Rolle spielen, denn sie formen unser Leben und lassen uns von gewissen Gewohnheiten abhängig werden, wobei sich die sogenannte bürgerliche Daseinsform oft sehr bedingt oder gar nachteilig auswirken kann. Selbst die klimatischen Verhältnisse können unseren gesundheitlichen Zustand entweder fördern oder beeinträchtigen, was besonders heute verständlich ist. Man überlege sich nur einmal den Wechsel, den eine Gegend erfährt, wenn sie sich zu einem Industriezentrum entwickelt. Doch gibt es auch ein geistiges Klima, das in unserem Leben eine Rolle spielt und von dem es abhängt, ob wir uns der Willkür preisgeben oder uns beherrschen lernen.

Was nun die betagte Generation unter uns anbetrifft, kann sie uns versichern, daß man in den letzten 50 Jahren von Jahr zu Jahr allgemein üppiger zu leben begann, denn die wirtschaftlichen Verhältnisse ermöglichten dies. Der Verbrauch von Weißzucker, Fett und Eiweiß nahm ständig zu, wobei die Fleischnahrung heute das Drei- bis Fünffache von dem beträgt, was vor 50 oder 60 Jahren üblich war. Die Wohnverhältnisse verbesserten sich zwar, trugen jedoch wesentlich zur Verweichlichung bei. Man denke nur an die geheizten Schlafräume, die früher kühl waren und der Gesundheit besser zusagten. Wie viele wohnen heute in ungesunden Betonbauten, nur weil ihnen diese gewisse Bequemlichkeiten bieten, die sie im gesünderen Altbau nicht vorfinden.

Am meisten aber wirkt sich die veränderte Ernährungsweise ungünstig auf unseren Gesundheitszustand aus. Wer zu reichlich Eiweiß und Fett ißt, hat eine Degeneration der Zellen zu gewärtigen. Dies gilt auch für die Gefäße, denn der Blutdruck steigt langsam, ohne daß man dagegen etwas unternehmen würde, solange der Lebensablauf nicht durch Schmerzen oder Unwohlsein gestört wird. Wenn sich bei einem wesentlichen Höhenunterschied Schwindelzustände einstellen, mag der Arzt, wenn man ihn überhaupt aufsucht, erhöhten Blutdruck sowie eine zu große Viskosität des Blutes feststellen. Er verabreicht in solchem Falle in der Regel ein Mittel, das blutverdünnend wirkt, und ein solches, das den Blutdruck senkt. Aber Ratschläge über die Notwendigkeit einer Änderung in der Ernährungs- und Lebensweise erteilt er in der

Regel keine. Nur eine Nachkontrolle wird nach dem Verlauf eines halben Jahres verlangt. Der Patient fühlt sich daher nicht gezwungen, irgendeine Änderung in seinen Lebensgewohnheiten vorzunehmen, bis sich schließlich unerwartet im Herzen oder Gehirn eine erschreckende Änderung ergibt, weil der Schädigung kein Einhalt geboten wurde. Wenn der Körper diese erste Attacke übersteht, sucht der Arzt eine zweite zu verhindern, indem er nochmals dem Überdruck entgegenwirkt oder das Blut erneut zu verdünnen sucht. Wenn dabei jedoch überdosiert wird, verschlimmert sich die Lage höchstens. Tritt auf diese Weise der Tod allzufrüh ein, sollten die Hinterbliebenen unbedingt die notwendige Lehre aus dem Mißgeschick ziehen, denn was nützt es, wenn man die gleiche Fahrbahn einhält, die dem Verstorbenen zum Verhängnis geworden ist? Statt mit Gott und der Natur zu hadern, sollte man sich viel eher der fehlerhaften Lebensweise bewußt werden und für sich selbst davon Abstand nehmen, denn in solchem Falle hilft nur eine entschiedene Ernährungsänderung, da nicht nur Süchtigkeit zum verfrühten Tode führen kann, sondern auch eine zu üppige Kost. Wer demnach aus den Enttäuschungen des Lebens lernen möchte, darf sein Lebensschiff nicht auf denselben Katarakt zusteuern, der schon dem Verstorbenen zum Verhängnis geworden ist.

Was ist an unserer Ernährung falsch?

Wer erkennt und zugibt, daß es sich bei den sogenannten Zivilisationskrankheiten eigentlich um Wohlstandskrankheiten handelt, da sich diese als Folge zu reichlicher und falscher Ernährung unserer Zeit einstellen konnten, wird um Abhilfe bemüht sein. Es sind viele Forscher, die auf diesen Umstand hingewiesen haben, so Professor Zabel, Dr. Bircher-Benner, Professor Kollath, Ragnar Berg und andere mehr. Auch ich beschäftigte mich jahrzehntelang mit dieser Gesundheitsfrage, indem ich mich zur Lösung nach beweiskräftigen Anhaltspunkten und Argumenten umsah. Dabei wandte ich mich auch vielen Naturvölkern zu, verweilte dieserhalb in Nord-, Zentral- und Südamerika bei den Indianern, besuchte in Afrika jene Negerstämme, die noch nach alten Sitten und Gebräuchen leben, und ebenso interessierten mich in Asien jene Völker in der Nähe des Himalajas, von denen bekannt ist, daß ihre Lebensweise die natürlichste sei. Auch die Lebensweise der Polynesier und Melanesier auf den vielen Südseeinseln prüfte ich. Bei alledem konnte ich einen gesamthaften Vergleich zu unseren Ernährungsgewohnheiten ziehen, und als auffallender Unterschied erwies sich dabei vor allem der Eiweißverbrauch.

Bei sämtlichen Naturvölkern konnte ich an Eiweiß einen Tagesverbrauch von 25 bis 40 Gramm feststellen, ohne daß sich dabei ein Eiweißmangel gezeigt hätte. Dieser trat erst unter der Menge von 25 Gramm in Erscheinung, und zwar bei jenen, die sich zur Hälfte der Zivilisationsnahrung zugewandt hatten. Offensichtlich ist beim Eiweiß nicht nur das Quantum, sondern auch dessen Art ausschlaggebend, denn die entwertete, also raffinierte Nahrung wirkt sich im niedrigen Eiweißgehalt schlimmer aus als bei reiner Naturkost. Nun nimmt aber der Mensch des Westens täglich 120, 150 bis 180 Gramm Eiweiß zu sich, was entschieden zuviel ist. Man bezeichnet diese Ernährungsweise mit Recht als Eiweißüberfütterung. Obwohl das Eiweiß für uns ein wichtiger Zellbaustein ist, führt doch ein Zuviel davon zum Nachteil. In solchem Falle verwendet nämlich der Körper das überschüssige Eiweiß ähnlich, wie dies bei den Kohlehydraten geschieht, als Verbrennungswerte. Es entstehen dadurch allerlei Nebenprodukte, die der Körper als Urate – volkstümlich ausgedrückt als harnpflichtige Stoffe – wieder ausscheiden muß. Wer sich körperlich zuwenig betätigt, auch wer eine mangelhafte Ausscheidung durch die Haut und Nieren aufweist, kann damit rechnen, daß diese Stoffe, die unbedingt ausgeschieden werden sollten, zurückgehalten werden, was eine Rückstauung, eine sogenannte Retention, zur Folge hat. Dieser Umstand schafft mit der Zeit die Voraussetzung für Rheuma, Arthritis und Gicht, kann aber auch als Mitursache bei der Entwicklung von Krebs verantwortlich gemacht werden. Da ich bei den Naturvölkern mit niedrigem Eiweißverbrauch die erwähnten Krankheitserscheinungen kaum oder überhaupt nicht beobachten konnte, bestätigte dies meine eigene Schlußfolgerung. Mag diese Feststellung auch nicht die alleinige Ursache zur Erlangung von Zivilisationskrankheiten sein, so trägt sie doch mindestens als Hauptursache mit dazu bei.

Bei der Entwicklung von Zivilisationskrankheiten spielt aber auch die Leber eine große Rolle. Zuviel Fett, besonders erhitzte und überhitzte Fette können dieses wichtige Reinigungsorgan dermaßen schädigen, daß es der Aufgabe der Blutentgiftung nicht mehr in vollem Maße gewachsen ist. Die Leber wird dadurch insuffizient, was durchlässig bedeutet. Es ist daher kein Wunder, daß dies den ganzen Zellstoffwechsel stört, denn wenn das Blut nicht richtig entgiftet wurde, sondern noch immer gewisse Giftstoffe enthält, wirkt sich dies belastend für den Körper aus. Näheren Aufschluß hierüber erteilt mein Buch »Die Leber als Regulator der Gesundheit«. Meine diesbezüglichen Feststellungen sind untermauert durch die Forschungsarbeiten verschiedener Krebsspezialisten wie Dr. Blond und Dr. Gerson, die beide feststellten, daß bei guter Leberfunktion kein Krebs entstehen wird. Schonen wir also die Leber durch niederen Eiweißkonsum, durch kaltgepreßte, unraffinierte und unerhitzte Fette, und wir werden daraus großen Nutzen ziehen zur Erhaltung und Festigung unserer Gesundheit.

Die Rolle, die der Zuckerverbrauch seit 50 Jahren in unserer Ernährung spielt, darf auch nicht übersehen werden, wenn wir erfolgreich gegen Ernährungsschäden kämpfen wollen. Der Zuckerkonsum ist gegenüber früher um das Vielfache gestiegen. Zudem sind dabei alle Süßigkeiten mit Weißzucker zubereitet. Was hingegen den Zuckerverbrauch bei Naturvölkern anbetrifft, ist dieser nicht zu beanstanden, weil deren Süßigkeitsbedürfnis durch Naturzuckererzeugnisse und süße Früchte gedeckt wird. Es handelt sich dabei um wilden Honig, eingedickten Zuckerrohrsaft, um Palm- oder Ahornsaft oder Früchte. Zucker, der aus solchen Naturstoffen zubereitet wurde, ist mineralstoffreich und schadet weder den Knochen noch den Zähnen. Das sollten wir uns gut merken, denn über 90% unserer Schulkinder leiden bereits an Zahnkaries, während Kinder und Jugendliche der Naturvölker, die noch unentwertete Nahrung genießen, ohne Zahnbürste, ohne Zahnpasta und ohne fluoriertes Wasser die schönsten, gesündesten Zähne haben.

Man kann nicht nur nach Kalorien rechnen und die Kohlehydrate bei unseren Gesundheitsüberlegungen nach dem Quantum beurteilen, denn es besteht ein beachtenswerter Unterschied zwischen der Ernährung mit Vollkornerzeugnissen und jener mit Weißmehl und Weißmehlprodukten, die kaum Vitamine und

Mineralstoffe enthalten. Im Fernen Osten macht sich dieser Umstand äußerst nachteilig geltend durch die Verwendung weißen, raffinierten Reises statt des vollwertigen Naturreises. Lange blieb die Ursache der Beriberi-Krankheit unerklärlich, bis erkannt wurde, daß es sich dabei um eine Mangelerscheinung handelt, die durch den Genuß von Naturreis anstelle von weißem Reis rasch behoben werden kann. Aber trotz dieses beweiskräftigen Umstandes, der an den Universitäten gelehrt und in jedem Ernährungsbuch bestätigt wird, hält man zu 95 % am raffinierten Reis fest.

Zahnarzt Flückiger aus Konolfingen wies seinerzeit auf den vorzüglichen Zahnbestand der Walliser Bauern hin. Daß sie diesen dem Genuß des vollwertigen Roggenbrotes mit dem natürlichen Fluorgehalt zu verdanken hatten, bestätigte die Erfahrung, die der Wechsel zu Weißbrot mit sich brachte infolge der Abwanderung in die Städte, wo das erwähnte Roggenbrot nicht mehr üblich war.

Naturvölker essen in der Regel täglich 50 % weniger als wir. Es wäre auch für uns von Vorteil, besonders was unsere Eiweißnahrung anbetrifft, das Nahrungsquantum um die Hälfte zu kürzen. Achten wir ferner auf zellulosereiche Kost, dann hilft uns dies viel bei der Behebung von Verstopfung, die bekanntlich den Körper stark vergiften kann. Auch die Eßgewohnheiten sollten wir ändern, indem wir langsam und mit gutem Durchspeicheln essen. Das würde unsere Bauchspeicheldrüse und Leber entlasten, die Assimilation der Nahrung steigern und die Verdauung fördern. Unterstützend würde auch ein wöchentlicher Safttag mit Frucht- oder Gemüsesäften nebst Sauermilch wirken. Eine solch vernünftige Ernährungsumstellung könnte einen Rückgang von Rheuma, Ischias, Gicht und Krebs innert 10 bis 15 Jahren sicherlich um 50 % bewirken. Der Versuch damit könnte sich daher mehr lohnen als der Einsatz chemischer Mittel und oft brutaler Behandlungsmethoden. Mag auch der Kranke oft schwer umzustimmen sein, lohnt sich diese Bemühung doch, da sie die Voraussetzung zur Genesung und Heilung bedeutet.

Die Rande als Nahrungs- und Heilmittel

Schon vor 50 Jahren interessierte mich die Randenknolle (Rote Bete). Ihr intensiver Farbstoff mußte meiner Überzeugung nach etwas Wertvolles enthalten. Blutarmen und bleichsüchtigen Menschen empfahl ich deshalb damals schon Brennesseln wegen ihres Gehalts an Chlorophyll und Randen wegen des roten Farbstoffs. Später dickte ich den Randensaft in eigener kleiner Vakuumanlage bis zur Honigkonsistenz ein. Bei Lymphatikern mit all ihren vielseitigen Symptomen konnte ich gute Erfolge damit erzielen, aber auch bei Blutarmut und Bleichsucht. Ich wußte allerdings nicht genau, welche Gehaltstoffe dabei wirksam waren. Auch bei Leberstörungen konnte ich mit Randen gute Wirkungen beobachten, doch dies alles war rein empirischer Art, also Erfolg auf Grund von Beobachtungen. Es zeigte sich gleichzeitig auch, daß die regelmäßige Einnahme von Randen oder Randensaft bei Leukämie das Blut verbesserte. Bei verschiedenen Blutkrankheiten setzten wir den eingedickten Karottensaft in Form von Biocarottin und den Randensaft als Konzentrat ein. Damit konnten wir zum Teil gute Erfolge erzielen, doch beruhte alles auf Intuition, denn eine Erklärung fehlte, was als wirksamer Faktor in Frage käme.

Wissenschaftliche Feststellungen

Heute ist es in der Hinsicht etwas besser bestellt, da einige wissenschaftlich begründete Erklärungen und Nachweise über die Zusammenhänge von Gehaltstoffen und Wirkungsmöglichkeiten vorliegen. Man weiß heute, daß Randen, Randensaft und Randenkonzentrat eine anticancerogene Wirkung haben, was besagt, daß die Produkte aus Randen in der Krebstherapie nicht mehr wegzudenken sind. Vor 50 Jahren haben wir dies vermutet, doch wagten wir es nicht, diese Vermutung offen zu vertreten. Heute ist uns dies jedoch möglich, denn der ungarische Arzt Dr. Alexander Ferenczi, Leiter des Bezirkskrankenhauses in Csorna, wies inzwischen nach, daß in den Randen ein Stoff vorhanden ist, der anticancerogen wirkt. Er ist mit dem Farbstoff gekoppelt und spielt in der Krebsdiät eine große Rolle. Auch Dr. Schmidt, ein deutscher Arzt, der über viele Erfahrungen mit Krebskranken verfügt, wies nach, daß Randen und Randensaft bei Krebs und sogar bei Leukämie, dem Blutkrebs, eine ausgezeichnete therapeutische Wirkung besitzen. Auch Professor Dr. Trüb und Chefarzt Dr. Bartsch konnten infolge entsprechender Versuche die anticancerogene Wirkung der Randen bestätigen. Sie beobachteten sogar, daß die Randen auf die Zellentwicklung hemmend wirken, demnach die Wirkung der Zytostatika vergrößern und ihre toxische Nebenwirkung aufzuheben vermag. Die Chefärztin Dr. Pohlenschmidt konnte in ihrer Heilanstalt neben der krebswidrigen Wirkung der Randen sogar feststellen, daß diese auf den Körper verjüngend wirken. Dr. Schweinitz aus Düsseldorf vertritt auf Grund seiner Erfahrungen die Ansicht, daß Randenpräparate den besten Zystostatika gleichkommen. Auch Professor Dr. Trüb kam zu den gleichen Schlußfolgerungen. Dr. Seeger, der bekannte Krebsforscher in Berlin, stellte zudem fest, daß der Randensaft die Oxidation der Krebszellen, wenn diese verringert ist, um 400 bis 1000 Prozent zu erhöhen vermag. Wir wissen, daß durch Germanium die Sauerstoffzufuhr zur Krebszelle erhöht wird, was dazu beiträgt, die pathologischen Verhältnisse zu ändern. Es ist daher besonders wichtig, daß auch rohe Randen wie auch Randenpräparate im gleichen Sinne dazu beitragen, die Krebszelle gewissermaßen mit Sauerstoff zu umspülen. Wie nachgewiesen werden konnte, entwickelt sich nämlich die Krebszelle nur im sauerstoffarmen Medium und kann sich auch nur in einem solchen halten. Aus diesem Grund ist es therapeutisch bedingt, ihr durch reiche Sauerstoffzufuhr die Lebensgrundlage zu entziehen, damit der Körper durch die eigene Abwehr die Krankheit überwinden kann. Es sind demnach gewissermaßen spezifische Einflüsse, die mit Randenpräparaten bewirkt werden können. Wird der Körper zudem richtig ernährt und erhält er durch viel Bewegung in gesunder Luft und entsprechender Atmung genügend Sauerstoff nebst zusätzlichen Naturmitteln, die anticancerogen wirken und dadurch Hilfe und Unterstützung bieten, dann trägt all dies dazu bei, den Fangarmen der gefürchteten Krebserkrankung eher entgehen zu können. Ist jedoch eine Operation unumgänglich, dann ist eine Nachkur im erwähnten Sinne unbedingte Notwendigkeit, damit man nicht an den Folgen von Metastasen zugrunde gehen muß.

Die erwähnten Forscher vertreten die Auffassung, daß die empfohlene Methode auch bei vielen anderen toxisch infektiösen

Krankheiten erfolgreich wirken kann. Dies wäre somit bei toxischem Basedow der Fall, bei Hepatitis epidemica, bei Kinderlähmung, chronischer Nierenentzündung, auch bei Virenerkrankungen im Rückenmark und bei Multipler Sklerose, ja sogar bei Angina pectoris und allen Nervenentzündungen. Dr. Madaus schreibt beispielsweise: »Roter Rübensaft ist das wichtigste diätetische Mittel bei Gicht«, was eindeutig bestätigt, daß auch andere schwere Krankheiten damit beeinflußbar sind.

In Deutschland sind die Randen als Rote Bete bekannt. Sie stehen als Salat in roher und gekochter Form zur Verfügung. Heute bedient man sich auch mit Vorliebe des Preß-Saftes, der besonders wertvoll ist, wenn er milchsäurehaltig oder mit Molkekonzentrat angesäuert ist, weshalb sich der bekannte A. Vogels Gemüsesaft großer Beliebtheit erfreut. Auch das Saftkonzentrat »Biorandin«, das zu den Bioforce-Erzeugnissen zählt, stellt eine äußerst praktische Bereicherung auf diesem Gebiet dar. Besonders günstig erweist es sich für den Versand in fremde Länder, vor allem nach Übersee. Der Erfolg dieser Therapie hängt allerdings davon ab, daß sie mit Konsequenz und beharrlicher Ausdauer durchgeführt wird. Die vielen enttäuschenden Erfahrungen mit Stahl, Strahl und Chemotherapie veranlassen heute immer mehr Ärzte, zur Einsicht zu gelangen, daß eine optimale Unterstützung der Natur zur Erstarkung des Körpers notwendig ist, damit er nicht daran gehindert wird, die eigenen, vorhandenen Abwehrkräfte am besten und sichersten zum Ziel und somit zur Heilung einzusetzen. Der Grundsatz, der dabei getreulich beachtet werden muß, lautet ganz einfach, alles wegzulassen, was krebsfördernd, also cancerogen, wirkt, während man alles anwenden sollte, was gegen Krebs wirksam ist. Auf diese Weise können wir dem Körper alles weitere überlassen, damit sich seine eigene Regenerationskraft richtig entfalten kann. Wirklicher Erfolg mit bleibendem Wert ist nach den erwähnten Forschungsarbeiten nur auf diesem Wege zu erreichen.

Dies gilt nicht nur für den Krebs, sondern auch für alle anderen schweren Krankheiten, besonders wenn diese einen degenerativen Charakter aufweisen. Immer wieder bewährt sich die Wahrheit des Grundsatzes, daß der Mensch durch den richtigen Gebrauch von Heilmitteln wohl helfen kann, die innewohnenden Naturkräfte aber allein imstande sind, zu heilen.

Ist Rohkost immer angebracht?

Vor ungefähr 50 Jahren veröffentlichte ich einen Artikel mit dem Titel: »Sonne und Rohkost im Hochgebirge«. Damals gehörte ich noch zu den begeisterten Rohköstlern, und ich weiß, daß dies meiner Gesundheit in jenen Jahren sehr zugute kam. Das bewiesen mir meine Leistungen im Hochgebirge, denn jene, die sich mit Fleisch, Eiern und Käse ernährten, brachten bei gleicher Veranlagung, wie ich sie hatte, nicht das zustande, was mir mühelos gelang. Jene, die sich in der Hauptsache von Fleisch ernährten, mochten vielleicht muskulöser sein als ich und schienen für den Augenblick mehr Kraft zu haben, weshalb sie anfangs im Gebirge schneller aufwärtsstiegen als ich, aber ihre Ausdauer reichte nicht so weit wie die meine. Durch eine frucht- und traubenzuckerreiche Nahrung waren meine Muskeln auf eine Art gestärkt, daß ich mich einer wünschenswerten Ausdauer erfreuen konnte.

Warum kann die rohe Nahrung solche Vorteile bieten? Für junge, gesunde Menschen ist sie bestimmt in ihrer Wirkung einmalig, denn sie bietet das Maximum an Nähr- und Vitalstoffen gegenüber anderen Ernährungsweisen. Es ist jedoch gleichwohl ein Aber dabei, denn man muß gesund sein, da die Rohkost gute Verdauungsorgane voraussetzt. Dies gilt sowohl für die Früchte als auch für das Gemüse. Allerdings sollte man dabei auch auf biologisch gezogene Erzeugnisse achten, erweist sich deren Wert doch als einwandfreier, wenn die Gegner dies auch bestreiten mögen. Um die Rohkost ohne Schwierigkeit gut verarbeiten zu können, ist es unbedingt nötig, daß die Bauchspeicheldrüse normal arbeitet, es muß genügend Ptyalin und Diastase produziert werden. Auch die Leber muß gut arbeiten. Wenn das jedoch nicht der Fall ist, dann muß man von der reinen Rohkost absehen und neben der Rohkost noch gekochte Vollwertprodukte in seinen Diätplan einfügen.

Verschiedene Probleme

Jung und gesund zu sein heißt noch nicht, über genügend Lebenserfahrung zu verfügen; man urteilt oft einseitiger, wenn man nicht gewisse Schwächen und Krankheitsfaktoren in Betracht zu ziehen versteht. In jungen Jahren war auch ich schon fast ein Fanatiker, denn wenn man auf dem Ernährungsgebiet etwas erreichen wollte, mußte man dies mehr oder weniger sein. Mit Vitalität und Durchhaltewillen vertritt man eine Methode erst richtig, wenn man sie erprobt, indem man beweist, daß man dabei den richtigen Ansichten huldigt. Wenn man jung ist, will man in der Regel unbedingt recht haben. Aber als ich später durch meine Praxis manchen Leidenden helfen konnte, hatte ich mich mit verschiedenen Problemen zu befassen, deren Lösung davon abhing, daß ich in manchem etwas umlernte.

Ein typisches Beispiel

Eine Lehrerin aus dem Emmental war begeisterte Anhängerin meiner Rohkosttheorie. Sie vertrat diese fanatisch und wäre gestorben, wenn nicht der Arzt und die Eltern dagegen Stellung bezogen hätten, da sie immer schwächer und schwächer wurde, indem sie zusehends abmagerte. Bauchspeicheldrüse und Leber arbeiteten zu wenig gut, weshalb die Rohkost nicht verdaut wurde. Die Eltern rechneten mit einem Kräftezerfall, der nicht mehr aufgehalten werden konnte. Da die Patientin nur auf mich hören wollte, besuchte ich sie, was sie noch mehr begeisterte. Arzt und Eltern hatten nicht unrecht, denn sie war nur noch Haut und Knochen und ihre Fieberaugen glänzten. Ich rühmte zwar die Rohkost, brachte ihr aber dennoch langsam bei, daß man dem Körper helfen müsse, wenn er nicht imstande sei, die Rohkost abzubauen, also aufzunehmen. Man muß den Zustand der Organe berücksichtigen und eine Kompromißlösung finden, bis sie wieder richtig zu arbeiten beginnen, dann erst darf man wieder zur Rohkost zurückkehren. Das leuchtete ihr ein. Den Suppen aus Hafer- oder Reisschleim fügten wir rohe Säfte bei. Da mir die Patientin Glauben schenkte, befolgte sie auch meine Anweisungen, und langsam kam sie wieder zu Kräften. An diesem Krankenbett lernte ich meinen Fanatismus kritischer zu beurteilen.

Ein gutes Beispiel sind Kinder, die an der Herterschen Krankheit leiden. Wir können mit einer falschen Ernährungsweise bei diesen Kranken so wenig erreichen wie bei besagter Lehrerin mit der Rohkost. Eine Frau Dr. Nolfi aus Skandinavien dagegen konnte ihren Brustkrebs mit Rohkost heilen. Sie blieb so lange gesund, bis sie wieder zur Normalkost zurückkehrte, denn dann meldete sich auch der Krebs wieder. Bauchspeicheldrüse und Leber mußten bei ihr immerhin noch genügend gearbeitet haben, weshalb sie auf richtig zusammengestellte Rohkost erfolgreich ansprach, während die Normalkost das Gleichgewicht nicht zu halten vermochte, da sie jedenfalls irgendeinen Mangel aufzuweisen hatte. Man darf sich also nicht nur auf eine Theorie stützen, sondern muß auf die Reaktionsfähigkeit des Patienten eingestellt sein.

Fanatismus verliert die Weitsicht

Bei einseitiger Rohkost besteht immer die Gefahr, daß ein Eiweißdefizit entsteht, da Gemüse und Früchte eiweißarm sind. Man muß daher unbedingt genügend Nüsse, Sesam und Mandeln essen, um nicht unter Eiweißmangel leiden zu müssen. Wenn man dies nicht berücksichtigt, wird man an Gewicht verlieren und noch andere Mangelerscheinungen feststellen können. Das ist dann allerdings Grund genug, um der Eiweißfrage die richtige Beachtung zu schenken.

Meine Abhandlung über »Vegetarische Ernährung im Urwald« wies ja darauf hin, daß man dort nicht ganz ohne tierisches Eiweiß auskommen kann, auch wenn es sich dabei bloß um die Zugabe von Fischen handelt. Unter den Gemüsen eignen sich ohnedies nicht alle Naturprodukte als Rohkostnahrung. Wer kann schon behaupten, daß rohe Kartoffeln geschmacklich angenehm sind? Zur Heilung von Magengeschwüren mögen sie angebracht sein, aber eine im Feuer gebratene Kartoffel schmeckt doch bestimmt besser. Sie lädt uns förmlich ein, sie doch in diesem Zustand zu genießen. Bedient man sich roher Kartoffeln, die über der Erde gewachsen sind und eine grüne Farbe aufweisen, dann ist dieser Genuß gefährlich, da sich auf diese Weise Solanin entwickeln konnte, was sich vergiftend auswirken kann. Es ist bestimmt vernünftiger, bei der Wahl der Nahrung auch auf anregenden Geschmack zu achten, denn wem fiele es ein, Bohnen roh zu essen, und gerade diese sind nebst den Erbsen und dem Soja gute Eiweißlieferanten, doch nicht in rohem Zustand. Es heißt also vernünftig sein und dem Fanatismus entschieden auszuweichen. Roher Blumenkohl, rohe Kohlrabi und rohe Randen sind geschmacklich ebenfalls nicht besonders ansprechend, wohingegen Weißkraut- und Karottensaft sehr beliebt sind. Gleich verhält es sich auch mit den Rohsäften. Da Kartoffelsaft bei Magengeschwüren heilsam ist, kann er mit Zugabe von Karottensaft geschmacklich verbessert werden. Karotten- und Randensaft schmecken gut, aber Kohl- und Weißkrautsaft sind nur als Heilmittel zu gebrauchen, die mit Milchsäure vergorenen Säften vorzuziehen sind. Die Indianer im Amazonasgebiet ernähren sich vorwiegend von der Yuccawurzel, die in rohem Zustand giftig, gekocht aber sehr wertvoll ist. Auch das spricht für sich.

Die idealste Form der Rohkost sind die Früchte. Wer in tropischen Gebieten noch die fettreichen Avocados beifügt, bereichert dadurch seine Ernährung wesentlich. Diese Früchte sind dort ohne weiteres erhältlich, besonders in Guatemala, da sie bei den Wohlhabenden nicht beliebt sind. Sie stehen daher besonders den Armen reichlich zur Verfügung, liegen sie doch unbeachtet unter den Bäumen, was besonders in den Kaffeeplantagen der Fall ist, weil dort die Avocadobäume als Schattenspender dienen. Die Schweine wissen diese Früchte zu schätzen und sorgen dafür, daß sie nicht verfaulen.

Maßvolle, statt einseitige Lebensweise

Auf all meinen Reisen in Amerika, Afrika und Asien lernte ich kein einziges Naturvolk kennen, das sich ausschließlich mit reiner Rohkost ernähren würde. Noch zu erwähnen wäre das Hunsavolk im Gebiet des Himalaja, das sich vegetarisch, vorwiegend von Rohkost, ernährt. Auch in anderer Form hält es sich an eine natürliche Lebensweise und besitzt noch den Vorzug reiner Luftverhältnisse, was ihm alles zu stabiler Gesundheit verhilft. Schon über 50 Jahre lebe ich zu Hause vegetarisch und, wo es irgend möglich ist, auch auf der Reise in zivilisierten Gegenden. Schön ist es, daß man heute meist überall in gepflegten Gaststätten erfrischende Salatplatten erhält. In den Tropen, besonders aber im Urwald, deckte ich meinen Eiweißbedarf mit Fischen. Vom Genuß roher Salate ist bereits in südlichen Ländern umständehalber abzuraten. Auch Früchte, die sich nicht schälen lassen, können uns gesundheitlich gefährden. Zwar müssen wir uns ja auch vor unserem neuzeitlich gezogenen Obst hüten, wenn wir nicht die Gewähr haben können, daß es biologisch angebaut wurde.

Bei alten Leuten erkundige ich mich mit Vorliebe über ihre Lebensweise und erfahre dann gewöhnlich, daß sich diese auf natürlicher Grundlage bewegte. Die Schwester meiner eigenen Großmutter war 103 Jahre alt, als sie im Rollstuhl einschlief. Ohne Rohköstlerin oder Vegetarierin zu sein, hatte sie sehr vernünftig gelebt und daher aus ihrer guten Erbmasse auch entsprechenden Nutzen ziehen können. Ebenso erging es einem Zumi-Indianer, dem ich auf meiner Reise begegnet bin. Er war damals schon 118 Jahre alt. In Surinam starb einer meiner farbigen Freunde erst kürzlich im Alter von 103 Jahren, was im feuchtheißen Klima der Tropen schon viel bedeutet, da man erfahrungsgemäß zu dem Schluß gelangt ist, daß die Tropenjahre doppelt zählen. Seine gesunde, mäßige Lebensweise ließ ihn bis zuletzt geistig frisch und tätig sein. Bestimmt ist auch eine gute Erbmasse erforderlich, um sich in hohem Alter noch geistiger Frische und reger Tätigkeit erfreuen zu können. Ich erinnere mich in diesem Zusammenhang an meinen Freund Professor Dr. Johannes Ude, der als Vegetarier mit 93 Jahren starb, und zwar im völligen Besitz geistiger Regsamkeit.

Das ist nun aber nicht allgemein bei Vegetariern oder Rohköstlern der Fall, denn selbst solche Männer, die interessante Grundsätze und Theorien aufstellten und sie in Büchern bekanntmachten, konnten dann und wann den Tod durch Krebs bei sich nicht verhindern. Auch namhafte Ärzte, deren Veröffentlichungen noch heute als Standardliteratur gilt, erlagen dem Krebs, denn nicht allen ergeht es wie der erwähnten Frau Dr. Nolfi, die sich mit Rohkost über Wasser halten konnte. Nie läßt sich alles auf einen Nenner bringen, denn die Krankheitsursachen können so vielseitiger Art sein, daß ihnen keine Einseitigkeit, kein Fanatismus beizukommen vermag.

Heilnahrung bei Naturvölkern

Immer wieder veranlaßt mich der Zustand gewisser Naturvölker, die mit der Zivilisationskost noch nicht in Berührung gekommen sind, über ihren Gesundheitszustand nachzudenken. Die Leute sind schlank, kennen keine Verstopfung, keine Zuckerkrankheit, keine Multiple Sklerose, keine Gicht und keinen hohen Blutdruck. Gefäßleiden sind ihnen ebenfalls unbekannt, auch werden sie vom Krebs ganz selten befallen. All diese Leiden sind bei uns nur allzu häufig, und nur zu oft bemühen sich die Ärzte vergeblich mit Spritzen, Pillen, verschiedenen physikalischen Anwendungen und Instrumenten, um erfolgreich gegen sie vorgehen zu können. Vergleicht man die Verschiedenartigkeit der erwähnten Zustände miteinander, dann hat man den Eindruck, es handle sich hierbei um ein verborgenes Geheimnis, dem man auf die Spur kommen sollte, um Nutzen daraus ziehen zu können.

Die Nahrungsmittel sind in den verschiedenen Breitengraden und Höhenlagen verschieden, aber gleichwohl muß ein gemeinsames Prinzip vorliegen, und dieses sollte uns für die gesunde Grundlage günstiger Ernährungsweise eine Erklärung verschaffen können. In diesem Zusammenhang erinnere ich mich der Indios in den Cordilleren. Auf 4000 Meter Höhe lernte ich im Altoplano ihre Lebensweise kennen. Wie erstaunt war ich über die wunderbaren Gemüsepflanzungen in dieser Höhe. Herrlich waren die schmackhaften Karotten, die Kartoffeln, deren Heimat sich dort befindet, die Gerstenfelder, die auf Terrassen angebaut waren und bis auf 4500 Meter Höhe hinaufreichten, all dies versetzte mich und meine Begleiter in großes Erstaunen.

Doch waren die Nachfahren der Inkas nicht die einzigen, deren landwirtschaftliche Erfolge wir bewundern konnten, denn auch die Nachkommen der Maya-Indianer erfreuten uns mit ihren gepflegten Gartenanlagen. Wir begegneten ihnen in den Bergen Guatemalas sowie am schönen Atitlansee, einer Gegend in 2000 Meter Höhe, von der es sprichwörtlich heißt, sie gleiche unserer Schweiz. Ihr naturnaher Gemüseanbau sprach mich sehr an, ebenso ihre Maisanpflanzungen und feinen Früchte. Dort lernte ich erstmals die Avocadofrüchte kennen, deren schmackhafte Zubereitung mit Zitronensaft ein Leckerbissen für mich war. Auch die saftigen Ananas stillten mir den Durst wunderbar. Kurzum, der dortige

Aufenthalt bleibt mir in lebhafter Erinnerung. Gleicherweise ergeht es mir auch mit meinen Erfahrungen in der feuchtheißen Urwaldgegend im Quellgebiet des Amazonas. Dort saß ich mit den schlanken Jivaros-Indianern in ihren primitiven Hütten zusammen und ernährte mich täglich wie sie, von Wurzeln, die zum Teil wie Kastanien schmeckten, von Yucca, einer Maniokart, von Wildfrüchten und Fischen. Die Jivaros-Indianer waren noch nicht von der Zivilisation beeinflußt worden. Die Bäume für ihre Kanus wurden noch mit Feuer gefällt, innen ausgebrannt und mit Eisenholzwerkzeugen ausgekratzt. Ihre Hütten bauten sie noch ohne Werkzeuge. Die Rundhölzer für die Hütten wurden mit Lianen befestigt, sie verfügten weder über Hammer, Nägel noch irgendwelche andere Werkzeuge. Die Dächer bestanden aus geflochtenen Palmwedeln. Trotzdem leisteten sie eine sehr solide und exakte Arbeit, so daß diese Hütten einen guten Schutz bieten und die Dächer dem stärksten Tropenregen standhielten. Wände haben diese Hütten keine, denn es ist so heiß, daß man täglich acht Stunden schwitzt. Normalerweise verliert man durch dieses Schwitzen enorm viel Salz.

Interessant ist jedoch, daß diese Jivaros bei ihrer Ernährung vor allem die sehr mineralstoffhaltigen Wurzeln berücksichtigen und damit wohl ihren Bedarf an Salz zu decken vermögen, das heißt, daß sie so genügend Mineralsalze herausholen können zur Aufrechterhaltung des mineralischen Gleichgewichts der Blutflüssigkeit. Ich habe selbst wie diese Indianer gelebt, von der gleichen Nahrung, und habe beobachtet, daß ich nach einigen Wochen nicht mehr so schwitzte und auch nicht mehr so stark unter Durst zu leiden hatte. Ich fühlte mich noch nie so wohl in der Äquatorialgegend wie hier bei diesen Jivaros-Indianern, weil mein Körper praktisch gezwungen war, den ganzen Mineralstoffwechsel ohne Zufuhr von Salz zu bewältigen.

Forscher, denen ich dies erzählte, haben oft ein ungläubiges Gesicht gemacht, weil man allgemein der Ansicht ist, man könne ganz ohne Kochsalzzufuhr nicht leben bzw. vor allem nicht gesund bleiben. Ich war genau der gleichen Ansicht, bevor ich diese Erfahrung, eigentlich gezwungenermaßen, durchmachen mußte. Aber es zeigt, daß der Körper, wenn er gezwungen wird, sich viel rationeller einstellen kann, aber nur, wenn man mineralstoffhaltige Naturnahrung einnimmt und somit dem Körper die Gelegenheit verschafft, sich die Salze aus der Nahrung selbst zu beschaffen.

Auch bei den Beduinen erfreute ich mich einer einfachen, natürlichen Ernährung, die sie in ihren schwarzen Zelten aus gewobenem Ziegenhaar voller Wertschätzung genießen. Bei den Drusen in den Bergen Palästinas fand ich ebenfalls eine natürliche Ernährungsweise vor, denn ihr Weißkäse ist köstlich, ebenso das herrliche Fladenbrot, das sie zubereiten. In den arabischen Ländern lernte ich das Sumsum kennen, aus dem allerlei wertvolle Sesamprodukte zubereitet werden. Ebenso gefiel mir dort das Vollgerstenbrot wie auch die Hirsenahrung. All diese unveränderten Naturprodukte tragen zu einer guten Gesundheit bei. Ob am Fuße des Himalaja, bei den Negern Afrikas, bei den Ureinwohnern Australiens, bei den Polynesiern auf den Südseeinseln oder bei den Melanesiern, die die Fidschiinseln bewohnen, bei allen ist in ihrer Ernährungsweise etwas Gemeinsames, das sie gesund und vor allem schlank erhält, und zwar oft sogar bei klimatisch ungünstigen Verhältnissen.

Des Rätsels Lösung

Im Grunde genommen ist es einfach, die geheimnisvolle Formel zu finden und sich danach zu richten. Es braucht in erster Linie eine zellulosereiche Naturnahrung. Diese enthält ein Vollgetreide irgendwelcher Art, aber keinerlei Industriezucker als Zusatz. Auch mit dem Fett sollten wir äußerst sparsam umgehen. Wer auf Fleisch nicht verzichten zu können glaubt, begnügt sich mit wenig magerem Muskelfleisch. Zur Abwechslung ist auch gekochter Fisch zu empfehlen. Als Regel in der Zubereitungsart gilt es, Speisen, die im Fett gebacken wurden, zu meiden. Gedämpftes oder gratiniertes Gemüse bereiten wir mit besonderer Sorgfalt zu; auch lenken wir unser Hauptaugenmerk auf frische Salate, also Rohgemüse, wie auch auf frische Früchte. Falls wir bei einer Schlankheitskur Erfolg haben möchten, müssen wir auf alle alkoholischen Getränke verzichten.

Wer die Lebensweise jener Naturvölker, die sich noch natürlich ernähren, beobachtet, kann sehr rasch den roten Faden jenes Grundsatzes, der zur gesundmachenden Ernährung führt, wahrnehmen. Ein weiterer Grundsatz verbirgt sich auch im richtigen Essen, denn diese naturverbundenen Menschen sind nicht von unserer Hast und Eile angesteckt. Noch lassen sie sich Zeit zum Essen, denn sie sind dankbar dafür, immer wieder ein wertvolles, wenn auch einfaches Mahl genießen zu können. Es ist gewissermaßen ein feierlicher Akt für sie, weshalb sie ruhig, entspannt und langsam das Dargebotene essen, indem sie es sehr gut kauen. Durch diese Methode regelt sich auch das Nahrungsquantum, denn je gründlicher wir den Nahrungsbrei durchspeicheln, um so besser erfolgt dessen Auswertung. Wer die Nahrung nur verschlingt, braucht viel mehr, bis er gesättigt ist, während sich bei richtiger Eßtechnik das Sättigungsgefühl rascher einstellt. Wir kommen daher mit weniger Nahrung aus, was die Organe schont und auch den Fettansatz möglichst vermeiden hilft. Das Süßigkeitsbedürfnis decken alle Naturvölker mit Honig oder süßen Früchten. Wo Zuckerrohr wächst, hilft dieses besonders den Kindern, das Verlangen nach Süßem zu decken, was ein verhältnismäßig kleines Stück davon ermöglicht. Auch der dunkelbraune eingekochte Saft des Zuckerrohrs dient diesem Zweck.

Als ich gewahr wurde, daß zellulosereiche Nahrung heilwirkend ist, veranlaßte mich dies zur Schaffung des bekannten Vollwertmüeslis. In diesem finden sich die ganzen Körner von Roggen, Weizen, Gerste, Hafer, Naturreis und Hirse in gequetschter Form vor. Dies hat einen großen Vorzug, da alle diese Getreidearten mitsamt der Kleie und dem Keimling vorhanden sind. Dadurch geht man keines der Mineralstoffe und ebensowenig keines der unverdaulichen Faser- oder Zellulosestoffe verlustig. Diese unverdaulichen Stoffe sollten deshalb nicht fehlen, weil sie gewissermaßen als Darmbürste zur Vermeidung von Verstopfung dienen. Die Darmschleimhäute werden dadurch immer wieder gereinigt und wie durch eine Massage elastisch und gesund erhalten. Das auch der Grund, warum Tiere zeitweise Erde, Sand und faserreiche Pflanzenteile zu sich nehmen. Ihrem Instinkt folgend, führen sie auf diese Weise eine Darmreinigung durch.

Nachteile durch raffinierte Nahrung

Diese so notwendigen Faserstoffe fehlen indes in unserer Nahrung, wenn sie aus raffinierten Nahrungsmitteln, aus Weißmehl, aus weißem Reis und weißem Zucker, besteht. Wenn jedoch genügend Kleie vorhanden ist, dann verfügen wir auch über reichlich Faserstoffe, die so wunderbar verdauen helfen. Wer seine Nahrung indes der Kleie beraubt, muß sich nicht wundern, wenn er durch die viele Stärke, die er einnimmt, den Darm verkleistert, so daß sich darob harter Stuhl bildet, der oft nur mit Hilfe starker Abführmittel ausgeschieden werden kann. Abführmittel sind Reize, an die sich der Körper gewöhnt, weshalb man diese nach gewisser Zeit verstärken oder wechseln muß. Wieviel einfacher wäre es da, das Übel zu beheben, indem man unentwertete Getreidenahrung ißt, statt sich den tragischen Folgen hartnäckiger Verstopfung und der Anwendung starker Abführmittel preisgeben zu müssen, was zu allerlei Krankheiten führen kann, die bei den Naturvölkern mit ihrer zellulosereichen Ernährung unbekannt sind.

Man muß nun aber bei einer Umstellung der Ernährung nicht erwarten, eine sofortige Änderung zu verspüren. So rasch kann man begangene Fehler nicht beheben. Es braucht geduldige Beharrlichkeit von einigen Monaten, wenn man bleibenden Erfolg erreichen möchte, indem man sich künftig einer fett- und zuckerarmen, dafür aber zellulosereichen Ernährung bedient. Die Regeneration erfordert Zeit, weshalb man nicht aufgeben, sondern standhaft sein sollte. Fettleibige sollten zusätzlich noch einige Monate hindurch ein Meerespflanzenpräparat wie Kelpasan einnehmen, wodurch das Gewicht langsam, aber stetig abgebaut werden kann. Schnelles Abnehmen dagegen kann sehr gefährliche Folgen haben.

Ernährungsweise

Schon beim Frühstück sollte man auf faserreiche Nahrung achten. Man benötigt pro Person 3 Eßlöffel voll Vollwertmüesli nebst dem Saft von zwei Orangen oder einer Grapefruit. Diesen fügt man noch drei Eßlöffel Kaffeerahm bei und raffelt einen großen oder zwei kleine Äpfel auf der Bircherraffel, um auch diesen Fruchtbrei beizugeben. Je nach der Jahreszeit verwendet man statt Äpfeln auch frische, zerdrückte Beeren. Bei starker Verstopfung füge man noch einen Eßlöffel frischer Getreidekleie bei. Wer unter mangelhafter Drüsentätigkeit und rascher Ermüdung leidet, sollte noch mit einem Eßlöffel Sojaforce nachhelfen. Dieses Müesli genießt man zusammen mit vier Scheiben Risopan, das man mit Butter und Honig bestreichen kann. An dessen Stelle genügt auch eine Scheibe Vollkornbrot. Als Getränk folgt eine Tasse Hagebuttentee, aus Kernli zubereitet, oder eine Tasse Kaffee, möglichst Bambu, mit etwas Kaffeerahm, aber ohne Zucker. Zum Mittagessen eignet sich eine zellulosereiche Getreidekost, so Naturreis und ganzer Weizen, den wir wie Risotto zubereiten. Auch ganze Gerste kann vorteilhaft Verwendung finden, ebenso Buchweizen oder andere Vollgetreidearten. Als schmackhafte Beigabe dient ein gedämpftes oder gratiniertes Gemüsegericht. Quark mit Meerrettich enthält ein wertvolles Eiweiß, während der geraffelte Meerrettich den Darm desinfiziert und die Darmflora pflegt. Als Krone der Vitalstoffnahrung darf eine möglichst vielseitige Salatplatte nicht fehlen. Wir bereiten sie mit Öl, Zitronensaft oder Molkosan nebst einem Löffel Quark zu. Salz sollte man bei frischen Rohgemüsen nie verwenden, da dies den Genuß der Frischkost beeinträchtigt und völlig unnötig ist. Die gekochten Speisen aber würzt man am besten mit Herbamare oder Trocomare. Wenn man zur Abwechslung Kartoffeln wählt, dann sind Pellkartoffeln jeder fettgebackenen Art vorzuziehen, denn mit Fett müssen wir sehr sparsam umgehen, wollen wir Erfolg erzielen. Als Getränk eignet sich Molkosan, das wir mit Mineralwasser verdünnen, und zusätzlich noch ein Glas möglichst milchsäurehaltigen Randensaft oder der gemischte Gemüsesaft aus Randen, Rüebli und Sauerkraut.

Wer morgens und abends gerne Fruchtnahrung genießt, kann die Abendmahlzeiten ähnlich gestalten wie das Morgenessen. Er kann aber auch belegte Brötchen wählen mit der Grundlage von Risopan oder irgendeinem Vollkornbrot. Zu dessen Bestreichung verwenden wir Quark oder Weißkäse und fügen allerlei frisch geschnittene Gewürzkräuter bei nebst Tomaten- oder Radieschenscheiben. Bereichert wird dieses Nachtessen noch durch Frischsalate und Bambukaffee. Des weiteren empfehlen wir einen wöchentlichen Safttag, denn ein solches Saftfasten hilft, die meisten Stoffwechselkrankheiten nicht nur zu bessern, sondern auch zu heilen. Das Wunder einer solchen Naturheilung kann indes nur mit Geduld und Ausdauer in der konsequenten Durchführung der gegebenen Richtlinien erreicht werden. Eine gute, gärungsfreie Darmtätigkeit ermöglicht auch eine einwandfreie Leberfunktion. Beides kann durch zellulosereiche Naturkost erreicht werden. Diese Grundlage ist notwendig, wenn man die erwähnten Zivilisationskrankheiten erfolgreich bekämpfen will, so daß diese auch bei uns verschwinden können und ebensowenig auftreten wie bei den Naturvölkern. Die göttlichen Naturgesetze wirken sich bei allen irdischen Geschöpfen in gleich günstigem Sinne aus, man muß sie nur erkennen und gewissenhaft befolgen. Bei Durchführung der vorgeschlagenen Ernährungsweise findet auch die Eiweißüberfütterung ihre Lösung, wird dadurch doch der tägliche Eiweißverbrauch auf die notwendige Menge eingeschränkt und kann sich somit nicht ungünstig auswirken.

Krebs durch Überernährung

Die Erfahrung mit einem Aprikosenbaum in meinem Garten soll mir für die nachfolgende Abhandlung als Musterbeispiel dienen. Dieser war jahrelang einer meiner gesündesten Bäume, trug er doch regelmäßig ausgezeichnete Aprikosen. Da ich sie jeweils voll ausreifen ließ, waren sie stets zuckersüß und erfreuten mich immer wieder mit ihrem wunderbaren Aprikosenaroma, das diese Früchte auszeichnet. Leider ließ ich mich nun aber von einem vermeintlichen Fachmann in Düngungsfragen verführen, einen Versuch mit einem neuen Volldünger für Steinobstbäume vorzunehmen. Mein Aprikosenbaum entwickelte sich dadurch noch mehr, und die Früchte wurden sogar etwas größer. Aber ein Nachteil stellte sich dabei ein, denn ich konnte beobachten, daß diese schneller faulten als zuvor, was ich allerdings zuerst mit dem unvorteilhaften Wetter während der Reifezeit in Zusammenhang brachte. Da es jedoch nicht bei dieser einen nachteiligen Beobachtung verblieb, machte mich dies stutzig, denn die Äste begannen abzusterben, und die Blätter wurden mitten in der kräftigen

Wachstumszeit welk. Das Kambium, das als Schicht unter der Rinde den Saft leitet, wurde braun, und es war festzustellen, daß es sich um einen Rindenkrebs handelte. Als die Hälfte der kräftigen Leitäste abgestorben war, war der einst so gesunde Baum so weit, daß man ihn eigentlich hätte beseitigen sollen, denn nur noch ein Viertel aller Leitäste war übriggeblieben. Da ich den Baum ungern preisgab, versuchte ich, ihn zu retten, indem ich alle kranken Äste wegschnitt. Gleichzeitig schnitt ich auch die Stellen, die vom Rindenkrebs befallen waren, sorgfältig und genau aus. Anschließend begann ich, den Baum mit viel Algenkalk zu düngen. Das übermäßig saure Medium der Gartenerde wurde dadurch verändert, indem der pH-Wert stark anstieg. Die Folge war, daß sich der Baum wieder zu erholen begann. Heute, nach 3 Jahren, ist er wieder gesund wie früher, nur seine einstige Form hat er verloren, da eben von 4 Leitästen nur noch einer übrigblieb, so daß der Baum den schönen Anblick leider einbüßte.

So wie uns einst Salomo vor 3000 Jahren den Rat erteilte, vom Fleiß der Ameise zu lernen, so könnte man heute wohl mit Recht die Wissenschaftler dazu auffordern, von der Pflanze zu lernen, um gegen allfällige Kurzsichtigkeit gewappnet zu sein, denn die Naturgesetze weisen bei den Pflanzen, den Tieren und den Menschen auf interessante Parallelen hin, da beispielsweise Ernährungsfehler bei ihnen allen ähnliche, wenn nicht sogar gleiche Auswirkungen zur Folge haben. Ein Agraringenieur erklärte mir, daß bei einem solchen Rindenkrebs auch noch Viren und Bakterien eine Rolle spielen können. Sicherlich findet man Mikroorganismen in diesem kranken Kambium unter der Außenrinde, denn sobald sich Zellmaterial abzubauen beginnt, bildet dies einen guten Nährboden für Mikroorganismen. Ähnlich äußert sich bestimmt der Krebs auch bei Mensch und Tier. Die veränderten Zellstoffwechselprodukte können ihrerseits Viren und anderen Mikroorganismen als Nährboden dienen. Diese können als Begleiterscheinung eingestuft werden, da sie nicht unbedingt ursächlich beteiligt sein müssen, wie dies fälschlicherweise heute von vielen Krebsforschern behauptet wird. Wer auf dieser falschen Schlußfolgerung beharrt, wird abgelenkt von der altbekannten Tatsache, daß bei Krebs, wie auch bei anderen Zivilisationskrankheiten, die Hauptursache in der Überernährung liegt, was auf eine unzweckmäßige Ernährung hinweist.

Scheinbar unerklärliche Naturwunder

Wir Menschen der Neuzeit begegnen immer wieder verschiedenen Rätseln, die selbst Wissenschaftlern als unlösbar erscheinen. Erst kürzlich hatte ich Einblick in eine solche Schwierigkeit, während ich mich mit einem namhaften Arzt über fragliche Probleme unterhielt. Er hatte sich als vielseitiger Wissenschaftler auch auf dem Gebiet der Bakteriologie sowie der Virologie Weltruf erworben. Unerwartete Heilungen verschiedener Krebskranker kamen ihm jedoch äußerst rätselhaft vor. Nachdem der Facharzt solchen offensichtlichen Todeskandidaten nur noch eine kurze Lebensdauer von einigen Monaten in Aussicht stellen konnte, weil ihr Zustand von seinem Gesichtspunkt aus als wirklich unheilbar zu bezeichnen war, ereignete sich gleichwohl durch eine bestimmte Kur das Gegenteil. Es handelte sich bei einer solchen Kur jeweils um ein Gemüsesaftfasten von 3 bis 4 Wochen. Wenn die Kranken zu solch einem Ausweg griffen, war es die letzte Hoffnung in der Not. In der Regel aber erholten sie sich unerklärlicherweise dadurch gesundheitlich wieder, denn die Kur verschaffte ihnen tatsächlich eine Heilung und vollständige Gesundung. Aus diesem Grunde war es vollauf begreiflich, daß die gesamte Ärzteschaft, die sich oftmals mit solchen Fällen zu befassen hatte, eine solche Wendung als völlig rätselhaft empfinden mußte. Sie alle hatten den sicheren Tod erwartet, und statt dessen trat die Genesung ein. Das war tatsächlich unerklärlich für sie, besonders wenn sich selbst nach Jahren noch kein Rückfall feststellen ließ. Ich verstand sehr wohl, daß vor allem auch der Arzt, der dieses Problem mit mir besprach, solche Erfahrungen als unerklärliche Naturwunder bezeichnete.

Da ich selbst aber auf diesem Gebiet mit Fastenkuren über jahrzehntelange Beobachtungen und Erfolge verfügte, kam ich dadurch nicht in Verlegenheit und konnte daher über meine jeweiligen Schlußfolgerungen entsprechend Auskunft geben. In früheren Jahren hatte ich das damals übliche Fasten mit Wasser oder Kräutertee kennengelernt. Nachher gelang der Versuch des Fastens auch mit dem Saft von Früchten, besonders von Grapefruit- und Traubensaft. Später erwiesen sich solche Fastenkuren mit Gemüsesäften noch als einfacher und erfolgreicher. Ich hatte also Beweise vorzubringen, und meine Schlußfolgerungen beruhten ebenfalls auf erstaunlichen Erfahrungen. Allerdings schienen mir diese in ihrer Einfachheit weniger rätselhaft als viel eher logisch zu sein. Aus Erfahrung wußte ich wohl, daß sich die Beachtung natürlicher Gesetzmäßigkeit in der Regel lohnt. Meine Erklärung war daher sehr einfach und auch eher verständlich als rätselhaft. Bekanntlich erhält der Körper beim Fasten keine feste Nahrung und somit auch kein Eiweiß. Der Unterschied, der sich nun im Hinblick auf die frühere, reichhaltige Eiweißkost ergibt, beruht im Gegensatz dazu auf einem entschiedenen Eiweißmangel, da der Körper des Erwachsenen täglich 30 bis 40 Gramm Eiweiß benötigt. Bekanntlich besteht das Eiweiß aus Bausteinen, die man Aminosäuren nennt und deren es ungefähr 18 bis 20 verschiedener Arten bedarf, um unser arteigenes Eiweiß als Zellbausteine aufbauen zu können. Jeder Fastentag vergrößert demnach den Mangel an Eiweiß, also an Aminosäuren.

Um diesen Mangel überbrücken zu können, geht der Körper eigenartig vor, damit seine wertvollen Organe und Körperteile keinen Mangel zu erleiden haben. Es handelt sich hierbei um Gehirn, Rückenmark, Herz, Lunge, Niere und Leber. Statt nämlich von irgendwelchen gesunden Zellen Aminosäuren wegzuholen, wird all jenes Zellmaterial eingeschmolzen, das sich als unwichtig, ungesund und vor allem auch als lebensfeindlich erweist. Das hat zur Folge, daß dieserhalb die notwendigen Aminosäuren aus Zellwucherungen, ebenso aus Gewebswucherungen aller Art, ob gut- oder bösartig, aus Myomen, aus Gichtknoten und erfreulicherweise auch aus Krebsgeschwülsten entnommen werden.

Geeignete Fastenkuren

Wie schon erwähnt, war zuerst das Fasten mit Wasser oder Tee üblich, was allerdings den Körper nervlich mehr beanspruchte. Daher fühlte sich der Fastende oft müde, schwach und etwas elend. Als man dann zum Fasten mit Fruchtsäften überging, brachte diese Änderung einige Erleichterung, denn verdünnter Grapefruit- oder Traubensaft spendete immerhin einige Vitamine und Mineralstoffe. Noch hilfreicher wirkt sich das Gemüsesaftfasten aus, da der hierzu empfohlene Saft doch alle Spurenelemente enthält sowie ein Großteil jener Vitamine, die unser Körper zur Lebenserhaltung benötigt. Allerdings eignen sich nicht alle Gemüsesäfte für solche Fastenkuren. So hat es der Sellerie an sich, in größeren Mengen die Nieren zu reizen, wogegen sich ein kleines Quantum als nützlich erweisen kann, besonders bei rheumaartigen Leiden wie auch bei Störungen in den Harnorganen. Es heißt demnach von Fall zu Fall die notwendige Kenntnis zu besitzen und zu beachten. Der Rettich eignet sich hauptsächlich als Heilmittel für Leber und Galle und ist demnach als ein Diätmittel zu bezeichnen. Man sollte von ihm daher höchstens jeweils nur einen Eßlöffel voll einnehmen, denn zu Fastenkuren eignet er sich nicht im geringsten. Anders verhält es sich dagegen mit den bekannten Randen, auch Rote Bete genannt. Diese sind zum Saftfasten vorzüglich geeignet. Sie haben sich ohnedies bereits als typisches krebsfeindliches Hilfs- oder Heilmittel erwiesen. Auch die Karotten sind für Saftkuren sehr empfehlenswert, besonders wegen ihrer günstigen Wirkung auf die Augen und das Blut. Der Weißkrautsaft kann vorteilhaft auch in kleinen Mengen als Sauerkrautsaft Verwendung finden. Zusammen im richtigen Verhältnis mit Randen- und Karottensaft gemischt, wirkt sich eine solche Saftverbindung vorzüglich aus, weshalb sie sich für Gemüsesaftkuren besonders gut eignet.

Regelung des Cholesteringehaltes

Als nach Feststellung eines zu hohen Cholesteringehaltes der herbeigezogene Arzt zu dessen Abbau seiner Patientin entsprechende Spezialmedikamente verordnete, riet ihr gleichzeitig ein alter Bauer zu diesem Zweck eine Apfeldiät an, wußte er doch, daß in früheren Zeiten eine solche in dieser Hinsicht stets erfolgreich durchgeführt worden war. Das leuchtete der Patientin nun entschieden besser ein als die ärztliche Verordnung, und sie führte demnach diese Apfelkur einige Wochen lang durch. Morgens, mittags und abends bestand infolgedessen ihre Hauptmahlzeit aus Äpfeln und nur noch aus ganz wenig anderer Nahrung. Eine nachträgliche Kontrolle durch den Arzt erwies sich danach erstaunlicherweise als völlig normal. Für die Patientin war das

Ergebnis natürlich sehr erfreulich, während sich der Arzt darüber wunderte.

Fraglich ist nun allerdings, ob ein solcher Erfolg nur auf dieser Apfeldiät beruhte, oder ob statt dessen nicht auch eine Traubensaftkur den gleichen Dienst getan hätte? Nach starker Gelbsucht oder anderen Leberschädigungen mußte schon mancher Patient auf den Genuß von Früchten verzichten lernen. In solchem Falle könnten gewiß auch Gemüsesäfte bei einem erhöhten Cholesteringehaltes die gleich befriedigende Wirkung auslösen. Vor dem Weltkrieg war man während der Kirschenernte gewohnt, sich nur mit Kirschen und etwas Butterbrot und sonst nichts anderem zu ernähren, was den Cholesteringehalt ebenfalls senken konnte. Zur Zeit der Ernte war eine solche Kirschenkur angebracht. Sie schaltete jeweils unwillkürlich die Fett- und Eiweißnahrung ziemlich aus. Dieser vorübergehende Verzicht auf die übliche Normalernährung konnte sich bestimmt ebenso entlastend auswirken wie die erwähnte Apfeldiät.

Traubensaft- und Kirschenkuren

Zu dieser Schlußfolgerung kann man gelangen, weil man sich seinerzeit in Amerika veranlaßt sah, durch Veröffentlichungen auf den Heilerfolg bei Krebs durch reine Traubensaftkuren hinzuweisen. Auch in Südafrika war mir eine Krebskranke bekannt, der die Ärzte nur noch einige Monate bis zum sicheren Tode einräumten. Statt dessen wurde sie durch eine Kur mit ungespritzten Trauben geheilt. Eine solche Kur wird sich gleichzeitig auch günstig auf den Cholesteringehalt auswirken, indem er dadurch normalisiert werden kann. Früher, als noch keine chemischen Spritzmittel üblich waren, führten auch Kirschenkuren zu diesem Erfolg. Obwohl Früchte und Gemüse spezifische Wirkungen aufzuweisen haben, liegt doch bei solch wichtigen Feststellungen vor allem der entscheidende Erfolg darin, daß die Eiweiß- und Fettzufuhr durch solche Kuren eine beträchtliche Einschränkung erhielt oder womöglich sogar durch Fastenkuren, wie sie damals noch üblich waren, für einige Zeit ganz ausgeschaltet wurden.

Man unterzog sich anstrengendem Teefasten oder auch nur einem Fasten mit reinem Quellwasser, dem man zu jener Zeit noch vertrauen konnte. Heute ist man fortschrittlicher eingestellt, so daß beim Fasten nicht mehr nur Wasser verwendet wird. Man hat den Heilwert der Vitalstoffe durch Früchte- und Gemüsesäfte kennengelernt und es als ratsamer erachtet, statt beim Fasten zu hungern, sich durch Saftkuren wertvolle Mineralbestandteile und Vitamine zuzuführen. Inzwischen muß der Körper, was Fett und Eiweiß anbetrifft, von seiner eigenen Substanz leben. Gerade in diesem Umstand liegt nun aber bereits ein entscheidender Heileffekt. Bei Rheuma, Arthritis, Krebs und sämtlichen anderen Zivilisationskrankheiten spielt dieses Vorgehen daher eine wesentliche Rolle. Es läßt sich dabei allerdings nicht ohne weiteres wissenschaftlich genau feststellen, ob die einzelne Frucht oder das Gemüse ausschlaggebend ist oder ob die Fastendiät als solche durch Zufuhr vitalstoffreicher flüssiger Nahrung zum Erfolg führte. Wichtig ist dabei, daß ein solcher überhaupt erlangt werden konnte.

Was demnach immer wieder als grundlegend zu gelten hat, das beruht in der Änderung unserer üblichen Mastdiät. Auch andere Diätmethoden, die ein Fasten einschließen, können ähnliche oder gleiche Erfolge erzielen. Ob eine Apfelkur in solchem Falle wegen ihres Phosphorgehaltes und ihrer Mineralstoffe eine ganz besondere Wirkung in sich birgt, ist zwar möglich, aber nicht ohne weiteres nachweisbar. Auf alle Fälle unterliegt eine solche Apfeldiät keinem Risiko, wie dies bei irgendwelchen chemischen oder halbchemischen Medikamenten immerhin befürchtet werden muß, wenn sie ihre Aufgabe erfüllen sollen, Cholesterin erfolgreich abzubauen. Es lohnt sich also ohne weiteres, den natürlichen Weg zur Hilfeleistung einzuschlagen.

Die Gemüsesaftkur bei Krebs und Leukämie

Warum bildet bei Naturvölkern die Erkrankung an Krebs und Leukämie in der Regel eine Ausnahme? Solange sich diese Völker basenüberschüssige und vitalstoffreiche Ernährung ohne jegliche Zivilisationskost zuführen können, werden sie das biologische Gleichgewicht nicht einbüßen. Gleichzeitig besteht bei ihnen auch noch der große Vorteil reichlicher Bewegungsmöglichkeit in frischer, unverdorbener Luft, was eine gründliche Atmung mit viel Sauerstoffzufuhr zur Folge hat. Das alles ist auch für uns maßgebend, damit wir uns im richtigen Sinne vorbeugend einzustellen vermögen. Ganz besonders dann, wenn in unserer Familie bereits Krebs- und Leukämiefälle vorgekommen sind, haben wir uns vorsichtig zu verhalten.

Wenn bereits eine Erbbelastung vorliegt, ist es unbedingt angebracht, eine Änderung in der Lebensweise vorzunehmen. Das heißt, die Zivilisationskost durch eine unentwertete Naturnahrung zu ersetzen. Nur mit einer ganz strengen, basenüberschüssigen und vitalstoffreichen Ernährung können wir das biologische Gleichgewicht unseres Körpers womöglich wiederherstellen und zu erhalten suchen. Wer krebsgefährdet ist, wer unter Leukämie leidet, demnach also einem sogenannten Blutkrebs erlegen ist, wie auch jenem, der sich von einer Krebsoperation zu erholen hat, ist dringend anzuraten, sich sehr eiweißarm zu ernähren, so daß als Vorbereitung zur eigentlichen Therapie, die eine sehr strenge Kur erfordert, pro Tag nie mehr als 20 g Eiweiß zulässig sind. Eine längere Gemüsesaftkur ermöglicht nachträglich dann gewissermaßen eine eiweißfreie Diät. Nur ist es dringend notwendig, daß der Therapeut oder beratende Arzt vor Beginn einer solchen Kur das Herz des Gefährdeten oder Erkrankten genau kontrolliert, muß dieses doch stark und gesund sein, um die empfohlene eiweißfreie Saftdiät durchhalten zu können.

Ob es sich bei einer solchen Kur um Frucht- oder Gemüsesäfte handelt, stets wird der Körper durch sie gezwungen, sich seine Aminosäuren von irgendwoher zu beschaffen. Laut Erfahrung holt er sich diese eher aus den Krebszellen als aus den noch gesunden Zellen. Das kann unter Umständen zur Folge haben, daß bei einer längeren eiweißfreien Diät von drei, womöglich sogar vier Wochen Dauer Krebsgewebe eingeschmolzen, demnach also absorbiert werden kann. Möglich ist dies, wenn der vitalstoffreiche, basenüberschüssige Saft dermaßen gegen das Krebsgewebe vorgeht, daß es sogar in schweren, teils hoffnungslosen Fällen den heftigen Angriffen nicht standhalten kann. Dies hat oft schon zu überraschenden Erfolgen geführt. Die zusätzliche Einnahme anticancerogen wirkender Pflanzenpräparate ist in solchem Falle äußerst günstig, weshalb Pestwurz, Mistel, Knoblauch, Meerrettich oder irgendeine germaniumhaltige Pflanze zu empfehlen ist. Auch die wilde Schwarzwurzel, bekannt als Symphytum, kann sich hierbei als nützlich erweisen.

Zusätzliche Ratschläge

Es ist nicht immer angebracht, eine Gemüsesaftkur auf drei oder vier Wochen auszudehnen, weil man den Erfolg rascher erlangen möchte. Viel besser wirkt es sich aus, die Saftkur während einer Woche durchzuführen und anschließend eine eiweißarme Naturkostdiät einzuhalten, während man nachträglich nochmals zur Saftwoche übergeht. Wer sich zu einer längeren Kur entschließt, sollte dies nur unter Überwachung eines geschickten Therapeuten wagen. Vorzüglich eignet sich hierzu auch ein Arzt, der mit Ganzheitsmedizin und Naturheilverfahren vertraut ist. Der Saftfastenkur muß eine gründliche Reinigung des Darmes vorangehen. Man kann hierzu Psylliumsamen verwenden, auch ein Leinsamenpräparat wie Linoforce leistet gute Dienste. Manchmal ist es angebracht, die Reinigung durch Edelkleie zu unterstützen. Erfolgreicher ist es, während des Saftfasttages die vorgeschriebene Saftmenge tagsüber schluckweise zu trinken, statt jeweils ein größeres Quantum auf einmal. Tritt anfangs womöglich Sodbrennen auf, dann kann man diese Störung sofort mit Holzasche neutralisieren. Man verwendet hierzu am besten Birkenasche, indem man auf ein Glas Wasser einen Teelöffel voll dieser Asche einnimmt.

Vor Jahren war es hauptsächlich in den Vereinigten Staaten wie auch in Südafrika üblich, bei Krebs Traubensaftkuren durchzuführen. Man hörte in jener Zeit diesbezüglich über hervorragende Erfolge, die erstaunlicherweise erzielt werden konnten. Leider empfiehlt sich dies heute weniger, weil das Spritzen der Trauben zur Gewohnheit geworden ist. Dadurch wurde auch die Güte des Traubensaftes durch zuviel Kupfer oder Chemikalien beeinträchtigt. Ungespritzte Trauben aber ergeben nach wie vor einen vorzüglichen, einwandfreien Saft zur Durchführung von Traubensaftkuren.

Der Vorzug der Gemüsesaftkuren

Da zu Gemüsesaftkuren stets biologisch gezogenes Gemüse Verwendung finden sollte, entfällt das Risiko einer Gefahr. Im Kampf gegen die Zivilisationskrankheiten von heute ist A. Vogels Gemüsesaftmischung aus Randen, Karotten und Sauerkraut, milchsäurevergoren, zur Erlangung hervorragender Erfolge besonders empfehlenswert. Dies gilt, wie soeben erklärt, je nach den Umständen selbst bei Krebs und sogar auch bei Leukämie, dem unheimlichen Blutkrebs, obwohl eine Beeinflussung dieser beiden sehr gefürchteten Krankheiten nicht leicht zu erreichen ist. Es erfordert stetige Wachsamkeit und aufmerksame Berücksichtigung des jeweiligen Zustandes.

Fastenkuren – eine Hilfe bei Zivilisationsschäden

Nach dem Bericht betagter Leute lebte man vor dem Ersten Weltkrieg noch viel natürlicher und demnach auch gesünder als heute. Wenn die Statistiken jener Zeit stimmen, dann starb damals in den Zivilisationsländern jeder dreißigste Bewohner an Krebs oder einem Herzinfarkt. Heute trifft dies jedoch bereits schon auf jeden vierten Menschen zu. Dieser Unterschied beruhte vor allem auf der Änderung von Ernährungsgewohnheiten, denn die meist einfachen Bedürfnisse früherer Zeiten mußten erhöhten Forderungen weichen. Dadurch stieg der Verbrauch von Eiweißnahrung und entwerteten Kohlehydraten wesentlich. Das traf hauptsächlich auf die Weißzuckersüßigkeiten und Weißmehlprodukte zu. Verglich man mit diesen Umständen die bescheidenen Ansprüche jener Naturvölker, die mit der Zivilisationsnahrung noch nicht in Berührung gekommen waren, dann ließ sich feststellen, daß diese deshalb auch von den Gefahren und Unannehmlichkeiten unserer Zivilisationskrankheiten in der Regel verschont geblieben sind. Sie kannten somit weder Rheuma noch Arthritis, weder Arterienverkalkung mit hohem Blutdruck noch Krebs. Diese schlimmen Erscheinungen traten erst dann auf, wenn die ursprüngliche Ernährungsweise immer mehr der Zivilisationsnahrung weichen mußte. Solange die natürlich lebenden Völker jedoch täglich nur eine geringe Eiweißmenge einnahmen, etwa die Hälfte oder auch nur ein Drittel der gesteigerten Bedürfnisse unserer Länder, konnten sie ihren Gesundheitszustand im biologischen Gleichgewicht halten. Diese Feststellung beeindruckte mich jeweils ganz besonders, und schon bald nach dem Jahre 1920 veröffentlichte ich eine nun schon längst vergriffene Broschüre über meine Erfahrungen der damaligen Zeit. Dieser Herausgabe folgte im Jahre 1935 mein erstes Ernährungsbuch: »Die Nahrung als Heilfaktor«. Mir leuchtete ein, daß entwertete Nahrungsmittel Mangelerscheinungen zur Folge haben mußten und ernstliche Krankheitsmöglichkeiten heraufbeschwören konnten. Warum diese Schwierigkeiten durch eine vollwertige Naturkost nicht zu umgehen suchen?

Die Nahrung, wie sie uns die Natur zu unserem Nutzen in ihrem vollen Werte darreicht, hilft nicht nur, Schädigungen zu umgehen, sondern kann auch dazu beitragen, sie wieder zu beheben.

Da die Weltgesundheitsorganisation zuerst die Ansicht vertrat, daß für uns täglich eine ziemlich hohe Eiweißmenge notwendig sei, folgte die Allgemeinheit diesem Rat, und da die Berechnung nicht stimmte, wirkte er sich gesundheitlich zum Schaden aus. Später änderte die erwähnte Organisation infolge gewisser Erfahrungen dann ihren Standpunkt und empfahl zur täglichen Einnahme nur noch 0,7 g Eiweiß pro kg Körpergewicht. In letzter Zeit erfuhr jedoch auch diese Empfehlung eine weitere Verminderung, ging man doch auf 0,5 g zurück. Für jemanden, der 100 kg schwer ist, würde dies eine Einnahme von 50 g Eiweiß pro Tag ausmachen. Bei einem Durchschnittsgewicht von 60–70 kg ergäbe das ungefähr eine tägliche Eiweißeinnahme von 30–35 g.

Fastenkuren als Abhilfe

Da man den Ernährungsfragen immer mehr Aufmerksamkeit schenkte, war man auch bemüht, nach Abhilfe bei entstandenen Schädigungen zu suchen. Im Bestreben, die Körpersäfte zu erneuern, kam man auf den Gedanken, sich durch Fastenkuren zu behelfen. Einige Zeit zuvor hatte man Schrotkuren durchgeführt in der Annahme, es sei günstiger, nur mit fester Nahrung ohne Flüssigkeit zu leben. Da man aber feststellen mußte, daß dadurch viele gefährliche Nebenwirkungen ausgelöst werden konnten, unterließ man diese Kuren und fastete zuerst mit nur geringer Flüssigkeitsmenge. Man fing dann auch an, sich reinigender Teesorten zu bedienen, und zwar ohne Zuckerbeigabe. Man süßte höchstens leicht mit etwas Honig. Auch einwandfreies Quellwasser verwendete man sowie kohlensäurearmes oder noch besser kohlensäurefreies Mineralwasser. Mit 1–1½ oder 2 Litern klarem Quellwasser begann der Körper, sich jeweils zu reinigen. Es war ja auch der Zweck dieser Fastenkuren, sich für längere Zeit der Eiweiß- und Stärkenahrung enthalten zu können. Das hatte den Vorteil, daß der Darm dadurch entlastet wurde, was vor allem der Nieren- und Lebertätigkeit die Möglichkeit bot, den Körper richtig durchzuspülen und ihn besonders von Stoffwechselgiften zu befreien. Würde man die Norm der zuvor erwähnten verminderten Eiweißmenge allgemein entschieden beachten und daran festhalten, dann könnten die Zivilisationskrankheiten dadurch bestimmt beträchtlich zurückgehen. Dies würde sich unfehlbar erfolgreicher auswirken als die Einnahme der verschiedensten Medikamente und die Durchführung all der empfohlenen Kuren und Therapien zur Bekämpfung entstandener Schädigungen.

Der Hinweis auf die Fastenkuren mit Tee, Quell- oder Mineralwasser bedarf genügender Reserven, denn es handelt sich dabei gewissermaßen um ein Hungerfasten, da der Fastende von seinem eigenen Eiweiß lebt. Es entsteht sogar im Blut eine gewisse Übersäuerung, da sich interessanterweise dessen pH-Wert verän-

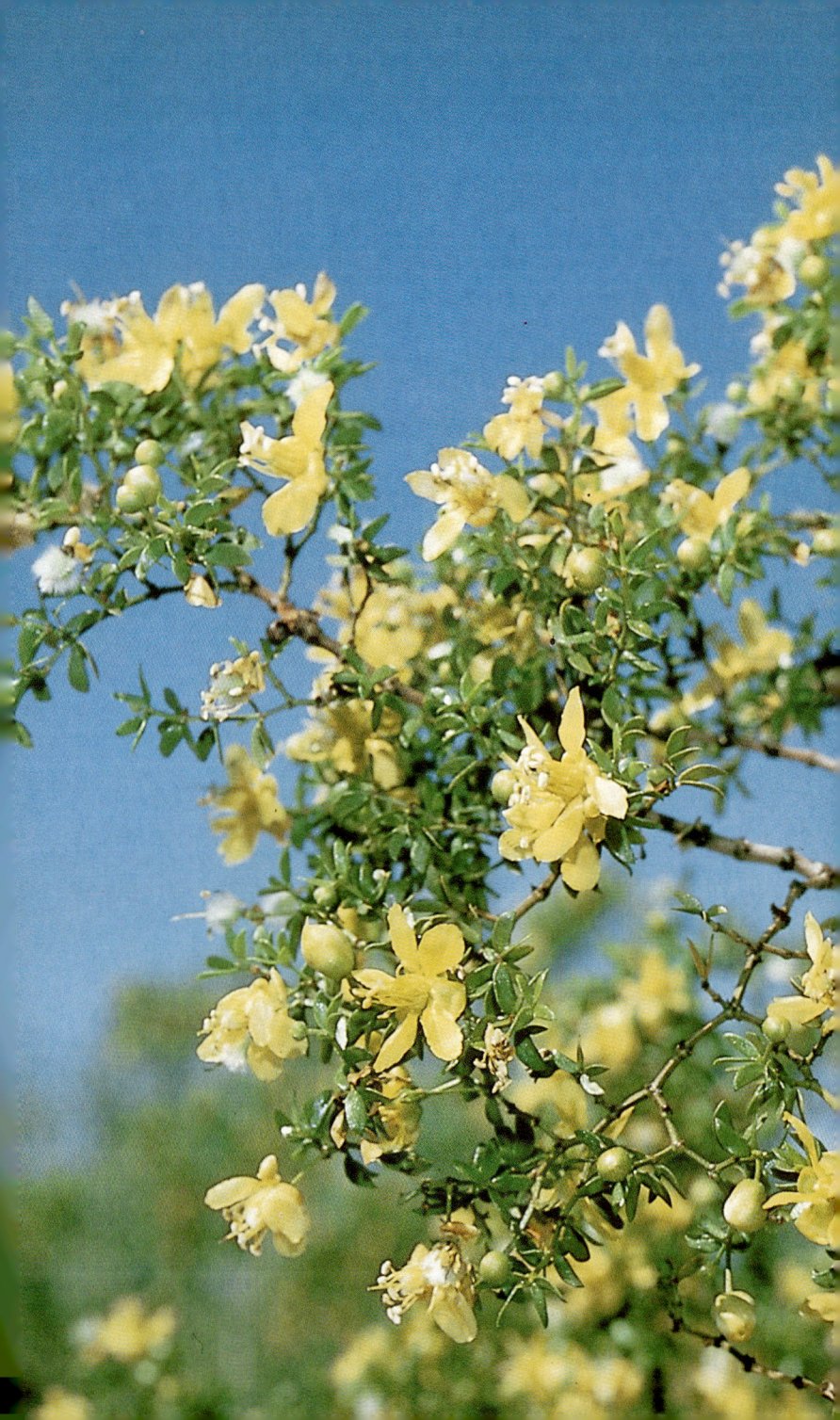

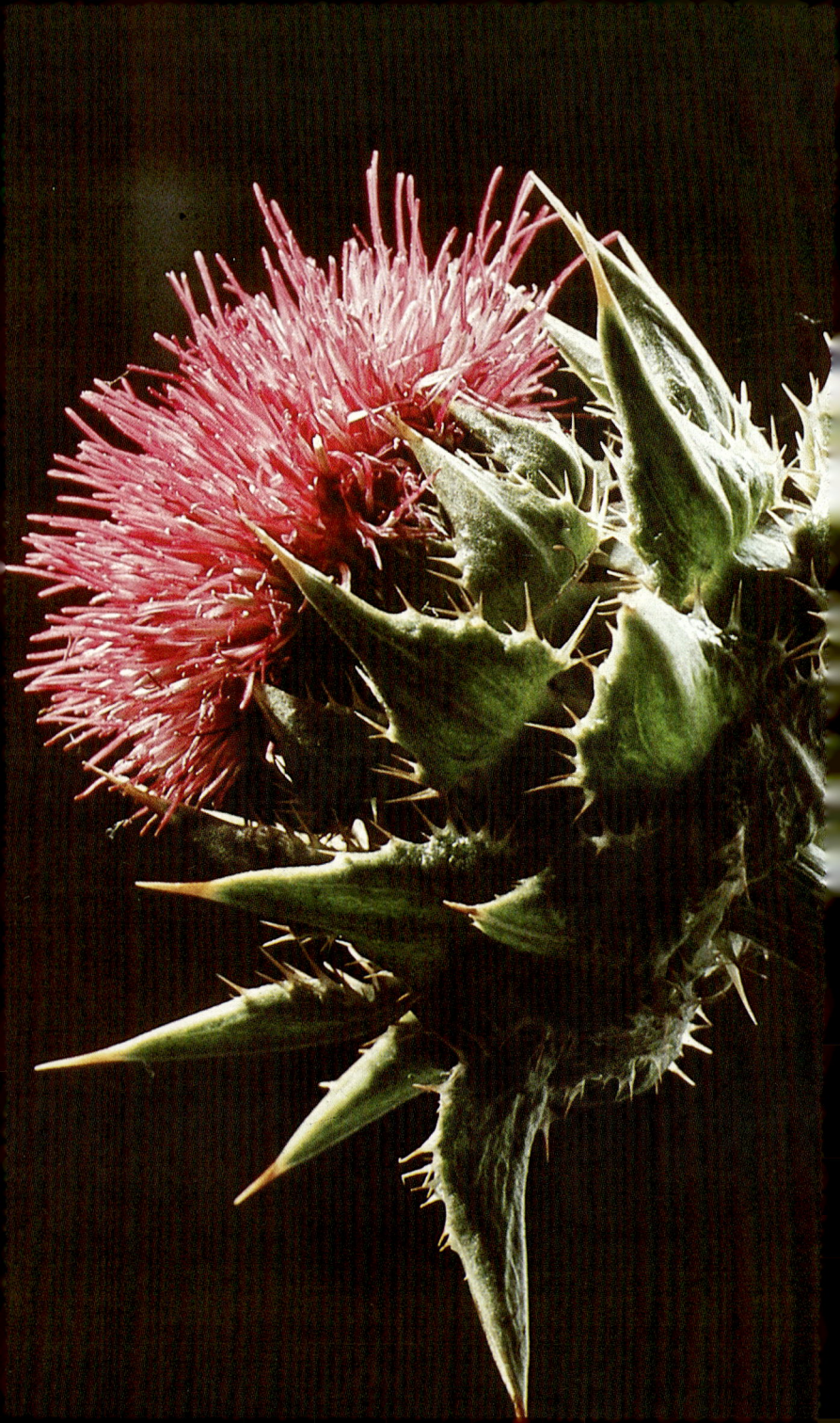

dert. Will man eine solche Fastenkur über eine längere Zeit ausdehnen, dann muß nebst den entsprechenden Reserven auch die seelische Einstellung im Einklang damit sein, weil sie sich sonst nachteilig auswirken könnte.

Saftkuren

Weniger belastend verläuft eine Fastenkur mit Frucht- oder Gemüsesäften. Diese umgeht das starke Hungern und führt leichter zu der angestrebten Reinigung der Körpersäfte. Gute Erfolge beobachtete ich in Südafrika mit Fastenkuren aus frischgepreßtem Traubensaft. Allerdings darf es sich dabei nur um ungespritzte Früchte handeln, damit man die Aufnahme von Kupfervitriol und chemischen Rückständen anderer Art umgehen kann. Wenn bei Fastenkuren die Säfte nicht einwandfrei sind, so daß durch sie neue Gifte in den Körper gelangen, dann verfehlt die Saftkur ihren Zweck. Will man im Körper angesammelte Gifte binden, um sie auszuschwemmen, dann benötigt man hierzu unbedingt einwandfreie, biologisch gewonnene Säfte.

Da auch die Gemüsesäfte aus biologisch einwandfreien Gemüsen gewonnen werden müssen, tritt eine weitere Forderung zutage, denn die Ackererde, die zur Verfügung steht, darf auf keinen Fall einer chemischen Massivdüngung unterworfen worden sein, weil dadurch die günstigen Bodenwerte früherer Zeiten Einbuße erleiden. Die Folge einer solchen Düngung ist, daß sich die Zahl der Mikroorganismen verringert, auch wird die Bakterienflora dadurch empfindlich beeinträchtigt, was eine schädigende Gleichgewichtsstörung im Boden hervorruft. Ein Boden, der mit chemischen Stoffen, mit Nitraten, Phosphaten und Stickstoffkombinationen, übersättigt wurde, ist entschieden krank. Wie aber soll aus einem Erdboden, der selbst der Gesundheit mangelt, gesundes Gemüse hervorgehen können? Unter solchen Umständen können keine hochwertigen Erzeugnisse entstehen. Sehr belastend wirken sich auch chlorierte Kohlenwasserstoffe, DDT, Aldrin und andere gefährliche Einflüsse aus.

All die vielen Nachteile, die durch die Umweltverschmutzung unserer Zeit auf uns einstürmen, sorgen für die Zunahme der Krebssterblichkeit und des Gefäßtodes. Damit verbunden sind

Mariendistel *(Silybum marianum)*

auch die seelischen Belastungen durch vermehrten Streß und stetige Eile nebst anderen ungünstigen Umständen. Wenn auch Saftkuren Wunder wirken können, weil sie die Körpersäfte zu reinigen und zu erneuern vermögen, so ist doch stets daran zu denken, daß durch die ungünstigen Umstände unserer Tage unserer Gesundheit viel Schaden zugefügt wird. Wir müssen daher immer vorsichtig vorgehen und uns nicht mehr zumuten, als wir in einem bereits geschwächten Zustand durchzuhalten vermögen. Wenn wir herzleidend sind, dürfen wir uns nicht ohne weiteres einer Kur unterziehen. Bei Säftekuren müssen unbedingt genügend Reserven vorhanden sein. Es ist nicht gesagt, daß das leidende Herz einer solchen Belastung gewachsen ist, weshalb der behandelnde Arzt mit großer Vorsicht vorgehen sollte.

Schonung unserer Körperzellen

Zwar sind unsere Zellen wunderbar eingerichtet. Jede einzelne im Zellstaat ist ziemlich autonom, also selbständig. In gesundem Zustand ist sie im Besitz eines eigenen Zellstoffwechsels sowie der erstaunlichen Einrichtung einer inneren Regenerationsmethodik. Man könnte diese Vorteile gewissermaßen mit einem Computersystem vergleichen, und zwar mit einem solchen, das aus des Schöpfers Hand hervorging. Allerdings wird dieses von uns Menschen nur zum kleinsten Teil verstanden. Seine Vorzüglichkeit ist aber stets bereit, sich zu wehren, um Schadhaftes regenerieren zu können. Dadurch leisten die Millionen, ja Milliarden von Zellen dem Zellstaat die besten Dienste. Die Zelle kann sich jahrelang gegen ungünstige Umstände wehren. Es gelingt ihr durch die Unterstützung der Lymphe sowie der zur Verfügung stehenden Enzyme, sich die besten Nährstoffe aus dem Blut anzueignen. Wenn nun aber mit der Zeit das, was sie dringend benötigt, nicht mehr zur Verfügung steht, dann wird sie allmählich den Rank nicht mehr finden. Sie gleicht dann einem Geschäftsmann, der infolge einer mißlichen Lage in die roten Zahlen geraten ist und dem Konkurs nicht mehr entgehen kann. Der Konkurs der Zelle ist allerdings weit tragischer zu bewerten, muß er doch als Krebs bezeichnet werden. Die Zelle wird in solchem Falle gezwungen, ihre normale Funktion einzustellen. Da sie der Vergiftung nicht mehr standhalten kann, wird sie asozial und beginnt sozusagen, verrückt zu spielen, gleich einem, der den Verstand verloren hat. Sie wird zur kranken Riesenzelle, der man auf alle Arten erfolgreich begegnen möchte. Säftekuren haben sich in dem Falle schon oft günstig ausgewirkt, aber sie sollten nicht blindlings vorgenommen werden.

Eine wichtige Kurregel fordert, daß ihre Durchführung durch den körperlichen Zustand bedingt sein sollte. Das beachtete ich einmal nicht, als ich eine Karottensaftkur durchführte, ohne diese nötig zu haben. Ich nahm täglich einen halben Liter frischgepreßten Karottensaft zu mir, oft auch mehr. Das geschah 14 Tage lang, und die Reaktion war sonderbar. Ich wurde gelb wie bei einer Gelbsucht. Ein bekannter Hämatologe aus Innsbruck, den ich zufällig besuchte, wunderte sich über den Überschuß an Karotin in meiner Haut sehr. Eine Untersuchung ergab, daß ich mehr als 100% Hämoglobin in meinem Blute hatte. Das wirkte sich wie ein sonderbares Feuer aus, wie wenn ein hohes Fieber in mir brennen würde. Doch es konnte kein solches festgestellt werden. Ich beendete die Kur, und nach 14 Tagen war die Störung abgeklungen.

Diese Erfahrung ließ mich vorsichtiger werden, so daß mir meine weiteren Versuche nicht mehr die gleichen Streiche spielen konnten. Eine Mischung von 30% Karottensaft mit 60% Randensaft nebst ungefähr 10% Kabissaft wirkte sich sehr gut bei mir aus. Bei einer Dysbakterie ist der milchsäurehaltige Sauerkrautsaft vorzüglich, und zwar zur Hälfte verdünnt mit Quellwasser oder kohlensäurefreiem Mineralwasser. Für den Darm ist die Milchsäure in solchem Falle ein vorzüglicher Heilfaktor. Säfte, die man mit Milchsäure vergären läßt, greifen weniger stark an als frischgepreßte Säfte. Man kann in solchem Falle mindestens bis zu einem Drittel mehr von diesen milchsäurevergorenen Säften trinken, als wenn man frische Preßsäfte verwendet, die man im eigenen Haushalt selbst zubereitet hat. Je nach den Erfahrungen, die man bei gewissen Versuchen sammelt, heißt es die richtigen Schlußfolgerungen ziehen.

Es ist auch vorteilhaft, sich allmählich an Saftkuren zu gewöhnen, indem man zuerst nur jede Woche einen einzelnen Safttag vorsieht. Verläuft dieser störungsfrei und erfolgreich, dann kann man wöchentlich auch zwei und später sogar drei Safttage einschalten. Mit der Zeit mag sich der Fastende an solche Safttage so gut gewöhnt haben, daß er sie auf 14 Tage ausdehnen kann. Er muß dabei nur stets um die Aufnahme von genügend Sauerstoff besorgt sein.

Traubensaftkuren erweisen sich selbst bei schwierigen Krebsfällen als vorteilhaft, weil die Körpersäfte dadurch wesentlich erneuert werden können. Ein vertrauenswürdiger, biologisch eingestellter Arzt sollte bei einer Saftkur die Kontrolle übernehmen, während der Patient seinerseits sorgfältig über sein Befinden wachen muß. Herz, Blutdruck und andere Gefahrenmöglichkeiten sollte der Arzt stets sorgfältig kontrollieren, damit sich die Kur unter allen Umständen als nützlich erweisen kann. Die vorzüglichsten Erfahrungen zur Bekämpfung von Zivilisationskrankheiten, vor allem auch bei Krebs, zeitigte folgende Mischung milchsäurevergorener Säfte, nämlich aus 60% Randensaft (Rote Bete), 30% Karottensaft und 10% Sauerkrautsaft.

Krebsheilungen durch Saftkuren?

Vor Jahren lernte ich in Kalifornien einen Arzt kennen, der mir mit viel Begeisterung von seinem Erfolg durch Saftkuren berichten konnte. Mehr oder weniger handelte es sich dabei um Fruchtsäfte, mehr aber noch um Gemüsesäfte. Er erlebte dadurch Heilerfolge bei Rheuma, Gicht, ja sogar bei Krebs. Ich war sehr beeindruckt durch die Erfolge dieses älteren, erfahrenen Arztes, und ich hatte nicht den Eindruck, daß er fanatisch auf einer einseitigen Theorie beharrte, sondern seine guten Ergebnisse durch viel Erfahrung und eine lange Praxis zustande brachte. Später traf ich in Mexiko Ärzte, die mit Trauben- und Traubensaftkuren schwere Fälle von Zivilisationskrankheiten, vor allem von Krebs, zu heilen vermochten. Damals hätte ich den Mut nicht aufgebracht, einem Krebskranken eine ausschließliche Saftkur zu empfehlen. Dann hörte ich in Südafrika von einer Bekannten, die mit sehr gutem Erfolg eine Traubensaftkur durchgeführt hatte. Ihrem Wunsch gemäß suchte ich sie auf, denn ich wußte, daß ihr die Ärzte nur noch eine kurze Lebenszeit in Aussicht gestellt hatten, aber diese Zeitspanne war bereits vergangen. Statt einer schwerkranken oder gar sterbenden Frau traf ich zu meinem nicht geringen Erstaunen eine Patientin an, die frisch und fröhlich war, obwohl sie eine schwere Operation mit künstlichem Darmausgang hinter sich hatte. Schon etliche Wochen lebte sie nur noch von frischen Trauben, die allerdings biologisch gezogen worden waren. Zwei Kilo reichten ihr für den Tag aus. Sie aß sie genüßlich im Laufe dieser Zeit, entfernte jedoch Haut und Kerne. Die Gewichtsabnahme war unwesentlich und das Allgemeinbefinden über Erwarten gut.

Ich erklärte ihr dann, daß sie langsam wieder zu einer normalen Rohkostnahrung übergehen müßte, auch daß sie nach und nach wieder etwas Eiweißnahrung benötige. Ganz ohne Eiweiß kann man einige Wochen leben, aber auf die Dauer würde dies zu einem zu großen Gewichtsverlust führen. Aber gerade in der völlig eiweiß- und fettfreien Nahrung scheint der Erfolg dieser Kur zu liegen.

Ein Naturheilkundiger, der Krebs nur mit Saftkuren behandelt, erzählte einem meiner Freunde, er bezwecke damit, die Krebszelle auszuhungern. Ich mußte in diesem Zusammenhang an Professor Zabel und Professor Lampert denken, die mit Hilfe ihrer Überwärmungstherapie erfahren hatten, daß die Krebszelle auf Hitze viel empfindlicher reagiert als die gesunde Zelle. Die Erfahrung eines anderen Professors zeigte, daß bei Fieber von 40,5 Grad Celsius an die Krebszelle abzusterben beginnt, so daß Patienten, die einige Tage Fieber von 40,5 bis 41,5 Grad durchzuhalten vermochten, die Krebszellen überwunden hatten.

Bei Bestrahlungen soll eine ähnliche Wirkung zustande kommen, fanden doch Strahlentherapeuten heraus, daß die Krebszelle weniger starke Strahlendosen verträgt als die gesunde Zelle, handle es sich dabei um Röntgen-, Radium- oder ähnliche starke Strahleneffekte. Allerdings ist jeder andere Angriff auf die Krebszelle weniger riskant und gefährlich als die Bestrahlung, ist doch die genaue Dosierung und Konzentrierung des Strahlenbündels auf den Herd ein Problem, das technisch nicht so leicht zu lösen ist. Auch die Bedienung solcher Apparate ist mehr eine Routinearbeit, die der persönlichen Empfindlichkeit des Patienten nicht so leicht angepaßt werden kann. Die vielen Bestrahlungsschäden, die oft einen tragischen Ausgang zur Folge haben, sprechen für sich. Was meine Wahl anbetrifft, würde ich in einem hoffnungslosen Krebsfall einer Saftdiätkur den Vorrang einräumen. Diese Lösung ist für die Patienten angenehmer, weil weniger qualvoll. Wenn doch keine Hoffnung mehr besteht, ist eine Säftekur naheliegend, denn unnötige chirurgische Eingriffe und teure Chemotherapeutika erschweren die letzten Stunden nur, die der Patient noch zu leben hat oder gestalten sie gar unerträglich.

Vitamine und Nährsalze

Die günstige Wirkung einer Saftdiätkur mag darin liegen, daß die Fruchtsäfte viele Vitamine und Nährsalze enthalten. Diese verschaffen dem Körper die Möglichkeit, Zellgifte zu binden und vielleicht auch auszuscheiden. Da die Leber bei solch einer Kur nicht durch Eiweiß und Fette in Anspruch genommen wird, kann sie zudem voll aktiv zur Regeneration und Heilung beitragen. Flüssige Nahrung in Saftform belastet die Verdauungsorgane nicht. Auch weisen diese Säfte einen Basenüberschuß auf, was nicht nur Säuren binden, sondern auch den pH-Wert im Blut günstig beeinflussen kann. Zusätzlich zur Saftdiätkur können auch pflanzliche Heilmittel eingesetzt werden. Es handelt sich dabei um Pestwurz, Mistel, den Kreosotbuschtee, um Aprikosenkerne und anderes mehr.

Wird eine Geschwulst durch Operation entfernt, dann kann die Saftdiätkur sich immer noch günstig auswirken, da sie die Gefahr der Tochtergeschwülste, bekannt als Metastasen, zu bannen vermag. Auf jeden Fall sollte man solch einfachen, natürlichen Methoden viel mehr Beachtung und Aufmerksamkeit schenken, besonders, was den Krebs anbetrifft, kann dieser doch als rücksichtsloser Mörder bezeichnet werden. Es besteht nun noch die Frage der Säfteauswahl. Was die Früchte anbetrifft, haben sich eindeutig die Trauben bewährt. Auch Grapefruit und Heidelbeeren sind empfehlenswert. Sie werden zur Hälfte mit einwandfreiem Quellwasser oder mit kohlensäurefreiem Mineralwasser verdünnt. Auch Apfelsaft eignet sich abwechslungsweise, während Birnensaft die Nieren etwas zu stark anregen kann.

Wenden wir uns nun den Gemüsesäften zu, dann müssen wir vor allem den Randensaft empfehlen, doch ebenso auch den Karottensaft. Will man zusätzlich noch andere Gemüsesäfte zugeben, dann sollte dies nur in kleinen Mengen von 5 bis 10 Prozent geschehen. Gurken- und Rettichsaft werden eine spezifisch starke Wirkung auf die Leber ausüben, und es wird je nach den Umständen fraglich sein, ob dies vorteilhaft sein kann oder nicht. Verwenden wir Tomatensaft, dann darf dieser nur von vollreifen Früchten stammen. Greifen wir gar zur Kresse und zum Brennesselsaft, dann sollte dies nur in ein- bis zweiprozentiger Zugabe geschehen, da sie womöglich zu stark wirken. Beobachten wir daher gut, denn wir wollen ja eine günstige Wirkung erlangen, und noch immer gilt die Regel, daß milde Reize anregen, während starke zerstören können. Das Saftpressen bringt große Mühe mit sich, auch sind nur einwandfreie frische Gemüse mit vollem Wert zulässig. Kann man dem nicht entsprechen, dann greift man mit Vorteil zu den milchsauren Gemüsesäften.

Auch für solche, die noch nicht erkrankt sind, gilt ein wöchentlicher Saftdiättag in vorbeugendem Sinne als empfehlenswerte Maßnahme.

Nahrungsgifte, Umwelteinflüsse
und Radioaktivität

Krebserregende Stoffe in unserer Nahrung

Immer wieder erscheinen in der Tagespresse Artikel, die auf krebserregende Stoffe hinweisen. Oft werden schwerverständliche Abhandlungen geschrieben über irgendwelche Stoffe, die in unserer täglichen Nahrung enthalten sind, die cancerogen oder krebserregend wirken sollen. Wir können die Kartoffel als Beispiel nehmen, sie enthält Solanin. Sicherlich ist Solanin ein Gift. Wenn man nun mit diesem Solanin an Ratten und Mäusen Versuche anstellt, ist es nicht ausgeschlossen, daß man Geschwülste verursachen kann. In jedem Nahrungsmittel, das bei uns auf den Tisch kommt, ist irgendein Stoff enthalten, den man als Gift bezeichnen könnte, sei es Theobromin in der Schokolade oder Koffein im Kaffee. Wenn wir so wollen, dann finden wir in jedem Nahrungsmittel, in jedem Gemüse, im Getreide, in Samen, praktisch überall irgendeine Verbindung, die in konzentrierter Form schädlich, ja sogar krebserregend sein könnte. Nehmen wir diesen Stoff in einem normalen Quantum zu uns, wie es in der täglichen Vollnahrung geschieht, dann entsteht weder für Mensch noch Tier irgendein Nachteil. Wir wissen, daß wir mit rohem Kartoffelsaft die Magenschleimhäute gut pflegen und damit oft Magengeschwüre zum Ausheilen bringen können. Während eine konzentrierte Menge von den in der Kartoffel enthaltenen Solaninen in einem Tierversuch bestimmt Schaden anrichten kann.

Sind Randen (Rote Bete) schädlich?

Auch wegen der Randen wurde ein großes Geschrei gemacht, weil sie angeblich schädliche Nitrate enthalten. Nimmt man aber die Randen als Ganzes, in einer normalen Menge zu sich, dann sind sämtliche Stoffe für unseren Körper nicht nur zuträglich, sondern sogar heilwirkend. Warum soll nun das breite Publikum durch solche Artikel verunsichert werden, die von einem einseitigen Versuch oder von einem konzentrierten Stoff ausgehen, wie dieser in der oder jener Form auf die Gesundheit nachteilig wirken kann. Es macht fast den Eindruck, man wolle von den großen, gesundheitsschädigenden Faktoren wie das Rauchen, die Umweltgifte, Drogen und Chemikalien, ablenken. Diese großen Schädigungen können das biologische Gleichgewicht im Körper stören. Von diesen redet man nicht so viel. Aber irgendwelche Spuren von Gehaltsstoffen in einem Nahrungsmittel, die in den Proportionen, in denen sie vorkommen, absolut keine gesundheitsschädigende Wirkung haben, werden hochgespielt. Gewöhnlich isoliert man irgendeine chemische Verbindung, konzentriert sie, macht damit Tierversuche und läßt dann ein großes Zeter und Mordio über die schädigenden Folgen los.

Wenn wir die Nahrungsmittel verwenden, wie sie aus dem Boden und vom Acker geerntet werden – wenn möglich aus biologischem Anbau – in der Menge, die wir benötigen, um unsere normalen Lebensfunktionen aufrecht zu erhalten, dann sollten wir uns nicht beunruhigen lassen durch solche pseudo-wissenschaftliche Artikel, die von ganz falschen Voraussetzungen ausgehen.

Dadurch kommen solche Nahrungsmittel in den Verruf, krebserregend zu sein, weil es, in einer tausendfachen Konzentration, eine Geschwulst im Tierversuch auslöste. Das sonst harmlose und wertvolle Nahrungsmittel wird verschrien und gemieden. Wir sollten uns in dieser Hinsicht an den Grundsatz von Professor Kollath halten, der uns eindringlich eingeschärft hat: »Laßt die Natur so natürlich wie möglich sein.« Er meinte, daß wir alles so gebrauchen sollen, wie es uns die Natur zur Verfügung stellt, ohne zu raffinieren, zu bleichen, zu färben und zu verändern. In jedem vernünftigen Haushalt wird es in dieser Form so gemacht. Wir sollten uns vom gesunden Menschenverstand leiten und uns nicht durch irreführende, beunruhigende Zeitungsartikel beeinflussen lassen.

Der Blausäuregehalt in Leinsamen-Präparaten

Es ist eine Tatsache, daß Leinsamen eine gewisse Menge Blausäure enthält, genau wie diese auch in bitteren Mandeln, Aprikosenkernen und verschiedenen anderen Steinobstsorten vorkommt. Von einem Patienten aus Zürich kommt nun die Anfrage, ob es nicht ratsam wäre, gerade wegen des Gehalts an Blausäure sich von Zeit zu Zeit von Leinsamen auf Flohsamen, Psyllium, umzustellen, weil Flohsamen absolut keine Blausäure enthält. Dazu kann folgendes gesagt werden: Sehr ungünstig könnte gemahlener Leinsamen wirken, wenn er längere Zeit lagert. Frisch gemahlen ist die therapeutische Wirkung noch etwas stärker als beim ungemahlenen Leinsamen. Aber der Abbau des Öles, also der Fettstoffe, die ziemlich schnell ins Ranzige übergehen, könnte sich zusammen mit der Blausäure unangenehm auswirken. Deshalb ist es nicht ratsam, gemahlene Leinsamen-Präparate einzunehmen, die schon gelagert, beziehungsweise nicht ganz frisch sind. Leinsamen-Präparate, die das ganze Korn enthalten und die nur mit gewissen pflanzlichen Extrakten überzogen sind – zur Verstärkung des Wirkungseffektes, wie dies auch bei Linoforce der Fall ist – solche Mittel sind empfehlenswert. Und trotzdem ist der Vorschlag von diesem Patienten aus Zürich nicht von der Hand zu weisen, daß es unter Umständen vorzuziehen ist, nach einiger Zeit, das heißt nach wochenlanger Einnahme, vorübergehend einmal mit Flohsamen abzuwechseln. Nach etwa vier Wochen könnte man dann wieder auf Leinsamen zurückgreifen. Diese Blausäure, die in Leinsamen oder in bitteren Mandeln vorhanden ist, wirkt sich weniger nachteilig für unseren Körper aus, weil sie organisch gebunden ist. Zudem darf man nicht vergessen, daß gerade die Blausäure eine gewisse anticancerogene Wirkung, das heißt Antikrebswirkung, ausübt. In Präparaten aus bitteren Mandeln, Aprikosenkernen, die vor allem von amerikanischen Kollegen als Diäthilfe bei Krebspatienten verwendet werden, hat sich Blausäure als anticancerogen wirkendes Mittel in kleineren Mengen sehr vorteilhaft und nützlich erwiesen.

Man sollte mit pflanzlichen Giften nicht zu ängstlich sein. Wir müssen immer wieder an den Leitsatz von Paracelsus denken: »Alles ist Gift, es kommt nur auf die Menge an.« Alle pflanzlichen Gifte können in einer niedrigen Dosierung gerade das Gegenteil von dem bewirken, was sie in massiven Dosen auslösen. Da muß man wieder an den Grundsatz von Dr. Hahnemann denken: »Kleine Reize regen an, und große Reize stören oder zerstören.«

Wir haben als Knaben die Zwetschgensteine oder Aprikosenkerne immer aufgeschlagen und die Kerne, die sehr aromatisch waren, gegessen. Natürlich in bescheidenen Mengen. Bestimmt hat keiner von uns dadurch einen Nachteil davongetragen. Es ist sicher kein Grund vorhanden, ein gutes Leinsamen-Präparat – vor allem, wenn der ganze Leinsamen verwendet wird – deshalb beiseite zu lassen, denn die in zivilisierten Ländern noch immer oft auftretende Verstopfung muß mit natürlichen Produkten bekämpft werden, da sie vor allem im Alter unvorstellbaren Schaden anrichten kann.

Gift in der Nahrung

Im Jahre 1925 veröffentlichte ich eine Broschüre zu eben diesem Thema. Was wir damals darüber wußten, war schon viel, aber mit unseren Erfahrungen von heute ist es keineswegs zu vergleichen. Kürzlich entdeckte ich zufällig auf einer Zitrone, die ich im Begriffe war auszupressen, kleingedruckt einen Vermerk, daß diese Frucht mit einem Gift äußerlich behandelt worden sei, weshalb man die Schale nicht verwenden dürfe. Von vielen älteren Kochrezepten her ist man indes gewohnt, geraspelte Zitronenschalen zur Verbesserung des Geschmackes mitzugebrauchen. Dieser Rat wird erteilt, weil das schmackhafte Zitronenöl in der Schale enthalten ist. Nicht alle Hausfrauen sind vorsichtig genug, um solche Vermerke zu beachten, wenn sie die Nahrung für ihre Familie zubereiten. Unser Augenmerk sollte also künftig unbedingt auf dergleichen Hinweise gerichtet sein, weil man sich sonst nicht wundern muß, wenn Kinder über Bauchweh klagen oder wenn sie Übelkeit verspüren und Brechdurchfall bekommen. Das alles sind die Folgen solch unbeachteter Gifte. Weil aber die Mutter unvorsichtig war, indem sie den unscheinbaren Hinweis gar nicht beachtete, gibt sie viel eher dem Müesli als Verursacher der Störung die Schuld. Also muß dieses gesunde Nahrungsmittel in Zukunft seinen Platz wieder verlassen, während Weißbrot und Weggli erneut ihren Rang behaupten. Schade, wenn solche Kurzsichtigkeit das kaum gewonnene Verständnis für kräftigende Ernährung wieder zunichte macht, weil die Mutter findet, ihre Kinder würden nicht darauf ansprechen. So bleibt es wieder beim alten wegen dieser Täuschung, die Kinder müssen erneut mit entwerteter Nahrung Vorlieb nehmen. Passen wir also in Zukunft auf, seien wir eher zu kritisch, da Gifte immer bedenkenloser zur Anwendung gelangen.

Schon 1935 gab ich ein Buch heraus mit dem Titel »Die Nahrung als Heilfaktor«. Es läßt sich darin deutlich erkennen, von welcher Bedeutung die Nahrung für uns sein kann. Dies ist allerdings nur dann der Fall, wenn sie völlig naturrein, also unentwertet und ohne Zusatz von Chemikalien ist. Ich wies damals schon auf die Zusammenhänge zwischen solch chemischen Zusätzen und unserer Gesundheit hin, wobei besonders die Krebsfrage zur Sprache kam. Heute, 50 Jahre später, ist Dr. Richard Bremmann vom Krebsforschungsinstitut in Heidelberg der Ansicht, daß der Krebs wahrscheinlich zu 90 Prozent durch Chemikalien hervorgerufen werde.

So waren wir als naturverbundene Menschen mit guter Beobachtungsgabe denn schon zu jener Zeit gewissermaßen Rufer in der Wüste, während nun erst nach Jahren und Jahrzehnten die Vertreter der Wissenschaft zur gleichen Feststellung gelangten. Professor Emil Abderhalden, mit dem ich mich jeweils in Zürich gerne über biologische Probleme unterhielt, sagte mir vor 40 Jahren einmal, die Jugend, mit der er in Berührung komme, hätte das gute Beobachten verlernt. Er war damals schon überzeugt, daß die Schulmedizin an einem Wendepunkt stehe oder vielmehr in einer Krise stecke, denn so äußerte er sich mir gegenüber. Er beklagte sich denn auch einmal, daß, wenn er von einem ausnahmsweise ganz hervorragenden Studenten etwas Besonderes erwarte, ihn dieser in der Regel enttäusche, indem er in die Chirurgie überwechsle. Oftmals erinnerte ich mich im Laufe der Jahre an diesen Ausspruch, der von jenem klugen Manne stammte, von dem ich vieles gelernt habe. Rachel Carson, diese amerikanische Biologin, hat auf mehr als 500 Gifte in unserer Nahrung hingewiesen und die Menschheit davor gewarnt, aber es graut mir vor dem Gedanken, daß wohl noch viele Millionen an Krebs zugrunde gehen müssen, bis endlich etwas Ernstliches dagegen unternommen wird. Aus der Presse ist zwar zu ersehen, daß deutsche Krebsforschungsinstitute dem deutschen Gesundheitsministerium in jüngster Zeit Empfehlungen vorgelegt haben sollen, die darauf hinzielen, schädigende Zusätze in der Lebensmittelherstellung zu verbieten. Es handelt sich dabei vor allem um Zusätze, von Nitriten und Nitraten, die den Wurstwaren und dem

Trockenfleisch die schöne rote Farbe geben. Alle diese Zusätze werden heute bekanntlich als krebserzeugend verdächtigt. Wie lange sollen sie also noch Unheil verursachen? Doch dauerte es ja auch lange, bis man zugab, daß die chlorierten Kohlenwasserstoffe wie DDT und andere mehr eine große Gefahr für die Menschheit bilden.

Vor Jahren konnte ich in Australien und Tasmanien über mehrere Radio- und Fernsehstationen wie auch über das staatliche Radio sprechen, wobei ich die Ernährungsprobleme eingehend beleuchtete, indem ich natürlich auch auf die Gifte in der Nahrung hinwies. Zudem wurde ich in Tasmanien anläßlich eines Kongresses über Umweltschutz, der von der UNO veranlaßt worden war, in Hobart eingeladen, vor dem dort versammelten wissenschaftlichen Gremium einen Vortrag zu halten. Tags darauf lud man mich ein, im Agrarministerium vorzusprechen. Es setzte mit den Chemikern, die zäh an ihren Ansichten festhielten, einen ebenso hartnäckigen Kampf, bis sie den Tatsachen gegenüber aufgeschlossen wurden. Die Minister dagegen bezogen eher verständnisvoll Stellung auf meiner Seite. Kurz nach diesen Aussprachen wurde in Tasmanien das DDT verboten. Meine Freunde und auch ich schrieben diesen Erfolg zugunsten gesundheitlicher Überlegungen wesentlich meiner öffentlichen Tätigkeit zu, da sie mindestens zu diesem einsichtsvollen Vorgehen beigetragen hätte.

Schädlichkeit der Nahrungsgifte

Es ist schon mehr als zwanzig Jahre her, seitdem ich mit Herrn Prof. Eichholz aus Heidelberg Fühlung aufgenommen hatte. Wir waren beide sehr besorgt über die enorme Zunahme von chemischen Substanzen in unserer Nahrung, die durch Insektizide und Fungizide, durch chemische Düngemittel, Konservierungsmittel, Farben, Aromastoffe und vieles andere in sie gelangen. Die Nahrungsmittel sind zwar schön aufgemacht, verpackt, aber sie enthalten immer mehr Gift. Vor Jahren hat Rachel Carson, wie schon erwähnt, festgestellt, daß wir 500 chemische Giftstoffe hätten, die die Natur nicht kennt und nicht neutralisieren kann. Im ständigen Umlauf werden sie mit Nahrung und Getränken dem Körper zugeführt. Heute sind es bereits, wie man in der Presse lesen kann, 10 000 statt 500 dieser schädlichen Gifte. Prof. Eichholz hatte recht mit seinen besorgniserregenden Äußerungen. Er fand heraus, daß Zehntausende von Menschen an akuter Vergiftung zugrunde gehen, ohne ein tödliches Gift eingenommen zu haben. Durch Untersuchungen bei solchen Gifttoten stellte er fest, daß oft gar kein direkt tödliches Gift nachgewiesen wurde. Aber durch die Einnahme eines chemischen Stoffes, wenn zugleich ein Konservierungsmittel oder ein Medikament (Schlaf-, Schmerzstillmittel) dem Körper zugeführt wird, entwickelt sich eine tödliche Kombination, die die Lebensfunktionen völlig unterbinden kann. Das beweist die Gefährlichkeit chemischer Stoffe in unserem Körper. Prof. Eichholz war sehr besorgt über die schädlichen, vergiftenden Einflüsse, die auf unsere Körperzellen einstürmen, und diese werden immer zahlreicher. Dies hat mich veranlaßt, eine Theorie aufzustellen, die für alle leicht faßbar und verständlich erklärt, wie gefährlich für unseren Zellstaat die heutige Lebensweise ist.

Die menschliche Zelle hat von Natur aus die Fähigkeit, schädliche Stoffe auszuscheiden, Giftstoffe nach Möglichkeit zu neutralisieren und unschädlich zu machen. Aber durch die Menge der vielen Gifte, die auf die menschliche Zelle einstürmt, verliert sie eben mit der Zeit diese souveräne Position und erkrankt. Bezeichnen wir nun die schädigenden Einflüsse mit der Zahl von 100 Punkten, so daß die schlimmste Zelldegeneration bei 100 Punkten eintritt, wobei die Zelle vom normalen Zustand in einen krankhaften übergeht.

Man kann es auch so ausdrücken, daß eine normale Zelle in eine Riesen- oder Krebszelle übergeht. Ein Teil der belastenden Punkte liegt ja beim Menschen schon in der Erbmasse, beim einen mehr, beim anderen weniger. Dann kommen weitere belastende Punkte dazu: Die Gifte in der Luft, sei es nun Blei, Benzpyren und Teerstoffe. Außerdem Gifte in der Nahrung durch die bereits erwähnten Verunreinigungen, durch Insektizide und Pestizide. Aber auch durch chemische Düngung. All das erhöht die Punktzahl stetig, bis wir auf 90 Punkte kommen. Dann fehlt vielleicht nur noch der Alkohol, die Zigarette, um die letzten 10 Punkte dazuzuschlagen. Die Zelle geht in diese krankhafte Mutation der Krebszelle über. Prof. Eichholz hat also recht, wenn er warnt und uns vor Augen führt, daß wir einen ganz anderen Weg einschlagen müssen in unserer Ernährungs- und Lebensweise, wenn wir unsere Zellen den krankmachenden, degenerierenden Einflüssen durch Gifte entziehen wollen.

Die Zivilisationskrankheiten, vor allem Krebs, werden zunehmen, wenn wir die vergiftenden Einflüsse, denen wir durch die Nahrung, die Getränke, die Luft, ständig ausgesetzt sind, nicht wesentlich reduzieren.

Eine Rückkehr zu einer giftfreien Bewirtschaftung unserer Mutter Erde scheint, solange dieses materialistische Weltsystem existiert, nicht möglich zu sein. Es ist höchstens einzelnen noch möglich, sich dieser tragischen Situation teilweise zu entziehen, wenn sie sich die Mühe machen, selbst anzubauen, soweit ein biologischer Landbau unter heutigen Verhältnissen noch durchführbar ist.

Gewöhnt sich der Körper an Gifte?

Diese Frage kann man mit einem Ja, aber auch zugleich mit einem Nein beantworten. Sie war der politischen Umstände wegen schon im alten Griechenland nicht unbekannt. Schon zu jener Zeit war es nämlich üblich, daß Herrscher unerwünschte Rivalen durch den Giftbecher zu beseitigen suchten. Wohlweislich trachteten einige kluge Herrscher diesem Los entgehen zu können. Da sie aber nie sicher wußten, wer es unehrlich mit ihnen meinte und sie wegzuschaffen wünschte, griffen sie zur Selbsthilfe, indem sie versuchten, sich an die damals gebräuchlichen Gifte zu gewöhnen.

In späterer Zeit endeten die fürstlichen Fehden in Italien oft auch mit Verabreichung tödlicher Gifte. Von einem klugen Gelehrten, der sich in den Laboratorien der damaligen Zeit als Fachmann auskannte, der aber unter den herrschenden Zeitgenossen nicht sonderlich beliebt war, erzählt ein neuzeitlicher Roman, er habe in seinem Ring einen Stein besessen, der aufgeleuchtet habe, sobald er in die Nähe gefährlicher Gifte gelangte. Auf diese Weise wurde sein Eigentümer frühzeitig gewarnt und konnte den vergifteten Trank verweigern, während seine Gastgeber, die den Schein wahren mußten, elendiglich daran zugrunde gingen.

In Österreich war es noch vor 40 oder 50 Jahren bei Frauen, die besonders schön und anziehend erscheinen wollten, üblich, Arsenik einzunehmen. Um der bezweckten Wirkung nicht verlustig zu gehen, mußte die Dosis stets langsam erhöht werden. Wenn aber die Gifteinnahme einmal abgestoppt wurde, dann fielen diese Frauen zu einem Häuflein Elend zusammen, und zwar sowohl seelisch als auch körperlich. Die Antwort auf dieses Ergebnis zeigt deutlich, daß sich der Körper durch stets gesteigerte Giftmengen scheinbar an diese gewöhnen kann, aber dennoch ist dies nicht ohne Schaden längere Zeit durchführbar. Die erstmals erlangte Wirksamkeit läßt mit der Zeit nach, so daß die Dosis regelmäßig erhöht werden muß. Dies ist eine Beobachtung, die Drogensüchtige immer wieder bis zur Verzweiflung erfahren.

Die Art der Gifte

Es gibt nun allerdings pflanzliche, rein chemische und auch anorganische Gifte, und zwischen ihnen besteht in der Wirksamkeit ein Unterschied, den wir beachten müssen. Obwohl pflanzliche Gifte oft stärkere, akute Vergiftungserscheinungen hervorrufen können als chemische Gifte, besteht dennoch ein wesentlicher Unterschied in der Gefährlichkeit der beiden verschiedenartigen Gifte. Wenn durch pflanzliche Gifte keine tödliche Vergiftung ausgelöst wurde, kann sie der Körper vor allem durch die Nieren und die Haut verhältnismäßig leicht wieder ausscheiden. Chemische wie auch metallische Gifte hingegen werden in der Regel im Körperfett, im Rückenmark oder in anderen Körperteilen eingelagert. Erst später, oft nach vielen Jahren, treten dann unheilbare und chronische Leiden auf. Gerade Arsenik und Quecksilber werden in den Knochen und vor allem im Rückenmark eingebaut.

Auch DDT sowie alle chemischen Mittel, die aus chlorierten Kohlenwasserstoffverbindungen zusammengesetzt sind, erweisen sich als äußerst gefährlich, indem sie sich im Körperfett anreichern. Heute ist man betreffs dieser immer mehr davon überzeugt, daß sie krebsfördernd, also cancerogen wirken. All die Tausende unglücklicher Menschen, die heute nicht mehr ohne Schlaf- und Schmerzstilltabletten auskommen können, wissen, wie leicht es ist, zur Tablette zu greifen, aber wie unglaublich schwerwiegend es sich auswirken mag, wenn man versucht, aus deren Umklammerung wieder frei zu werden. Je nach den Umständen ist es ein Ding der Unmöglichkeit, dieser teuflischen Gefangenschaft wieder entfliehen zu können.

Es scheint so, als ob der starke Raucher sich tatsächlich schadlos an Nikotin gewöhnen könne. Wenn aber unerwartet gleichwohl ein Herzinfarkt eintritt, dann ist dies der Beweis, daß sich seine Gefäße eben doch nicht an das Gift gewöhnten.

Der Alkoholiker kann womöglich sehr große Mengen an Alkohol vertragen, ohne dadurch stark betrunken zu erscheinen. Wenn aber seine Niere dennoch einschrumpft und sich gleichzeitig seine Leber verhärtet, dann ist der Beweis erbracht, daß sich diese beiden wichtigen Organe eben doch nicht an die Vergiftung durch den Alkohol gewöhnen konnten.

Die Schädlichkeit der Gifte

Alle Gifte, auch wenn sie sich nicht sofort mit spürbaren Störungen äußern, schaden dem Körper, denn zu irgendeiner Zeit im Leben muß dieser für die ihm zugemutete Torheit seinen Tribut zahlen. Die Mitmenschen sind dann meist überrascht, weil sie nicht begreifen können, woher Schwierigkeiten und schwere Leiden, scheinbar oft wie angeworfen, unerwartet in Erscheinung treten können, wiewohl die Grundlage dazu ohne ihre Kenntnisnahme bereits vor vielen Jahren oder gar vor Jahrzehnten gelegt worden war. Heute wird es der forschenden Wissenschaft zudem immer mehr bewußt, daß die Mutation also der Übergang einer gesunden, normalen Zelle in eine pathologische Zelle die Folge einer längeren und steten Vergiftung des Zellplasmas sein kann. Es ist sehr wahrscheinlich, daß zukünftige Forschungsergebnisse in dieser Hinsicht ein klareres Licht zur Lösung des Krebsproblems auf die fraglichen Umstände werfen wird. Alle cancerogenen Stoffe sind Gifte, die sich mit den Jahren derart toxisch auswirken können, daß das Abwehrsystem des Körpers dadurch zusammenbricht, gewissermaßen als Bankrott im Zellstaat, indem sich dieser im Krebs offenbart.

Die gefährlichsten Gifte sind solche, die langsam schleichend wirken, ohne daß man äußerlich feststellbare Giftreaktionen wahrnehmen könnte, obwohl sie den Körper allmählich ruinieren. Zu solchen Giften gehören bedauerlicherweise auch die meisten Produkte, die uns heute immer mehr im Essen und Trinken angeboten werden, ja, die wir sogar einzuatmen gezwungen sind, weil man die Umweltprobleme nicht ernst genug nimmt. Es ist daher ein gewisser Notbehelf, wenn wir wenigstens zur biologischen Bewirtschaftung unseres Bodens übergehen, um wirklich biologisch gezogene Nahrungsmittel erhalten zu können. Der Körper ist uns für diese kleine Hilfeleistung dankbar, besitzt er doch trotz allen feindlichen Angriffen ein bewunderungswertes Abwehrsystem, das uns bei einigermaßen klugem Vorgehen lange beschwerdenfrei leben läßt.

Krebsfördernde Haarfärbemittel

Immer wieder stellt die Presse neue Stoffe an den Pranger, wenn festgestellt werden konnte, daß sie krebsfördernd wirken. Es ist gut, daß dies wenigstens auf diesem Wege geschieht, denn die meisten unter uns sind dermaßen vertrauensselig, daß sie alles, was empfohlen wird, widerspruchslos über sich ergehen lassen. Statt dessen heißt es heute im Zeitalter der Chemie im Gegenteil gut zu prüfen und überlegen, um frühzeitig feststellen zu können, ob ein Mittel als harmlos gelten kann, tatsächlich ungefährlich ist, oder ob es cancerogenverdächtig ist.

Es ist daher anerkennenswert, daß die New Yorker »Herald Tribune« am 16. Dezember 1977 einen längeren Artikel über die cancerogene Wirkung von Haarfärbemitteln veröffentlichte. Verschiedene Beobachtungen, die bei Menschen vorgenommen werden konnten, wie auch entsprechende Laborversuche an Tieren, sollen den Beweis hierfür erbracht haben. Der Artikel erklärte richtig, daß Farben, die aus den Rohstoffen von Kohle, Teer oder Erdöl gewonnen werden, sich als krebsfördernd erweisen. Teilweise waren sie schon zuvor verboten, sollen jetzt aber endgültig als Farben für Nahrungsmittel und Kosmetika ausscheiden. Zwar ist schon längst bekannt, daß alle Teerderivate krebsfördernd sind. Sollten sie alle verboten werden, dann würde dies auch ein Großteil von Medikamenten treffen müssen, wenn sie sich als Schlaf-

und Schmerzstillmittel im Handel befinden. Das gilt auch für die offene Grube, die erst zugedeckt wurde, wenn ein Kind darin ertrunken war, so scheint es sich heute mit gefährlichen chemischen Mitteln zu verhalten, da man trotz schädigender Wirkung erst zuwartet, bis nach und nach der Beweis erbracht wird, daß solche Mittel krebsfördernd sind oder sonstwie die Gesundheit gefährden.

Wieviel besser wäre es doch, wir würden uns bemühen, Naturheilanwendungen und pflanzliche Mittel kennenzulernen, um diese bei den mannigfachen Unpäßlichkeiten des täglichen Lebens risikolos und erfolgreich anwenden zu können. Eine weitere Hilfe wäre es, wenn man den Grundursachen von Störungen nachgehen würde. Dies würde uns helfen, den Körper etwas besser beobachten zu lernen und die Zusammenhänge krankhafter Äußerungen eingehender zu studieren. Wir erfahren dadurch, wie wir so manche Unstimmigkeit mit einfachen Mitteln und Methoden ohne Gefahr und Risiko beseitigen könnten, während bei unzweckmäßiger Behandlung statt dessen schwere Störungen hervorgerufen werden können. Auf diese vernünftige, einsichtsvolle Weise helfen wir dem Körper, mit mancherlei Beschwerden selbst fertig zu werden. Daß die Krebserkrankung und vor allem auch die Krebssterblichkeit immer noch zunimmt, ist leider eine allgemein erwiesene Tatsache. Selten aber weisen Stellen darauf hin, daß oft vielen kleinen Ursachen die Schuld an diesem mißlichen Umstand zuzuschreiben ist. In Anbetracht der unrühmlichen Erfahrungen, denen wir in unserer Neuzeit ausgeliefert sind, wäre es bestimmt angebracht, vorsichtiger gegenüber Nahrung, Getränken und anderen Produkten zu sein, um nicht mehr mit allzuvielen krebsfördernden Einflüssen rechnen zu müssen. Wenn wir sie erst einmal kennen, können wir sie eher meiden und statt dessen unser Augenmerk auf Stoffe und Einflüsse richten, die dem Krebsgeschehen entgegenwirken. So kann nur schon ein kleiner Hinweis auf drohende Gefahren nützlich sein, um sich durch Wachsamkeit besser schützen zu können.

Blei im Blut

Da in Europa jährlich Tausende von Tonnen Blei mit den Auspuffgasen der Motoren ausgestoßen werden, muß man sich wirklich fragen, wie sich dies auf Jahre hinaus auf die Gesundheit von Mensch und Tier auswirken wird. Jetzt, wo die Geschwindigkeit der Motorfahrzeuge ohnedies beschränkt worden ist, wäre es leicht möglich, auf den Zusatz des giftigen Bleitetraäthyls zu verzichten, da dieses ja nur die sogenannte Klopffestigkeit gewährleisten soll. Wir sind zuvor auch ohne Blei im Benzin gefahren, und die Autogase waren bereits schädlich genug, warum also diese schädigende Wirkung durch Zugabe von Blei noch erhöhen?

Schon damals klagten Patienten oft, besonders wenn sie über einer Garage oder an einer verkehrsreichen Autostraße wohnten, über Kopfweh, Schlaflosigkeit, chronischen Katarrhen und anderen Beschwerden mehr. Ließen sich indes bessere Wohnverhältnisse finden, dann verschwanden auch all diese Übel prompt, um sich nicht mehr einzustellen. Dies ist bestimmt Beweis genug, wie schädlich Autogase sich auszuwirken vermögen. Es ist daher sehr ratsam, daß jeder, der sich entsprechend einrichten kann, den gesundheitlichen Vorteil wahrnimmt und sich soviel als möglich von Autogasen fernhält, indem er eine entsprechende Wohnung wählt, sich bei der Arbeit nicht in schädigenden Gasen aufhalten muß und die Freizeit in einer Atmosphäre verbringen kann, die ihn in der erwähnten Form keinen Beschwerden aussetzt. Leider ist dies jedoch nicht allen möglich. Besonders müssen sich viele auf dem Gang zur Arbeit und zurück einer gasgeschwängerten Luft preisgeben.

Blei kann sich im Körper ablagern, was sich besonders im Alter sehr unangenehm auswirken wird. Sicherlich besteht die Behauptung nicht zu Unrecht, daß Blei ein cancerogener Stoff sei. Es ist daher auch angebracht, vor den bleihaltigen Glasuren zu warnen, wenn es sich um Geschirr handelt. In alten Häusern kann man noch Bleiröhren finden, durch die das Trinkwasser fließen muß. Auch dies ist nicht ratsam und empfehlenswert, denn je mehr Blei sich im Blut ablagert und im Körper vorfindet, um so beeinträchtigter ist unsere Abwehrkraft gegen Infektionskrankheiten und degenerative Erscheinungen wie Gicht und Krebs. Es ist daher ebensowichtig, das Blei aus dem Benzin zu verbannen, wie es viele andere notwendige Maßnahmen sind, um die Umwelt zu schützen. Oft begreift man nicht, daß man nicht einsichtsvoll und freiwillig auf Schädigungen verzichtet, indem man sie aus dem Wege räumt, statt sie eines kleinen Vorteils willen zu dulden. Auf diese Weise häufen sich die Schädigungen für unsere Gesundheit bedrohlich an, und es ist kein Wunder, wenn dadurch Krankheiten vermehrt auftreten.

Doch inzwischen ist diese Gefahr weltweit erkannt worden. Abgasarme Autos, bleifreies Benzin, werden endlich die Norm werden.

Endlich bleifreies Benzin

Die »Basler Zeitung« schrieb in Nummer 73 vom Mittwoch, dem 27. Juli 1983: »Fast alle für bleifreies Benzin«. Es ist sehr erfreulich, daß nun in diesem Artikel über die bundesdeutsche Regierung berichtet wird, die grundsätzlich entschieden hatte, ab 1986 nur noch neue Autos zuzulassen, die mit abgasreinigenden Katalysatoren ausgerüstet sind und mit bleifreiem Benzin betrieben werden. Dieser Entschluß ist beachtenswert und ich nehme an, daß alle europäischen Länder diesem Vorbild folgen und die gleichen Entschlüsse fassen werden.

Eigenartig ist jedoch, daß diese Mitteilungen, die jetzt in der Presse erscheinen, für bleifreies Benzin eintreten, sie geben aber keinen Hinweis auf die wirkliche Schädlichkeit dieses Bleigehaltes und wie sich dieser auf Menschen, Tiere und Pflanzen auswirkt. Ich habe vor Jahren, als man die schädigende Wirkung des Bleibenzins erkannte, ein eingehendes Protestschreiben verfaßt und es unseren Behörden, also dem Bundes-, Stände- und Nationalrat mit einer entsprechenden Begründung zugesandt, wie der Bleigehalt in dieser feinstofflichen Verdünnung auf unseren Organismus einwirkt, wie es als Gift die Zellen schädigt, degenerative Erscheinungen auslöst, besonders bei den Keimzellen, und vor allem, wie es cancerogen, das heißt krebserzeugend, wirkt. All diese Argumente sind sicher von unseren obersten Behörden zur Kenntnis genommen worden, aber es ist nicht viel geschehen. Ich habe dann reklamiert und man antwortete mir, es seien keine neuen

Beschwerden gekommen und deshalb die ganze Angelegenheit wieder vorläufig ad acta gelegt. Und doch habe ich den Eindruck, daß es die maßgebenden Stellen beeindruckt, denn als der Bleigehalt reduziert wurde, da war ich glücklich. Es ist also doch nicht umsonst, wenn man auf solche Dinge aufmerksam macht. Um dies noch etwas zu illustrieren, muß ich sagen, daß ich immer ein ungutes Gefühl habe, wenn ich Frauen mit diesen modernen Kinderwagen sehe, die viel zu niedrig gebaut sind. Sie fahren damit spazieren in Straßen mit viel Verkehr, wo natürlich auch viele Abgase ausgestoßen werden. Wenn ich daran denke, wieviel Blei, Benzpyren und andere Giftstoffe von so einem kleinen Kind eingeatmet werden, dann wundere ich mich nicht, welch große Schädigungen am jugendlichen Organismus entstehen. Wenn solche Kinder nicht schlafen können, nervös werden, wenn sie unruhig sind, Ausschläge bekommen, keinen Appetit mehr haben oder erbrechen, dann kann man in diesen Symptomen direkte oder indirekte Folgen einer Bleivergiftung vermuten.

Wir haben bei uns im Labor spektral-analytische Blutuntersuchungen vorgenommen und immer wieder festgestellt, daß Patienten, die in der Stadt wohnen und arbeiten, einen viel höheren Bleigehalt im Blut hatten als zum Beispiel Bauern vom Lande oder die Landbevölkerung. Man konnte fast aus der Analyse voraussagen, wer wo wohnt. Daß die Krebssterblichkeit so zunimmt, das ist nicht nur dem Rauchen zuzuschreiben, sondern auch dem Blei. Es sind noch viele andere Faktoren, die bei der Entstehung von Krebs mitwirken. Als Gesamtwirkungseffekt vieler Giftstoffe kann die Zelle soweit geschädigt werden, daß sie degeneriert und von einer gesunden zu einer pathologischen Zelle, also einer Krebszelle wird.

Daher, so rasch wie möglich völlig weg vom Bleibenzin. Dann wäre eine wichtige Ursache der Umweltverschmutzung, besser gesagt der Umweltvergiftung, aus dem Wege geräumt.

Unsere Gesundheit ist wichtiger als technische und wirtschaftliche Überlegungen!

Radioaktiv bestrahlte Nahrung

Zeiten und Ansichten ändern sich, denn früher fürchtete man sich vor radioaktiv bestrahlter Nahrung, während sie heute eigenartigerweise ihre begeisterten Befürworter findet. Früher war man entschieden der Meinung, sich durch vermehrte Radioaktivität auch vermehrte Schädigungen zuzumuten. Diese Ansicht vertrat damals auch ein Professor aus Deutschland, denn er bezog Stellung gegen meine Empfehlung der biologischen Bewirtschaftung des Bodens, da man damit ja der vermehrten Schädigung durch die zunehmende Radioaktivität nicht Einhalt gebieten könne. Er war daher der Meinung, es handle sich dieserhalb um eine vergebliche Mühe. Auch ich war überzeugt, daß vermehrte Radioaktivität vermehrte Gesundheitsschädigungen zur Folge haben werde, fand es daher für notwendig, alle Möglichkeiten auszuwerten, um dadurch weitere Schädigungen meiden zu können.

Vor 20 Jahren lernte ich auch die Forschungsarbeiten von Professor Dr. McCay an der Cornell-Universität in Ithaca/N.Y. kennen. Ich konnte seine Ergebnisse persönlich überprüfen, und der Forscher erklärte mir, er habe im Körper der siebenten Generation von Versuchstieren Radioaktivität feststellen können, obwohl die Tiere sechs Generationen zuvor kein radioaktives Futter mehr erhalten hätten. Auffallend war, daß die Tiere beim Auftreten von Erbschäden keinerlei Schmerzen hatten. Es verhielt sich dabei ungefähr so wie bei den durch Contergan geschädigten Kindern, die verkrüppelt zur Welt kamen, vorwiegend aber nur physische Schäden aufwiesen, während sie geistig völlig normal sein konnten.

Obwohl man sich der Schädigung durch Radioaktivität voll bewußt sein mußte, wendet sich heute das Blatt in deren Beurteilung völlig ins Gegenteil. Es sind nämlich Einrichtungen für radioaktive Bestrahlungen von Lebensmitteln konstruiert worden, und diese sollen nun eifrig genutzt werden. Die Befürworter dieses Vorgehens, die sich dadurch gute Geschäfte versprechen, finden es herrlich, durch solche Bestrahlungen alles keimfähige Leben vernichten zu können, was auch die Konservierungsmittel erübrigen würde. Selbst die Radioaktivität des Atommülls könnte dabei Verwendung finden. Die Bestrahlung richtet sich gegen Insekten und deren Eier, gegen Bakterien und widerstandsfähige Sporen, gegen Fäulniserreger, Schimmel- und Hefepilze, gegen Salmonellen, ja selbst gegen Amöben. Alles soll kurzerhand der Vernichtung anheimfallen. Bereits wurden Kartoffeln, Früchte und Fleisch mit Erfolg durch radioaktive Bestrahlung haltbar gemacht. Man stellte sogar fest, daß Ratten, die man als Versuchstiere verwendete, dadurch nicht krank geworden seien, also kann man ruhig auf diese Weise fortfahren, denn am Erfolg wird es nicht fehlen. So schlußfolgert man, und so lauten begeisterte Stimmen aus den USA und aus Japan. Doch auch in Europa mehrt sich das Interesse, denn schon berichtete die »Tat« am 24. September 1977, daß eine Firma in Winterthur dabei sei, Apparate zu entwickeln, um auch unsere Nahrungsmittel in der Schweiz radioaktiver Bestrahlung in großem Stil zu unterziehen. Warum befürwortet man solch ein gefährliches Vorgehen überhaupt, indem man kühn behauptet, es sei völlig harmlos, obwohl man zugeben muß, daß radioaktive Bestrahlung chemische Veränderungen bewirkt? Ja man weiß, daß dadurch sogar die Vitalstoffe, Vitamine, Mineralbestandteile und Enzyme negativ beeinflußt werden. Trotz all dem herrscht Begeisterung vor, die bestimmt auf das große Geschäft, das man zu wittern vermeint, zurückzuführen ist.

Röntgenapparate

Wir kennen zwar solch unglückliche Bestrebungen zur Genüge. Als man die Röntgendiagnose-Apparate einführte, ging man sogar gegen medizinische Kapazitäten vor, wenn deren Beurteilung nicht mit der Empfehlung größter Harmlosigkeit übereinstimmte. Warum sollte man sich gute Geschäfte verderben lassen, da man doch in jedem größeren Schuhgeschäft einen Apparat plazieren konnte. Jetzt wurde es Mode und Pflicht zugleich, sich die Füße röntgen zu lassen, um feststellen zu können, ob die ausgewählten Schuhe auch wirklich paßten.

Diese Röntgenapparate wurden auch bei bloßer Kontrolle der Kranken, also bei jeder ärztlichen Konsultation verwendet, indem man den Patienten erneut durchleuchtete und den Röntgenstrahlen aussetzte. Man verschont davor nicht einmal schwangere Frauen, denn man fand, es handle sich dabei nur um schwache Strahlen, verglichen mit den Röntgenstrahlen der Therapieapparate. Diese Therapiestrahlen verglich man mit scharfer Munition, während man die Schwachstrahlen der Diagnoseapparate als blinde Munition bezeichnete, die völlig harmlos sei und deshalb ohne Bedenken oft angewendet werden könne. Infolge dieser Beurteilung konnte man die teuren Röntgenapparate auch eher abschreiben und amortisieren. Aber das Blatt wendete sich, denn plötzlich bekam man gegensätzliche Ansichten zu hören. Unterstützt von einigen medizinischen Kapazitäten hieß es nun, daß auch die schwachen Strahlen nicht harmlos seien, weshalb man die Apparate, die man zur Diagnose benutzt hatte, nun auch abzulehnen begann. Man stellte nämlich fest, daß sie sogar auf die Keimzellen nachteilig wirken und Erbschäden auslösen könnten. Durch Verbot verschwanden nun auf einmal die zuvor gepriesenen Röntgenapparate aus den Schuhgeschäften. In den Spitälern wurden schwangere Frauen vom Röntgen verschont. Jeder verantwortungsbewußte Arzt verwendete den Röntgenapparat nur noch, wenn dies zur Abklärung der Diagnose unumgänglich nötig war.

Wenn sich biologisch eingestellte Ärzte ihrer Verantwortung bewußt sind, dann lassen sie auch ihre nachteiligen Erfahrungen mit Strahlen, chemischen Medikamenten und Giften gelten, wissen sie doch, daß selbst jene, die keine akuten Schäden und Vergiftungserscheinungen auslösen, statt dessen gefährliche Nach- und Nebenwirkungen aufzuweisen vermögen, wodurch sie viel mehr Schaden anrichten können, weil dadurch meist Zelldegenerationserscheinungen und Erbschäden auftreten. Wir erinnern uns dabei an Contergan und ähnliche Medikamente, die jahrelang als völlig harmlos angepriesen, verkauft und geschluckt worden waren. Erst nachträglich stellte sich die Tragik heraus. Trotz verspäteten Verboten scheint man aus all dem entstandenen Unheil vielzuwenig gelernt zu haben, sonst würde man sich heute nicht erneuten Risiken aussetzen wollen, nur weil einige Techniker gerne Apparate entwickeln möchten. Zum Überfluß mögen etliche Professoren und Vertreter der Wissenschaft mangels Erfahrung und Weitsicht solch kritische Angelegenheiten nicht mit offenen Augen betrachten und deshalb trotz der Gefahren befürworten.

Nach allem, was schon geschehen ist, sollten wir unbedingt wachsam sein, um nicht erneut nach Jahren oder Jahrzehnten erkennen zu müssen, daß infolge unserer Kurzsichtigkeit Hunderttausende unserer ahnungslosen Mitmenschen erheblich geschädigt wurden, wie dies beim Conterganfall und den Röntgenstrahlen der Fall war. Wenn es Dickhäuter gibt, die auf gewisse Belastungen gar nicht ansprechen, oder wenn wir selbst unempfindlich sind, gelten nicht wir als Maßstab, dem entsprochen werden muß, sondern jene, die der Schädigung durch Gifte, atmosphärische Einflüsse oder Radioaktivität erliegen. Auf diese müssen wir früh genug Rücksicht nehmen. Zwar werden auch scheinbar unempfindliche Naturen in gewissem Sinne von Nachteilen betroffen werden, nur werden sie dies nicht oder kaum inne werden. In Japan konnte ich beobachten, wie verschiedenartig die einzelnen Menschen auf die Radioaktivität der Atombomben angesprochen haben. Ich hatte auch die Gelegenheit, mich hierüber mit Ärzten zu unterhalten, denn es war festzustellen, daß empfindliche Naturen sich als anfällig erwiesen und daher Schädigungen im Blutbild davontrugen, so daß sie langsam an Leukämie, dem gefürchteten Blutkrebs, zugrunde gingen. Es kommt sogar vor, daß viele Japaner als Spätfolge der Radioaktivität durch die Atombomben heute noch an dieser Krankheit sterben. Man scheint zu vergessen, daß wir schon genug Radioaktivität in der Luft haben. Erst kürzlich starb eine junge Frau an der erwähnten Erkrankung, und die Ärzte gaben offen zu, daß ihre sensible Natur dem Einfluß vermehrter Radioaktivität nicht hatte standhalten können. Wie dieser Frau ergeht es in Europa noch Tausenden von empfindlichen Menschen. Jemand, der ohnedies schon geschwächt ist, sollte daher durch radioaktive Bestrahlungen der Nahrungsmittel nicht noch mehr benachteiligt werden.

Entspringt es nicht krasser Selbstsucht, wenn man nur zufolge Verständnislosigkeit den Schwächeren gegenüber unsere ohnedies schon schwer gefährdete Lage bis zur Unerträglichkeit belastet? Nebst mir betrachten es viele einsichtige Ärzte und Wissenschaftler wie auch ein großer Teil verständnisvoller Bürger unseres Landes gewissermaßen als Verbrechen, wenn die radioaktive Bestrahlung der Lebensmittel allgemein eingeführt und bewilligt werden sollte. Wo bleiben bei solch willkürlichem Vorgehen überhaupt die demokratischen Freiheiten. Man fragt nicht, ob sich die Verbraucher mit solch geschädigten Nahrungsmitteln einverstanden erklären, sie sollen einfach, wie bei noch anderen schwerwiegenden Vorkommnissen, dazu gezwungen werden, sie zu kaufen.

Aber man duldete schon vor Jahren auf diesem Gebiet krasse Fehler, denn obwohl man die Schädlichkeit von Kupfer kannte, ließ man längere Zeit zu, Erbsen und Bohnen damit grün zu färben, um damit besser täuschen zu können. Noch andere Nahrungsmittel färbte man künstlich, konservierte und aromatisierte sie mit Chemikalien, bis man endlich einsah, daß es sich dabei um Gifte handelte, die man als gesundheitsschädigend zu verbieten hatte. Es war auch gut, daß an einem deutschen Ärztekongreß 1000 Ärzte protestierten, weil man festgestellt hatte, daß fast alle künstlichen Aromastoffe, Farben und chemischen Zusätze in Nahrungs- und Genußmitteln cancerogen wirkten. Diese krebsfördernde Wirksamkeit sollte für das Gesundheitswesen Grund genug sein, entsprechende Verbote zu erlassen und den Deklarationszwang einzuführen, was auch geschah.

Wenn man all diese nachteiligen Geschehnisse, die sich so breitspurig in unser Ernährungsprogramm einschleichen, genauer prüft, denkt man unwillkürlich an jenes treffliche Werk von Prof. Günther Schwab, das das Kind beim rechten Namen nennt, ist es doch betitelt: »Der Tanz mit dem Teufel«. Ja, nur jenem Wolf im Schafspelz gelingt es immer wieder, neue Gefahren auszuhecken, um die bereits empfindlich geschwächte Menschheit immer schlimmeren Leiden auszusetzen, wodurch sie rascherem Verderben preisgegeben ist. Wenn wir die schützende Gesetzmäßigkeit, die der Natur zugrunde liegt, nicht stören, dann folgen wir dem vernünftigen Rat von Professor Dr. Kollath, nämlich die Natur so natürlich als möglich sein zu lassen, weil sich dies als Hemmschuh gegen das Zunehmen verderblicher Einflüsse auszuwirken vermag.

Ist die Angst vor der Radioaktivität berechtigt?

Da die offiziellen Berichte so widersprüchlich sind, ist es für das breite Publikum sehr schwer, ein richtiges Bild zu bekommen. Es scheint, daß die Fachleute sich selbst nicht darüber im klaren sind, welche Menge von Radioaktivität der Körper noch ohne wesentlichen Schaden verträgt und welche Menge eben erheblichen Schaden verursacht.

Bei meinem Aufenthalt in Japan habe ich mit den Ärzten in Hiroshima und Nagasaki über dieses Thema gesprochen. Die Ansichten waren auch nicht einheitlich. Es hat sogar viele Jahre gedauert, bis das Auftreten der vielen Blutkrebse, also Leukämieerkrankungen, gezeigt hat, daß die Strahlung anfangs keine sichtbaren Schädigungen auslöste, aber nach und nach im Blut und dem Lymphsystem Veränderungen hervorrief, die je nach dem allgemeinen Gesundheitszustand eines Menschen früher oder später in Leukämie, oder wie man im Volksmund sagt, Blutkrebs, übergegangen sind. Sicherlich ist es verständlich, wenn davon abgeraten wird, Gemüse, das auf dem freien Feld stand, nicht ohne weiteres zu verbrauchen. Es will nicht gesagt sein, daß von einem Kabiskopf, wenn man die äußeren Blätter wegnimmt, das Innere nicht noch gebraucht werden könnte. Daß man Spinat meidet, der dem radioaktiven oder sauren Regen ausgesetzt war, ja, daß man darauf verzichtet, ihn überhaupt zu ernten, das ist einleuchtend. Wir können jedoch sicherlich all das Gemüse, das im Glashaus oder unter Plastik gezogen wurde, verwenden. Denn, wo der radioaktive Regen nicht direkt mit dem Gemüse in Kontakt kam, ist sicher kein Bedenken angebracht. Zudem haben wir ja im Haushalt noch verschiedene Möglichkeiten uns Nahrung zu beschaffen, die in keiner Form mit der Radioaktivität oder anderen Umweltgiften belastet ist. Zum Beispiel Nahrung vom Vorjahr, die wir im Gefrierschrank aufbewahrt haben, sei es nun Gemüse oder Früchte. Dann haben wir vielleicht auch noch Sauerkraut oder Sauerrüben eingemacht, wie dies vor allem früher auf dem Lande üblich war und heute noch zum Teil gemacht wird. Wir haben selbstgekochte Konserven, Dörrobst, eventuell haben wir Getreide vom letzten Jahr im Hause, das wir in unserer Mühle selbst mahlen können. Es ist immer weise, Getreide einzulagern, das man jeweils von Fall zu Fall für Brot oder andere Produkte frisch mahlen kann. Möglicherweise können wir auch Getreide oder zum Beispiel Kressesamen in der Küche, in der Werkstatt oder in irgendeinem geschützten Raum keimen lassen.

Diese schön entwickelten und vitaminreichen Keime können dann verarbeitet und als Salatplatte auf den Tisch gestellt werden. Es gibt heute praktische Apparate, die einem das Produzieren von solchen Keimlingen leicht ermöglichen. Anstelle von Frischmilch, die zur Zeit weniger empfohlen wird, haben wir Kondensmilch und Milchpulver. Vielleicht haben wir auch Mandelpurée und können so Mandelmilch herstellen, was auch für Kleinkinder und Säuglinge ganz hervorragend ist. Vielleicht besitzen wir auch Sojamilch in Pulverform, die sehr einfach zuzubereiten ist. Wenn wir sie mit etwas Grapefruitsaft oder sonst einem Fruchtsaft vermengen, stellt sie eine hochwertige, vitaminreiche Flüssigkeit dar. Als Getränk empfiehlt sich am besten Molkenkonzentrat mit Mineralwasser verdünnt.

Auf jeden Fall sollten wir uns durch beunruhigende Zeitungsberichte nicht ins Bockshorn jagen lassen. Unser Körper hat eine gewisse Möglichkeit von sich aus Gegenmaßnahmen zu treffen, wenn von außen Schädigungen auf ihn zukommen, und zwar durch die eigene Regenerationskraft. Zudem haben heute all diejenigen Leute, die sich mehr pflanzlich ernährt haben, mit basenüberschüssiger Nahrung den Vorteil, daß die überschüssigen Basen alle sauer reagierenden Elemente, und somit auch eine gewisse Radioaktivität, besser zu neutralisieren, also unschädlich zu machen, vermögen, als Menschen, die sich mit säureüberschüssiger Nahrung, mit einseitiger Eiweißnahrung von Fleisch, Eiern, Käse zu ernähren gewöhnt sind. Es hat sich als nützlich erwiesen, daß die Einnahme von Holzasche, und zwar jeden Morgen ein Teelöffelchen voll in Wasser oder Kräutertee, dem Blut alkalische Substanzen zuführt, die Säure binden und indirekt wieder gegen die Schädigungen der Radioaktivität eine Hilfe darstellen. Am besten hat sich da die Birkenasche, die man im eigenen Cheminée oder Feuerherd ohne weiteres selbst herstellen kann, bewährt. Auch die Buchenasche ist gut, aber Birkenasche ist in ihrer Entsäuerungsaktion noch viel geeigneter. Um diätetisch dem Körper mehr basische Stoffe zuzuführen, könnte man auch die schwarze Zukkerrohrmelasse einnehmen.

Auf jeden Fall hat es sich als eine Erfahrungstatsache erwiesen, je gesünder wir leben, je weniger wir den Körper durch Alkohol, Nikotin, Chemikalien und Drogen schädigen, desto besser wird der Körper fähig sein, irgendwelche von außen kommenden Schädigungen, auch einer vermehrten Umweltverschmutzung, abzuwehren.

Nachdem bekannt wurde, daß Jod gegen die übermäßig starke Radioaktivität einen gewissen Schutz darstellt, gab es in vielen Apotheken einen richtigen Ansturm nach Jodtabletten. Dazu möchte ich nur bemerken, daß Jod nicht harmlos ist, sowohl in Tabletten- als auch in Tinkturform nicht. Man muß also sehr gut dosieren. Eine übermäßige Jodmenge vermag die Schilddrüse stark zu beeinflussen. Wenn jemand jodempfindlich ist oder eine Überfunktion der Schilddrüse hat, könnte das Herzklopfen und weitere unangenehme Nebenwirkungen auslösen. Normale Jodtinktur wird vorwiegend aus elementarem Jod hergestellt. Man kann statt dessen ebensogut Kelp nehmen. Kelp ist eine ganz spezielle Meerespflanze, die an Kalium gebundenes Jod enthält sowie auch andere Spurenelemente. Wenn man von der Jodwirkung – ohne riskante Nebeneffekte – profitieren will, dann kann man ruhig jeden Morgen eine Kelp-Tablette nehmen. Dies regt an, weckt die Lebensgeister und verscheucht Müdigkeit. Allerdings sollte man Kelp nicht am Abend einnehmen, weil man sonst zu angeregt würde, um gut zu schlafen. Der Schlaf könnte also darunter leiden.

Es ist also eine gute, zusätzliche Ergänzung, wenn man neben der basenhaltigen Holzasche auch noch Kelp verwendet. Um diese Therapie zu unterstützen, könnte man auch noch Petasites (Pestwurz) in Tabletten- oder Tinkturform einsetzen. Auf diese Art kann man ganz bestimmt einen Teil der Nachteile einer starken Radioaktivität und Mangel an Vitalstoffen ausgleichen und neutralisieren.

Gesundheitsschäden als Folge von Atomversuchen

In den fünfziger Jahren hatte ich mich mit meiner Familie in den Wüstengebieten von Nevada aufgehalten. Ich wußte, daß man gerade in jenen Jahren Versuche mit Atombomben in dieser

Sojabohnen *(Glycine hispida)*

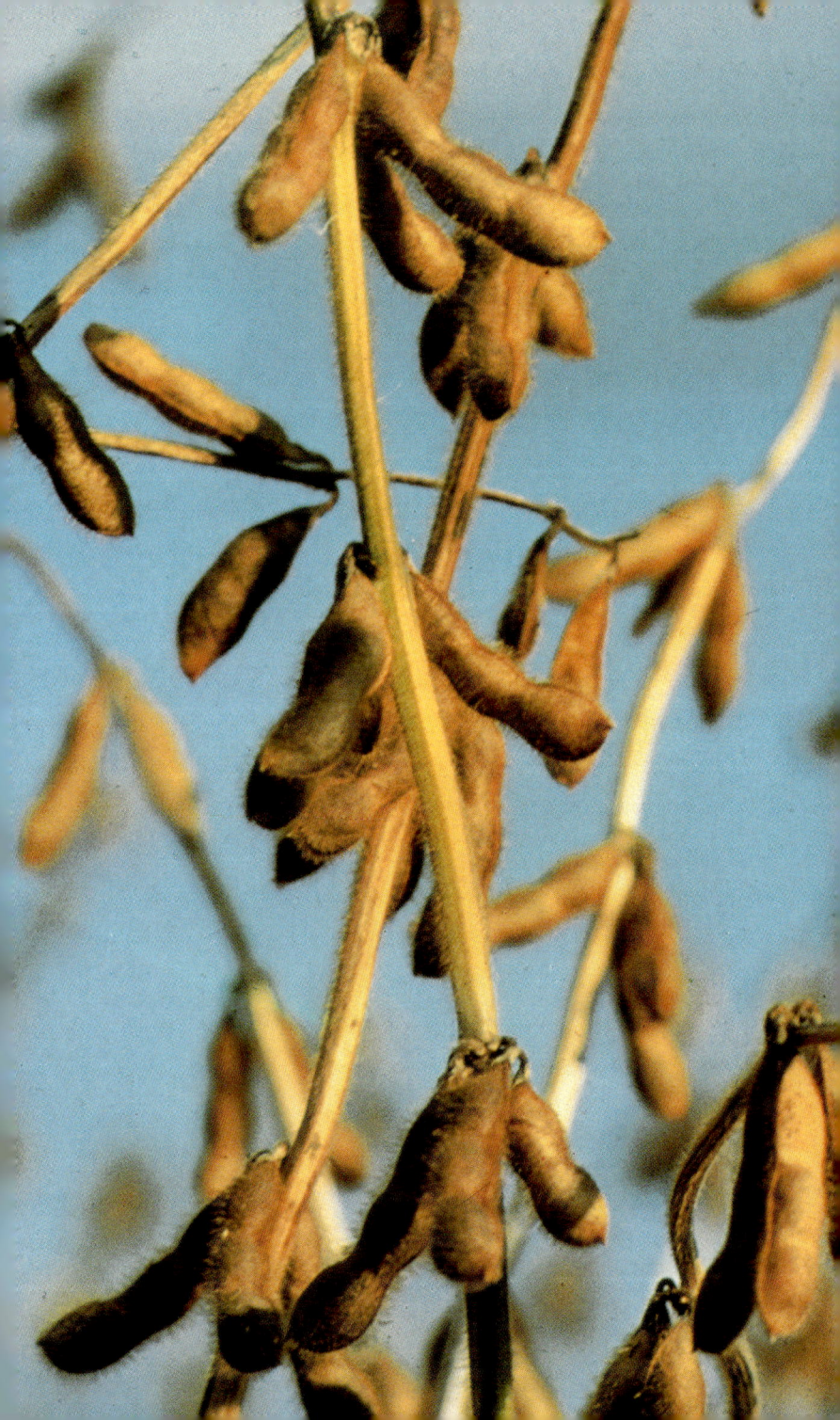

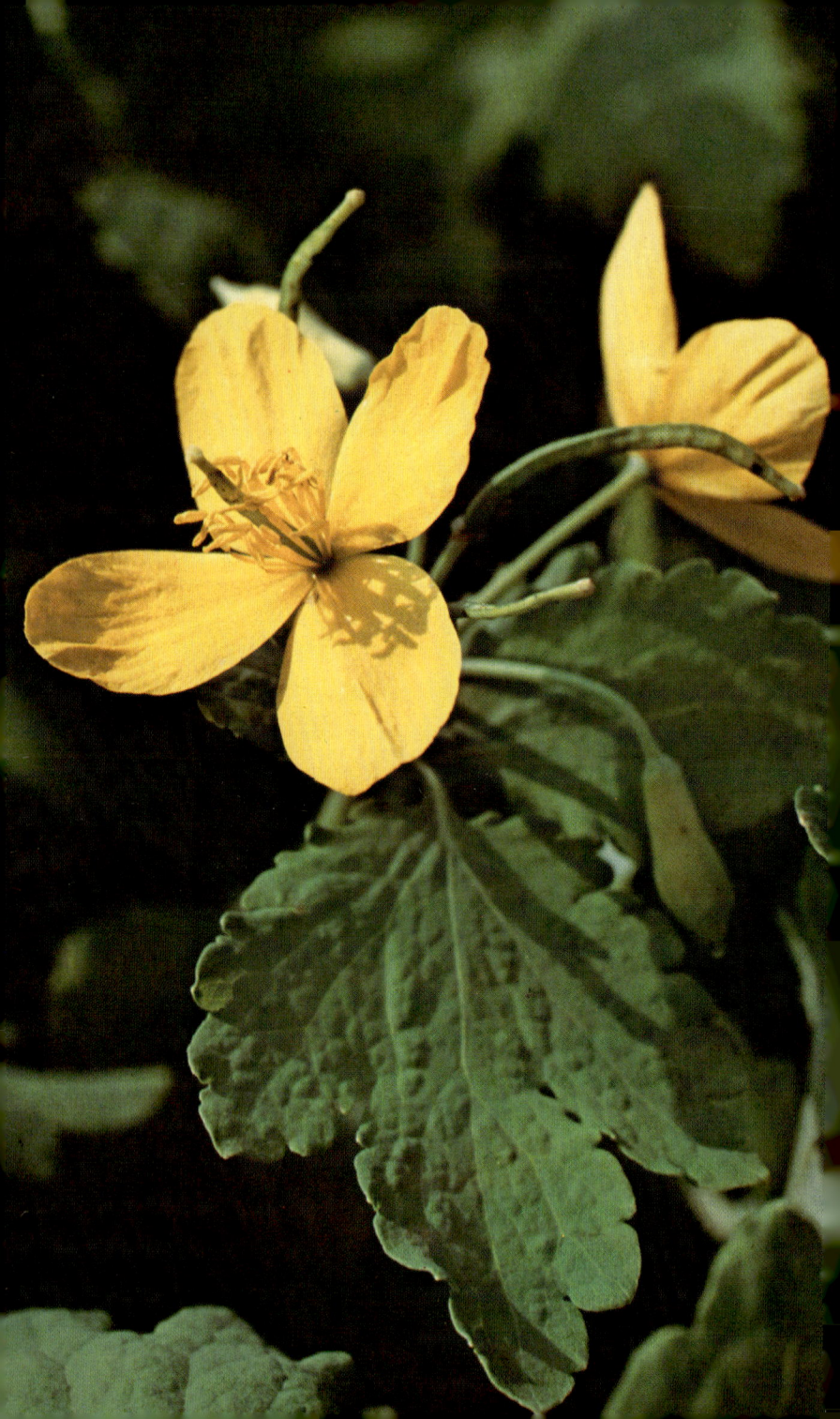

Gegend vorgenommen hatte. Heute lese ich in einer Zeitschrift, daß von 1951 bis 1958 103 Atombomben in der Wüste von Nevada gezündet wurden und explodiert sind. Aber nirgends war eine intensive, verständliche Warnung gegen dieses sogenannte Fallout, also die radioaktiven Folgen, zu hören, denn alle Leute, die dort lebten, mußten mit schweren gesundheitsschädigenden Folgen rechnen. Nun heißt es weiter, daß vor einem US-Gericht bestätigt wurde, daß das Fallout von oberirdischen Atomexplosionen in der Wüste von Nevada Ursache für die Krebserkrankung von Einwohnern dieses Gebietes gewesen sei.

Familienangehörigen von zehn an lymphatischer Leukämie gestorbenen Personen wurde eine Schadenersatzsumme von 2,6 Millionen Dollar zugesprochen. Eine Frau, die an Schilddrüsenkrebs erkrankt war, aber glücklicherweise wieder gesund geworden ist, bekam noch 100 000 Dollar. Der Prozeß wurde von 25 Angehörigen als Modellprozeß geführt. Nun werden weitere 1600 Personen aufgrund dieses Urteils vor Gericht gehen. Die US-Bundesregierung wird voraussichtlich insgesamt 200 Millionen Dollar Schadenersatz leisten müssen. Mit all diesem Geld wird man jedoch die zerstörte und geschädigte Keimdrüsentätigkeit, die verminderte Abwehrkraft gegen Leukämie und Krebs nicht ersetzen können. Es ist gut, daß durch einen solchen Prozeß bewiesen worden ist, daß die Nebenwirkungen von Atomexplosionen viel schlimmer sind, als man angenommen hatte, und daß das Gericht diese Auslegung anerkennen mußte.

Atomkraftwerke – zu früh gebaut

Es ist möglich, daß auch bei uns im Kampf für oder gegen die Atomkraftwerke manches als harmlos dargestellt wird, was eben nicht zu bagatellisieren ist. Es wäre menschlich begreiflich, wenn Atomgegner ihre Argumente vielleicht etwas zu drastisch darstellen, während die übrigen, die mit den Atomkraftwerken das Geschäft machen möchten, ihre Interessen verteidigen. Wer kann voraussagen, ob es uns nach dreißig Jahren ähnlich ergeht wie den Einwohnern von Nevada? Werden wir oder unsere Kinder eher an Leukämie und Krebs sterben müssen, wenn wir durch solche radioaktiven Einflüsse geschädigt werden? Denjenigen, die dann

Schöllkraut *(Chelidonium majus)*   321 den Nachteil zu tragen haben, nützt weder eine Rechtfertigung noch eine Geldentschädigung. Prof. Dr. Max Thürkauf, ein Basler Physiker, hat in einer Veröffentlichung den Satz geprägt: »Atomkraftwerke 25 Jahre zu früh«. Er wollte damit sagen, die Wissenschaft ist noch nicht so weit, um dieses Energiepotential ohne schädigende Nachwirkungen zu beherrschen.

Den Menschen, ja auch den Wissenschaftlern geht es heute so wie dem Zauberlehrling, der am Schluß ausrufen mußte: »Ach, wie werde ich die Geister, die ich rief, nun wieder los?«

Schäden durch Radioaktivität

Von einigen Strahlenbiologen, die der Forschungsgruppe der medizinischen Fakultät an der Universität Pittsburgh (USA) angehören, erfahren wir durch den Direktor dieser Abteilung, Professor Dr. Ernest Sternglass, folgenden Bericht: Kleine Mengen von Radioaktivität, die über längere Zeit auf unseren Körper einwirken, können die Körperzelle genauso zerstörend schädigen wie die Dosis einer kurzen Bestrahlung, die 3000mal stärker ist. Diese Feststellung studierte ich gerade, als ich mit dem Zug in Niedergösgen vorbeifuhr. Ich erschrak nicht wenig, als ich feststellen mußte, daß das Atomkraftwerk bedenkenlos inmitten eines Wohngebietes eingebettet liegt. Haben die dortigen Bewohner wohl eine Ahnung, welchen Einflüssen und Risiken ihre Körperzellen Tag für Tag ausgesetzt sind? Wer in der Nähe von Atomkraftwerken oder in der Nähe von abgelagertem Atommüll wohnen muß, sollte gesundheitlich unbedingt unter Kontrolle stehen, was eine interessante Aufgabe für Ärzte und Gesundheitsämter darstellen würde. Wie ängstlich sind Ärzte doch oft für frühzeitige Krebstests besorgt, weshalb es kaum verständlich ist, wenn bei so großer Gefährdung, wie soeben geschildert, keine regelmäßige, verantwortungsbewußte Kontrolle seitens maßgebender Persönlichkeiten vorliegt. Man sollte wirklich darauf bedacht sein, feststellen zu können, ob Krankheiten wie Leukämie, Krebs, Diabetes, Rheuma, Arthritis und Geisteskrankheit in Form von Schizophrenie sowie Krebs und vor allem Leukämie in solchen Gegenden zahlreicher vorkommen als bei der übrigen Bevölkerung.

Nach den Ergebnissen der amerikanischen Forschergruppe sollte man unbedingt entsprechende Sorgfalt walten lassen, denn es wurde festgestellt, daß die erwähnten Krankheiten acht- bis zehnmal so häufig bei jener Bevölkerung, die im Strahlenbereich wohnt, auftreten als bei den übrigen, die sich keiner solch direkten Gefährdung aussetzen müssen. Solche Tests sollten auch den Befürwortern von Atomkraftwerken vorgelegt werden, damit ihnen dadurch die Augen geöffnet werden könnten. Das ist ja die schlimme Täuschung bei solch schwerwiegender Belastung, daß die Strahleneinflüsse nicht verspürt werden. Erst wenn der Kräftezerfall in Erscheinung tritt, wird eine Leukämie bemerkt. Ein solcher Patient kann den Arzt wegen anderer Ursache aufsuchen oder er kann infolge eines Unfalls ins Krankenhaus eingeliefert werden, wo die Blutuntersuchung dann den schwerwiegenden Krankheitszustand offenbart.

Es wäre auch dringend angebracht, daß man Nahrungsmittel auf Radioaktivität untersucht, wenn diese in der Nähe von Atomkraftwerken lagern oder in deren Nähe produziert werden. Die gleiche Sorgfalt sollte man auch bei Lagerung von Atommüll beachten. Die amerikanische Forschergruppe überließ diese Verantwortung nicht irgend jemand anderem, sondern untersuchte Milchprodukte, die von Kühen stammten, welche in der Nähe von Atomkraftwerken weideten. Sie konnten dieserhalb feststellen, daß diese Erzeugnisse einen verhältnismäßig hohen Gehalt an Radioaktivität aufwiesen. Gleiche Ergebnisse zeigten sich auch bei landwirtschaftlichen Produkten, die von Feldern stammten, welche in der Nähe von Atomkraftwerken lagen. Dies veranlaßte Robert F. Par, nachdem er persönlich mit Professor Sternglass über die Forschungsergebnisse gesprochen hatte, in der Zeitschrift »Lebensschutz« einen Artikel zu veröffentlichen, und zwar unter dem Titel: »Warnung vor Nahrungsmitteln, die aus der Todeszone von Atomkraftwerken kommen.« Vielleicht sind solche Abhandlungen etwas überbetont, aber sie veranlassen doch zum Denken und Überlegen, denn Strahlenbiologen verfügen immerhin über eigene Beobachtungen. Es ist nicht von ungefähr, wenn der Bericht lautet, daß die Abluft und das Abwasser der Atomkraftwerke ständig kleine Mengen radioaktiver Substanzen enthalten, und daß vor allem die Dauerberieselung dieser feinsten, radioaktiven Elemente in Verbindung mit dem Luftsauerstoff und den

Schmutzpartikelchen mit der Zeit extrem giftige Kombinationen bilden.

Wenn man schon glaubt, ohne Atomkraftwerke nicht auskommen zu können, sollte man sie wenigstens weit weg von Wohngebieten bauen. Ebenso weit weg sollten sie sich auch von Nahrungsmittelanbaugebieten befinden. Wüsten- oder Waldgebiete könnten sich dazu am ehesten eignen. Stirbt dann der Wald nach Jahrzehnten ab, dann liefert er den unumstößlichen Beweis dafür, daß sich die schädigenden Einflüsse summiert haben. Es ist für die Waldbäume bestimmt schade, wenn sie auf diese Weise eingehen müssen, aber es ist immerhin noch besser, diese sterben zu lassen an Stelle von Menschen, die dadurch zu Tausenden langsam dahinsiechen müßten. Auch sollte man den Einfluß auf die Nachkommen nicht unterschätzen, können diese doch mit geschädigter Erbmasse als körperliche und geistige Krüppel zur Welt kommen. Noch besitzt man viel zu wenig Erfahrung über die Schädigungen durch Radioaktivität, die von Atomkraftwerken ausgehen, indem sie sich langsam summieren. Man sollte sich daher nicht einfach über schlimme Auswirkungen bedenkenlos hinwegsetzen, sondern vielmehr den Bau solcher Werke noch zurückstellen, bis die Physiker bessere Methoden mit kleineren Risiken gefunden haben. Daraus ergibt sich: »Atomkraftwerke 25 Jahre zu früh«.

Professor Sternglass empfiehlt mit Recht, man solle mit der gleichen Energie und dem gleichen Aufwand neue Energiequellen fördern, wie man es bisher mit der Erforschung und Entwicklung von Atomenergiegewinnung durchgeführt hat. Aber solch vernünftigen Überlegungen stehen andere Bedenken gegenüber, denn man glaubt, die Rentabilität wäre weniger gesichert, auch steckte man bereits eine schwerwiegende Summe von Geld in die Atomkraftwerke hinein, und diese Kapitalanlage möchte man nicht in Gefahr bringen. Das allerdings hätte man sich früher überlegen sollen, bevor man solch große Risiken ohne genügend Erfahrung auf sich lud. Ist die Gesundheit einer gefährdeten Bevölkerung überhaupt nicht maßgebend genug? Was opfern wir lieber, Geld oder Menschenleben? Was nützen uns Atomkraftwerke, wenn die Volksgesundheit dadurch in Frage gestellt wird und die Krebssterblichkeit immer mehr zunimmt?

Die Umweltverschmutzung und der Mensch

In der Presse lesen wir viel darüber, wie an Denkmälern Schäden durch Schwefelverbindungen entstehen; Sandstein zerbröckelt, sogar Kalkstein wird angegriffen. Viele wertvolle Kulturgüter sind in Gefahr. Wir hören auch, wie der Wald und die Pflanzen darunter leiden und zugrunde gehen. Das ist wirklich schlimm. Aber es wird sehr wenig Greifbares beschlossen, was dagegen zu tun wäre. Manchmal haben wir den Eindruck, es werde von einem Patienten gesprochen, der eine schwere oder unheilbare Krankheit hat, aber niemand kennt ein Heilmittel, das mit Erfolg eingesetzt werden könnte, um ihm zu helfen. Nur wenige denken daran, daß all diese schädigenden Stoffe auch die Menschen angreifen. Wie verhalten sich unsere Lungen dazu, unser Lymphdrüsensystem, was schlußendlich unsere Zellen, wenn sie von Umweltgiften geschädigt werden? Dies kann über die Haut geschehen, durch die Atmungsorgane, und es gibt Giftstoffe, die die Leber nicht völlig neutralisiert. Sie bleiben im Körper, gelangen in die Blutbahn und vergiften den Zellstaat. Was können und was sollen wir gegen diese Einflüsse unternehmen?

Sicher ist es gut, wenn wir vernünftig leben, wenn wir Alkohol auf ein Minimum reduzieren und zu rauchen aufhören. Sorgen wir dafür, keine denaturierte Kost zu uns zu nehmen und ergänzen wir die vollwertige Nahrung durch leichtverdauliches Eiweiß. All das können und sollen wir auch tun, um den Körper zu stärken und ihn leistungsfähiger zu machen.

Gewiß ist es gut, wenn wir einen biologischen Kalk einnehmen, damit viele saure Stoffe gebunden und ausgeschieden werden. Eine Kalktherapie kann uns helfen, Umweltschäden im Körper etwas auszugleichen.

Sicherlich ist es auch gut, wenn wir viel an die frische Luft gehen, wandern und uns in unserer Freizeit Bewegung verschaffen. Dadurch kommen wir ins Schwitzen und scheiden durch die Haut viele Giftstoffe aus. Im Winter kann uns die Sauna in dieser Hinsicht wertvolle Dienste leisten. Die sitzende Tätigkeit in den Industrieländern und das Leben in der Großstadt sind als Ursachen vieler Zivilisationskrankheiten anzusehen. Der Sauerstoff wird uns durchfluten und beleben. Sicherlich ist es auch gut, wenn wir die jodhaltige Luft des Meeres einatmen.

Meiden wir rauchgeschwängerte Lokale, die als Umwelt eine zusätzliche Giftquelle sind. Wir wissen aus Erfahrung, daß der passive Raucher, wenn er sich längere Zeit in solchen Lokalen aufhalten muß, ebenso vergiftet wird wie der aktive Raucher. Wenn wir solchen negativen Einflüssen entgehen können, erweisen wir dem Körper einen großen Dienst. Wir sollten dies beachten, obschon es nicht ganz ausreicht, um sich von den schädigenden Einflüssen ganz frei zu machen. Schließlich wird es eben so sein, daß der starke, kräftige, mit einem guten endokrinen Drüsensystem ausgerüstete Mensch durchhält und sich daran gewöhnt. Dem Schwächlichen wird der Lebensfaden wohl verkürzt.

Dann sind kalte Getränke aus dem Kühlschrank oder gar mit Eis schädlich. Ich bekomme oft solche Anfragen und möchte dazu folgendes bemerken. Ich war immer sehr erstaunt, wenn ich mich in der Wüste bei den Beduinen aufhielt. Sie stillten ihren Durst mit heißem Tee aber niemals mit Eiswasser oder eisgekühlten Getränken. Manch unerfahrener Tourist hat sich schon einen Katarrh geholt, ja sogar eine Lungenentzündung, wenn er ein kaltes Getränk durch die überhitzte Kehle hinuntergestürzt hat. Der Magen ist auf solche Abkühlungen nicht ohne weiteres eingestellt; er kann Schaden erleiden. Es ist keine gute Sitte, die wir von Amerika übernommen haben, alles mit Eiswürfeln zu trinken. Vor allem in tropischen Gegenden sind Eiswürfel gar nicht so harmlos. Oft wurden gefährliche Bakterien im Eis gefunden, weil viele Bakterien den Gefrierprozeß überstehen. Wer schon etwas Kaltes schluckt, sollte es im Mund zuerst erwärmen. Am wenigsten gefährlich ist kalte Milch, weil der Fettgehalt die Schleimhäute vor Kälte etwas schützt. Ein guter Durststiller ist ein einfaches Mineral- oder Quellwasser, dem etwas Molke (Molkenkonzentrat) beigefügt wird. Diese Milchsäure, ohne Zucker, löscht den Durst am allerbesten. Auf Wanderungen können wir ein kleines Fläschchen Molkenkonzentrat mitnehmen. Aus einem frisch sprudelnden Bach schöpfen wir einen Becher Wasser hinzu und schon haben wir ein ausgezeichnetes, durststillendes Erfrischungsgetränk. Überdies übt Molke eine desinfizierende Wirkung aus. Die Magenschleimhäute werden im positiven Sinne beeinflußt.

Auf diese Weise können wir die Schäden, die die Umwelt uns zufügt, etwas ausgleichen. Wir müssen uns nur umschauen und bewußt alles Schädigende meiden.

Was läßt sich gegen die Umweltverschmutzung tun?

Wenn man die Berichte in der Presse liest, was heute alles zur Umweltverschmutzung beiträgt, und wenn man dann feststellen muß, wie langsam behördliche Gegenmaßnahmen ergriffen werden, dann ist man oft sehr bedrückt und deprimiert. Es ist ja möglich, daß das unheimliche Waldsterben mit all den tragischen Folgen nun auch dem »Amtsschimmel«, wie man die Verwaltung zu nennen pflegt, ein wenig vorwärtshelfen wird. Auf jeden Fall ist es für den einfachen Bürger unverständlich, wie es so weit kommen konnte. Wenn der World Wildlife Fund, WWF, der sich mit gesundheitlichen Problemen in der ganzen Welt auseinandersetzt, Berichte in der Presse veröffentlicht, mit exakten Berechnungen, was allein zum Beispiel die Müllverbrennungsanlagen in der Schweiz für eine unheilvolle Belastung geworden sind, dann sollte man unbedingt darüber nachdenken.

Diese Anlagen stoßen jährlich 500 Tonnen Salzsäure in die Luft aus, 1800 Tonnen Stickoxyde, 1500 Tonnen Schwefeldioxyd. Was unter Umständen aber noch viel gefährlicher ist, sind 140 Tonnen Schwermetalle, die eben in feiner, emulgierter Lösung in die Luft geblasen werden. Dabei sind Kadmium und Quecksilber Metalle, die auf die Keimdrüsen wirken, und neben Schädigungen an den Erbanlagen können sie auch krebserregend sein. Das ist bekannt. Für den gewöhnlichen Bürger ist es unverständlich, daß die angeblichen Fachleute die Methoden der Müllverbrennung nicht genügend getestet haben und nach Möglichkeiten suchen, die nicht derart fürchterliche Folgen für unsere Gesundheit auszulösen vermögen. Früher, vor dem Ersten Weltkrieg, gab es nur einen kleinen Bruchteil von Müll und Abfällen, im Vergleich zu den heutigen gigantischen Mengen.

Ich erinnere mich gut, wie es vor 70 Jahren gewesen ist, besonders auf dem Lande. Da hatte man einen Kehrichtkübel, wo alles hineinkam – was irgendwie abgebaut wird und verfault – und der Natur zurückgegeben werden konnte. Das alles warf man auf den Misthaufen oder in eine Grube im Garten. Mit Erde wurde zugedeckt, und so hat sich ganz von selbst Kompost gebildet. Holz hat man im Ofen verbrannt. Nur Metallteile wurden in eine, von der Gemeinde zur Verfügung gestellte Kehrichtgrube geworfen, die aber zweckdienlich angelegt wurde, um zum Beispiel einen größeren Graben oder ein Tälchen aufzufüllen. War die Grube voll, wurde sie zuletzt mit Erde abgedeckt und bepflanzt.

Was kann der einzelne tun?

Auch heute ließe sich innerhalb der Familie diesbezüglich noch manches verbessern, indem man alles, was irgendwie von der Natur abgebaut werden kann, seien es Obst- oder Gemüseabfälle sowie alle organischen Substanzen, im Garten kompostiert. Es gibt so einfache und gute Einrichtungen, um Kleinkomposte ohne große Mühe aufzubauen. Es ist möglich, daß man auf diese Art und Weise einen schönen Teil des Mülls wieder verwerten kann, und zwar ohne Luftverschmutzung. Die Entgiftung von Müllverbrennungsanlagen, die, wie erwähnt, oft unglücklich konzipiert sind müssen wir den Behörden überlassen. Es ist nur zu hoffen, daß dies mit etwas Tempo und Schwung an die Hand genommen wird, um uns vor weiteren Schädigungen zu bewahren.

Es geht ja nicht nur um uns Menschen, es geht auch um die Tiere, und wie wir wissen auch um die Pflanzenwelt, vor allem den Wald! Genau gesagt, geht es um ein Verbessern einer nur schwer gutzumachenden Störung im ökologischen System unserer Erde.

Was wir zum Schutz gegen solche Schädigungen im erwähnten Sinne tun können, ist vielleicht folgendes: So gesund wie möglich leben, soviel wie möglich biologisch gezogene Früchte und Gemüse konsumieren, unsere Eßgewohnheiten auf eine vernünftige, natürliche Basis stellen, vor allem sehr viel kalkhaltige Stoffe einnehmen. Wenn der Kalkspiegel in Ordnung ist, wenn wir also genügend Kalk zu uns nehmen, dann haben wir gerade mit dem Kalk einen Verbindungsäquivalenten, wie man wissenschaftlich sagt, um verschiedene Gifte zu binden und sie auf diese Weise unschädlich zu machen und aus dem Körper abzuführen.

Kalk und basische Ernährung

Es gibt verschiedene Pflanzen, die viel Kalk enthalten, vor allem unten den Gemüsen. Wir müssen nur an Weißkraut (Kabis) denken, an Kohlrabiblätter und Stiele, an Karotten. Auch Brennnesseln haben einen sehr hohen Kalkgehalt, deshalb sind diese

Gemüse besonders für Kinder von sehr großer Bedeutung. Bei den Früchten sind es vor allem Beeren, in erster Linie die Erdbeeren, die viel Kalk enthalten. Und nicht zuletzt dürfen wir dann auch wieder die guten Milchprodukte aus biologisch geführten Betrieben als Kalklieferanten bezeichnen.

Schlimm sind die Kalkräuber, die den Kalkspiegel senken. Da haben wir vor allem die Weißzuckerprodukte, die Süßigkeiten, die leider immer mehr überhand nehmen. In den letzten 70 Jahren ist ihr Konsum um das Sieben- bis Achtfache gestiegen. Eigenartig ist nämlich, daß viele Giftstoffe eben sauer reagierende Substanzen sind und daß wir die alkalischen, die basischen Stoffe, zu denen auch Kalk gehört, gerade in der Rohkost, im Vollgetreide, im Gemüse und den Früchten vermehrt finden. Das bedeutet, daß wir eiweißhaltige Produkte, vor allem Fleisch und Eier, etwas reduzieren sollten, zugunsten von pflanzlichen Nahrungsmitteln.

Umweltverschmutzung und das Waldsterben

Wie verhält es sich heute mit der Umweltverschmutzung? Man wartet, bis ein Hektar Wald nach dem anderen abgestorben ist. Und vielleicht könnte es auch geschehen, daß von einem National- oder Bundesrat oder von einer anderen Kapazität ein Großkind an Leukämie oder sonst einer Krankheit befallen wird, die mit einem erhöhten Bleigehalt im Blut in Zusammenhang steht. Man beginnt dann erst etwas zu unternehmen, wenn es zu spät ist. Es muß meistens zuerst ein Unglück am Gefahrenherd geschehen, oft im Zusammenhang mit prominenten Menschen, bevor man eine Gefahr ernst nimmt und etwas Grundlegendes dagegen tut.

Was kann der einzelne, der sich vielleicht ärgert, in einem solchen Fall machen? Kürzlich wurde in Riehen von den Schülern zweier Gymnasien und einem interessierten Publikum eine Waldbegehung durchgeführt. Es nahmen etwa 130 Riehener teil, Prominente und Vertreter der Wissenschaft, vor allem aber vom Botanischen Institut der Universität Basel. Der Oberförster erklärte genau, wo die Schuld bei der Luftverschmutzung zu suchen sei, die unsere Wälder zerstöre, aber auf keinen Fall sei dies nur auf fremde Einflüsse zurückzuführen.

Die Schuld müssen wir in erster Linie bei uns selbst suchen. Die Messungen, die vom Bundesamt für Umweltschutz veröffentlicht wurden, haben dies eindeutig bestätigt. Auf die Frage, was der einzelne zur Rettung unserer Umwelt beitragen könnte, hat der Oberförster kurz und bündig erklärt, man sollte nur noch halb soviel autofahren, statt auf 25 nur noch auf 20 Grad heizen und dafür einen dicken Pullover anziehen. Das ist sicherlich ein bescheidener Anfang, damit wir nicht alle eines Tages ersticken müssen. Vielleicht könnte man aber noch mehr tun, damit wir nicht zusehen müssen wie unser Wald langsam immer mehr zugrunde geht und wir damit einen ganz wichtigen Luftreiniger und Sauerstoffproduzenten verlieren. Dann würden auch nicht täglich Menschen in unserem Land, vor allem Jugendliche und Kleinkinder durch das eingeatmete Blei, Benzpyren, die in unserer Luft immer konzentrierter gefunden werden, geschädigt. Ich hatte, als das Bleibenzin eingeführt wurde, ein Protestschreiben an die Bundes- und Nationalräte geschickt und auf die Giftwirkung aufmerksam gemacht, sogar auf die cancerogene, das heißt auf die krebsfördernde Wirkung von Blei, in diesen fein verteilten emulgierten Mengen. Als ich keine Antwort bekam und deswegen reklamierte, erhielt ich doch noch eine Mitteilung, daß eben keine weiteren Beschwerden eingegangen seien. Man dankte mir für das Schreiben, das somit ad acta gelegt wurde.

Es geht uns alle an

Also habe ich die Schlußfolgerung gezogen, und das möchte ich nochmals entschieden betonen, daß wir alle in solchen ernsten Fällen einfach etwas tun müssen. Wäre es vielleicht nicht wirkungsvoll, wenn jeder Schweizer, der wirklich etwas dazu beitragen will, um gegen die Luftverschmutzung zu kämpfen, an unsere Regierung in Bern ein einfaches, klares Schreiben verfassen würde, darin er nach dem Maße seines Verständnisses einen Vorschlag macht, wie man gegen die Luftverschmutzung etwas unternehmen könnte und sollte. Für den Fall, daß er Mitglied einer Automobil-Organisation ist, könnte er diesem Verband ebenfalls ein Schreiben zukommen lassen, worin er den Wunsch ausdrückt, daß bald bleifreies Benzin als Treibstoff gewünscht wird. Schweizerischerseits sollte man diesbezüglich energisch und zielstrebig daran gehen, daß hier eine grundlegende Änderung geschaffen wird. Ich fahre nun schon seit 50 Jahren mit dem Auto. Ich fuhr also bereits, als es noch kein Bleibenzin gab. Sicher ist heute die Klopffestigkeit des Benzins höher. Die Motoren waren früher einfacher, die Wagen haben nicht so schnell angezogen, erreichten weniger rasch ein hohes Tempo, aber wir sind auch gefahren und immer noch früh genug ans Ziel gekommen. Wenn man sich nach dem Grundsatz »Eile mit Weile« richtet, kommt man oft schneller ans Ziel, als mit der Hektik und dem Tempo der heutigen Tage. Wenn eine drastische Beschränkung der Geschwindigkeit erfolgen würde, dann gäbe es sicher weniger schwere Unfälle und auch weniger Luftverschmutzung. Was die Industrie anbelangt, müssen behördliche Instanzen eingreifen. Wie man mir schon sagte, sind wohl Vorschriften und Richtlinien gesetzlich verankert worden, aber sie werden leider nicht strikt eingehalten. Und Beamte, die diesen Vorschriften Nachdruck verleihen sollten, haben gewisse Hemmungen und Mühe, sich in der Industrie durchzusetzen. Wir sollten also nicht zuwarten, bis wir alle eines Tages ersticken müssen, wie dies der Kantons-Oberförster so kurz und bündig gesagt hat, sondern wir sollten vorher ernsthaft etwas unternehmen. Die Luftverschmutzung wird zu einer gefährlichen Bedrohung für die gesamte Menschheit. Da ist nicht nur der einzelne, sondern wir alle sind gefährdet. Es geht hier nicht um ein Ertrinken oder um ein schnelles Ende, sondern wir gehen sehr langsam zugrunde und verlieren so unser Leben. Wir müssen befürchten, daß künftige Generationen nicht mehr geboren werden. Man könnte sagen: »Steter Tropfen höhlt den Stein.«

Es ist also dringend nötig und höchste Zeit, daß wir das tun, was mit den Worten zum Ausdruck gebracht wurde: »Genug der Worte, laßt uns Taten sehen!«

Gefährlicher Asbest

Das, was vielen noch unbekannt sein mag, haben wissenschaftliche Forschungen festgestellt, daß Asbest nämlich ein gefährlicher Stoff ist, weil er stark cancerogen wirkt. An der Ostflanke des Ural liegt eine Stadt, deren Name Asbest lautet, weil dort erstmals für Rußland dieser feuerfeste Stoff entdeckt worden ist. Dies war im Jahre 1720, und seither ist dieser Ort mit jährlich 150 000 Tonnen Asbest in Rußland der größte Produzent dieses aus der Erde gewonnenen Minerals. Bekannt war Asbest indes schon im Altertum, da Plutarch darüber zu berichten weiß. Industriell wurde der Stoff jedoch erst 1868 in Italien verwertet, und zwar mit einer Jahresproduktion von 200 Tonnen. Indes wurden inzwischen auch in Quebeck, Südafrika, Maryland, Arizona und Kalifornien ähnliche große Funde gemacht.

Lange Zeit betrachtete man Asbest als einen harmlosen Stoff. Als man aber an den Produktions- und Verarbeitungsstätten dieses Minerals feststellen konnte, daß viele Arbeiter und Arbeiterinnen oft schwer erkrankten und nicht selten rasch wegstarben, ging man diesem bedenklichen Umstand nach. Während man bei Steinarbeitern und Mineuren die Staublunge kennt, die oft zu Asthma, Emphysem und Tuberkulose und später zu Krebs in der Lunge führt, konnte man nun feststellen, daß es auch eine Asbestlunge gibt, heute als Asbestose bezeichnet. Der Verlauf dieser Krankheit ist indes viel schlimmer als bei der Staublunge. Sie endet nicht mit Tbc, sondern Krebs. Asbeststaub, der bei der Verarbeitung entstehen kann, ist deshalb so sehr schlimm und außerordentlich gefährlich, weil der Körper Asbestpartikelchen, die einmal inhaliert worden sind, weder lösen noch irgendwie zersetzen kann.

An verschiedenen Orten, so in Südafrika, Europa, auch in den USA führte man eine Serie von Studien durch, die alle zu ungefähr den gleichen Ergebnissen führten. Allgemein konnte man beobachten, daß eigentlich verschwindend kleine Mengen von Asbeststaub eingeatmet zu werden brauchen, um Krebs auszulösen, was in der Regel einen raschen Tod zur Folge hat. Prof. J. G. Thompson, ein südafrikanischer Pathologe, konnte diesbezüglich sehr aufschlußreiche Ergebnisse erzielen. Auch Dr. J. J. Selikoff vom Mount-Sinai-Krankenhaus in New York berichtete über sehr tragische Erfahrungen mit Arbeitern, die in einer Asbestfabrik erkrankten. Viele kamen mit Lungenbeschwerden zu ihm, starben aber größtenteils an Asbestose oder Krebs.

Dies sollten sich Arbeiter, die in Garagen mit Asbest arbeiten, unbedingt merken. Besonders beim Auswechseln von Bremsbelägen sollten sie beim Bearbeiten dieses so gefährlichen und dennoch so harmlos erscheinenden Materials sehr vorsichtig sein. Die erwähnten Forscher auf diesem Gebiet weisen auch ernstlich darauf hin, daß Asbestfilter, mit denen Obstsäfte und andere flüssige Lebensmittel gefiltert werden, ebenfalls unbedingt durch ein anderes, einwandfreies Filtermaterial ersetzt werden sollten, was wohl jedem ohne weiteres einleuchten wird. Da für die heutige Menschheit ohnedies vermehrte Krebsgefahr besteht, sollte jeder Einfluß, der krebsfördernd wirkt, gemieden werden. Wie aus den Forschungsergebnissen hervorgeht, soll Asbest zu einem der gefährlichsten cancerogen wirkenden Stoffen zählen, weshalb es unverantwortlich ist, dieses Mineral fernerhin als harmlos zu betrachten. Auch die in den Küchen verwendeten Asbestplatten, die bequem sein mögen, weil sie das Anbrennen der Speisen verhindern, sollten zukünftig von den Hausfrauen nicht mehr als harmlos betrachtet werden.

Immer neue gesundheitsschädigende Gifte

Vor einiger Zeit wurde in einer Radiosendung ein interessantes Thema besprochen, indem sie zeigte, wie das Volk durch die Kontrolle der Gesundheitsbehörden vor gifthaltigen Nahrungsmitteln bewahrt werden sollte. Man glaubt nun, der Angelegenheit gewissenhaft zu dienen, wenn man Beamte behördlich beauftragt, bei Importgemüse und Importfrüchten Stichproben vorzunehmen, um die ausgewählten Muster den entsprechenden Laboratorien zur Untersuchung einzusenden. Stellt man nun dort eine gesundheitsschädigende Menge Gifte von Insektiziden oder Fungiziden fest, dann sind Gemüse und Obst, denen man die Muster entnahm, oft schon längst über das Verteilsystem des Handels beim Verbraucher angelangt. Was nützt da die Kontrolle leicht verderblicher Lebensmittel, wenn das Untersuchungsergebnis in der Regel zu spät eintrifft, um die Verbraucher entsprechend schützen zu können? Vielleicht könnte ein anderer Ausweg zuverlässigere Dienste leisten. Er bestünde darin, von den Lieferanten Ursprungszeugnisse mit genauen Angaben zu verlangen, damit man sogleich innewürde, womit die Ware gespritzt und behandelt wurde. Auch müßten genaue Angaben der noch vorhandenen Giftspuren vorliegen. Dies würde die Aufgabe der Gesundheitsbehörde, das Publikum vor Schaden zu bewahren, um vieles erleichtern, die Großhändler und Produzenten aber würden dadurch erzogen werden. Sollten bei Stichproben Verfehlungen zum Vorschein kommen, dann könnten diese schwer bestraft werden. Betreffs der Verunreinigung von Nahrungsmitteln durch Gifte sollten die Gesundheitsämter viel strenger sein. Es wäre nutzbringender, als einem sogenannten Kräutermannli oder einem Kräuterfraueli nachzufahnden, ob diese etwa eine Kräutermischung ohne Bewilligung verkauft haben mochten.

Wie lange ging es nur, bis das DDT eingeschränkt oder verboten wurde! Praktisch mußte zuerst die ganze Welt damit geschädigt werden, denn man wird rund um den Erdball wenig Menschen und Tiere mehr finden, die in ihrer Fettsubstanz nicht schon DDT gespeichert haben. Dies konnte auch durch die Meerestiere, die Fische und die Tiere in den Eismeeren des Süd- und Nordpols nachgewiesen werden.

Trotz diesen betrüblichen Erfahrungen wagt sich uns heute gleichwohl ein neues Gift aufzudrängen, das dem DDT verwandt ist, da es auch eine Chlor-Wasserstoff-Verbindung darstellt, doch noch um etliches giftiger ist, sich also noch viel gefährlicher als DDT erweist. Sein abgekürzter Name lautet PCB und stammt aus einer ganzen Gruppe von chemischen Substanzen, die man als polychlorierte Biphenyle bezeichnet. Es wird behauptet, daß DDT in ungefähr zehn Jahren abgebaut werden könne, während die neue Verbindung PCB lebenslänglich im menschlichen und tierischen Gewebe verbleiben werde, weil sie weder vom Körper noch von der Natur abgebaut werden könne. Aus Japan liegt der Bericht vor, daß sogar Menschen starben, weil sie ihren Reis in Öl gekocht hatten, das mit PCB verunreinigt war.

PCB verwendet man in der Kunststoffindustrie besonders als Weichmacher für Verpackungsmaterial. Verpackt man nun aber Nahrungsmittel wie Trockenfrüchte, Schokolade, Biskuits, Getreideschrot, Teigwaren, Käse und anderes mehr in solche

Folien, dann besteht dadurch eine nicht geringe Gefahr der Vergiftung solcher Lebensmittel, denn es sind schon alleine dadurch, daß solche Folien benutzt wurden, in den darin eingewickelten Nahrungsmitteln gesundheitsschädigende Mengen dieses gefürchteten Giftes PCB festgestellt worden. In Amerika entdeckte man die Schädlichkeit dieses gefährlichen Giftes zuerst. Bereits sind dort Hunderttausende von Hühnern, Truthähnen und anderem Geflügel durch dieses Gift zugrunde gegangen. Diese betrüblichen Vorkommnisse wiesen die Gesundheitsbehörden auf die Gefährlichkeit dieses neuen Giftes hin, weshalb sie dafür hätten sorgen sollen, daß Plastikmaterial mit solchen Zusätzen unverzüglich verboten worden wäre, lag dies doch ohnedies in ihren Machtbefugnissen. Ein Arzt der amerikanischen Umweltschutzbehörde konnte PCB sogar im menschlichen Blutplasma feststellen. Man wird die Chemie kaum davon abhalten können, immer wieder neue Gifte herzustellen, weshalb man desto wachsamer sein sollte, daß diese nicht auf Umwegen mit unserer Nahrung in Berührung kommen können. Da dies jedoch leider der Fall ist, muß man sich nicht wundern, wenn Krebs und andere Zivilisationskrankheiten immer mehr zunehmen, wiewohl gleichzeitig Millionen für Forschungszwecke ausgegeben werden.

Wenn die menschliche Zelle mit immer mehr schädigenden Giften belastet wird, wie soll sie dann gesund bleiben können? Ein deutscher Professor fand sogar PCB im Fettgewebe des Untersuchungsmaterials, das in seinen eigenen Laborräumen dieses Gift durch die Luft aufgenommen hatte, weil der Ölanstrich seiner Wände PCB enthielt. Demnach gibt dieser Stoff sein Gift auch an die Luft ab, sobald er mit ihr in Berührung kommt. Wie aus Japan berichtet wird, soll PCB bei Neugeborenen ähnliche Mißbildungen hervorrufen können, wie dies seinerzeit bei Contergan der Fall war. So sind wir Menschen der Neuzeit vielfach unbewußt den unheimlichsten Giften ausgeliefert, und es wäre an der Zeit, daß man von maßgebender Seite her energisch dagegen einschreiten würde. Statt dessen scheint jedoch die Neigung zu bestehen, den Kurs auf die entgegengesetzte Richtung hinzulenken, indem man gegen die Naturerzeugnisse Mißtrauen zu erwecken sucht, um sie zugunsten der Chemie auf die verbotene Liste setzen zu können. Es sieht demnach bedenklich aus! Immerhin erkennen heute viele die dringliche Not der Zeit, weshalb das Bedürfnis nach biologisch gezogenen Erzeugnissen stets größer wird. Wenn wir auch der allgemeinen Umweltverschmutzung als einzelne wenig Einhalt gebieten können, ist es uns doch wenigstens noch nicht untersagt, uns Früchte und Gemüse aus unserem eigenen Garten oder von einem biologisch betriebenen Landbau zu verschaffen. Mag dies womöglich teurer zu stehen kommen als vom Markt, lohnt es sich doppelt für unsere Gesundheit. Die Vergiftungsgefahr ist dadurch abgeschwächt, und die Gartenarbeit dient uns als gesunder Sport.

Flucht aus einem unheilvollen Kreislauf

Wenden wir einmal unseren Blick zurück in die Vergangenheit, denn vor etwa 80 Jahren hatten wir ganz andere Verhältnisse als heute. Noch waren wir nicht im Maschinenzeitalter angelangt. Der Tag begann in der Morgenfrühe und forderte Arbeitslust und kraftvolles Eingreifen in die Pflichten, wobei die eigene Muskelkraft noch erforderlich war, um alledem gerecht werden zu können. Das schützte entschieden vor Verweichlichung. Auch verursachten damals noch keine technischen und chemischen Errungenschaften eine Umweltverschmutzung, die inzwischen so viele Schwierigkeiten hervorrufen konnte. Luft, Gewässer sowie der Erdboden waren noch nicht verunreinigt, so daß durch sie keine Vergiftung zu befürchten war. Von gefährlichen, unschönen Müllanhäufungen wußte man noch nichts. Man erfreute sich demnach noch einer sauberen Umwelt, die mit gewissenhaftem Fleiß zur Erhaltung der Schönheit ernsthaft beachtet wurde. Der mäßige Handwerkslärm war gesundheitlich noch erträglich, besonders wenn man ihn mit dem heutigen Maschinengetöse vergleicht. Selbst reichliche Arbeitspflichten führten nicht zu einem Zeitmangel, gefolgt von Hast und Eile, denn ein wöchentlicher Ruhetag genügte damals noch zur Entspannung, so daß für die Arbeit die notwendige Zeit verblieb. Da das elektrische Licht noch fehlte, konnte es nicht dazu verleiten, den Tag ungebührlich zu verlängern und den Schlaf entsprechend zu verkürzen. Weder Radio- noch Fernsehprogramme dienten zur Unterhaltung bis tief in die Nacht hinein. Das trug zum natürlichen Gleichgewicht einer gesunden Lebensführung bei, und chronische Schlaflosigkeit hatte sich noch keinen Platz erobert. Man mußte demnach auch nicht zu verhängnisvollen, starken Mitteln greifen.

Auch in der Landwirtschaft arbeitete man noch auf natürliche Weise ohne Spritzmittel und Massivdüngung. Man mußte demnach nicht befürchten, sich durch Insektizide und Fungizide zu vergiften oder durch chemische Düngung den Boden und dessen Bakterienflora zu schädigen. Die natürliche Bewirtschaftung hatte gesunde Erzeugnisse zur Folge, weshalb der Gesundheitszustand durch sie nicht beeinträchtigt wurde. Auch die Entwertung der Nahrungsmittel war noch nicht zur Regel geworden, so daß man sich auch nicht veranlaßt sah, den allfällig entstandenen Mineralstoff- und Vitaminmangel durch künstliche Ersatzstoffe auszugleichen. Noch war es möglich, sich durch eine natürliche Lebens- und Heilweise eine kraftvolle Gesundheit anzueignen. Dazu verhalf die einfache Ernährungsweise jener Zeit, denn die damaligen Verhältnisse forderten Sparsamkeit. Der Bedarf mußte möglichst aus dem eigenen Boden gedeckt werden, da die Verkehrsmittel von heute noch nicht zur Verfügung standen.

Erst mit dem nachträglichen Umschwung zum Wohlstandsleben des Industriestaates erlitt auch die Ernährungsweise eine Änderung. Infolge gesteigerter Konjunktur bot dies sogar dem Arbeiterstand die Möglichkeit sich üppiger zu ernähren und demnach die entsprechenden Folgen kennenzulernen. Wer nämlich den Wohlstand ausschöpfen will, wird dadurch auch den Wohlstandskrankheiten begegnen. Die ursprüngliche Naturkost weicht ohne weiteres verfeinerter, aber entwerteter Nahrung. Die Erzeugnisse aus Vollkorngetreide werden nicht mehr geschätzt, wohl aber Weißmehl und Weißbrot. Der vollwertige Naturreis, der $9\frac{1}{2}$mal mehr Mineralbestandteile enthält als der weiße Reis, gerät in Vergessenheit, obwohl einseitige Ernährung mit weißem Reis in den sogenannten Reisländern die gefürchtete Beriberikrankheit zur Folge hat. Die Tatsache, daß diese Erkrankung durch die Rückkehr zum Naturreis wieder geheilt werden kann, dient bestimmt vollauf als Beweis, wie schädigend entwertete Nahrungsmittel wirken können. Der Naturreisgenuß leistet auch heilsame Dienste bei Gefäßleiden, regelt er doch den Blutdruck und wirkt zusätzlich auch vor allem dem Herzinfarkt entgegen. Kein Wunder, daß es notwendig wäre, wieder zur Vollwertnahrung zurückzukehren, um den Gefäßtod entsprechend einschränken zu können, da heute jeder vierte von uns Menschen diesen Tod erleidet, vor 70 Jahren aber nur jeder dreißigste.

Die gleiche Ursache hat auch die Krebserkrankung, auf die man ebenfalls durch entschiedene Rückkehr zur Naturkost unter Vermeidung cancerogener Einflüsse günstig einwirken kann, besonders in vorbeugendem Sinne und vor allem bei gleichzeitig natürlicher Heil- und Lebensweise. Statt sich demnach ohne Bedenken neuzeitlichen Veränderungen anzupassen, sollte man vielmehr zu den einfachen Geboten natürlicher Lebenserfahrung zurückkehren, weil man dadurch gesundheitsschädigenden Einflüssen am erfolgreichsten entgegenwirken kann.

Wir können dadurch den unheilvollen Kreislauf der Neuzeit verlassen, indem wir die vollwertigen Erzeugnisse der Natur verwenden, in dem vollen Bewußtsein, daß uns entwertete Nahrung nicht frommt. Lassen wir uns daher unsere natürlichen Bedürfnisse auf natürliche Weise decken, nämlich durch Nahrung aus dem vollen Korn, durch Süßigkeit aus dem vollwertigen Zucker der Früchte und durch Gemüse aus biologisch gepflegter Erde, denn auf diese Weise können unsere Nahrungsmittel zugleich auch als Heilmittel wirksam sein, unterstützt durch pflanzliche Heilwerte und durch natürliche Behandlungsweise im Falle der Erkrankung. Dies ist der naturgegebene Kreislauf, dem wir uns anvertrauen dürfen, weil er sich als vorbeugend und heilend bewährt hat.

Heilpflanzen, Heilmethoden

Krebsheilmittel

Wenn es auch noch keine spezifischen Krebsheilmittel gibt und sehr wahrscheinlich auch nie geben wird, hält uns die Natur gleichwohl einige Pflanzen für den Krebskranken bereit. Diese können ihm viel helfen und vor allem auch prophylaktisch eine gute Arbeit für ihn leisten.

Verschiedene Pflanzen haben sich also sehr bewährt, um eine Therapie zu unterstützen, sei es nun eine Fastenkur, eine Diätkur, eine physikalische Anwendung, eine Kur zur Regeneration der Leber oder was sonst noch zur Unterstützung der körpereigenen Regeneration und Abwehr getan werden kann. Nach unserer Erfahrung gibt es kein Heilmittel, das wirklich den Krebs heilen und beseitigen kann. Man kann nur der Natur helfen, damit sie die körpereigene Regenerationskraft aktiviert, um den Krebs zu heilen durch eine ausgezeichnete Lebertätigkeit und ein aktives Lymphsystem.

Die Pestwurz (Petasites officinalis, hybridus)

Petasites officinalis, wie die Pestwurz in lateinischer Sprache heißt, hat sich schon große Anerkennung erworben. Erstens wirkt sie ausgezeichnet spasmolytisch, was Verkrampfungen in den Zellen löst und die Schmerzempfindlichkeit des Kranken vermindert, und zweitens wirkt sie auch noch anticancerogen. Kein Wunder, daß es Ärzte gibt, die behaupten, sie hätten nach den Operationen viel weniger Metastasen beobachtet, wenn vor und nach der Operation ein gutes Petasites-Präparat in Anwendung gekommen sei. Da die Pestwurz eine giftfreie Pflanze ist, kann sie ohne Bedenken auch in größeren Dosen eingenommen werden. In einigen Fällen konnte man bei gleichzeitiger Umstellung der Lebensweise sogar erstaunliche Erfolge mit dieser einfachen Pflanze beobachten.

Petasites hat sich als hilfreiches Naturmittel die letzten Jahre hindurch gut bewährt. Es ist erstaunlich, was damit alles erreicht werden konnte. Da es sich um ein starkes Mittel handelt, können es nicht alle Menschen in der Urtinktur einnehmen, und es ist oft nötig, solches zu potenzieren und D_1, D_2 oder eine noch höhere Potenz zu wählen. Wer bei Geschwulstbildung, auch bei krebsartigen Leiden, eine zu starke Reaktion des Mittels beobachtet, der muß es unbedingt abgeschwächt einnehmen. Gerade wenn es stark reagiert, beweist dies, daß es richtig gewählt worden ist. Die starke Reaktion ist in der Hinsicht also ein günstiges Zeichen. Nun heißt es nur noch die richtige Potenz anzuwenden. Statt sich nach der üblichen Einnahmevorschrift zu richten, kann man einen Tropfen von Petasites auf ein 2-dl-Glas Wasser nehmen und davon tagsüber schluckweise trinken. Nach 8–10 Tagen hat sich der Körper soweit an das Mittel gewöhnt, daß man ruhig verstärken und den einen Tropfen auf ein 1-dl-Glas Wasser nehmen kann. Lassen wir weitere 8 Tage auf dieser Basis verstreichen, dann können wir den einen Tropfen auf ½ dl Wasser vermengen, und mit der Zeit werden wir Petasites auch stärker einnehmen dürfen. Das Mittel packt sehr fest zu, besonders bei Geschwülsten, bei Wucherungen und bei allen pathologischen Veränderungen der Zellen: Vor allem bei Erkrankungen der Atmungsorgane, so z. B. der Lunge, ist es notwendig, Petasites in ganz kleinen Mengen einzunehmen. Ich habe kürzlich mit einem Medizinprofessor in Deutschland gesprochen, der in seiner Praxis ebenfalls Petasites anwendet, und auch er hat mir die gleichen Beobachtungen bestätigt. Da ich ihm das Mittel zum Ausprobieren überlassen habe, hat er mir nun bei unserer Diskussion mitgeteilt, daß bei sensiblen Patienten ein Tropfen Petasites noch zu stark gewirkt habe. Das Mittel ist wohl harmlos und völlig ungiftig, weist aber derart starke Reaktionen auf, daß es erstaunlich ist. Es wäre für viele Mediziner gut, wenn sie die Naturmittel prüfen würden, denn sie behaupten oft von ihnen, sie seien zu schwach und würden zu wenig starke Wirkungskräfte enthalten. Es gibt Naturmittel, vor allem Frischpflanzenpräparate, die solch starke Reaktionen auslösen, daß sie in dieser Hinsicht den chemischen Mitteln nicht nachstehen, mit der Ausnahme freilich, daß sie ungiftig sind. Das zeigt, daß in der Natur viele verborgene Kräfte zu finden sind.

Vor kurzem erhielt ich einen Bericht über eine Tierbehandlung mit Petasites. Ein Terrier-Hund hatte eine Brustwarzengeschwulst, die durch die Einnahme von Petasites stark zurückgegangen ist. Bei allen Geschwulstbildungen, besonders bei solchen, die auf Krebs schließen lassen, oder bei Krebs selbst, ist Petasites eines der besten, wenn nicht das wirksamste Naturmittel, von dem man vielfach mehr erwarten kann, als man zu hoffen wagt.

Gibt man es gleichzeitig mit Viscum album, dem bewährten Frischpflanzenextrakt aus der Mistel, oder im Kombinationspräparat, also mit Petasites und Mistel, dann kann man selbst da noch Erfolge erwarten, wo die Chemotherapie nichts mehr ausrichten kann. Wenn das Urteil des Arztes lautet, er könne nichts mehr erreichen, da er sein Bestes getan habe, wenn er also keine Aussicht auf eine Besserung der Lage mehr geben kann, dann unterlasse man es auf keinen Fall, noch Petasites und Viscum album einzunehmen. Zusammen mit der richtig gewählten Kost, vor allem mit viel Frucht- und Gemüsesäften, kann oft doch wenigstens eine Besserung des Allgemeinbefindens erreicht werden. Auf alle Fälle aber kann die Lage des Patienten in bezug auf Schmerzempfindlichkeit dadurch noch wesentlich gemindert werden.

Die Mistel

Bekannt ist diese eigenartige Schmarotzerpflanze auch als Viscum album. Wir wissen, daß sie ihr Leben gerne auf bestimmten Bäumen fristet, und in ihrer Eigenschaft hat sie sich ebenfalls als gutes pflanzliches Hilfsmittel bewährt. Durch ihre Anwendung kann man eine bessere Funktion des Zellstoffwechsels beobachten. Dieser ist bekanntlich bei Krebs, rheumatischen Erkrankungen und Gicht stark vermindert, weshalb sich bei beiden Krankheiten die Mistel-Präparate als gute Hilfe erweisen, werden sie nun als Tropfen eingenommen oder aus Ampullen eingespritzt.

Das Schöllkraut und andere Helfer

Chelidonium ist der lateinische Name des Schöllkrauts, das neben Podophyllum, Boldocynara, Lycopodium, neben Berberitzen-Präparaten sowie allen Pflanzen, die günstig auf die Leber wirken, ebenfalls als gute zusätzliche Hilfe angesprochen werden kann. Bei Krebs kann man nämlich immer eine mangelhafte Lebertätigkeit beobachten, weshalb es verständlich ist, daß Pflanzen, die die Lebertätigkeit günstig beeinflussen, auch mithelfen können, den Zustand des Kranken zu bessern.

Schöllkraut als Chelidonium-Urtinktur ist zugleich auch das zuverlässige Mittel, das in Verbindung mit Thuja und Petasites-Tinktur äußerlich gegen Hautkrebs mit Erfolg angewendet werden kann. Innerlich wird es am besten in homöopathischer Potenz angewandt.

Echinacea

Da sich diese Pflanze zur Beeinflussung von entzündlichen Zuständen getreulich bewährt, kann auch sie eine gute Hilfe sein, und zwar sowohl innerlich wie auch äußerlich angewendet.

Da Echinacea die körpereigenen, regenerierenden Kräfte stark anregt und auch die Leber in ihrer entgiftenden Funktion unterstützt, ist diese Pflanze eine notwendige Unterstützung, auf die man in der Krebstherapie nicht verzichten möchte.

Brennessel

Diese Pflanze hat sich eigenartigerweise in der Krebstherapie bewährt, besonders bei Magenkrebs. Sie hat zwar keinen spezifischen Stoff, den man dafür verantwortlich machen könnte. Wohl enthält sie Eisen, Chlorophyll, Vitamine, Mineralstoffe. Aber es scheint, daß die Brennessel als gesamter Komplex die Fähigkeit besitzt, auf das Blut des Krebskranken eine regenerierende Wirkung auszuüben. Durch ziemlich massive Einnahmen von rohen Brennesseln, seien es die kleinen, ca. 5–10 cm hohen Jungpflanzen, die fein geschnitten unter den Salat gemischt werden, oder die Einnahme von Brennessel-Saft, konnte in der Diät, zusammen mit anderen wirksamen Pflanzen, eine ganz ausgezeichnete Wirkung festgestellt werden, ausgezeichnet wirkt auch der Tee oder das Pulver aus den Wurzeln. Eine andere Heilpflanze, die sich auch ganz hervorragend bewährt hat, ist das

Gelbes Labkraut (Galium verum)

Es ist vermutlich über Galle und Leber wirksam. In Amerika habe ich auch sehr interessante Ergebnisse mit beobachtet. Ob da die Blausäure, die in diesen beiden pflanzlichen Stoffen vorhanden ist, die Hauptwirkung zeitigte oder ob es wiederum der ganze Komplex der Gehaltstoffe war, der unterstützend bei der Krebsdiät eine Rolle spielen konnte, das ist oft schwer zu sagen.

Die Schulmediziner in den USA haben nachteilig gegen die Anwendung von Aprikosenkernen und Bittermandeln geschrieben, obschon nur 5–6 Kerne oder Mandeln täglich eingenommen wurden. Aber es ist nicht sicher, ob die gemachten Tests wirklich objektiv durchgeführt worden sind. Es wird oft gegen Naturmittel viel Nachteiliges geschrieben, und wenn man dann die Testmethoden anschaut, dann sieht man, daß sie nicht exakt durchgeführt wurden, vielleicht oft mit der Absicht, eine Sache zu bekämpfen oder sie lächerlich zu machen. Man sollte wirklich objektiv, im Interesse der Kranken prüfen.

Germanium

ist ein Stoff, der ebenfalls aus Pflanzen hergestellt und von Dr. Asai, einem japanischen Arzt – den ich persönlich sehr gut kannte – entwickelt wurde. Dies war eine nachweisbare Hilfe in der Krebstherapie.

In der Presse ist manches als Krebsmittel angepriesen worden, wie z. B. die Pflanze Carnivora, eine Kur mit gereinigtem Petrol. Dann hat man Interferon große Heilwirkungen zugeschrieben. In Südamerika wird die

Lapacho-Rinde

von den Einheimischen mit Erfolg verwendet. Sowohl die weiß- als auch die rotblühende Lapacho hat sich ausgezeichnet bewährt. Innerlich wird der Absud wie ein schwacher Schwarztee getrunken, um der Bildung von Geschwulstkrankheiten entgegenzuwirken. Wenn bereits solche vorhanden sind, kann damit die Heilung günstig beeinflußt werden. Äußerlich werden Tücher in einen kräftigen Absud von Lapacho-Rinde getaucht und warm aufgelegt. Damit beeinflussen die Indianer die Heilung von Flechten, von Gelenkentzündungen, Ausschlägen und Geschwulstbildungen. Die Lapacho-Rinde enthält Alkaloide, Lapachol und noch andere, noch nicht erforschte Wirkstoffe. All das sind Hilfsmittel, die zur Unterstützung der körpereigenen Abwehr angewendet werden können.

Kermesbeere (Phytolacca decandra)

Phytolacca hat sich als anticancerogene Pflanze sehr bewährt; sowohl die Blätter, wie auch die Wurzeln und die Beeren haben eine krebshemmende Wirkung. Die Tinktur vom einzelnen Pflanzenteil, wie auch von der ganzen Pflanze darf nur äußerlich als Urtinktur verwendet werden; da sie leicht giftig ist, soll sie innerlich in D2 oder D4 angewandt werden. Sie wirkt hervorragend bei vokaltoxischen Streuungen und hemmt die Metastasenbildung. Mit Phytolacca ist eine Verlangsamung des Wachstums von bösartigen Tumoren festgestellt worden. In Verbindung mit Petasites konnte sogar oft ein Stillstand erwirkt werden.

Brennesselwurzeln als Heilmittel

In Stuttgart hatte ich an einem Kongreß teilgenommen. Unter den über 10 000 Anwesenden traf ich einige begeisterte Leser der »Gesundheits-Nachrichten«, die auch zugleich nach den Ratschlägen des »Kleinen Doktor« ihre Lebensweise umgestellt haben. Darunter war auch eine 83jährige Frau, die mich frisch und »busper« begrüßte. Ihre Freundin, die sie pflegte, war ebenfalls dabei. Was mir die beiden Damen erzählten, möchte ich hier einfügen:

Im April 1980 war Gertrud, die Patientin, deren Krankheitsfall wie folgt verlief, ins Krankenhaus zur Operation eingeliefert worden. Nach der Operation sagte die Stationsärztin der leiblichen Schwester von Gertrud, daß vom Magen und Darm einiges weggenommen werden mußte, es sei ein böser Krebs gewesen. Die

Ärzte hätten von sich aus alles getan, was sie nur tun konnten, doch sei in circa fünf bis sechs Monaten des Leben der Patientin zu Ende.

Die Freundin, die Gertrud pflegte, schreibt wörtlich folgendes: »Als ich dann nach drei Wochen, Anfang Mai jenes Jahres, Gertrud aus dem Krankenhaus heimholen durfte, war sie sehr elend und hilfsbedürftig. So entschloß ich mich, da ich sie betreute und es Frühjahr war, fleißig frische Brennesseln zu pflücken und ihr vier- bis fünfmal in der Woche Brennesselspinat zuzubereiten und ihr vor und nach dem Essen jeweils zusätzlich zwei Tassen frischen Brennesseltee zu reichen.

Dies führte ich konstant während sechs Wochen durch. Auch Rote Bete wurden zweimal in der Woche gegessen.

Als Gertrud nach sechs Wochen zum ersten Mal zur Nachuntersuchung ging, ergab das Blutbild eine völlige Erneuerung des Blutes. Nach weiteren vier Wochen ergab die Nachuntersuchung, daß sich der Allgemeinzustand ebenfalls sehr gebessert hatte. Die Hausärztin bekam vom Krankenhaus das Resultat der Untersuchung.

Nachdem dann fünf Jahre vergangen waren, sagte diese Hausärztin zu Gertrud: ›Heute möchte ich eine Frage an Sie richten. Bitte sagen Sie mir, was Sie nach der Operation gemacht haben. Damals bekam ich den Bescheid vom Krankenhaus, daß in fünf bis sechs Monaten Ihr Leben zu Ende sei. Mit Ihnen ist ein Wunder geschehen, bitte sagen Sie mir, was haben Sie gemacht?‹

Gertrud sagte dann: ›Die ersten sechs Wochen habe ich ganz konstant vier- bis fünfmal in der Woche Brennesselspinat gegessen und jeweils vor und nach dem Essen auch noch zwei Tassen Brennesseltee getrunken.‹

Darauf erwiderte die Ärztin: ›Das hat Ihnen buchstäblich das Leben gerettet, etwas Besseres konnten Sie gar nicht tun. Ich freue mich sehr für Sie. Es ist wirklich ein Wunder!‹

›Auch ich freue mich sehr‹, sagte Gertrud zu ihrer Ärztin, ›doch wissen Sie, wir wollen ganz besonders unserem großen Schöpfer die Ehre geben, denn er hat in der Natur so wunderbar für alles gesorgt, und da es gerade Frühjahr war, konnten wir durch die Brennesselkur ganz frisch diesen Nutzen daraus ziehen.‹«

Auch ich habe mich sehr gefreut, diese 83jährige Dame so frisch und fröhlich, in einem so guten Allgemeinzustand, begrüßen zu dürfen. Mit Brennesseln haben wir auch schon sehr interessante Erfahrungen gemacht. Aber daß sie in einem solch schweren Fall so gut wirken, das habe ich nicht gewußt und auch nicht erwartet.

Storchschnabel
(Ruprechtskraut, Geranium robertianum)

Diese zur Familie der Geraniaceae gehörende Pflanze wird auch als stinkender Storchschnabel bezeichnet. Prof. Dr. Flück ist mit diesem heilwirkenden Unkräutlein, das man auf Mauern, Felsen und an Ödplätzen überall in Mitteleuropa finden kann, etwas gnädiger: Er nennt es herbduftend statt stinkend. Vor dem Ersten Weltkrieg, also zu Großmutters Zeiten, war es bei uns auf dem Lande allgemein üblich, die Säuglinge darin zu baden. Litt ein Kind etwa an Milchschorf, so hat man es in »Storchschnäbeli« gebadet. Dazu überbrühte man die frische Pflanze und ließ sie auf Handwärme abkühlen. Nach dem Bad trocknete man den Säugling ab und rieb ihn mit Johannisöl ein. So steht uns bei Milchschorf, Ekzemen, Rötungen und all den leichtentzündlichen Hautinfektionen – auch durch scharfen Urin verursacht – in Storchschnabel damals wie heute ein wunderbares, natürliches Mittel zur Verfügung. Verwendet wird die gesamte Pflanze mit der Wurzel, am besten, wenn sie ganz frisch ist, denn so ist Storchschnabel noch wirksamer als im getrockneten Zustand. Aber in der Zeit, wo keine frischen Heilkräuter gefunden werden, kann man sich durchaus der getrockneten Pflanze bedienen. Allerdings wirkt sie etwas weniger intensiv. Es werden in erster Linie die Gerbstoffe sein, die die Wirksamkeit des Storchschnabels ausmachen, aber auch das ätherische Öl, das vor allem im frischen Kraut noch vorhanden ist und ihm das Aroma verleiht, wirkt sehr wohltuend. Innerlich ist es, wie Prof. Flück zu bestätigen weiß, blutstillend, stopfend und leicht harntreibend. Bei allerlei Hautunreinheiten, ja sogar bei nässenden Ekzemen, die dann und wann mit starkem Juckreiz einhergehen, können die Bäder mit Storchschnabel, eventuell mit Zinnkraut vermengt, selbst in hartnäckigen Fällen sehr erfolgreich sein. In einem Brief, den wir aus Kappeln in

Deutschland von Frau A. P. erhielten, fanden wir Angaben betreffend Storchschnabel. Sie teilte uns folgendes mit:

»Im vergangenen Sommer schrieb eine Frau in den ›Gesundheits-Nachrichten‹, daß ihr Mann blaue Stellen an den Füßen gehabt und in Storchschnabel gebadet habe, und die blauen Stellen seien verschwunden. Auch ich möchte dazu von einer Erfahrung berichten. Ich selber bin 74 Jahre alt, mein Mann 75. Schon meine Schwiegermutter hat, wenn irgend jemand in der Familie eine Flechte oder ein Ekzem hatte, Storchschnabel angewendet, allerdings den stinkenden. Sie hat sogar an ihrer Nase eine Stelle mit Hautkrebs damit geheilt.

Auch ich selber hatte an beiden Füßen Flechten und bin wochenlang zum Hautarzt gefahren. Auch hatte ich blaue Stellen an den Füßen. Dann endlich habe ich auch diesen ›stinkenden Storchschnabel‹ angewendet, und alles ist wunderbar geheilt.«

Gelbes Labkraut (Galium verum) und die Bauchspeicheldrüse

Es gibt verschiedene Labkraut-Arten, aber alle haben die eigenartige Eigenschaft mit ihrem Saft die Milch wie Lab zum Gerinnen zu bringen. Es ist also ein ähnlicher Stoff im Labkraut vorhanden – und daher hat die Pflanze auch den Namen –, der wie Lab wirkt, also ähnlich dem Ferment, das man aus Kälbermägen gewinnt. Bekannterweise wird dieses in der Käsezubereitung verwendet. Man setzt das Labferment der Milch zu, die Milch gerinnt, sie koaguliert. Das schafft die Voraussetzung, um Käse herzustellen. Das Labkraut enthält einen Stoff, der gleich oder ähnlich reagiert wie dieses Labferment aus dem Kälbermagen.

Gerade diese biologische Verbindung – neben anderen Mineralbestandteilen, die im Labkraut vorhanden sind – beeinflußt die Tätigkeit der Bauchspeicheldrüse. Die Bauchspeicheldrüse hat eine Doppelfunktion. Die äußere Sekretion scheidet Enzyme in den Darm aus, vor allem die Amylase. Sie bewirkt im Dünndarm die Umwandlung der Kohlenhydrate in eine Zuckerform. Wenn wir also Stärke zu uns nehmen, sei es Getreide-, Kartoffel- oder sonst eine Stärkeart, wird die Stärke durch dieses Enzym verdaulich gemacht. Stärkekörner könnten hingegen nicht verwertet werden. Es wäre ihnen unmöglich, die feinen Zellmembranen zu passieren, die im Dünndarm die Assimilation gewährleisten. Deshalb ist es nötig, daß die Stärkekörner in eine Zuckerform umgewandelt werden, die molekular gesehen viel kleinere Passagen passieren kann. Die zweite Funktion der Bauchspeicheldrüse geht von den Langerhansschen Inseln aus. Diese Drüsen produzieren Insulin, welches ins Blut gelangt und dort wiederum die Kohlenhydrate, also das Glykogen oder den Blutzucker, in aktive Energie umwandelt. Dieser Vorgang wird vom Labkraut nicht beeinflußt. Nur die äußere Sekretion wird davon berührt. Wenn wir also mit dem Abbau der Kohlenhydrate Mühe haben, wenn sich Gärungen und Darmgase einstellen, indem die Umwandlung der Stärke in eine Zuckerform nicht richtig vor sich geht, dann ist Labkraut das gegebene Mittel, um die Tätigkeit der Bauchspeicheldrüse zu unterstützen.

Zubereitung als Tee

Dieses im Juni bis August blühende Labkraut sollte man frisch verwenden, überbrüht als Tee, oder auch als Vorrat trocknen, dann hat man es das ganze Jahr zur Verfügung. Diesen Tee sollte man wie alle aromatischen Tees nicht kochen. Aromatische Tees, die ätherische Stoffe enthalten, sollten nur überbrüht werden. Dann läßt man sie kräftig ziehen. Zwei Teelöffel frisches oder ein Teelöffel getrocknetes Kraut reichen für einen halben Liter.

Die Erfahrung hat gezeigt, daß Labkraut und alle Labkrautarten, die sehr ähnlich wirken, auch auf die Niere eine ausgezeichnete, anregende Wirkung ausüben. Die nierenanregende Wirkung von Labkraut ist sehr stark, besonders wenn man sie noch unterstützt, indem man Goldrute beigibt, etwas Solidago mit dem Tee vermischt. Am besten trinkt man im Laufe des Morgens einen halben Liter Labkrauttee und fügt 30 bis 50 Tropfen Solidago bei. Man wird beobachten, daß man tagsüber wesentlich mehr Urin lassen kann. Den Tee nachmittags zu trinken hat den Nachteil, daß die Nachtruhe gestört wird, weil man nachts zu oft aufstehen müßte.

Labkraut enthält auch Bitterstoffe, die Galle- und Leberfunktionen anregen. Es wird behauptet, daß Labkraut auch eine unterstützende Wirkung bei jeglicher Krebstherapie hat.

Der Kreosotbusch

Als ich in den USA den Staat Arizona besuchte, lernte ich in den Halbwüstengebieten den Kreosotbusch kennen, denn dort ist er reichlich anzutreffen. Nach meiner Gewohnheit zerrieb ich erstmals die Blättchen der Pflanze und gewahrte dieserhalb einen zähen, leicht klebrigen Saft. Da dessen Aroma durch diesen Vorgang freigesetzt wurde, konnte ich feststellen, daß er eine gewisse Ähnlichkeit mit dem Geruch von Kreosot aufweist. Ich wunderte mich daher nicht mehr über den Namen, den der Busch erhalten hat, denn gerade diese Ähnlichkeit sorgte dafür.

Bei den in diesen Halbwüstengegenden lebenden Indianern, die dem Stamme der Papagos angehören, genießt dieser Kreosotbusch großes Ansehen und wird deshalb als heilige Pflanze verehrt. Bekannt ist sie bei ihnen auch als vielseitiges Heilmittel und dient dort besonders gegen alle Arten von Geschwulstkrankheiten. Die Indianer und ihre Medizinmänner schreiben daher dem Tee, den sie aus den Blättern des Kreosotbusches gewinnen, eine große Heilwirkung zu. Doch auch die weißen Ärzte glauben an eine anticancerogene Wirkung vom Kresotbusch. Von den Botanikern wird der Kreosotbusch als Wunderpflanze betrachtet. Der Grund dafür liegt in ihrem Vermögen, mit dem spärlichen Wasser auszukommen, das sie sich erübrigen kann. Sie kommt reichlich vor, obwohl es nur einmal oder zweimal jährlich regnet. Zudem gehört das Gebiet zu den heißesten Gegenden von Nordamerika, aber dennoch kann der Kreosotbusch dort gut gedeihen. Der Grund dieser Überlebensmöglichkeit trotz erschwerten Umständen liegt in den erstaunlichen Eigenschaften der Pflanze. Tagsüber schließen sich nämlich bei großer Hitze ihre Blattdrüsen völlig. Das bedingt, daß keine Feuchtigkeit verdunstet, was für die Pflanze einen großen Vorteil darstellt. Wie es in vielen Wüsten- und Halbwüstengegenden üblich ist, bildet sich im Laufe der Nacht sehr reichlich Tau. Da sich nun die Poren der Blättchen nachts öffnen, können sie das Wasser aufnehmen und zu den Wurzeln leiten. Noch bei keiner anderen Pflanze konnte ich ein solch haushälterisches Umgehen mit der Feuchtigkeit wahrnehmen, aber gerade das ist es, was ihr die Existenz sichert. Eine Pflanze kann uns somit richtig einteilen und sparsam vorgehen lehren, um eine Knappheit schadlos überbrücken zu können. Das hat unsere junge Generation leider verlernt, weil sie glaubt, alles für sich beanspruchen zu dürfen, ohne Rücksicht auf gegebene Umstände nehmen zu müssen.

Da die erwähnte Gegend über 300 Sonnentage pro Jahr hat, errichtete man auf dem Berge Kitt Peak das größte Observatorium der Welt. Dort hatte ich Gelegenheit, mich in unvorstellbare Wunder der Astronomie einführen zu lassen. Noch nie bin ich mir als Mensch so unscheinbar klein vorgekommen wie dort beim Anblick der unzählbaren Sonnensysteme unserer Milchstraße.

In der trockenen Hitze jener Gegend genoß ich täglich zudem anhaltende Schwitzbäder, denn wo das Thermometer über 40 Grad ansteigen kann, läßt sich's herrlich schwitzen, was eine kostenlose Gesundheitstherapie ermöglicht. Also in dieser Gegend kann der Kreosotbusch gut gedeihen und Botaniker behaupten von ihm sogar, er gehöre zu den ältesten Pflanzen, die auf unserer Erde gefunden worden seien. Dennoch bleibt dieser Busch recht bescheiden, so ganz seine eigene Art.

Sobald Indianer in der Lunge oder den Bronchien Störungen verspüren, trinken sie Kreosotbuschtee. Auch vorbeugend verwenden sie diesen Tee von Zeit zu Zeit, weil sie dadurch Katarrhe verhindern können. Gegen Altersbeschwerden in den Gliedern soll der Tee ebenfalls helfen, auch bindet man die zerstoßenen Blätter um die schmerzenden Glieder, um Heilung zu empfangen. Die Papagos-Indianer behaupten, daß schwächliche und alte Leute durch den aus dem Kreosotbusch zubereiteten Tee wieder zu Kraft gelangen können. Auch gegen allerlei Geschwülste verwenden ihn die Indianer, während ihn die weißen Bewohner auch bei Krebsleiden zuziehen.

Dies ist auch heute noch in einem mexikanischen Naturheilinstitut üblich, da der Kreosotbuschtee neben anderen wirksamen Pflanzen dort in der Therapie gegen Krebs gebraucht wird und erfolgreiche Dienste leistet. Wer immer wieder von Infektionskrankheiten befallen wird und gegen Viren und Bakterien zuwenig

Widerstandskraft aufweist, sollte einmal einige Wochen gegen seine Empfindlichkeit mit dem erwähnten Tee angehen, da er ihm erfahrungsgemäß helfen könnte, Herr der ungünstigen Veranlagung zu werden.

Auch wir könnten in der Krebstherapie diesen Tee zusammen mit allen anderen guten Pflanzenmitteln und Säften nebst den erfolgreichen Diätvorschriften zuziehen, denn je mehr pflanzliche Stoffe, die gegen den Krebs wirksam sind, wir einsetzen können, um so eher können wir auf einen Erfolg hoffen.

Die Teufelskralle (Harpago)

Diese südwestafrikanische Heilpflanze ist in den letzten Jahren auch bei uns allgemein bekannt geworden. Das beruhte hauptsächlich auf einer etwas übertriebenen Reklame, die sich besonders zugunsten deutscher Firmen auswirken sollte. Die maßgebenden Schweizer Behörden waren damit nicht einverstanden und verboten den Verkauf dieser Wurzel vorübergehend. Näheren Bescheid über dieses Vorgehen erhielt ich durch die Aussprache mit dem Vorsteher eines kantonalen Gesundheitsamtes. Der erste Grund, daß solch strenge Maßnahmen ergriffen wurden, war, weil man diese Pflanze bei uns zu wenig kannte. Zudem wollte man als zweiten Punkt verhindern, daß auch bei uns die gleich übertriebene Propaganda wie in Deutschland eingesetzt werde. Auf diese Weise wurde die Teufelskralle leider gewissermaßen zu Unrecht benachteiligt, denn sie stellt tatsächlich ein ganz vorzüglich wirksames Heilmittel dar.

Zu beanstanden war bei dem erwähnten Vorgehen in erster Linie der Preis, der infolge der marktschreierischen Reklame zu hoch angesetzt worden war. Später erfolgten dann zu billige Angebote. Der Grund hierzu war einesteils in der Qualität zu suchen, weil sie keineswegs zufriedenstellend war, und andernteils schmuggelten sich auch noch Wurzeln als Teufelskralle ein, ohne es zu sein, nur weil ihr bitterer Geschmack zu täuschen vermochte. Eine solche Qualitätsverminderung war allerdings nicht zu befürchten, wenn man sich an die Eingeborenen, vor allem an den Stamm der Ovambo zum Graben dieser Wurzeln wendete. Bei

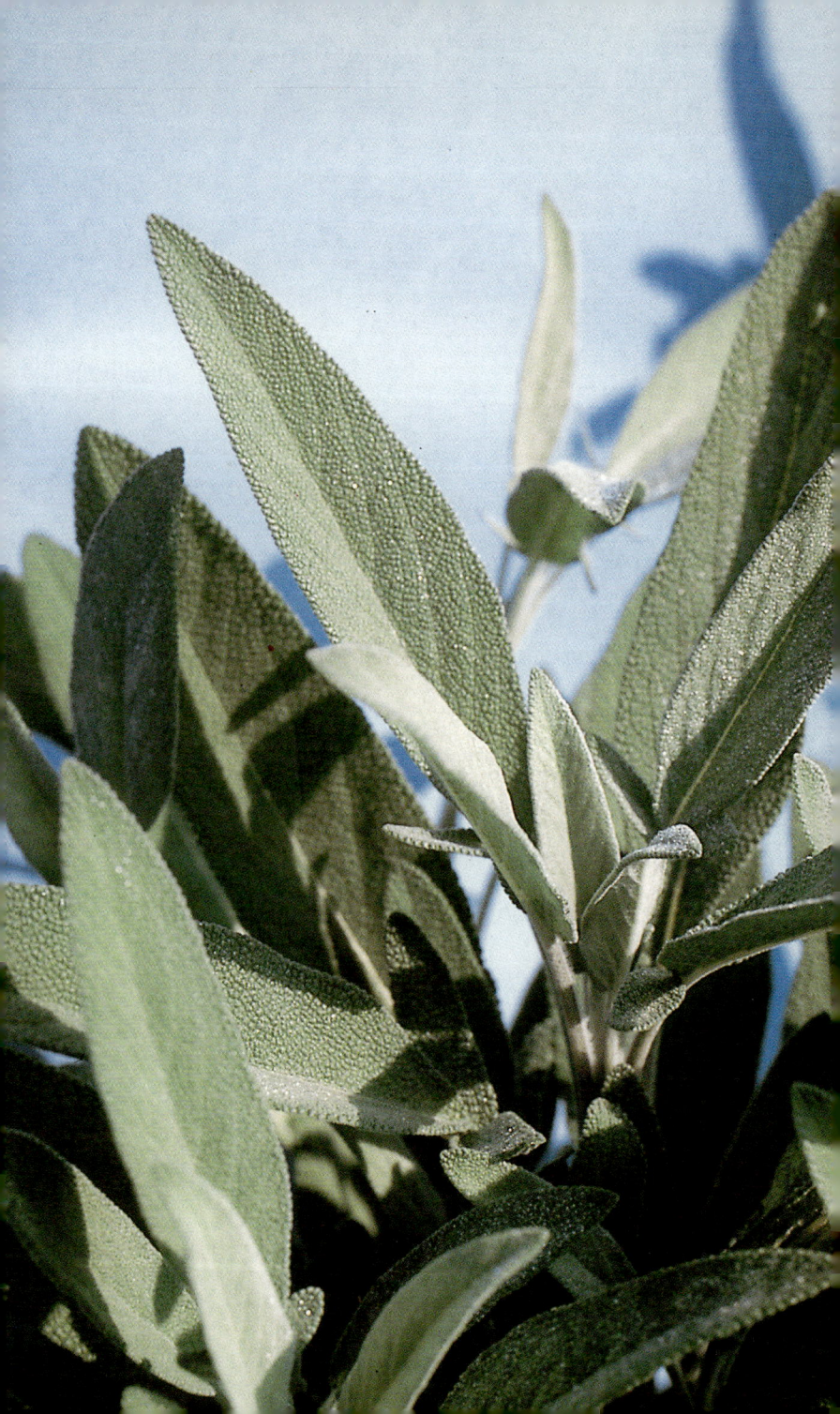

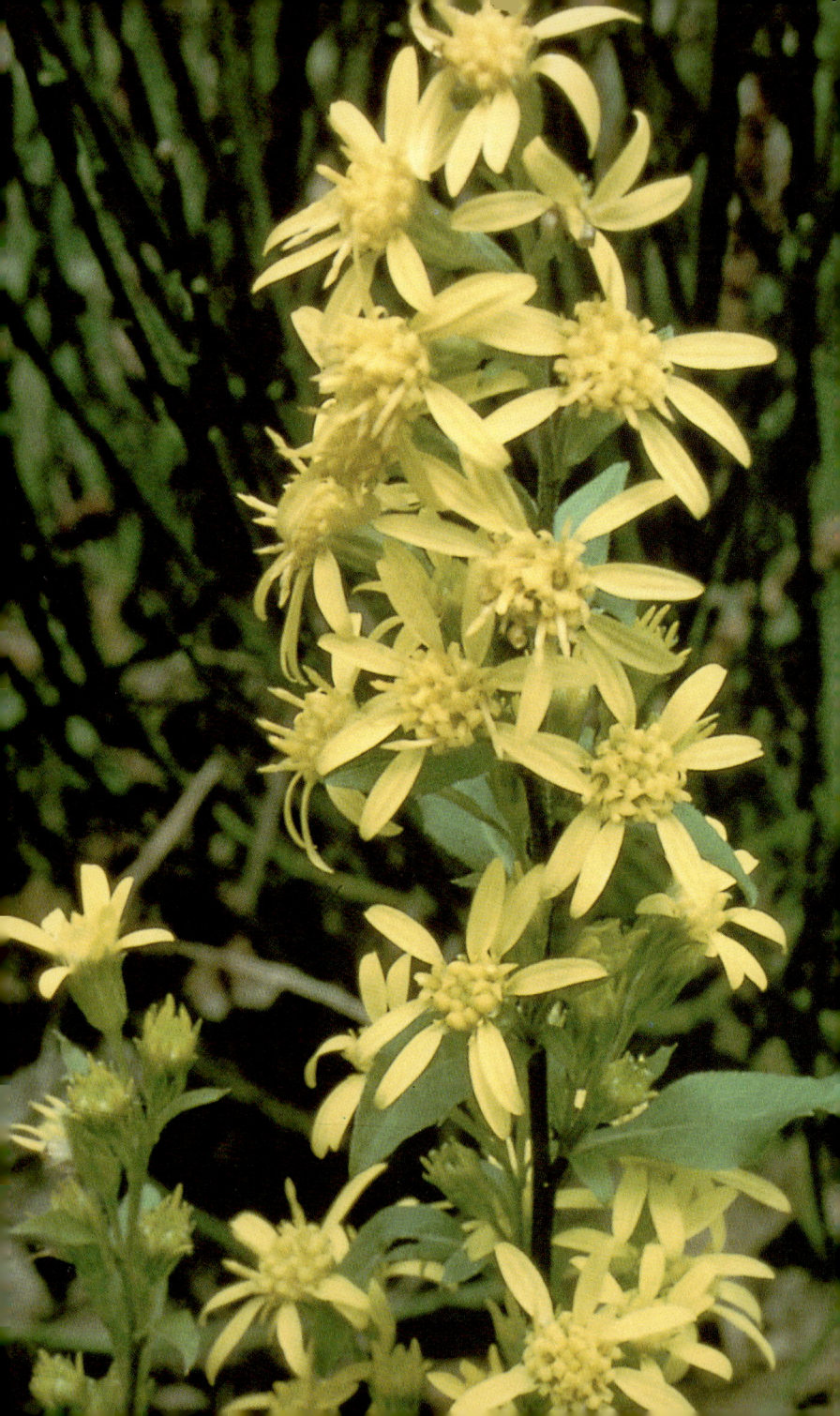

meinem letzten Aufenthalt in Südwest-Afrika war ich bei dieser Grabarbeit selbst mit dabei und konnte demnach feststellen, mit wieviel Mühe diese Aufgabe in der Hitze und Trockenheit des Wüstenklimas verbunden war. Die Wurzeln liegen nämlich in einer Tiefe von 50 bis 70 cm.

Es ist keineswegs aus der Luft gegriffen, wenn man der Teufelskralle eine vielseitige Wirkung zuschreibt. Sie wurde vor allem gegen Rheuma, Gicht, Arthritis und andere Stoffwechselkrankheiten empfohlen. Viele Berichte bestätigen die ausgezeichneten Erfolge, die zur Bekämpfung dieser Leiden erzielt werden konnten. Auch während der Krebsbehandlung konnten manche Therapeuten mit Teufelskralle entsprechende Erfolge feststellen. Eigene Erfahrungen und Beobachtungen ließen mich schlußfolgern, daß die Teufelskralle einfach ein ganz gutes Lebermittel ist. Alle weiteren Erfolge lassen sich über die Wirkung auf die Leber erklären; denn alles, was die Leber günstig beeinflußt und daher deren Funktion fördert, wirkt sich bei den erwähnten Stoffwechselleiden günstig aus, vor allem auch bei Krebs. Diese Schlußfolgerung deckt sich mit jener des berühmten englischen Krebsforschers Dr. Blond, dessen Grundregel in seinem Buch »Krebs und die Leber« beschrieben ist. Diese beruht nämlich auf der Erfahrungstatsache, daß bei gut arbeitender Leber keine Krebskrankheit entsteht. Ebenso verhält es sich auch bei Gicht, Rheuma und ähnlichen Leiden. Wenn wir demnach diesen Stoffwechselkrankheiten ausweichen wollen, müssen wir unsere Leber gut pflegen und auch entsprechend schonen. Diesbezügliche Anleitung erteilt mein Leberbuch: »Die Leber als Regulator der Gesundheit.« Als eines der besten Lebermittel wird uns zur Gesunderhaltung der Leber die Teufelskralle daher immer wieder gute Dienste leisten. Damit deren Wirksamkeit sich voll entfalten kann, sollte der Tee nicht zu stark zubereitet werden. Auch sollte man ihn nicht ununterbrochen, also über längere Zeit, einnehmen. Die Anregung der Leber ist nämlich nur von Zeit zu Zeit nötig. Es genügt, drei- bis viermal im Jahr eine Trinkkur von jeweils drei bis vier Wochen zur erfolgreichen Reinigung und Stärkung der Leber durchzuführen, wodurch man sich vor manchen Leiden bewahren wird. Da man nicht ohne weiteres innewird, wenn wir unsere Leber überlastet haben, ist eine regelmäßige Pflege sehr zu empfehlen. Dazu eignen sich besonders drei vorzügliche Lebermittel,

nämlich Rasayana Nr. 2, Boldocynara und eben dieser Teufelskrallentee. Die Anwendung erfolgt am besten abwechslungsweise.

Vorsicht beim Gebrauch von Würzpflanzen

Sellerie, Rettich, Knoblauch und Meerrettich habe ich ihrer vorzüglichen Heilwirkungen wegen immer wieder empfohlen. Da es
nun aber in der menschlichen Natur liegt, das, was vorteilhaft ist,
in der Anwendung oft zu übertreiben, ist es notwendig auf den
mengenmäßigen Gebrauch hinzuweisen und ihn zu beachten.
Gerade weil diese Würzpflanzen eine so kräftige Heilwirkung
haben, sollte man sie nur in kleineren Mengen verwenden. Es ist
also nicht angebracht, dabei dem oft gehuldigten Grundsatz, viel
helfe viel, unbedingt zu vertrauen, denn diese Ansicht ist in der
Regel ganz verkehrt. Besonders der Gebrauch der Gewürze lehrt
uns eines anderen Prinzips. Verwenden wir nämlich Gewürze zur
geschmacklichen Verbesserung der Gerichte, dann genügen hierzu
kleine Mengen. Nehmen wir dagegen zuviel, dann verlieren die
Speisen an ihrem anregenden Geschmack. Auch der Gaumen
leidet darunter, weil er sich mit der Zeit an starke Reize gewöhnt.
Wer schonendes Würzen schon aus gesundheitlichen Gründen
vorzieht, weist zu stark gewürzte Gerichte als ungenießbar ab.

Sellerie

Da Sellerie sehr stark auf die Nieren wirkt, hilft er harnpflichtige
Stoffe auszuscheiden. Auch die Keimdrüsentätigkeit wird dadurch
angeregt. Wenn man nun aber zuviel Sellerie genießt, und zwar
vor allem in Saftform, dann kann man dadurch gerade das Gegenteil erreichen. Statt die Nieren anzuregen, wird man sie eher
reizen. Wenn für Selleriesaftkuren pro Tag 1–2 dl oder noch mehr
empfohlen wird, dann geschieht dies bestimmt eher im Interesse
des Lieferanten als des Patienten. Sind die Nieren ohnedies schon
empfindlich oder sogar bereits erkrankt, dann ist die erwähnte
Menge entschieden zu groß und kann sich nicht mehr als heilsam
erweisen, sondern wird die Nieren dadurch weit eher reizen und
schädigen. Das ist der Grund, weshalb Vorsicht am Platze ist.

Noch mehr Vorsicht ist bei Rettichsaft geboten, denn zuviel davon wirkt sich noch schlimmer aus als bei Sellerie, weil die Leber dadurch sehr stark in Anspruch genommen wird. Bei Erkrankungen der Leber oder wenn sie mangelhaft arbeitet, so daß sie nach der Aussage des Arztes insuffizient ist, genügen 1–3 Eßlöffel Rettichsaft völlig, um der Leber in ihrem angegriffenen Zustand die nötige Anregung zu geben. Dies betrifft also die Einnahme pro Tag. Es erübrigt sich daher, pro Tag 1 dl oder noch mehr zu empfehlen, da sich dies als unverantwortlich erweist.

Ein bekannter Ernährungsfachmann wollte daher wissen, ob auch größere Mengen von Rettichsalat ungünstig seien. Weder Sellerie- noch Rettichsalat bekommt allen von uns in größeren Mengen gut. Man sollte daher auch im Genuß dieser Salate mäßig sein, wennschon zwischen Salat- und Saftform ein wesentlicher Unterschied besteht. Ob wir die ganze Pflanze als solche genießen oder nur deren Saft, ist nicht dasselbe. Der Saft enthält nämlich mehr die sauren Elemente, während sich in den festen Bestandteilen die basischen befinden. Sehr gut läßt sich in dem Sinne ein Vergleich ziehen mit dem Genuß eines Apfels oder statt dessen mit dem Genuß von reinem Apfelpreßsaft. Wer von diesem Saft Sodbrennen bekommt, was oft der Fall ist, kann diesen lästigen Umstand sogleich wieder beheben, sobald er den Preßrückstand, also den sogenannten Trester ißt. Dadurch wird das Magenbrennen behoben, weil der Trester neutralisierend auf die sauren Elemente des Saftes wirkt. Der Genuß des ganzen Apfels hingegen wird auch bei empfindlichen Menschen schwerlich eine Störung hervorrufen. Dies ist ein klarer Beweis, daß sich Säfte anders verhalten als die ganze Pflanze oder deren Frucht. Noch deutlicher geht dies aus einer Erfahrung mit Karotten hervor. Jedenfalls würde es niemandem einfallen, 3 Pfund Karotten auf einmal zu essen. Diese Menge ergibt etwa einen halben Liter Saft, den man sich bei einer Saftkur gerne als Mahlzeit zugesteht. Aber auch das kann, je nach dem Zustand unseres Blutes, zuviel sein. Das erlebte ich einmal ganz drastisch während einer Karottensaftkur. Das war noch in meinen jungen Jahren, in denen auch ich mich verleiten lassen konnte, zu glauben, viel helfe viel, ohne daß ein zusätzliches Viel überhaupt benötigt worden wäre. Es war dies allerdings eine Warnung für mich, ohne Notwendigkeit keine extremen Saftkuren mehr durchzuführen. Zwar kann eine richtig dosierte Saftkur Wunder wirken, wenn sie nicht einseitig zu lange andauert. Ist mit einer solchen Kur erreicht, was man bezweckte, dann sollten die Säfte nur noch in kleinen Mengen als Zugabe und Bereicherung zu den Mahlzeiten genossen werden, weil sie dann keine Nachteile zur Folge haben. Aber man sollte sich nie einbilden, auf die Dauer nur von Säften leben zu können, da wir auch noch feste, sogenannte Ballaststoffe benötigen. Ja sogar die unverdauliche Zellulose ist zur Anregung der Darmtätigkeit und zur Aufrechterhaltung eines normalen Stoffwechsels notwendig.

Knoblauch

Manche lieben den Knoblauch seines starken Geruches wegen nicht. Er ist aber ausgezeichnet als Würzstoff, wiewohl es eine entsprechende Dosierung erfordert, um die Speisen angenehm schmackhaft werden zu lassen. Zuviel davon ist nicht ratsam, da seine ätherischen Stoffe bei einem Übermaß durch die Haut ausgeschieden werden, und dieser Geruch behagt eben nicht jedem. Da der Knoblauch jedoch nicht nur als Gewürz, sondern hauptsächlich auch als Heilmittel gute Dienste leistet, sollte man ihn trotz einer bestehenden Abneigung nicht gänzlich meiden. Besonders Betagte ziehen guten Nutzen daraus, da er als Geriatrikum hauptsächlich verjüngend auf den Kreislauf einwirkt. In Salatsauce sowie im Quark läßt er sich, wenn sparsam verwendet, unmerklich gebrauchen, und schließlich gewöhnt man sich seines guten Dienstes wegen an ihn. Wer ihn geschmacklich sogar ablehnt, kann Knoblauchkapseln verwenden, denn diese lösen sich erst im alkalischen Element des Darmes auf. Auf diese Weise kommt der Knoblauchgeruch nicht zur Geltung, kann also auch nicht stören. Man geht dadurch der regenerierenden Wirkung auf die Gefäße nicht verlustig. Auch die eigene Regenerationskraft des Körpers wird durch den regelmäßigen Gebrauch von Knoblauch gehoben. Dies ist den Zellen förderlich, denn degenerierende Erscheinungen werden dadurch bekämpft, was bei Krebs und Arthritis diätetisch als Heilmittel wirken kann. Dies wurde allerdings erst in letzter Zeit erkannt. Es ist gut, daß der Knoblauch infolge seines starken Geruchs ohne weiteres zum sparsamen Gebrauch verpflichtet, aber es wäre nicht ratsam, ihn ganz außer acht zu lassen, sollte er doch seiner gesundheitlichen Wirkung wegen stets regelmäßig verwendet werden, denn »wenig aber stetig« bewährt sich in solchem Falle.

Meerrettich

Früher stand in jedem Bauerngarten ein Meerrettichstock, weil man ihn noch im richtigen Sinne anzuwenden gewohnt war. Aber erst in letzter Zeit haben Krebsforscher seine Wichtigkeit erkannt, denn auch dieser Würzstoff ist stark germaniumhaltig und beginnt daher in der Krebsdiät eine vermehrte Rolle zu spielen. Es besteht kaum Gefahr, ihn im Übermaß zu verwenden, da er nur in kleinen Mengen angenehm ist. Man sollte ihn aber wie den Knoblauch regelmäßig genießen, damit er seine günstige Wirkung im richtigen Rahmen entfalten kann. Bekanntlich schätzen die Chinesen den Meerrettich sehr hoch ein, und man könnte sich die chinesische Küche nicht ohne ihn vorstellen. Vielleicht hängt mit dessen regelmäßigem Genuß auch die Zähigkeit der Chinesen zusammen und ebenso die bedeutend niedrigere Krebssterblichkeit.

Da kleine Reize anregen, während große zerstören können, ist es bei den vier besprochenen Würzarten geschickt und vorteilhaft, dieser Regel Beachtung zu schenken, damit sie sich im günstigen Sinne auswirken kann.

Überwärmung tötet Krebszellen

Schon längere Zeit haben weitsichtige Ärzte immer wieder den Versuch unternommen, durch Überwärmung, also durch künstliches Fieber, Heilwirkungen auszulösen. Fieber ist sowieso ein nicht zu unterschätzendes Hilfsmittel unseres körpereigenen Abwehrsystems, um so manches, was dem Körper als Krankheitsursache zu schaffen macht, zu beeinflussen und unter Umständen eine Heilung herbeizuführen. Sogar gegen Mikroorganismen hat man Fieber mit Erfolg eingesetzt. In Südamerika haben Ärzte beobachtet, daß die hohen Fieberschübe der Malaria sogar Bakterien und Parasiten vernichten konnten. Es wurde auch festgestellt, daß in den eigentlichen Malariagebieten, wie am Amazonas, sehr wenig Syphilis vorkam und zwar deshalb, weil das hohe Fieber bei Malaria die Erreger der Syphilis zu vernichten vermochte. Es wird sogar die Malaria als Therapie benutzt, um mit den Erregern fertig zu werden.

Die wärmeempfindlichen Krebszellen

Ich habe selbst schon einmal beobachten können, wie ein krebskranker Patient, der einige Tage 40 bis 41 Grad Fieber hatte, die Krebskrankheit überwinden konnte. Vielleicht läßt sich dadurch auch erklären, daß Menschen, die regelmäßig Saunabäder aufsuchen, weniger an Krebs erkranken. Vor Jahren wurde schon von deutschen Forschern beobachtet, daß durch künstliches Fieber und Überwärmungsbäder eine eigenartige Wirkung bei Krebs ausgelöst werden kann. Beobachtungen haben ergeben, daß die Krebszelle, wie Professor Pichinger nachgewiesen hat, eine sauerstoffarme Zelle ist, und daß sie bei 40 bis 40,5 Grad zu schrumpfen und bei zirka 41 Grad Fieber abzusterben beginnt, während die gesunde Zelle eine noch etwas höhere Temperatur aushält. Der bekannte Forscher Professor Manfred von Ardenne hat nun zusammen mit Physikern einen Apparat entworfen, der das Krebsgewebe sogar auf 42,5 Grad Celsius zu erwärmen vermag, wobei die Krebszelle abstirbt, ohne daß das übrige Gewebe auf diesen hohen Hitzegrad gebracht werden muß, der sonst gesunde Zellen ebenfalls vernichten könnte. Sicherlich ist es technisch eine ganz komplizierte Angelegenheit, ausschließlich den Tumor und eventuell Metastasen solch hohen Temperaturen auszusetzen, ohne das gesunde Gewebe zu schädigen. Wenn es nun gelingt, Apparate zu konstruieren, die durch eine solch gezielte Überwärmung Krebszellen zerstören können, dann scheint das Risiko und die Neben- und Nachwirkungen für den Körper weniger groß zu sein als bei einer Operation, das heißt bei einem durch den Chirurgen entfernten Krebsgewächs.

Krebs als Erkrankung des ganzen Körpers

Sicherlich mag es für den Patienten leichter sein, eine Überwärmungstherapie durchzustehen, als eine operative Entfernung des Tumors über sich ergehen zu lassen. Jedoch darf man davon nicht die Lösung des Krebsproblems erwarten. Die Krebserkrankung liegt also nicht nur im Tumorgewebe, in der Geschwulst, sondern im ganzen Körper, im Blut und in der Lymphe. Eine Beseitigung der Geschwulst, ob sie nun durch den Chirurgen geschieht oder ob das Krebsgewebe durch die Überwärmungsmethode aufgelöst oder vernichtet wird, es dispensiert den Kranken absolut nicht davon, seine Lebensweise zu ändern. Alle krebserregenden, cancerogenen Einflüsse müssen weggelassen werden. Anticancerogene Einflüsse müssen hingegen mehr zur Geltung kommen, wobei die gesamte Lebensweise, die Ernährung, die Eiweißüberfütterung und all das, was man vom Standpunkt der Ganzheitsmedizin zu berücksichtigen hat, beachtet werden muß. Das biologische Gleichgewicht im Körper muß unbedingt wieder hergestellt werden. Zudem gibt es gewisse Krebsarten, die nicht so gut auf Überwärmung ansprechen. Dabei kommt nicht primär der Kampf gegen die Geschwulst in Frage, sondern der Kampf gegen die Krebskrankheit und die Disposition hierfür im allgemeinen.

Überwärmungsbäder

Anläßlich eines Ärztekongresses in Bad Pyrmont in Deutschland habe ich Professor Zabel kennengelernt. Ich hielt damals einen Vortrag über meine Erfahrungen mit der indianischen Pflanzenheilkunde der Nachfahren der Mayas und Inkas. Professor Zabel hatte ein sehr großes Interesse an meinen Ausführungen, und wir unterhielten uns dann noch über seine Erfahrungen mit Überwärmungsbädern. Von ihm und einem seiner Arztkollegen wurde ich informiert, wie Überwärmungsbäder auf pathologische Zellen wirken können. Für mich war es interessant zu erfahren, daß eine gesunde Körperzelle in fieberhaftem Zustand mehr aushält als eine pathologische Zelle. Wir wissen, daß das Fieber nicht über 42 Grad ansteigen sollte. Und die Erfahrung von Professor Zabel und seinen Kollegen hat gezeigt, daß eine pathologische Zelle, wie zum Beispiel eine Krebszelle, schon bei 40,5 Grad beeinflußt werden kann und bei 41 Grad Fieber normalerweise zugrunde geht. Auf Grund dieser Tatsache wurde eine ganz spezielle Überwärmungstherapie entwickelt, die leider in den Spitälern viel zu wenig Anklang gefunden hat. Mit dieser Methode könnte man auf eine viel harmlosere Art und mit geringerem Risiko Heilungen in der Krebstherapie bewirken, und dabei würde der Patient nicht derart belastet, wie dies mit Stahl und Strahl – so bezeichnet man die Strahlen- und operative Therapie – geschieht.

Große Heileffekte können auch mit anderen gut gesteuerten Hitzeanwendungen bewirkt werden, seien es nun richtig durchgeführte Saunagänge oder auch die Überwärmungsbäder, wie sie unter Schlenz-Bädern bekannt sind.

Ganzheitsmedizin und einseitiges Spezialistentum

Es ist eigenartig, daß sich in letzter Zeit unter Heilpraktikern und Naturärzten Methoden eingebürgert haben, die den Grundsätzen der Ganzheitsmedizin nicht mehr gerecht werden. Von Schulmedizinern ist man es gewohnt, daß sie schmerzhafte Symptome einfach mit einer Spritze zu beruhigen oder zu beseitigen versuchen. Nach Linderung der Schmerzen hat man ja Zeit, sich weiterhin um die Zusammenhänge des Krankheitsgeschehens zu kümmern. Wenn die schmerzstillende und vielleicht auch betäubende Wirkung der Spritze abgeklungen ist und erneut Schmerzen auftreten, dann greift man zu einem noch stärkeren Medikament. Doch letzten Endes wird der Arzt nicht mehr umhin können, die Ursache der Schmerzen oder Krämpfe zu suchen. Es gibt aber auch Homöopathen und Heilpraktiker, die sich sehr einseitig auf das Spritzen verlegt haben. Sicherlich ist es möglich, größere Wirkungen auszulösen, indem man ein Medikament statt einzunehmen, direkt in die kranke Stelle oder in die Vene spritzt. Bestimmt lassen sich mit einem gut gewählten Medikament in homöopathischer Verdünnung großartige Wirkungen erzielen. Man kann Stauungen beseitigen, den Blut- und Lymphkreislauf beeinflussen, Organfunktionen anregen, den Mineralstoffwechsel verbessern und noch viele andere Reaktionen hervorrufen.

Trotz allem dürfen dadurch andere Notwendigkeiten der Ganzheitsmedizin nicht außer acht gelassen werden. Gewisse Mangelerscheinungen an Mineral- und anderen Vitalstoffen können nur über die Ernährung behoben werden. Die Ernährungstherapie kann nicht durch die spezifische Wirkung einer Spritze ersetzt werden. Auch Unsitten in den Eßgewohnheiten sind unbedingt auszumerzen. Dazu gehören hastiges Essen, scharfe Gewürze, zuviel Salz und kalte Getränke. Schäden, die auf diese Weise im Verdauungstrakt auftreten, können mit der besten Spritze nicht beseitigt werden. Eine schlechte Versorgung der Zellen mit Sauerstoff kann auf die Dauer ebenfalls nicht mit einer aktivierenden Spritze korrigiert werden und gute Atmung und Bewegung im Freien ersetzen. Giftstoffe wie Nikotin, Alkohol, Drogen und Chemikalien in irgendeiner Form, die den Körper krank gemacht haben, können durch die besten Injektionen weder neutralisiert noch unschädlich gemacht werden.

Geringe Aussichten bei einseitiger Krebsbehandlung

Einen Krebskranken mit Spritzen allein kurieren zu wollen, wäre ein sehr gewagtes Unternehmen, auch wenn man anticancerogene Stoffe in einer Spritze zu vereinigen sucht. Will man den Krebs wirksam bekämpfen, so heißt es eben, alle cancerogenen Einflüsse zu meiden. An deren Stelle muß man krebsfeindliche Stoffe zur unterstützenden Wirksamkeit bringen. Dazu gehört alles, womit der Patient wieder gesund werden kann, sei es nun die Nahrung, die Luft, also Sauerstoff oder psychische und bioklimatische Einflüsse. All dies kann eine sehr große Rolle spielen. Und wenn durch Spritzen noch anticancerogene Stoffe dem Körper zugeführt werden, dann kann man vielleicht gesamthaft gesehen, dem Patienten derart helfen, daß er selbst durch Aktivierung der noch vorhandenen Reserven eine Heilung erwarten kann.

Ich habe kürzlich einen wirklich bedrückenden Bericht von einem jungen Menschen bekommen, der an Hautkrebs leidet. Dieser junge Mann bekam von einem Heilpraktiker Spritzen – ich bezweifle nicht, daß sie gut waren und einige anticancerogene Stoffe enthielten – man verpaßte aber, diesen Hautkrebs äußerlich geschickt zu behandeln, vielleicht mit Chelidonium, Thuja oder

Petasites officinalis in Form von Urtinkturen. Mit diesen drei Mitteln hat man schon sehr gute Erfahrungen erzielt. Mit der Zeit hätte man erreicht, daß auf diese Weise ein Hautkrebs geheilt werden könnte. Wird jedoch an der erkrankten Stelle herummanipuliert, und den Krebszellen Gelegenheit gegeben von außen nach innen, über Blut und Lymphe entweichen zu können, dann ist die Möglichkeit der Metastasierung, die Entstehung einer Geschwulst in anderen Organen, sehr groß. Wenn man sich weiterhin nur auf Spritzenkuren verläßt und keine anderen Behandlungsmethoden einschaltet, dann besteht nur wenig Hoffnung auf eine vollständige Heilung. Im erwähnten Fall ist es leider dem jungen Mann so ergangen.

Im Vordergrund steht die Ernährungstherapie

Aber oft lernen solche Therapeuten immer noch nicht, daß sie mit einer einseitigen Behandlung, die nicht alle Möglichkeiten der Ganzheitstherapie ausschöpft, Risiken eingehen, die dem Patienten nicht mehr gutzumachende Schäden, ja sogar den Tod bringen können. Die Ganzheitsbehandlung beinhaltet ein ganzes Programm, das je nach der Art der Konstitution, der Sensibilität und dem Symptombild des Patienten, zur Anwendung kommt. In erster Linie ist immer wieder die Ernährung zu berücksichtigen. Je besser die Ernährungstherapie durchdacht und gewählt ist, um so eher können grundlegende Fehler, die gemacht wurden, ausgemerzt werden. Damit verbunden ist, wie bereits gesagt, die Eßtechnik sehr wichtig. Menschen, die das Essen hinunterschlingen und sich keine Zeit zum Kauen und Einspeicheln nehmen, werden Störungen im Verdauungstrakt nie ganz verlieren. Die besten Medikamente, weder Enzyme noch Mikroorganismen können bei dieser verkehrten Eßgewohnheit helfen.

Zur Unterstützung der Phytotherapie und Homöopathie können physikalische Methoden wie Reflexzonenmassage und Wasseranwendungen herangezogen werden. Keine noch so interessante Therapie und Kurmethode oder irgendeine, von einem Forscher ausgearbeitete Spezialbehandlung, darf dem Behandler zum Steckenpferd werden. Zum Beispiel wird mit Akupunktur allein kein chinesischer Arzt seine Patienten behandeln. Und wenn Kurhäuser nur auf Fasten- und Schwitzkuren eingestellt sind, dann ist das bestimmt nicht schlecht, aber zu einseitig. Man wird nicht alle Fakten berücksichtigen können, die bei der Behandlung von Kranken nötig sind. Mit der Ernährungstherapie kommt man noch am weitesten, aber auch da müssen unterstützende Faktoren eingeschaltet werden, die den Kreislauf anregen, die Organfunktionen stimulieren und örtliche Stauungen beseitigen. Ein geschickter Therapeut, der auf Ganzheitsmedizin eingestellt ist, wird entscheiden, was noch getan werden muß, um dem kranken Körper hilfreich beizustehen.

Aber jede Einseitigkeit auf seiten der Therapeuten, seien es nun Ärzte oder Heilpraktiker, ist nicht im Sinne der Ganzheitsbehandlung, die allein die sicherste Methode darstellt, um dem Körper beizustehen. Die Ganzheitsmethode beruht darauf, alle noch vorhandenen Reserven und Abwehrkräfte des Körpers zu aktivieren. Vergessen wir nie, daß selbst der geschickteste und erfahrenste Therapeut allein nicht helfen kann. Die Natur allein kann heilen! Und auch das Krankheitsgeschehen wie auch das Gesundwerden ist immer ein vielschichtiges Geschehen. Je mehr Erfahrungen ein Therapeut besitzt, um so eher ist er seiner Aufgabe als Helfer gewachsen, um dem Kranken im richtigen Sinne zur Seite zu stehen.

Krebs-Nachsorge

Nehmen wir einen einfachen Fall aus der Krankengeschichte eines Krebspatienten an, der nun an einem Tumor operiert worden ist. Der Arzt im Spital wird ihm vermutlich sagen, daß die Geschwulst, so gut es ging, herausoperiert wurde und er jetzt als gesund entlassen werde. Natürlich fühlt sich der Patient geschwächt, und es dauert eine ganze Weile bis er die Folgen der Operation überwunden hat, denn jeder operative Eingriff zehrt an den Kräften des Patienten. Mitunter wird ihm eine Kur verschrieben, so daß er sich nach und nach langsam erholen kann.

In dem Glauben, endgültig von seiner Krebserkrankung geheilt zu sein, kommt nun der Patient nach Hause, und da es ihm verhältnismäßig gut geht, nimmt er sogar seine beruflichen Pflichten langsam wieder auf. Und dennoch beschleicht ihn ein ungutes Gefühl, wenn ihm die Abschiedsworte des Arztes wieder in den Sinn kommen: »Wir haben, so gut es ging, die Geschwulst entfernt.«

Was aber geschieht, wenn ein Teil, ein Bruchteil des Tumors im Körper bleibt? Unser Patient fängt an zu grübeln und zu zweifeln, ob er wirklich von seinem Leiden befreit wurde. Könnten die verbliebenen Krebszellen nicht in die Blutbahn geraten und sich in anderen Organen, in der Leber, in der Lunge oder in den Knochen ansiedeln? Sagte nicht der Arzt, er soll nach einem halben Jahr zur Kontrolle kommen, zu einer Nachuntersuchung, vorsichtshalber. Lauert hinter dieser Vorsicht nicht schon ein neues Krebsgespenst? Die Folgen solcher Überlegungen sind ein Gefühl der Hilflosigkeit und der Angst, die nun ständige Begleiter werden.

Der Arzt hat seinem Patienten nicht die volle Wahrheit gesagt. In einem winzigen Teil der Geschwulst, die so klein sein kann wie ein Stecknadelkopf, befinden sich schätzungsweise eine halbe Million erkrankter Zellen, die sich durch Zellteilung immerfort vermehren. Bei einer Operation wird ein Tumor ja nicht herausgeschält wie der Kern aus einem Pfirsich. Schon allein aus der Möglichkeit der erneuten Vermehrung der Krebszellen nach der Operation, die letztlich zu einer Metastasierung führt, entsteht die Notwendigkeit einer sorgfältigen Nachbehandlung und der Umstellung der bisherigen Lebensweise. Es darf nicht so weit kommen, daß der Arzt nach vielleicht einem Jahr dem Patienten eröffnet: »Leider ist bei Ihnen nicht alles so verlaufen, wie wir uns das vorgestellt haben. Wir entdeckten einige Metastasen, ganz kleine natürlich, aber wir werden das schon in den Griff bekommen.« Dann beginnt alles wieder von vorne, der Wettlauf ums Überleben: starke Zytostatika, Bestrahlungen und vielleicht noch eine weitere Operation.

Wir müssen uns darüber im klaren sein, daß der Krebs kein lokales, auf die Geschwulst beschränktes Leiden ist, sondern eine sich langsam und chronisch entwickelnde Allgemeinerkrankung

des ganzen Körpers, begünstigt durch Ernährungsfehler, Alkohol-
konsum, Rauchen, Mißbrauch von chemischen Medikamenten,
Sonnenbestrahlung und Schadstoffe aus der Umwelt und am
Arbeitsplatz sowie die Gesundheit schädigende Wohnverhältnisse.
Wenn ein Arzt seinem Patienten hilft, sich mit seiner Erkrankung
auseinanderzusetzen, dann spornt er den Patienten eher an, seinen
Lebenswillen zu stärken, statt in Hoffnungslosigkeit zu verfallen.

Das geschwächte Abwehrsystem

Eine der Ursachen der eigentlichen Krebserkrankung ist die
Schwächung unseres Abwehrsystems durch dieses falsche Verhalten. Es wäre aber zu einfach, wenn man nur diese Faktoren in
Betracht zieht, denn auch eine vererbte Disposition und das Alter
spielen bei der Krebsentstehung eine Rolle. Aus dieser Situation
heraus brechen einige Zellen aus dem Zellverband, man könnte
sagen Zellstaat, aus und wachsen zu Krebszellen heran. Sobald sie
bemerkt werden, wird in unserem Körper Großalarm gegeben und
alle verfügbaren Abwehrkräfte gegen die Rebellen eingesetzt.
Gelingt es nicht, sie zu überwältigen, weil eben die Abwehrkräfte
nicht ausreichen dann bilden diese Zellen in einem Organ gewissermaßen eine Festung. Sie verschanzen sich gut, halten ihre
einmal eroberte Position und vermehren sich unaufhaltsam. Die
Krebsgeschwulst entsteht, und wenn man viel Glück hat, dann
wird sie entdeckt, wenn sie die Größe einer Erbse erreicht hat. Die
sicht- oder tastbare Geschwulst ist dann nicht das Anfangsstadium
der Krebserkrankung, sondern nach langer Vorgeschichte praktisch der Beginn des fortgeschrittenen Stadiums.

Nachdem die Zusammenhänge um das Krebsgeschehen dadurch
etwas verständlicher geworden sind, muß versucht werden, dieser
chronischen Erkrankung entgegenzutreten, und dies kann nur
durch Stärkung des Abwehrsystems erfolgen. Hier muß nun der
Hebel angesetzt werden, und zwar, wie einsichtige Therapeuten es
fordern, im Rahmen der Ganzheitsmedizin. Das bedeutet, daß die
Nachsorge nicht auf die Geschwulst beschränkt bleibt, sondern die
Behandlung des ganzen Körpers, seines Immunsystems, einbe-
zieht.

Nachbehandlung ohne Nebenwirkungen

Viele biologische Mittel stehen dem Krebspatienten zur Verfügung oder besser gesagt, eine ganze Reihe von Kombinationen läßt sich daraus ableiten, je nach dem allgemeinen Zustand des Patienten. Die Schwierigkeiten in der Nachbehandlung liegen nicht an den vielen Mitteln oder irgendwelchen Nebenwirkungen, wie man es vielleicht annimmt, sondern daran, daß wir zu wenig auf biologische Heilweisen eingestellte Ärzte haben. Darin liegt das Dilemma, leider oft zum Nachteil des Betroffenen.

Die Mistel

Die Mistel hielt schon lange Einzug in die Krebstherapie, und dies mit Erfolg. Sie ist kein Alternativ- oder Außenseitermedikament, weil sich heute viele Ärzte ihrer bedienen. Der große Vorteil liegt darin, daß keine Nebenwirkungen zu befürchten sind. Ein solch ideales Mittel kann sogar als Vorbeugung beim gesunden Menschen zur Anwendung kommen. Nur darf man sich nicht in der absoluten Sicherheit wiegen, an Krebs nicht mehr zu erkranken und dabei die anderen belastenden Faktoren außer acht lassen. Die Wirkung der Mistel beruht darauf, daß sie in die Teilung der Zellen regulierend eingreift und die Thymusdrüse anregt. In dieser Heilpflanze, die ja als Schmarotzer bekannt ist, fand man Stoffe, die die Krebszellen schädigen. Die Mistel kann also zweifach ihrer überaus wertvollen Aufgabe gerecht werden. Erstens stimuliert sie die geschwächten Abwehrkräfte und zweitens greift sie die Tumorzellen direkt an.

Sauerstoff – die Energiequelle

Das ist aber noch nicht alles. Der geschwächte Körper braucht Sauerstoff, denn die stärkenden biochemischen Prozesse können nicht bei einer Sparflamme ablaufen. Ein kräftiges Feuer kann nur dann entfacht werden, wenn genügend Sauerstoff zur Verfügung steht. Dieser Bedarf an lebenswichtigem Sauerstoff kann durch eine zusätzliche Sauerstofftherapie ergänzt und aktiviert werden.

Sauerstoff als Vorbedingung des Lebens spendet der lebenden Zelle die notwendigen Energien.

Was nützt aber die Sauerstoff-Therapie, wenn die Zellen den Sauerstoff nicht verwerten können, weil dem Körper die notwendigen Atmungsfermente fehlen, die den Sauerstoff aktivieren. Zu diesen Aktivatoren gehören zum Beispiel der rote Farbstoff der Randen (Rote Bete), das Vitamin C in hoher Dosierung und die Milchsäure.

Enzyme und Vitamine

Eine wichtige Rolle spielen Enzyme oder Fermente. Ohne Fermente kann der Mensch nicht leben, denn sie erschließen zum Beispiel die Nahrung, damit sie überhaupt assimiliert, das heißt aufgenommen wird. Ohne Fermente funktioniert die »chemische Fabrik« im Körper nicht mehr. Bei schwacher Fermententfaltung wird der Körper überladen mit unverarbeiteten Rohstoffen, die letztlich in Fäulnis und Gärung übergehen, um einmal ein solches Bild zur Veranschaulichung zu gebrauchen. Natürlich sind diese Prozesse viel komplizierter, um es mit einem riesengroßen biochemischen Labor zu vergleichen. Eine intakte Fermentierung hilft viele Abbauprodukte des Stoffwechsels zu beseitigen, was wiederum eine gute Ausgangsposition für die Stärkung der Abwehrkräfte bedeutet.

Bei gewissen Krebsarten wird der Arzt die Behandlung mit hochdosierten natürlichen Vitaminen fortsetzen, wie dem Vitamin A und E. Es versteht sich von selbst, daß hier eine dem Fall entsprechende Dosierung, zeitliche Begrenzung und optimale Kombination der Enzyme und Vitamine angewandt werden muß.

Vorteile einer Operation

Der Leser wird sich nun fragen, warum muß ich denn überhaupt operiert werden, wenn es schon geeignete Therapien gibt. Wir müssen bedenken, daß die Abwehrkräfte oft nicht ausreichen, um einen Tumor ab einer bestimmten Größe zum Schrumpfen zu bringen. Der Kampf des Körpers gegen die Krebszellen hat dann größere Aussichten auf Erfolg. Ob eine Operation vorgenommen werden soll, muß ein in Naturheilmethoden erfahrener Arzt entscheiden. Dagegen wäre es sinnvoll, wenn man die bereits genannten Therapien einige Wochen vor einer Operation durchführen würde, um auf diese Weise einen optimalen Immunitätsschutz zu erlangen. Ein erfahrener Arzt wird noch weitere Maßnahmen ergreifen, um eine Metastasierung zu verhindern. Vielleicht wird es noch notwendig sein, zusätzlich Vitamine, vor allem Vitamin A einzusetzen. Wir haben uns bemüht, einen Teil zur Verhütung eines Rückfalles darzulegen.

Eine ebenso wichtige Rolle spielt die Ernährung und die nicht zu unterschätzende seelische Verfassung. Darüber wird der Patient am wenigsten aufgeklärt. Er wird sogar nach einer Operation in dem Glauben aus dem Spital entlassen, daß er nun wieder alles essen und trinken darf, wie vor seiner Erkrankung.

Auch der Gesunde sollte seine Lebensweise einmal überprüfen. Vielleicht finden sich bei ihm Gewohnheiten, die seine Widerstandskraft langsam untergraben und somit der Krebserkrankung Vorschub leisten. Täglich entstehen in unserem Körper entartete Zellen, die bei ausreichenden Abwehrkräften vernichtet werden. Bei andauernder seelischer Belastung und Überforderung des Körpers durch Nikotin, Alkohol und einseitige Ernährung können sich eines Tages Krebszellen in einem Organ festsetzen, dann vermehren und schließlich eine sichtbare Geschwulst bilden.

Es ist nie zu spät, die Natur in ihrem Heilbestreben zu unterstützen oder rechtzeitig so gut es geht vorzubeugen, denn das Gesetz der Natur gebietet, Leben zu erhalten.

Richtiges Verhalten trotz ungünstigen Einflüssen

In der Regel kann ein Arzt einen Patienten mit nichts so sehr erschrecken, als wenn er bei der üblichen Routineuntersuchung auch nur den leisesten Verdacht auf Krebs aufkommen läßt. Eine Frau, die früher vielleicht einmal Polypen hatte, mag sich zur Zeit der Untersuchung recht wohl fühlen, aber der geringste Ausdruck von Krebsverdacht kann sie dermaßen argwöhnisch werden lassen, daß sie ihr seelisches Gleichgewicht völlig verliert. Sagte denn nicht der Arzt, es gefalle ihm etwas nicht ganz? Zwar könne es sich um etwas ganz Harmloses handeln, doch könne man nie wissen, ob es nicht doch etwas Ernstliches sei. Nach 14 Tagen könne er ihr dann genauen Bericht über den Abstrich, den er genommen habe, geben. Jedenfalls hat ein solcher Arzt keine Ahnung, was er mit einem derartigen Hinweis im Herzen einer Frau anrichten kann! Womöglich hat sie bereits viel Erschreckendes über den allfälligen Ausgang eines Krebsleidens gehört und fühlt sich nun bereits als Opfer einer solchen Erkrankung. Innere Ruhe und Schlaf sind dahin, denn die Angst läßt sie nicht mehr los, sondern wird zur förmlichen Qual, und das 14 lange Tage, bis sie das Ergebnis der Untersuchung erfahren kann. Sie wird sich zwar allmählich wieder auffangen, wenn es sich um eine harmlose Angelegenheit handelt, wenn aber nicht, was dann? Wäre es nicht dann noch früh genug, schonend auf die Notwendigkeit einer Operation hinzuweisen, um nach der Operation mit guten Ratschlägen, einer heilsamen Diät und angebrachter Lebensweise Hilfe anzubieten? Auch über naturgemäße Pflege und entsprechende Naturmittel sollte der Arzt Bescheid wissen und der Kranken beratend zur Seite stehen. Aber trägt der Arzt denn ganz alleine die Schuld an dem, was er unvorsichtigerweise angerichtet hat, weil er annahm, seine Patientin könne ohne weiteres die Wahrheit über ihren Zustand ertragen?

Zusammenfassung und Ausblick

Inwiefern können sich Krebsforscher irren?

Wir wissen heute, daß gewisse Stoffe, wie Teer, Anilin und Asbest, sehr schnell Krebs auslösen können. Es ist damit nun allerdings noch keineswegs bewiesen, daß einer dieser Stoffe allein Krebs zu erzeugen vermag. Diese Feststellung erweist sich als beweiskräftig, weil nicht alle Teerarbeiter an Krebs erkranken. Ebensowenig tritt auch bei allen Arbeitern, die längere Zeit mit Asbeststaub in Berührung kommen, Krebs auf. Das führt unmittelbar zur Schlußfolgerung, daß zwischen erzeugenden Ursachen und jenen, die zur Auslösung der Krankheit führen, ein großer Unterschied besteht. Wenn sich ein Einfluß oder Stoff cancerogen auswirkt, dann kann dieser Umstand je nach den vorliegenden Verhältnissen das Maß der Belastbarkeit voll werden lassen. Aber es wirken immerhin verschiedene Einflüsse und Stoffe zusammen, um eine Körperzelle so weit zu bringen, daß sie dadurch dermaßen degeneriert und deshalb zur Krebszelle auszuarten vermag. Es scheint sogar der Tatsache zu entsprechen, daß sich eine Körperzelle erst dann zur Krebszelle wandeln kann, wenn zuvor die Körpersäfte eines Menschen, demnach Lymphe und Blut, vergiftet worden sind. Dadurch erfolgt dann der Zusammenbruch der körpereigenen Abwehrkraft, und erst wenn dieser Zustand eintritt, kann eine Zelle damit beginnen, verrückt zu spielen, wie man diesen Vorgang nennt, und infolgedessen von der Normalform in eine Riesenzelle überzugehen.

Beschränkte Versuchsmöglichkeiten

Mögen Forscher mit irgendeinem Stoff oder Einfluß noch so viele Versuche vornehmen, sei es mit einer Chemikalie, einer Pflanze oder einer Bestrahlung, die zu einer Krebsgeschwulst führen, sie erhalten dadurch doch niemals eine erschöpfende Erklärung über die eigentliche Entstehung eines solchen Krebses. Zudem ist noch zu bedenken, daß diese Versuche nicht bei allen Versuchstieren gelingen, und zwar deshalb nicht, weil dabei nicht immer alle Grundvoraussetzungen erfüllt worden sind, die jedoch nur durch ihr Zusammenwirken Krebs auslösen können.

Als Grundursachen, die gemeinsam zur Krebserkrankung führen können, sind uns erfahrungsgemäß bereits verschiedene Punkte bekannt. An erster Stelle mag die Erbanlage stehen. Darauf folgen die Ernährungsfehler. Der dritte Punkt weist auf einen Sauerstoffmangel durch bioklimatisch schädliche Wohnverhältnisse hin. An die vierte Stelle treten allerlei Zellgifte, die sich in der heutigen Zeit der Umweltverschmutzung und der Medikamentensucht reichlich einfinden. Auch die Folgen von Streß und seelischen Belastungen spielen eine wesentliche Rolle um den Topf der Grundursachen anzufüllen. Ist man einmal an diesem Punkt angelangt, dann braucht es nicht mehr viele weitere Ursachen, um den Topf zum Überlaufen zu bringen. Bildlich ausgedrückt, ist dies eben noch das auslösende Moment, nachdem alle anderen Punkte zur Auswirkung gelangt sind.

Irrtümliche Behauptungen

Nach dieser Feststellung kann es also nicht stimmen, wenn jemand behauptet, man könne mit irgendeinem einzelnen Stoff oder sogar mit einer Pflanze Krebs auslösen. Mit jedem Stoff, der cancerogen wirkt, kann man je nach den vorliegenden Umständen Krebs verursachen, vor allem durch starke Überdosierung, aber niemals wird man dadurch Krebs erzeugen können, solange die übrigen, zuvor als Grundursachen bezeichneten Voraussetzungen nicht erfüllt worden sind. Da Krebs ein komplexes Geschehen ist, wird man nie durch nur einen Stoff allein Krebs erzeugen können. Dies führt zu einem weiteren Schluß, daß man nämlich ebensowenig durch einen einzelnen Stoff oder einen spezifisch wirkenden Einfluß allein Krebs heilen könnte. Es wird sich daher nie ein spezifisch wirkendes Krebsheilmittel finden lassen.

Stellen wir uns bei der Krebserkrankung einen Wagen vor, der im Schlamm stecken geblieben ist. Es ist unmöglich, durch eine einzelne Hilfeleistung einen solchen Krebswagen aus seinem mißlichen Zustand wieder herausziehen zu können. Viele Ursachen haben zu seiner üblen Lage beigetragen, weshalb es auch verschiedener Pferde bedarf, der Lage eine günstige Veränderung zu geben. Das Krebsgeschehen beruht nun einmal nicht nur auf einer alleinigen Grundursache, sondern auf mehreren, weshalb es notwendig ist, auch vielschichtig dagegen vorzugehen. Beobachten wir das gesamte Krankheitsgeschehen beim Krebs sachlich und ehrlich, dann werden wir zugeben müssen, daß wir unsere Hoffnung nicht auf Illusionen setzen dürfen, um erfolgreich gegen den Krebs vorgehen zu können.

Heilfaktoren der Natur

Was heute in Gesundheitsfragen so vielfach außer acht gelassen wurde, sind die grundlegenden Heilfaktoren der Natur. Ihre Mißachtung scheint auf einem ausgeklügelten Zerstörungsfeldzug zu beruhen. Wie könnte man sonst auf untergrabende Weise gegen alle Vortrefflichkeiten, die uns natürliche Veranlagungen zur Verfügung stellen, auf schädigende Art vorgehen? Statt die wunderbaren Hilfeleistungen, die uns durch natürliche Schutzmaßnahmen von der Natur zur Verfügung gestellt wurden, systematisch zu zerstören, sollten wir im Gegenteil alles von uns fernhalten, was uns zu schaden vermag. Dies würde allerdings eine grundlegende Änderung in der Ernährung und gesamten Lebensweise bedingen, und dazu gehört unfehlbar die notwendige vernünftige Einsicht nebst einer zielbewußten Einstellung. Wir können das naturgemäße Geschehen in uns mit wachsamer Wertschätzung hüten, wodurch es uns zur Regenerierung und zum Heilen zur Verfügung stehen kann.

Unser gesamter Organismus zieht reichlich Nutzen aus den natürlichen Bausteinen einer vollwertigen Ernährungsweise. Wir benötigen die Vitalstoffe, die uns in der Natur reichlich zur Verfügung stehen, und sollten uns davor hüten, sie uns entwerten zu lassen. Mit diesen vollwertigen Bausteinen werden wir uns anticancerogene Materialien und Einflüsse beschaffen können, die uns vor dem unheimlichen Wandel der Normalzelle zur Riesenzelle bewahren kann. Beachten wir die Naturgesetze im kleinen und im kleinsten, so lange es nicht zu spät ist. Wir dürfen uns weder durch zu große Arbeitslast noch durch vergnügungssüchtigen Raubbau unsere Kraftreserven bis zur Erschöpfung entziehen lassen, denn wir benötigen sie als unentbehrliche Widerstandskräfte unbedingt zu unserer Gesunderhaltung. Daher sollten wir uns stets in vorbeugender Weise zum Wohle unserer Gesundheit an die naturgesetzlichen Richtlinien halten.

Haben wir indes durch Unkenntnis unsere gesunde Grundlage eingebüßt, so daß wir uns zur Entfernung einer Krebsgeschwulst einer Operation unterziehen müssen, sollten wir nun doppelt bedächtig vorgehen, denn in der Regel ist dann noch immer Zeit, die Krebskrankheit zu bekämpfen. Da diese in den Körpersäften, in der Lymphe und im Blute zu liegen scheint, sich also nicht nur in der Geschwulst manifestiert, sollten wir zur Erneuerung und Erstarkung dieser wichtigen Körpersäfte unser Bestes beisteuern. Das eben fehlt dem Genesenden oft, denn mit der Entfernung der Geschwulst ist nicht gleichzeitig auch die Schwächung des Organismus behoben. Wir müssen uns in solchem Zustand unbedingt auf gute ärztliche Ratgeber stützen können. Leider aber ist gerade dies ein wunder Punkt, weil die meisten Ärzte der Ansicht sind, mit der Operation sei bereits alles erreicht. Statt dem Kranken durch die notwendigen, aufklärenden Hinweise die richtige, gesundheitliche Unterstützung mit auf den Lebensweg zu geben, überlassen sie ihn dem früheren Schlendrian, der ihn doch in all die mannigfachen, unheilvollen krebsfördernden Gefahren hineingelotst hat. Wir dürfen uns daher nicht weiterhin schaukeln lassen, sondern müssen die einfachen, aber unerbittlichen Naturgesetze schätzen lernen und sie zu unserem Wohle nutzen. Nach Entfernung einer Krebsgeschwulst heißt es die Krebskrankheit zu bekämpfen.

Theorie und Praxis

Als ich noch jung war, glaubte ich, daß die führenden Männer der Wissenschaft in Übereinstimmung mit ihren Darbietungen durch Vorträge, Vorlesungen und Veröffentlichungen leben würden. Oft untermauerten Filme und Dias das treffliche Erfahrungsgut aus der Praxis des täglichen Lebens. Sollte man da nicht überzeugt sein können, daß des Redners Worte mit seiner Lebensführung übereinstimmen würden? Während ich älter wurde, hatte ich jedoch immer mehr Gelegenheit, hinter die Kulissen bloßer Theorie zu blicken. Das Ergebnis war oft unglaublich weit von dem entfernt, was ich zuvor erwartet hatte, so daß ich mir, betrübt und enttäuscht, als Gegenteil nur vornehmen konnte, mich nie in solchen Widerspruch zwischen Theorie und Praxis hineinmanövrieren zu lassen. Meine Zuhörer sollten wahrheitsgetreuen Aufschluß erhalten, gestützt auf das, was ich nicht nur theoretisch, sondern im eigenen Leben vertrat. Ich wagte es sogar, jeweils Redner, die im Widerspruch zu ihren eigenen Darbietungen handelten, auf die daraus entstehende ungünstige Wirkung aufmerksam zu machen.

Beispiele aus der Praxis

Es war da ein bekannter deutscher Arzt, ein Wissenschaftler von Ruf, der während eines Ärztekongresses einen Vortrag über Krebs hielt. Er äußerte sich mit vielen detaillierten Formulierungen nebst einer Menge von Fremdwörtern über die beängstigende Zunahme dieser erschreckenden Krankheit. Die Argumente und das Bildmaterial, das der wendige Redner zusammengetragen hatte, waren so gut und überzeugend, daß jeder der Anwesenden dadurch tief beeindruckt wurde. Wer noch immer der Sucht des Rauchens frönte, konnte dadurch einen derartigen Schock erhalten, daß er infolgedessen das Rauchen entschieden hätte lassen können. Sobald jemand erfährt, daß die Teersubstanzen von Tabakwaren, vor allem von Zigaretten, den Raucherkrebs nicht nur fördern, sondern offensichtlich auszulösen vermögen, sollte dies jedem verantwortungsbewußten Menschen genügen, sich von einer solchen Leidenschaft abzuwenden, um sich nicht weiterhin der Gefahr auszusetzen, seinem Leben durch einen Lippen-, Kehlkopf-, Bronchial- oder Lungenkrebs frühzeitig ein bedenkliches Ende zu bereiten. Wenn schon Zuhörer, die über die dargebotene Aufklärung erstmals unterrichtet worden sind, den Entschluß fassen können, nie mehr zu rauchen, ist es bestimmt unglaubhaft, wenn ein Vertreter der Wissenschaft noch immer dem huldigen kann, was er mit so viel Überzeugungskraft öffentlich bloßzustellen sich verpflichtet fühlt! Aber das geschah wirklich unmittelbar nach Beendigung des anschaulichen Vortrages. Kaum hatte nämlich der Redner den Saal verlassen, war seine erste Handlung, eine Zigarette anzuzünden, um sich solch gefährlichen Genuß zu verschaffen, denn er ließ den Rauch durch die Lunge und Nase ziehen. Gleichzeitig genoß er auch in vollen Zügen die anerkennende Beurteilung seiner überzeugenden Darbietungen durch die ihn umringende Ärzteschaft nebst anderen Zuhörern. Wie heuchlerisch mutete mich dies alles an! Ich konnte nicht anders, als meine Empörung zu zeigen, auch wenn ich dadurch eine Höflichkeitsregel verletzen mußte. Nachdem ich jedoch den triumphierenden Redner auf sein unlogisches Handeln aufmerksam gemacht hatte, meinte er mit einem geringschätzigen Lächeln auf den Lippen, er lebe im übrigen gesund, wenn auch nicht so spartanisch wie ich. Der Gipfel seiner Zugeständnisse aber lag in den Worten, daß ein jeder Mensch ein Laster haben müsse und auch dürfe. Diese Beleuchtung seiner wahren Gesinnung sagte mir genug.

Aber solch unglaubliche Erfahrungen können sich auch wiederholen, was ich erlebte, als ich in Belgien an einem internationalen Kongreß teilnahm. Zugegen waren unter anderen Gloria Swanson, Dr. Kuschi und andere Berühmtheiten auf dem Gebiet des Gesundheitswesens. Da keine Simultanübersetzung zur Verfügung stand, mußte ich meinen deutschen Vortrag für die Engländer, Amerikaner und Japaner selbst in Englisch halten. Nach den Vorträgen standen sämtliche Redner in einem Nebenraum den Pressevertretern zur Verfügung. Ein weltberühmter Japaner, Verfasser mancher Gesundheitsbücher, konnte sich nicht zurückhalten, eine Zigarette zu rauchen, um alle Anwesenden mit den fein verteilten Teer- und Nikotinschwaden zu belästigen. Wieder erging es mir gleich, wie bei dem zuvor erwähnten deutschen Forscher, ich mußte diesem Japaner vor Augen führen, daß sein Verhalten weder mit dem Inhalt seines Vortrages noch mit dem seiner Bücher übereinstimme, aber auch er hatte keine andere Entschuldigung zur Hand, als daß jedem solche persönlichen Freiheiten gestattet seien. Anders dachten allerdings die Pressevertreter, denn sie veröffentlichten ihre diesbezüglichen Beanstandungen, wobei der Japaner schlecht wegkam, während sich die anderen Kongreßteilnehmer blamiert fühlten, obwohl es sie persönlich nicht betraf.

Eine Maus ist kein Mensch

Diese zutreffende Feststellung stammt vom berühmten, englischen Krebsspezialisten P. Alexander. Dieser Forscher war es denn auch, der im Oktober 1976 offen zugab, daß sich die wissenschaftliche Forschung auf falscher Fährte befinde. Bereits zu jenem Zeitpunkt hatte man mit mehr als 300 000 Stoffen Tierexperimente durchgeführt. Ungefähr 6000 Krebsheilmittel wurden zum Teil mit Erfolg am Tier erprobt. Da diese aber beim Menschen versagten, ist es begreiflich, daß die jahrelangen, vergeblichen Bemühungen gewissenhafter Forscher für diese eine äußerst niederdrückende Belastung mit sich brachten. Ein anderes Geständnis des bekannten Virologen H. zur Hausen lautete: »Die Krebsforschung sollte endlich das Stadium der ausschließlichen Tierexperimente hinter sich lassen und den längst fälligen Schritt von der Maus zum Menschen machen.« Bestätigend ist auch der Hinweis, daß die hinter verschlossenen Türen durchgeführten Tierexperimente wohl dem Sadismus gewisser Menschen dienen können, nicht aber der ernsten, exakten Forschung der Humanmedizin, der sie zu wenig Vorteile bieten, vor allem im Verhältnis zu dem großen Einsatz an Zeit, Material und finanziellen Mitteln.

Bekanntlich wirkten sich Mittel, die im Tierversuch keinerlei Nachteile und Nebenwirkungen erkennen ließen, beim Menschen oft verheerend auf die Keimdrüsen und nachträglich auf den Embryo aus. Man erinnere sich nur an Contergan, Amidonal, Menocil und andere Medikamente mehr. Wohl können körperlich verkrüppelte Menschen gleichwohl intelligent sein, aber ihr Leben ist dennoch unendlich erschwert, wenn nicht oft sogar fast unmöglich. Bedenkt man, daß solche tragische Auswirkungen hätten vermieden werden können, wenn sich die Medizin nicht zu stark auf die Chemotherapie verlassen hätte. Statt nach den Krankheitsursachen zu forschen, bekämpfte man in erster Linie Symptome, während doch die ursächliche Behandlung zum Erfolg hätte führen können. Tatsächlich, die Krise in der sich heute die Medizin befindet, ist nicht mehr zu übersehen.

Selbst am Internistenkongreß, der 1977 in Wiesbaden abgehalten worden ist, wurde zugegeben, daß sechs Prozent aller Krankheiten mit tödlichem Ausgang und 25 Prozent aller organischen Erkrankungen durch Medikamente verursacht werden. Dies zeigt eindeutig, daß von 100 Kranken sechs nicht gestorben wären, wenn sie keine Medikamente eingenommen hätten, des weiteren auch, daß sich 25 von 100 Menschen nicht nachträglich mit Organerkrankungen herumplagen müßten, hätten sie ihr Vertrauen nicht zweifelhaften Medikamenten geschenkt. Nachträglich sucht dann ein Großteil solch enttäuschter Patienten jene Ärzte auf, die sich heute für Naturheilverfahren und Ganzheitsmedizin einsetzen, wie auch Naturärzte und Heilpraktiker, um Hilfe zu erlangen. Die erwähnte Krise in der Medizin äußert sich für Ärzte und Patienten gleichermaßen unbefriedigend, doch wird sie nicht enden, es sei denn, die Naturheilmethoden sowie die Pflanzenheilmittel erlangen wieder ihren gebührenden Platz in der Heilkunde. Welch ein Segen wäre es für die Kranken, wenn sich die Forschung mit dem unerschöpflichen Reichtum pflanzlicher Heilwerte befassen würde. Wir sollten diese Naturschätze nicht den Medizinmännern des Urwaldes überlassen, sondern selbst emsig allen noch unerforschten Heilkräften, die sich in der Natur verborgen halten, mit gebührendem Fleiß und entsprechender Entdeckerfreude nachgehen. Es würde sich bestimmt lohnen, wenn wir diesen Vorrang nicht dem Urwald abtreten würden, nachdem wir doch einsehen müssen, daß das menschliche Leben nicht mit jenem der Maus übereinstimmt.

Forschungsergebnisse verschiedener Art

Vor Jahren hatte ich durch die Vermittlung eines Freundes Gelegenheit, mit Professor Dr. C. McCay von der Cornell-Universität in Verbindung zu treten. Dieser nun nahm sich die Zeit, mir Auskunft zu geben über seine vielen Erfahrungen und Erfolge, die er durch seine Forschungen an mehr als 400 Versuchstieren vornehmen konnte. In meinen Augen war er zu jener Zeit in den USA der größte Biochemiker und Ernährungswissenschaftler. Ich konnte ihn in seiner Art gewissermaßen mit Dr. Ragnar Berg im »Weißen Hirsch« von Dresden vergleichen, war dieser doch damals mein bester Lehrer. Die Lebensphilosophie und der Spürsinn dieser beiden Forscher mochten sich gegenseitig decken. Allerdings verfügte McCay über größere Möglichkeiten als Ragnar Berg, der vom Staat wenig Unterstützung bekam, während McCay durch die Regierung bedeutende Mittel und Möglichkeiten für eingehende Forschungsarbeiten erhielt. Ihm fiel die Aufgabe zu, vielseitige Ernährungsforschungen vorzunehmen.

Radioaktive Einflüsse

Gleichzeitig war er auch beauftragt, festzustellen, wie sich die radioaktiven Einflüsse auf die Nachkommen von Versuchstieren auszuwirken vermögen. Er hatte Tiere zur Verfügung, die radioaktives Futter erhielten, und zwar in einer Menge, die keine direkten, gesundheitlichen Änderungen wahrnehmen ließen. Die weiteren Versuche dehnten sich nun aber über vier Generationen aus. Obwohl diese Nachkommenschaft mit gesunder Normalkost großgezogen wurde, konnte in der fünften Generation noch Radioaktivität im Blut festgestellt werden. Dieses Ergebnis hätte eigentlich Ärzte und Forscher veranlassen sollen, aufzuhorchen, wenn auch die verantwortlichen Persönlichkeiten aus der Regierung keine Fachleute waren, hätten sie gleichwohl daraus die richtigen Schlußfolgerungen ziehen können. Dennoch wurde bis heute noch nicht genau festgestellt, wo die sogenannte Toleranzgrenze der Radioaktivität liegt und wie groß sie ist. Man sollte sich doch darum kümmern, wieviel dieses Übels die Menschheit ohne Schaden ertragen kann. Dies würde auch die Frage der Atomkraftwerke besser beleuchten, so daß deren Behandlung betreffs Mengenangaben auf klaren Werten beruhen würde, was für die richtige Beurteilung und Entscheidung in dieser umstrittenen Frage von großem Nutzen wäre. Da aber die Regierungsbeamten und Bundesräte in der Regel keine Wissenschaftler sind, müssen sie sich auf ihre jeweiligen Berater verlassen. Je nach Zuverlässigkeit der Information können nun Bewilligungen und Beschlüsse richtig oder verkehrt sein.

Erfahrungen ähnlicher Art

In diesem Zusammenhang erinnere ich mich einer Begebenheit, die ich im Jahre 1953 in Kalifornien, als ich dort in Pomona weilte,

380

miterlebte. Ein amerikanischer Arzt, der als anerkannter Medical Doctor amtete, wurde behördlicherseits verwarnt. Er war während 25 Jahren in China tätig gewesen und hatte dort nebst der Akupunktur noch andere chinesische Methoden als wirksam kennengelernt. Nun benutzte er sie auch in den Staaten, denn er war von deren Güte überzeugt. Die Behörde aber konnte nicht zum gleichen Urteil gelangen, sondern verurteilte sein Vorgehen, indem sie ihm ein Jahr Gefängnisstrafe auferlegte. Gleichzeitig beschlagnahmte sie seine sämtlichen Einrichtungen, wodurch man ihn wirtschaftlich ruinierte. Innerlich völlig gebrochen, suchte er bei mir Trost, aber es lag keineswegs in meiner Macht, eine Änderung zu erreichen, denn es blieb ihm nichts anderes übrig, als die Gefängnisstrafe abzusitzen. Wohl versuchte ich ihm durch tröstende Worte einen geistigen Rückhalt zu geben, ob er sich aber genügend aufzurichten vermochte, um das schlimme Jahr und die nachherige Existenzlosigkeit durchhalten zu können, erfuhr ich nie, denn ich verlor ihn durch meinen damaligen Wegzug aus den Augen. Heute würde durch die Wandlung der Dinge und der Ansichten dieser Arzt allerdings nicht mehr verurteilt werden, da mittlerweile die Akupunktur nicht mehr als Kurpfuscherei betrachtet wird, sondern gewissermaßen zu Ehren gelangte, ja sogar modern werden konnte und dies selbst in Kreisen der offiziellen Medizin. Damals aber nahm die Vereinigung der medizinischen Ärzte, bekannt als Medical Doctor Association, zusammen mit der Sanitätsbehörde einen unerbittlich ablehnenden Standpunkt gegen diese und andere chinesische Heilmethoden ein, indem man sie als Verbrechen verurteilte, dem nur die Gefängnisstrafe gebührte, nebst der völligen Existenzvernichtung des Beschuldigten. Die heutigen Umstände ließen jedoch die zuvor verpönte Heilweise zur Tugend werden, indem man sie zu einem Teil des normalen Fachwissens erhöhte. So können sich behördliche Ansichten und Maßnahmen plötzlich ändern und ins Gegenteil umschlagen, und zwar je nach der wissenschaftlich anerkannten Modeströmung, denn was heute als strafbar geahndet wird, mag morgen völlige Anerkennung finden. Solche offensichtlichen Gegensätze müssen sich irgendwie als unzulänglich erweisen. Warum anerkennt man nicht einfach gute, risikolose Heilmethoden, die sich als verläßliche Hilfe bewährt haben? Allerdings ist es auch nicht abwegig, vor der Anerkennung einer Methode, sie grundlegend auf ihre normale Sachlichkeit hin zu prüfen, damit man keinem mystischen Zauber zum Opfer fällt. Es genügt in solchem Falle jedoch ein striktes Verbot, ohne Maßnahmen, die man sonst nur gegen verbrecherische Handlungsweisen vornimmt, geltend zu machen.

Das Immunsystem

Professor McCay befaßte sich auch eingehend mit der Erforschung der Immunitätsgesetze. Seine Aufgabe war, herauszufinden, wie es sich im Grunde genommen mit Mangelerscheinungen verhält. Wenn er seine Versuchstiere mit sehr kalorienarmer Diät fütterte, indem er ihnen ein Minimum an Nahrung zukommen ließ, hatte dieses Vorgehen noch keine Mangelerscheinungen zur Folge, denn die Lebenserwartung seiner Ratten, die er als Versuchstiere benützte, erhöhte sich im Gegenteil um das Doppelte. Er stellte auch fest, daß bei dieser knappen Ernährungsweise das Lymphsystem der Versuchstiere besser arbeitete, weil dadurch mehr Lymphozyten und auch Phagozyten gebildet wurden. Sie standen demnach, wenn nötig, zur Verfügung. Das erweist sich, besonders in bezug auf unser Immunsystem, als Vorteil, weil dieser Umstand zum Schutze unseres Zellstaates gegen degenerative Erscheinungen dient und sich vor allem bei Krebs und Alterserscheinungen als nützlich erweisen kann. Ziehen wir nun aus diesen Forschungen für uns den richtigen Schluß, dann können wir den Beweis erbringen, daß sich eine Ernährung, der ein gesundes Minimum oder ein biologisches Optimum zugrunde liegt, so günstig auszuwirken vermag, daß sich die Lebenserwartung des Menschen dadurch vergrößert, und er auch gegen Krebs am besten geschützt ist. Neuere Forschungen befaßten sich auch mit der Thymusdrüse, über deren Aufgabenkreis niemand genaue Auskunft erteilen konnte, so daß man an deren Notwendigkeit zweifelte. Heute steht nun aber fest, daß sie an der Leistungsfähigkeit unseres Immunsystems mitbeteiligt ist. Bekannt war über sie zuvor, daß sie schon frühzeitig, nämlich während der Pubertätszeit zu schrumpfen beginnt. Daher schlußfolgerte man allgemein, daß sie nur während der Wachstumszeit wichtig und notwendig sei, sonst aber keine anderen Funktionen aufweise. Man hatte nämlich festgestellt, daß Kretine durch Verabfolgung von Thymusdrüsenextrakt in der Regel zu wachsen begannen, und zwar bis die normale Größe erreicht war. Deshalb betrachtete man dies als Beweis ihrer einseitigen Aufgabe im Körper. Heute lernte man hinzu, weil die wissenschaftliche Forschung eine Zusammenarbeit zwischen Thymusdrüse, Hypophyse und Hypothalamus feststellte. Durch diese Wirksamkeit können die Alterserscheinungen mit all ihren Folgen günstig oder ungünstig beeinflußt werden, und zwar je nachdem der Körper kalorienreich oder kalorienarm ernährt wird. Sehr wahrscheinlich wirkt sich dabei auch die Art der Kalorienlieferanten aus, indem es darauf ankommt, ob dabei das Eiweiß oder die Kohlenhydrate eine Rolle spielen. Eine zu eiweißreiche Ernährung hemmt nämlich die Funktion der zuvor erwähnten endokrinen Drüsen.

Einfacher Ausweg

Für die Zukunft bleibt der Forschung in dieser Beziehung noch manches zu klären übrig. Erfreulich ist dabei, erkennen zu können, daß sich die wissenschaftlichen Forschungsergebnisse mit unseren rein empirischen Erfahrungen immer mehr decken. Seit Jahrzehnten empfahlen wir eine Ernährung mit naturbelassenen Stoffen, die sich an der unteren Grenze bewegt, indem sie nicht über 1500 Kalorien hinausgeht und für den Menschen mit mittlerem Gewicht von 60 bis 70 Kilo höchstens einen täglichen Eiweißverbrauch von 40 bis 50 Gramm vorsieht. Wenn wir diese bescheidene Ernährungsweise bei einem großen Teil der Menschen erreichen könnten, dann wären die Möglichkeiten geschaffen, daß wir allgemein länger und gesünder zu leben vermöchten. Gleichzeitig könnte man auch mit größter Sicherheit gegen schwere Krankheiten vorgehen, weil man auf diese Weise dem Krebs, der Arthritis sowie dem gefürchteten Herzinfarkt entgehen könnte. Im Grunde genommen handelt es sich dabei um eine Ernährungseinschränkung und eine Wertverbesserung durch natürliche Erzeugnisse, da man dadurch das Immunsystem im richtigen Sinne unterstützen könnte.

Ginseng *(Panax quinquefolium)* ▷

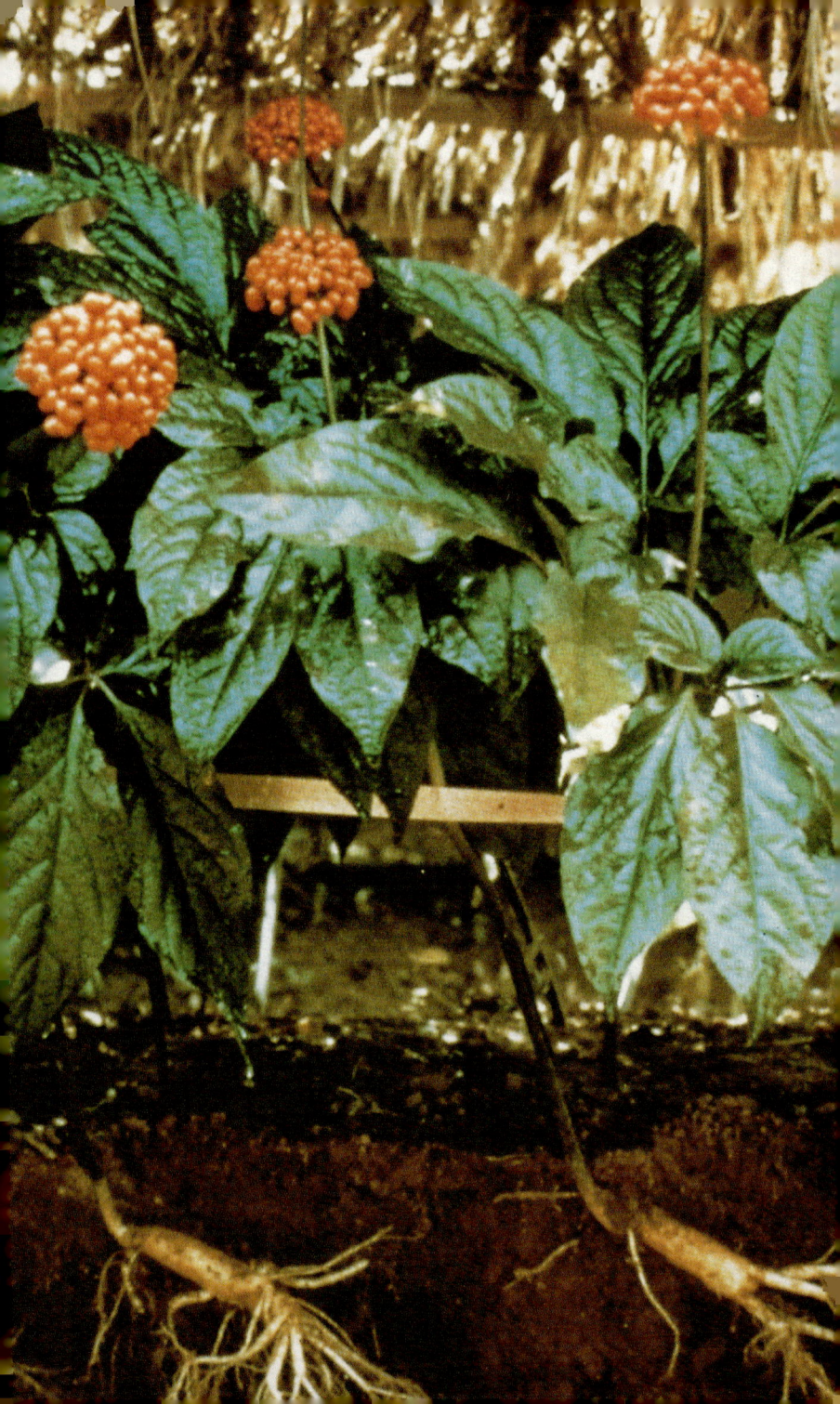

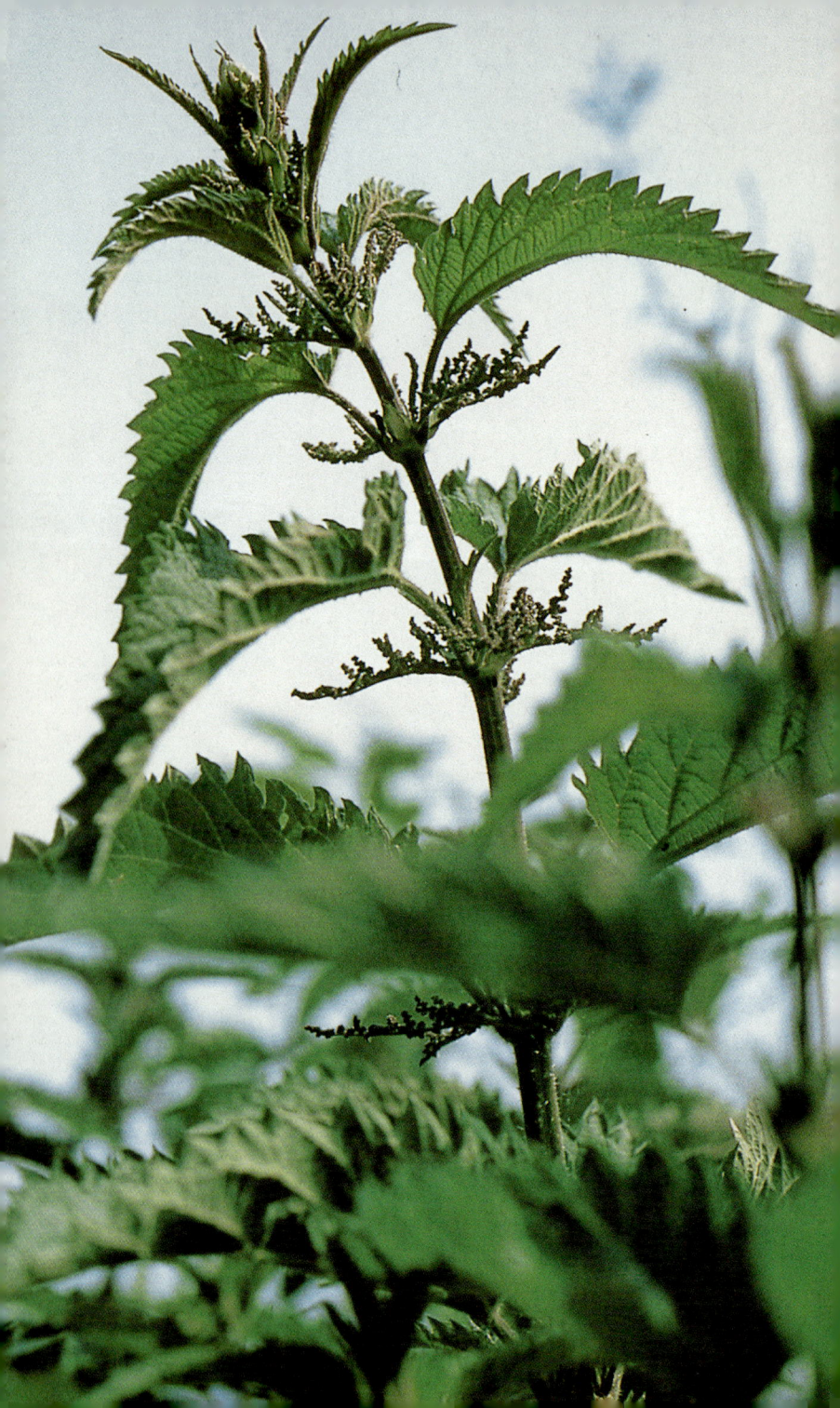

Zuschriften

Brennessel *(Urtica dioica)*

Aus einer Zuschrift vom April 1986:

»Zum ›Wesen der Krebserkrankung und den Wegen zur Heilung‹ erlaube ich mir ein paar Hinweise, die Sie vielleicht interessieren. Ihre Deutung der Nährstoffeinflüsse bei Bäumen und auch die elektromagnetischen Ströme – ich sehe sie als Störungen – sind mir schon von anderer Seite her bekannt. So hat mir zum Beispiel ein St. Galler Bauer erklärt, ein Geophysiker habe bei den einzelnen Bäumen, die Drehwuchs haben, festgestellt, daß sie auf Kreuzungen von Wasseradern stehen.

Ich frage mich nun, warum Sie diese Zusammenhänge nicht auch bei der Entstehung des Tumors in Betracht ziehen. Es wurde schon vor Jahren festgestellt, daß sich Krebs nur dort unheilbar ausbreiten kann, wo sich die betreffende Person durch Jahre und sogar Jahrzehnte an ihrer Schlafstelle auf solchen elektromagnetischen Störungen aufhält. Die Tiere haben da noch eine ungestörte Antenne. So suchen zum Beispiel Katzen gerade solche Schlafplätze auf, während Hunde sie meiden.

Ein Kollege hat einen Hund, der immer in einem gepolsterten Korb schläft. Nun stellte er dieses Lager auf eine Kreuzung von Wasseradern und Curry-Netzkreuzungen. Die Folge war, der Hund schlief auf dem harten Boden daneben. Sie kennen vielleicht das Buch ›Erfahrungen einer Geophysikerin‹ von Käthe Bachler. Sie hat sich die Mühe genommen, viele ihr bekannte Krebsfälle zu untersuchen. Sie kommt zum Schluß, daß sämtliche Krebspatienten ihre Schlafstätte auf einer elektromagnetischen Störungszone aufgestellt hatten. Ein Krebsforscher hat festgestellt, daß in einem Arzthaus, wo die Betten durch drei Generationen am gleichen Ort standen, in Reizzonenbetten die einzelnen immer schon früh an Krebs starben. Ein Bekannter von mir erklärte mir unter anderem, er habe jede Nacht ein unmögliches Theater mit seinem 1½jährigen Buben, welcher ihn jede Nacht mit seinem Geschrei aufwecke. Ich vermutete, er könnte auf einer Störungszone liegen und empfahl ihm, das Bett des Kleinen etwa einen Meter zu verschieben. Er lachte, versprach aber dies zu tun. Nach einer Woche erzählte er mir: In der ersten Nacht habe der Kleine ohne Störung durchgeschlafen. In der zweiten Nacht sei er wieder aufgeweckt worden. Er habe feststellen müssen, daß das Bettchen wieder am alten Ort stand, die Frau habe es zurückgestellt, weil ihr der neue Platz unmöglich schien. In der Folge wurde das Bett jeden Abend verstellt und der Knabe schlief, ohne aufzuwachen.

Wenn die Menschen ihre Wohnungen vor dem Einzug auf elektromagnetische Störungen durch Geophysiker untersuchen ließen, dann hätten wir weniger Krebskranke. Vor allem wäre der Erfolg der Krebsheilungen auf diesem Weg wirklich erleichtert. Ich kenne auch Ärzte, die diese elektromagnetischen Störungen miteinbeziehen.«

Ich gehe ganz damit einig, daß die elektromagnetischen Ströme einen enormen Einfluß auf unser ganzes Körpergeschehen und somit auch auf die Krankheit, ausüben. Vor über dreißig Jahren war ich selbst in der Klinik von Dr. Manfred Curry in Riederau am Ammersee. Sehr gründlich ließ ich mich orientieren über die Forschungsergebnisse dieses Arztes, der auch die beiden Bücher über »Bioklimatik« geschrieben hat.

Nicht nur in bezug auf Krebs hat er die Wirkung der elektromagnetischen Ströme untersucht, sondern auch für viele andere Erkrankungen: Herzinfarkt, Rheuma, Arthritis, ja sogar bei seelischen Leiden hat er interessante Beispiele gezeigt, wie elektromagnetische Ströme eine vorhandene Disposition beeinflussen, die vielleicht unter guten bioklimatischen Verhältnissen nicht zum Durchbruch gekommen wäre, so aber tragische Formen annahm. Dr. Curry entwickelte einen Apparat, das Anthroposkop. Es wurde von vielen Ärzten gebraucht, um in der Diagnose bessere, zuverlässigere und schnellere Informationen zu erhalten. Jahrelang habe ich mit diesem Anthroposkop gearbeitet, es war uns eine sehr große Hilfe bei der Feststellung von inneren Leiden, seien es nun Geschwülste oder entzündliche Vorgänge.

Ich bin also voll davon überzeugt, und meine 60jährige Erfahrung hat mich gelehrt, daß bei Krebs, Arthritis, Herzinfarkten und anderen schweren Leiden die elektromagnetischen Ströme einen starken, sehr negativen Einfluß haben können. Ich finde aber, daß man zu weit geht, wenn man behauptet, daß sämtliche Krebspatienten ihre Schlafstätte auf einer elektromagnetischen Störzone aufgestellt haben. Es gibt auch viele Krebsfälle, die durch andere, starke cancerogene Einflüsse auftreten, zum Beispiel durch Asbest-, Teerarbeiten bei Menschen, die einer großen Radioaktivität ausgesetzt sind. Da können Krebsgeschwülste auftreten ohne die schädigende Wirkung der elektromagnetischen Ströme. Die

Geophysiker haben recht, jedoch ist diese Belastung negativ wirkender Energien nur eine der vielen Grundursachen, die Krebs auszulösen vermögen.

Kein Tumor mehr

Aus England erhielten wir von Familie E. aus Cheshire, einen erfreulichen Bericht. Die Gattin schrieb unter anderem:»Ich schreibe, um über die letzten, sehr erstaunlichen Fortschritte in der Gesundheit meines Mannes zu erzählen. Ihr werdet Euch erinnern, daß mein Gatte im Dezember 1972 eine sehr große Krebsoperation hatte. Man gab ihm nur noch kurze Zeit zu leben. Der Chirurg sagte mir, der Darm und die Lymphdrüsen seien hauptsächlich angegriffen. Mein Gatte erhielt ein Jahr zuvor 6 Monate lang eine starke Radiumtherapie. – Danach nahmen seine Kräfte zu, und ich bin überzeugt, daß Eure Petasiteskapseln nebst Euren Diätvorschriften dabei eine große Rolle gespielt haben.«

Nach einer nochmaligen Operation untersuchte der Chirurg die inneren Organe gründlich. Ein Lymphknoten, der nach den ärztlichen Angaben zerstört worden war, mußte entfernt werden. Es war sehr schwer, das im Laboratorium zu testen. Das Ergebnis der gründlichen Untersuchung lautete alsdann:»Kein Hinweis mehr auf einen Tumor!« – Die Berichterstatterin schrieb:»Sind das nicht wunderbare Nachrichten? Der Arzt sagte nach der Operation des Lymphknotens, es werde bis zur Heilung längere Zeit benötigen, weil das Zellgewebe durch das Radium geschwächt sei und nicht leicht zu heilen sei.

Wir sind so dankbar, daß Ihr so viel geholfen habt! Ich bin sicher, es wird für Euch sehr interessant sein, über das augenfällige Verschwinden des Krebszustandes zu hören.« Bestimmt ist es interessant, feststellen zu können, daß gerade die Pflanzenwelt trotz größter Bescheidenheit mit eigenartigen Heilkräften ausgestattet sein kann.

Tumore – ein unabwendbares Schicksal?

Nicht immer treffen die Prognosen der Ärzte zu. Nur zu oft erlebt der Patient, daß ihn der Arzt, statt zu ermuntern, mit seiner Diagnose das Leben erschwert und der Hoffnungslosigkeit preisgibt. Durch solches Verhalten verliert der Arzt seine Glaubwürdigkeit, eine wirkliche Heilkunst an seinen Patienten auszuüben. Bei so manchen Tumorerkrankungen gab es aus der Sicht der Ärzte nicht den kleinsten Hoffnungsschimmer, und dennoch erholte sich der Patient und wurde zum Erstaunen der Ärzte gesund.

Einen kleinen Einblick in diese Zusammenhänge erlaubt uns der Brief von Frau J. J. aus H., die uns folgendes schreibt:

»Nun sind fast 1½ Jahre vergangen, seit ich Ihren Brief vom 20. 8. 1984 erhalten habe. Ich hatte Ihnen geschrieben, daß ich dreimal eine Operation hatte wegen einem Beckentumor. Nach der dritten Operation sagte der Arzt zu meinem Sohn: ›Es müßte ein Wunder geschehen, wenn der Tumor nicht mehr kommt.‹ Das war für mich wie ein Hammerschlag, deshalb wendete ich mich um Hilfe an Sie. Auch mein Hausarzt sagte mir: ›Da hilft nichts anderes als rausschneiden, rausschneiden, rausschneiden.‹

Als ich Ihren Brief erhielt, befolgte ich genau Ihre Anweisungen. Mitte Dezember '84 erhielt ich von der Uni-Klinik in U. eine Aufforderung zu einer Computer-Tomographie. Man konnte fünf Monate nach der Operation kein Wachstum des Tumors feststellen und sagte mir: ›In etwa vier Monaten werden wir Ihnen einen weiteren Termin zu einer Untersuchung angeben.‹ Ich wartete lange über diese Zeit hinaus, aber es kam keine Aufforderung. Vergangenes Jahr, Dezember '85, ging ich zu meinem Hausarzt, er gab mir eine Überweisung zu einer Röntgenaufnahme. Diese wurde mit allen vorhergehenden Röntgenaufnahmen verglichen und man konnte keinen Tumor feststellen.

Also ist dieses ›Wunder‹ dank Ihrer richtigen Anweisungen doch eingetroffen! Bestimmt hätte ich seither schon eine vierte Operation durchmachen müssen. Zwischen der ersten und zweiten Operation sind 24 Monate vergangen, zwischen der zweiten und dritten Operation nur 16 Monate und jedesmal war der Tumor doppelt so groß!«

Natürlich gibt es gegen Geschwulsterkrankungen kein Patentrezept. Die biologische Behandlung zielt jedoch, im Gegensatz zur Chemotherapie und Bestrahlung, darauf ab, die körpereigenen Abwehrkräfte zu mobilisieren. Besonders als Nachsorge nach Tumoroperationen kann diese Ganzheitstherapie erfolgreich eingesetzt werden, um ein Rezidiv oder eine Metastasierung zu verhüten.

Erfahrungen mit Petasites

Herr W. aus Z. berichtete über zwei interessante Erfahrungen, die für ihn beweiskräftiger waren als irgendwelche klinische Kontrollen. Der erste Bericht betraf eine Bekannte, die im gleichen Haus wohnte. Er schrieb:»Vor ungefähr 17 Jahren kam Frau G. nach langem Spitalaufenthalt wieder in ihre Wohnung heim, um zu sterben, denn sie hatte laut ärztlicher Diagnose Krebs im Unterleib. Die Kranke griff nun außer den gegebenen Anweisungen für Ernährung und Änderung in der Lebensweise sofort zu Ihren Petasites-Kapseln und nahm sie von da an regelmäßig ein, und zwar noch jahrelang, lebte sie von da an doch noch etwa 17 Jahre, und dies, wie sie der Ansicht war, nur dank den erwähnten Petasites-Kapseln, auch starb sie nicht infolge der zuvor erwähnten Krankheit.«

Soweit der Bericht über Frau G. Als nun aber Herr W. selbst erkrankte, setzte sich Frau G. selbstlos mit gutem Rat für ihn ein. Hierüber schrieb er wie folgt: »Vor etwa zehn Jahren bekam auch ich eine kleine Geschwulst am Hals, die sich innert zwei Wochen rasch vergrößerte und sich halb äußerlich, halb innerlich ausdehnte. Ein sehr guter Arzt, der mir indes keine genaue Diagnose stellen konnte, schickte mich zu einem seiner Freunde, der damals Chefarzt eines Krankenhauses war. Nach seiner Untersuchung hieß er mich wegen einem eventuellen chirurgischen Eingriff später bei ihm vorzusprechen. Inzwischen erzählte meine Frau eben unserer Frau G. diese Geschichte, und sie empfahl, sofort bei ihrem Apotheker die Petasites-Kapseln zu holen, was auch geschah. Während der Wartezeit nahm ich diese Kapseln fleißig ein, und siehe da, das große Wunder stellte sich ein, denn jeden Tag wurde die Geschwulst kleiner. Als ich unter der großen Lampe des Arztes lag, kam dieser ganz in Grün vermummt herein und tastete lange an meinem Hals herum, so daß ich glaubte, er mache entsprechende Zeichen, um aufzuschneiden. Aber auf einmal klopfte er mir mit der rechten Hand auf meine Schulter und sagte: ›Herr W., Sie sind geheilt und können sofort nach Hause gehen.‹« – Natürlich war der geheilte Kranke nicht nur erstaunt, sondern auch hocherfreut. Er schrieb daher weiter: »Diese zwei großen Wunder habe ich schon vielen erzählt.«

In Ländern in denen Petasites-Kapseln nicht erhältlich sind können Petadolor-Tabletten eingenommen werden, jedoch muß man statt eine Petasites-Kapsel 2–3 Petadolortabletten einnehmen, da sie schwächer dosiert sind, jedoch den gleichen Wirkstoff enthalten, aber auch zu helfen vermögen bei spastischen Schmerzen, Migräne, Bauchgrimmen. Den Frauen verschaffen sie bei Periodenschmerzen Linderung. Je nach der individuellen Veranlagung eines Kranken können Naturheilmittel noch weitere Hilfeleistungen, als von ihnen erwartet, darbieten.

Von einem dankbaren Leser, Herrn E. aus Hofheim (BRD), erhielten wir am 1. Februar 1987 einen sehr interessanten Bericht: »Meine Frau wurde wegen Unterleibskrebs im Mai 1985 total operiert und bekam anschließend noch 23 Bestrahlungen. Sie empfehlen in solchen Fällen zusätzlich Petasites. Sie nimmt seit Juni 1985 dreimal zwei Kapseln täglich ein. Die Haupt-Kontrolluntersuchung im September 1986 war ohne Befund. Das war für uns eine beglückende Nachricht. Petasites hat sicher Anteil an dem guten Ergebnis.

In unserem Bekanntenkreis erkrankte ein Mann im besten Alter an Bronchialkrebs. Der behandelnde Arzt gab ihm nicht mehr lange zu leben. Die Mutter war ganz verzweifelt und wollte ihren Sohn von Dr. Issels behandeln lassen. Wir rieten dem Mann, neben der ärztlichen Behandlung Petasites zu nehmen. Durch ein persönliches Gespräch mit uns ließ der Patient sich überzeugen, und seitdem nimmt er dreimal zwei Kapseln. Bei einer der Kontrolluntersuchungen fragte seine Frau den Professor, ob ihr Mann wieder gesund werden würde. Er meinte: ›Das liegt nicht in unserer Hand, aber was bis jetzt geschehen ist, grenzt schon an ein Wunder.‹ Auch in diesem Fall hat Petasites die Krankheit sicher günstig beeinflußt.«

Eine Hilfe bei Krebs

Frau B. aus A. schrieb vor einiger Zeit, sie sei in den Augen ihrer
Ärzte und Mitmenschen ein großes Wunder, worauf sie uns noch
Näheres hierüber mitteilte. Sie hatte 1970 Gebärmutterkrebs, der
aber nicht mehr operiert werden konnte, da er schon zu weit
fortgeschritten war. Die Kranke berichtete des weiteren: »Ich war
damals ein Versuchskaninchen, hatte 60 Radium- und 30 Kobaltbestrahlungen. Nach zwei Jahren mußte ich noch einen künstlichen Darmausgang machen lassen, da durch die Bestrahlungspro-
zedur die Därme geschwächt waren. Ich ging oftmals in die Berge,
um neue Kräfte zu sammeln. Es ist sehr wichtig, daß man nicht in
den vier Wänden sitzt, denn in der Natur draußen wird man
abgelenkt und vergißt sein Los.« Die Patientin begann dann
regelmäßig Petasantropfen, Ginsavena, Neuroforce und Urticalcin
einzunehmen. Nebst dem Randensaft verwendet sie hie und da
auch Zuckerrohrmelasse. Der Wirksamkeit dieser Mittel schreibt
sie Wunder zu. In der Ernährung meidet sie, was störend wirken
könnte, so Schweinefleisch, Wurstwaren, blähendes Gemüse und
jegliche Nahrung, die zu eiweißreich ist. Sie verlegt sich auf viel
Früchte und Salat. Betreffs Fleischnahrung begnügt sie sich mit
Kalbfleisch. Zum Würzen dient ihr Trocomare, Sojawürze und als
Öl vorwiegend Distelöl. Auch Quark verwendet sie und nur
Vollkornbrot. Erklärend schreibt sie dazu: »Ja, man wird bescheiden und ist mit wenig zufrieden, denn ich war noch vor ein paar
Jahren ein lebendiger Leichnam, doch durfte ich mich wieder ins
Leben zurückgewöhnen, welches manchmal für mich nicht sehr
leicht war. Es braucht zu alle dem einen starken Willen, Vertrauen
und Geduld. Die Ärzte waren erstaunt, daß ich alles so ertragen
habe mit meinen damals erst 30 Jahren und einem 14 Monate alten
Kind. Ich spiele sogar wieder Theater, gehe in den Gesangverein,
schreibe Gedichte und anderes mehr. Ja, durch dieses Leiden habe
ich viel Fähigkeiten entdeckt, die vorher in mir stumm waren.«

Heilung von Pankreaskrebs

Aus Inverell, Australien, erreichte uns dieser Brief von Frau
E. D.: »Am Neujahrstag 1985 wurde ich plötzlich sehr krank. Ein

aufgeblähter Magen und Brechreiz zwangen mich fast 6 Wochen das Bett zu hüten.

Nachdem ich mich etwas besser fühlte, mußte ich am 25. 4. heftig erbrechen. Ich ging nach Brisbane, um Spezialärzte zu konsultieren. Nach eingehenden Untersuchungen im Heiliggeist-Krankenhaus ergab die Röntgenuntersuchung, daß ich am Pankreaskopf einen großen Tumor hatte, der die Blutgefäße umschloß. Die Ärzte sagten mir, er sei inoperabel, und ich sollte meine Angelegenheiten regeln, da sie nichts mehr tun könnten.

Ich verließ das Krankenhaus und ging zu meinen Töchtern nach Shorncliffe, das war am 11. Mai, unserem 50. Hochzeitstag.

Glücklicherweise hatte ich von Gertie Kibelketis gehört, die an der Goldküste wohnt. Jahre zuvor hatte Gertie einer Freundin von uns geholfen, die Krebs hatte. Damals ließ ich mich über ihre Methoden informieren und war sehr beeindruckt.

Am Montag ging meine Tochter mit mir zu Gertie. Sie verordnete mir verschiedene Kräuter, von denen sie glaubte sie wären in meinem speziellen Krebsfall von Nutzen. Zudem für 6 Wochen auf eine ausschließliche Saftkur und danach Früchte und Gemüse, zusätzlich ungekochte Ziegenmilch und ein rohes Ei täglich. Ich aß geriebene Nüsse und Quark am Salat. Während der Saftkur wurde mir morgens und abends ein Einlauf gemacht.

Nach 5 Wochen mußte ich wieder ins Krankenhaus und aus meiner rechten Lunge wurde eine große Menge Flüssigkeit entfernt.

Ich hatte während meiner Krankheit viel an Gewicht verloren, doch jetzt bleibt es seit einigen Wochen konstant und nun erhöht es sich sogar. Ich machte täglich Spaziergänge, wie es Gertie mir empfohlen hatte, und ich erholte mich. Ende August konnte ich nach Hause zurückkehren, wo sich mein Zustand weiter verbessert hat. Ich halte mich strikt an die Diät und die Naturheilmittel.

Im Oktober wurde eine Ultraschall-Untersuchung vorgenommen, die den Tumor nur noch in Größe einer Erbse zeigte. Die Ärzte und Spezialisten sagten es sei ein Wunder und sind überglücklich, daß mir die Naturmethode geholfen hat, als sie nichts mehr für mich tun konnten. Einer von ihnen sagte: ›Wie können wir Ärzte sagen wir wüßten alles, wenn wir einen Fall wie den Ihren sehen.‹

Es sind 8 Monate vergangen, seit ich Gertie erstmals traf. Ich

fühle mich mit jedem Tag besser und hoffe, daß noch viele
Menschen von Gerties Methoden erfahren und geheilt werden
können.«

Naturwunder

In den vielen Jahren meiner Praxis konnte ich oft in sehr schwierigen Fällen Heilungen beobachten, die zeigten, was die Natur
vermag, auch dann, wenn man vom ärztlichen Standpunkt aus
keine Hoffnung mehr hatte.

Im Jahre 1972 berichtete mir eine Frau aus London. Sie weilte
vorher, zusammen mit ihrem Mann, viele Jahre in Indien, wo sie
im Missionarsdienst tätig waren. Verzweifelt schrieb sie damals,
die Ärzte hätten ihrem Mann noch ca. drei Wochen zu leben
gegeben.

Auch in sehr schweren Fällen war ich immer dafür, daß man
alles tut und sich einsetzt für einen Kranken, auch dann, wenn
man selbst vielleicht keine große Hoffnung mehr auf einen Erfolg
sieht. Aber es ist notwendig, schon vom seelischen Standpunkt
her, besonders bei Menschen, die im Leben viel geleistet und sich
zum Wohle anderer eingesetzt und aufgeopfert haben.

Ich habe dieser Frau alle Ratschläge erteilt, wie sie in diesem
Buche vermerkt sind: Eine eiweißarme Diät, die Einnahme von
Naturnahrung, die Essenstechnik; langsam essen und außerge-
wöhnlich gut einspeicheln. Und da, wo noch einigermaßen gewisse
Reservekräfte vorhanden sind, mäßige Bewegung im Freien mit
guter Atemgymnastik. Auch einige Hilfsmittel wurden eingesetzt.
Echinaforce zur Hebung der eigenen Abwehrkräfte, Petasites als
Zellregenerationsmittel. Pflanzliche Mittel zur Anregung der
Leber- und Nierentätigkeit. Ein ganz hervorragendes Einspeicheln
jeglicher Nahrung, damit weder Gärungen noch Fäulnisprozesse
im Darm entstehen können; das Meiden von Früchten und Gemüsen zur gleichen Mahlzeit.

Nachdem ich alle Anweisungen mit einigen ermutigenden Worten nach London geschickt hatte, hörte ich lange Zeit nichts mehr.
Nach ungefähr einem Jahr bekam ich einen Bericht, der sehr
ermutigend klang. Der Patient lebe immer noch, und es ginge ihm
verhältnismäßig besser, man habe wieder Hoffnung.

Dieser Tage, also nach 16 Jahren, erhielt ich sehr erfreuliche Nachrichten. Der seinerzeit aufgegebene Patient ist immer noch im Missionarsdienst aktiv, und zwar in Pakistan. Die letzte von den Ärzten durchgeführte Kontrolle hatte gezeigt, daß er wieder völlig gesund sei; es wurden keine Krebszellen mehr gefunden!

Diese und ähnliche Erfahrungen zeigen immer wieder, daß man eigentlich die Hoffnung nie aufgeben sollte. Wenn jemand über eine gute Erbanlage verfügt, wenn noch gewisse Reserven vorhanden sind, wenn der Körper noch gute Abwehrkräfte mobilisieren kann und man ihn durch die Ernährung, durch physikalische Anwendungen und durch Naturmittel unterstützt, kann man oft Heilungen beobachten, die nicht nur die Patienten, sondern auch Therapeuten und Ärzte mit Freude und Erstaunen erfüllen. Die Natur wirkt oft Wunder, die man nicht erwartet, die man nicht ohne weiteres voraussehen kann, die uns aber zeigen, daß man auch einen Schwerstkranken nie im Stich lassen und sich auch da noch mit allen Kräften einsetzen sollte, wo nach menschlichem Ermessen keine Heilungsmöglichkeiten mehr zu erwarten sind.

Der Grundsatz bewährt sich halt doch immer wieder: Der Mensch kann helfen – mit Erfahrungen, Kenntnissen, mit Fingerspitzengefühl in der Anwendung von natürlichen Mitteln – die Natur allein aber kann heilen! Aber man muß ihr die Voraussetzungen dafür schaffen.

Nachwort

Wenn ich an die Millionen Menschen denke, die in den nächsten Jahren mit den physischen und seelischen Nöten und dem Schrecken dieser schlimmen Krankheit in Berührung kommen werden, dann veranlaßt mich die Nächstenliebe, das Mitempfinden gegenüber den Kranken – und noch nicht Kranken –, all das Erfahrungsgut meines Lebens, während der langen Praxis, zur Verfügung zu stellen. Es möge Patienten, Therapeuten und Ärzten behilflich sein, das Los der Patienten zu erleichtern und vielen vielleicht auch die Erkenntnis vermitteln, sich durch eine Änderung ihrer Lebensweise vor diesem schlimmen Leiden zu bewahren. So könnte man die aktiven Kräfte der Natur mobilisieren und durch die Unterstützung der eigenen regenerierenden Kräfte, die der Schöpfer in uns gelegt hat, einem schicksalhaften Leidensweg entgehen.

Somit habe ich mich verpflichtet gefühlt, mein Erfahrungsgut, meine Beobachtungen, mit einfachen und natürlichen Methoden und unter Zuhilfenahme der reichhaltigen Pflanzenwelt, die uns der Schöpfer zur Verfügung gestellt hat, niederzulegen. Ich wollte versuchen, das Los vor Augen zu führen und da, wo wir uns verirrt haben, den Weg »Zurück zur Natur« aufzuzeigen und wiederzufinden.

Mit dem Buch über meine Erfahrungen und Beobachtungen in bezug auf das Krebsgeschehen möchte ich Zehntausenden den Leidensweg erleichtern oder ersparen, der dem Kranken in seinem hilflosen, oft an Verzweiflung grenzenden Zustand seelische und körperliche Qualen verursachen kann.

Das ist es, was mich bewog, all die Arbeit auf mich zu nehmen, dieses Buch über die zum großen Teil von uns selbst verschuldete Katastrophe zu schreiben und zu zeigen, wie es möglich ist, diesen Konkurs im menschlichen Zellstaat zu verhindern.

Kürzlich hielt ich vor Arztassistentinnen einen Vortrag über die schönen Vorrechte und Pflichten im Heilberuf. Es war auch ein Arzt anwesend, der rauchte. Ich bat ihn, doch in Gegenwart solch junger Menschen, die uns als Vorbilder betrachten und sich noch formen lassen, nicht diesem Laster zu frönen. Er antwortete: »Sterben müssen wir alle, ob etwas früher oder später.« »Es stimmt«, sagte ich, »sterben müssen wir alle, aber auf das ›Wie‹ kommt es an, auf das, was dazwischenliegt, zwischen dem Beginn einer schweren Krankheit, vor allem, wenn es sich um Krebs handelt, und dem Tode. Das kann eine furchtbare Zeit für jeden, der es erlebt hat, bedeuten.«

Mit der Befolgung der natürlichen und guten Ratschläge, die in diesem Buch beschrieben sind, können wir bestimmt den Tod nicht wegnehmen. Wir können höchstens unser Leben verlängern, indem wir unsere Lebenskraft besser auswerten und zur Geltung bringen, und können uns so vor unsäglichem Leid bewahren. Daß der Tod einmal von unserem Menschengeschlecht weggenommen wird, davon bin ich überzeugt, denn ich kann mir nicht denken, daß dieser große Künstler, den wir Schöpfer nennen, all die herrlichen Wunder auf dieser Erde geschaffen hat – in der Pflanzenwelt, in der Tierwelt und in uns Menschen, wo jede Zelle ein Wunder göttlicher Technik darstellt, einen Körper, der im Grunde genommen für ewiges Leben geschaffen wurde –, um all das nur für eine so kurze Spanne Zeit dienen zu lassen. Ich glaube, daß die Propheten in der Heiligen Schrift ihre Weisheiten niederlegen oder schreiben durften, geleitet und getrieben vom Geiste Gottes, dem Allmächtigen. Und deshalb glaube ich, daß man ihnen, ihrem Wort, ihren Verheißungen vertrauen darf.

Ich möchte jedem, der den Tod herannahen sieht, diese wunderbare Hoffnung vor Augen führen, die uns der Sohn des großen Gottes, als er auf Erden war, als Trost hinterlassen hat: »Wundert Euch darüber nicht, denn es kommt die Stunde, in welcher alle, die in den Gräbern (oder in den Gedächtnisgrüften) sind, seine Stimme hören und hervorkommen werden.« Diese Hoffnung der Auferstehung in einer neuen, gereinigten, wiederhergestellten, paradiesischen Welt kann uns die letzten Stunden erleichtern, damit wir unser Leben in Ruhe und Frieden aushauchen können in den Tod.

Mit dieser wunderbaren Hoffnung zu sterben ist leichter, als wenn wir uns eine Vorstellung machen von ungewissen metaphysischen Geschehnissen. Die Wiederherstellung aller Dinge, die Wirklichkeit, die wir erwarten, wird mit der einfachen, vielleicht kindlichen, aber naturnahen Verheißung aus dem Buch der

Bücher im Einklang sein. Es gibt nur eine große Macht im ganzen Universum, und das ist die göttliche Liebe, die die Probleme der Menschen lösen kann.

Jede andere Macht bringt Unglück und Leid über die Menschheit. Man ist heute so weit mit all den technischen Möglichkeiten, mit nuklearen Waffen und allem, was der Mensch diesbezüglich zur Verfügung hat, die Erde und alles, was darauf ist, zu vernichten. Aber wir haben die Zuversicht von unserem großen Schöpfer, daß er die verderben wird, die die Erde verderben. Und wir wissen von dem Manne aus Nazareth, daß er uns die Verheißung gegeben hat und uns beten hieß: Dein Reich komme, Dein Wille geschehe auf Erden wie im Himmel.

Nach allem, was heute geschieht, scheint bald die Zeit gekommen zu sein, wo der große Schöpfer der armen, leidenden Menschheit wieder behilflich sein wird, die unüberbrückbaren Schwierigkeiten, die wir auf der Erde geschaffen haben, wieder in Ordnung zu bringen. Er wird den Menschen helfen, daß die Erde wieder in ihrer ursprünglichen Form und Schönheit, wie sie einst geschaffen wurde, ersteht, also eine Wiederherstellung aller Dinge.

Mit diesen tröstlichen Gedanken möchte ich mein Buch in die Hände meiner Mitmenschen legen. Ich hoffe, damit Zehntausenden als Hilfe und als Wegweiser gedient zu haben, um durch ein »Zurück zur Natur«, mit einer Umstellung in den ganzen Lebensgewohnheiten, dem Schreckensgespenst »Krebs« aus dem Wege gehen zu können. Dabei möge man die elementaren Grundsätze nicht vergessen: Der Mensch kann raten und helfen, die Natur allein kann heilen, und nur Gott, der Allmächtige, kann seiner Verheißung gemäß den Tod für immer beseitigen.

Sachregister

Mit Hilfe dieses Registers können die interessierenden Themenbereiche besser und schneller aufgefunden werden. Die halbfetten Seitenzahlen verweisen auf die ausführlichen Informationen zu den angeführten Stichworten.

Verzeichnis der Farbbilder

(die Seitenzahlen beziehen sich auf die Textseiten neben den Farbbildern)

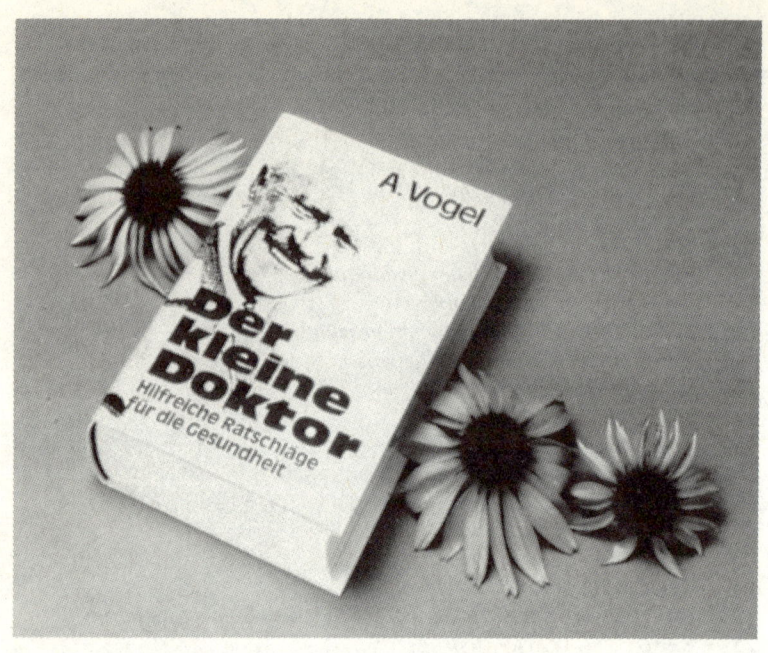

Wer in der heutigen Zeit gesund bleiben will – braucht Rat und Hilfe

Beides findet man in dem Buch »Der kleine Doktor«. Mit diesem Ehrentitel identifiziert sich der weltbekannte Schweizer Naturarzt A. Vogel selbst als Helfer für alle, die sich irgendwann einmal mit der Problematik von Gesundheit und Krankheit auseinanderzusetzen haben. Die Komplexität des menschlichen Daseins mit seinen Höhen und Tiefen, mit seinen Stärken und Schwächen, kann der einzelne nur noch erkennen und erfassen durch die dokumentierte Wahrheit aus der Erfahrung heraus. Und wer eine so weitgreifende Erfahrung hat, wie der Naturarzt A. Vogel, der kann mit gutem Gewissen und aus seinem tiefen Glauben das wichtigste Gedankengut als hilfreiche Ratschläge weitergeben – zum Wohle für die Mitmenschen.

Dieses Buch spricht für sich selbst durch seine Millionenauflage in zwölf Sprachen. Dies bedeutet aber auch, daß schon Millionen von Menschen in der ganzen Welt den Rat und die Hilfe des »Kleinen Doktor« in Anspruch genommen haben. Zu ihrem eigenen Nutzen und Vorteil. Denn: »Gesundheit ist eine dauernde Verpflichtung«. Dieses Haus- und Familienbuch ist ein kostbarer Schatz, der in vielen Stunden der Not und Sorge zum Freund und Helfer wird. Eine überaus große Zahl von Dank- und Anerkennungsschreiben legen Zeugnis dafür ab. Viele richtungweisende Erkenntnisse des berühmten und in der ganzen Welt geachteten Erfahrungsheilkundlers wurden zu einem großen Teil schon vor vierzig Jahren veröffentlicht – und haben heute mehr Gültigkeit denn je. Deshalb sollte jeder gesundheitsbewußte Mensch dieses Buch aufmerksam lesen.

Der bekannte und geachtete Mediziner Prof. Dr. med. Karl Kötschau schreibt zu diesem Buch:

»Dr. h. c. Alfred Vogel, dessen Buch ›Der kleine Doktor‹ in zwölf Sprachen übersetzt worden ist, ist einer von den ganz wenigen im Bereich der Heilkunde, der das Ohr der Welt anzusprechen vermocht hat. Damit ist gleichzeitig nach demokratischen Auffassungen ein Urteil gesprochen, das alle Kreise der Medizin alarmieren sollte, unabhängig davon, ob es den üblichen Auffassungen entspricht. Denn die in diesem Buch vertretenen Leitlinien naturärztlichen Denkens können angesichts ihrer weiten Verbreitung in allen Teilen der Welt nicht gut falsch sein. Daraus ergibt sich, daß ärztliche Auffassungen, die im Widerspruch zu diesem naturärztlichen Denken stehen, überprüft werden und sich der Frage stellen sollten, ob sie der Kritik der Welt standzuhalten vermögen. Mir scheint, daß diese Frage bereits entschieden ist.«

DER KLEINE DOKTOR
Hilfreiche Ratschläge
für die Gesundheit

840 Seiten Inhalt
32 Seiten Farbbilder
Ausführliches Register
Naturleineneinband

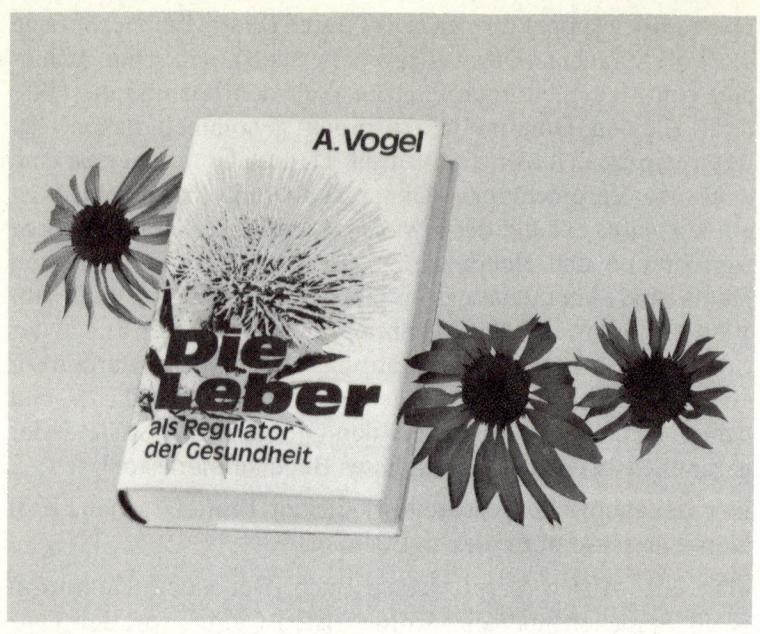

Eine gesunde Leber ist die Voraussetzung zu einem gesunden Leben

Der Autor schreibt selbst zu diesem Buch: »Im Jahre 1959, als ich von einer großen Weltreise durch Zentral- und Südamerika, durch Indien und verschiedene andere Länder des Fernen Ostens, zurückkehrte, hatte ich mich dazu entschlossen, die erste Auflage dieses Buches über die Leber herauszugeben. Ich habe sehr viele Leberleidende und Leberkranke, auch unter meinen Freunden und besonders in den Ländern, wo man sehr scharf gewürzte Speisen ißt, getroffen – und denen wollte ich in erster Linie helfen. Es gibt aber auch verschiedene parasitäre Krankheiten, welche die Leber sehr schädigen. Und ich bin heute froh und dankbar darüber, vor allem im Interesse vieler Leberleidender, daß es mir möglich war, in den letzten 25 Jahren über dreißig Auflagen in acht verschiedenen Sprachen von diesem Leber-Buch den Hilfesuchenden in die Hände geben zu können.

Die vielen Briefe, welche ich von Bekannten und Freunden sowie von vielen Patienten, die ich persönlich nicht einmal alle kenne, erhalten habe, in denen man mir bestätigte, daß durch das Studieren und Befolgen der im Leber-Buch enthaltenen Ratschläge sehr viele Menschen ihre Gesundheit zu verbessern und zurückzugewinnen vermochten, haben mir gezeigt, daß es einen Sinn und vor allem auch einen praktischen Wert und Nutzen für viele hatte, sich diese Arbeit zu machen und in diesem Buch alle die wertvollen praktischen Erfahrungen aus meiner jahrzehntelangen Tätigkeit als Naturarzt und Phytotherapeut niederzuschreiben.

Es hat sich bewahrheitet, daß die Leber als Organ ein Regulator für die Gesundheit ist und daß viele schwere Krankheiten, Gefäßleiden und vor allem Krebs nicht in Erscheinung treten können, wenn es uns gelingt, die Leber funktionstüchtig zu erhalten. Dies ist aber nur möglich, wenn man außer der Einnahme von guten pflanzlichen Heilmitteln auch seine ganze Lebensweise, hauptsächlich natürlich die Ernährung, ändert. Es ist sicher nicht leicht, Lebensgewohnheiten zu ändern – und doch habe ich immer wieder mit Freude festgestellt, daß diejenigen, welche genügend Energie aufgebracht haben, nach einiger Zeit in der Lage waren, selbst über unerwartete Erfolge zu berichten. Solche Berichte haben mich ermuntert, das Leber-Buch zu überarbeiten und alle neueren Erfahrungen noch einzufügen.«

Wer in der heutigen Zeit gesund bleiben will, braucht dieses Buch. Die größte Drüse unseres Körpers hat auch die größten Pflichten und Mühen der Entgiftung. Bei unbedachter Lebensweise wird meistens auch die Leber überfordert und kann den Beginn einer Krankheit nicht mehr aufhalten. Deshalb bietet dieser völlig neu überarbeitete und ergänzte Gesundheitsratgeber mehr als nur Ratschläge in gesunden und kranken Tagen. Es ist ein Buch von außerordentlichem Wert für alle, die gesund leben wollen.

DIE LEBER
als Regulator
der Gesundheit

496 Seiten Inhalt
16 Seiten Farbbilder
Ausführliches Sachregister
Ganzleineneinband (Naturleinen)

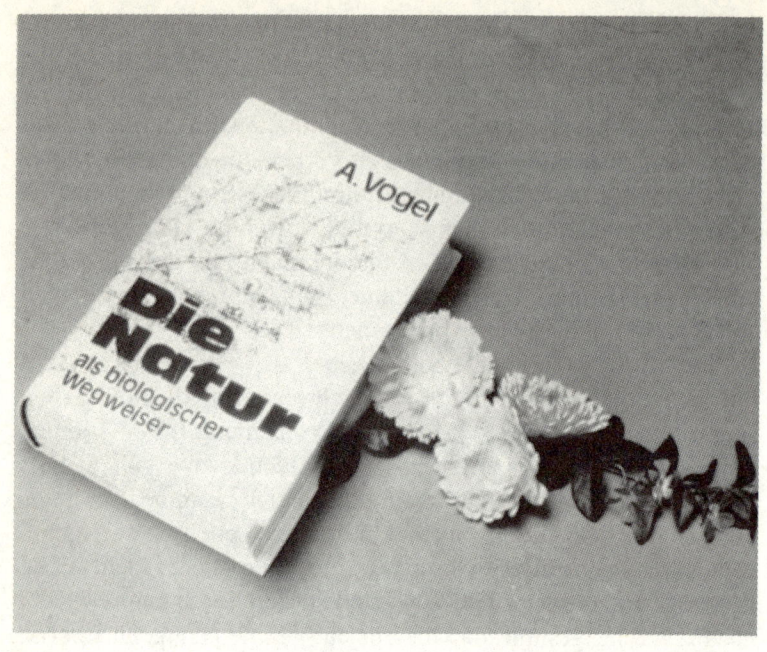

Natürlich leben
in einer gesunden Natur . . .

die eigene Gesundheit damit bewahren oder zurückgewinnen –
das sind die wesentlichen Themenkomplexe in dem neuesten
Buch des Schweizer Naturarztes A. Vogel. Als Ergänzungs-
werk zu seinem stillen Bestseller »Der kleine Doktor« bietet
dieses begeistert aufgenommene Standardwerk ein umfassen-
des Wissen über die Natur und ihre ideellen und ökologischen
Grundbedingungen. Zu den langjährigen und wertvollen
Erfahrungen über die Praxis des biologischen Land- und Gar-
tenbaues werden die in diesem Zusammenhang stehenden
Probleme der Gesundheit mit Hilfe natürlicher Nahrung und
der Heilung mit natürlichen Mitteln allgemeinverständlich und
umfassend dargestellt.

»Albert Einstein hat das Wort geprägt, daß unser gesamtes Wissen aus der Erfahrung kommt – allein aus dieser. So hat auch der Autor dieses Buches auf seinen ausgedehnten Reisen in die verschiedensten Erdteile Erfahrungen vielfältiger Art gesammelt und diese in einer ausgezeichneten Übersicht und Form niedergeschrieben. Die ökologischen Veränderungen und ihre Auswirkungen sind durch unsere Schuld, durch Technisierung und Chemisierung entstanden. Gifte, die in der Natur nicht vorkommen, haben das bio-logische Gleichgewicht zerstört. Die Menschheit beschleunigt ihren eigenen Untergang. Das Leben Anfang des Jahrhunderts mit seiner Genügsamkeit und Bescheidenheit – so wie der Autor uns dies noch vorlebt – war ein befriedigendes und sinnvolles Dasein. Die wichtigsten Voraussetzungen für die Gesundheit, für die natürliche Regeneration der Zellen und das Funktionieren des immunbiologischen inneren Abwehrsystems waren damit gegeben. Die natürliche Ernährung als einer der wesentlichen Hauptfaktoren begründet sich mit der Forderung zur natürlichen Form der Pflanzen und ihren Wachstumsbedingungen. Gift bleibt Gift. Das wunderbare Labor der Pflanzenwelt zeigt uns, wie wir Chemisierung vermeiden und mit wertvollem Kompost die natürliche Substanz erhalten können. Schädlingsbekämpfung mit natürlichen Mitteln ist durchaus möglich. Hervorzuheben ist die wirklich geniale Konzeption dieses Buches, welches durch Nachwort, Sachregister, Begriffserklärungen und Verzeichnis der Farbbilder vervollständigt wird. Das Nachwort zeigt die tiefe Frömmigkeit, Innerlichkeit sowie die göttliche Philosophie des Autors. Nur aus solchem, tiefem religiösem Herzen konnte das allgemeinverständlich klare Buch geschrieben werden, welches man mit Erhebung liest und das eine weite Verbreitung verdient.« Dr. med. Dr. sc. nat. P. G. Seeger

DIE NATUR
als biologischer
Wegweiser

720 Seiten Inhalt
32 Seiten Farbbilder
Ausführliches Register
Naturleineneinband

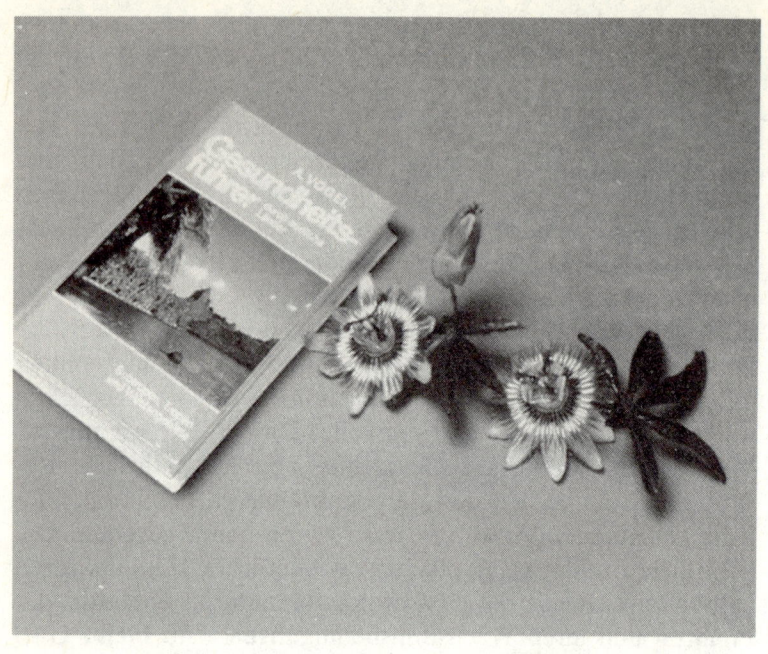

Hunderttausende reisen in wärmere Länder und in die Tropen.
Tausende kommen krank zurück.

Schon in den Mittelmeerländern kann man sich einen unangenehmen Durchfall, eine Dysenterie (Ruhr) oder eine Amöbenruhr zuziehen, während in den Tropen die Mikroben als ver-
steckte Gefahr zu fürchten sind. Deshalb ist es unbedingt
erforderlich, daß sich alle Reisenden in südliche Länder und in
die Tropen ausführlich und sachlich darüber informieren, welche Gefahren mit dem Reisen in die tropischen Länder verbunden sind. Wer sich nicht entsprechend informiert und damit
auch vorsieht, kann sich sehr rasch eine Tropenkrankheit wie
Elefantiasis oder Bilharzia zuziehen.

Um das notwendige Wissen über die Risiken und Gefahren weiterzugeben, hat der Schweizer Naturarzt A. Vogel aus der eigenen Erfahrung heraus durch die vielen und längeren Aufenthalte in allen Teilen der Welt, besonders aber bei den Naturvölkern, dieses wichtige und wertvolle Buch verfaßt und herausgegeben. Es ist das einzige seiner Art und damit unentbehrlich.

Er selbst schreibt dazu: »Mit diesem Gesundheitsführer durch südliche Länder, Subtropen, Tropen und Wüstengebiete ist es mir gelungen, Zehntausende vor den Gefahren der Tropen zu warnen und zu bewahren. Sicher ist es sehr schön, in die Tropen zu reisen und dort zu leben. Aber es ist auch sehr gefährlich. Ein ausgeprägtes Verantwortungsbewußtsein und viele eigene Erlebnisse haben mich dazu veranlaßt, dieses Buch in die Öffentlichkeit zu geben. Ich selbst weiß von vielen Seiten, daß ich damit nicht nur viele Tropenreisende vor Krankheit, Siechtum und Leiden, sondern auch einige vor noch Schlimmerem bewahren konnte.«

Wer auf Reisen geht, sollte auf jeden Fall zuvor den »Gesundheitsführer . . .« gelesen haben. Er ist eine Pflichtlektüre für alle Freunde der Tropen. Anderen Menschen kann man den größten Gefallen tun, wenn man sie auf diese wertvolle Vorinformation hinweist.

Selbst in der gemäßigten Zone ist heute große Vorsicht geboten, da der Massentourismus unbekannte Krankheitskeime an uns heranbringen und damit unsere Gesundheit stark gefährden kann. Später ist es sehr schwierig und in vielen Fällen fast unmöglich, die eigentlichen Ursachen zu erkennen, um gezielt helfen zu können.

GESUNDHEITSFÜHRER
durch südliche Länder, Subtropen, Tropen und Wüstengebiete

424 Seiten Inhalt
8 Seiten Farbbilder
abwaschbarer Einband
Taschenbuchformat

Das ideale und wertvolle Geschenkbuch

Von der Lebensgefährtin des Schweizer Naturarztes A. Vogel, die in fast sechzigjähriger Tätigkeit alle Veröffentlichungen überarbeitete und mit ihrer persönlichen Note die ureigene Form gab, entstanden – gewissermaßen als Rahmen, als schmückendes Interieur – viele Gedichte. Fast fünfhundert solcher in Verse gebrachten Gedanken, oft an vorgegebene Themen gebunden, entstanden in der Stille des verinnerlichten Lebens einer großartigen Frau. Den schönsten Ehrentitel: »Das Müetti« trug sie mit der Würde des Glaubens an das Gute und Große im Menschen. Für die Freunde guter Lyrik wurden rund 120 Gedichte ausgewählt und zu einem außergewöhnlich wertvollen Geschenkbuch zusammengestellt. Auf ausdrücklichen Wunsch von Dr. h. c. Alfred Vogel wird dieses Buch (solange der Vorrat reicht) zum Selbstkostenpreis abgegeben. Also eine außergewöhnliche Gelegenheit.

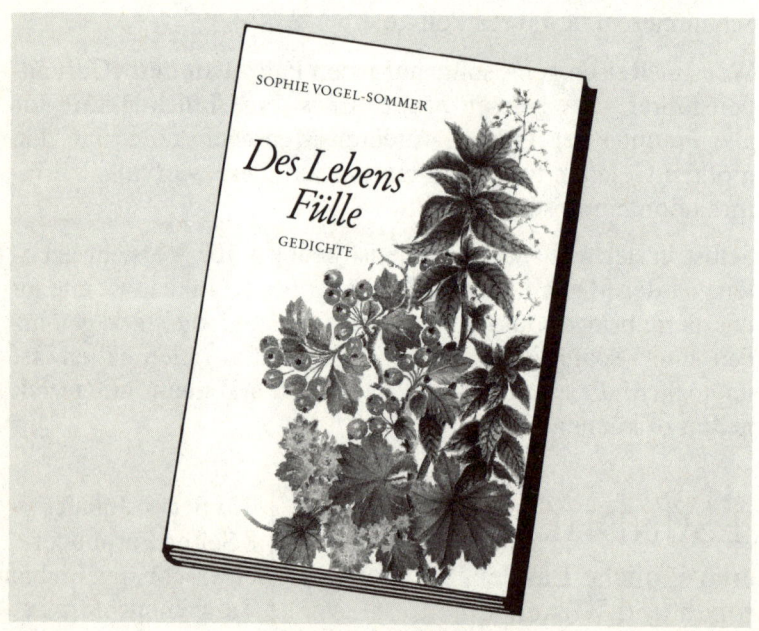

Goldrute

Zwischen den Stämmen von Buchen und Tannen
Gleitet hindurch das Sonnenlicht,
Frag nicht lange von wo und wannen,
Es durch die Äste und Blätter bricht.
Über den bräunlichen Boden vom Walde
Huscht es wechselnd dahin,
Streifet durch das Dickicht balde,
Bald durch die Lichtung mit fröhlichem Sinn.
Aber so golden kann es nicht leuchten,
Wie Goldrute in reichlichem Flor,
Ob sie aus dem Boden, den feuchten
Blickt zwischen Bäumen und Sträuchern hervor,
Oder ob sie auf trockenem Grunde
Lacht in den sonnigen Tag hinein,
Immer erzählt sie die freudige Kunde,
Daß sie uns gerne Helfer will sein.
Mancher möchte ebenfalls geben,
Doch er leistet nicht gerne Verzicht,
Goldrute aber spendet ihr Leben
Bescheiden und schlicht.

SOPHIE VOGEL-SOMMER
(Aus dem Gedichtband »Des Lebens Fülle«)

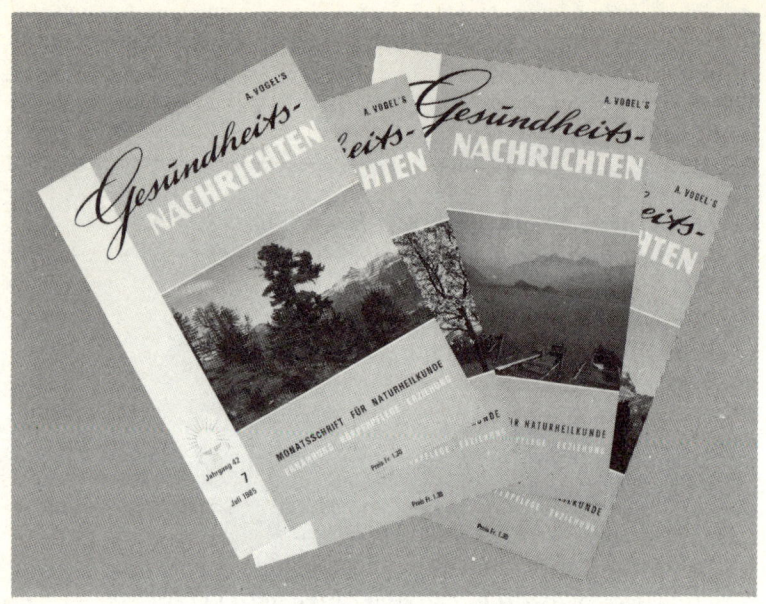

»Gesundheits-Nachrichten«

Seit fast vierzig Jahren gibt der Schweizer Naturarzt A. Vogel
eine eigene Zeitschrift heraus, die in regelmäßiger Folge Aufschluß über die wichtigen Fragen der Ernährung, der Erziehung und der Gesundheit gibt. Der Mensch und die Natur sind
vernetzten Systemen unterworfen, die man im Sinne der
Gesamtheit erforschen und erkennen muß. Die Natur ist dazu
die sicherste Grundlage und auch die beste Lehrmeisterin.
Diese Zeitschrift ist ein wertvoller Ratgeber für alle, mit vielen
Berichten über die wichtigsten Erkenntnisse und Erfahrungen
in der Phytotherapie (Naturheilkunde). Der Weg zu Gesundheit und Ausgleich durch eine natürliche Lebensweise wird
ebenso verdeutlicht wie die Erhaltung geistiger und körperlicher Leistungsfähigkeit. Stärkung und Heilung im Kampf
gegen die vielen bekannten und unbekannten Schädigungen
machen die Monatsschrift zu einem unentbehrlichen Begleiter.